全国普通高等医学院校药学类专业“十三五”规划教材

人体解剖生理学

（供药学类专业用）

主　编　李富德　梅仁彪

副主编　刘曾旭　刘文国　马善峰

编　者（以姓氏笔画为序）

马志健（海南医学院）

马善峰（蚌埠医学院）

史　君（内蒙古医科大学）

刘文国（佛山科学技术学院）

刘云霞（承德医学院）

刘曾旭（南昌大学基础医学院）

李富德（长治医学院）

武志兵（长治医学院）

金利新（青岛大学医学院）

皇甫平（山西医科大学）

胡咏梅（河南科技大学医学院）

梅仁彪（安徽理工大学医学院）

中国健康传媒集团

中国医药科技出版社

内容提要

人体解剖生理学是研究正常人体形态结构、功能活动及其发生发展规律的科学。本教材为全国普通高等医学院校药学类专业“十三五”规划教材之一，由人体解剖学和人体生理学两部分内容组成，是形态和功能有机联系的一门课程。本书可帮助学生在了解人体基本结构上，熟悉人体生理功能，为后续学习药学专业的其他相关课程及将来从事药物的研制、药学服务等工作奠定基础。

本书坚持“三基”、“五性”、“三特定”原则，突出图文并茂的特点，配有线条插图266幅，为便于学生学习，每章增设“学习导引”、“案例解析”、“本章小结”、“思考题”等内容。同时，为丰富教学资源，增强教学互动，更好地满足教学需要，本教材免费配套在线学习平台（含电子教材、教学课件、图片、视频和习题集），欢迎广大师生使用。

本书主要读者对象是全日制普通高等医学院校药学类专业本科学生、其他相关专业学生，也可作为医药行业培训用书。

图书在版编目（CIP）数据

人体解剖生理学/李富德，梅仁彪主编. —北京：中国医药科技出版社，2016.1
全国普通高等医学院校药学类专业“十三五”规划教材
ISBN 978－7－5067－7895－4

Ⅰ.①人… Ⅱ.①李… ②梅… Ⅲ.①人体解剖学—人体生理学—医学院校—教材 Ⅳ.①R324

中国版本图书馆CIP数据核字（2015）第315896号

美术编辑 陈君杞
版式设计 郭小平

出版 **中国健康传媒集团** | 中国医药科技出版社
地址 北京市海淀区文慧园北路甲22号
邮编 100082
电话 发行：010－62227427 邮购：010－62236938
网址 www.cmstp.com
规格 787×1092mm $^{1}/_{16}$
印张 25
字数 563千字
版次 2016年1月第1版
印次 2018年9月第2次印刷
印刷 三河市航远印刷有限公司
经销 全国各地新华书店
书号 ISBN 978－7－5067－7895－4
定价 55.00元

全国普通高等医学院校药学类专业“十三五”规划教材

出 版 说 明

全国普通高等医学院校药学类专业“十三五”规划教材，是在深入贯彻教育部有关教育教学改革和我国医药卫生体制改革新精神，进一步落实《国家中长期教育改革和发展规划纲要》（2010－2020年）的形势下，结合教育部的专业培养目标和全国医学院校培养应用型、创新型药学专门人才的教学实际，在教育部、国家卫生和计划生育委员会、国家食品药品监督管理总局的支持下，由中国医药科技出版社组织全国近100所高等医学院校约400位具有丰富教学经验和较高学术水平的专家教授悉心编撰而成。本套教材的编写，注重理论知识与实践应用相结合、药学与医学知识相结合，强化培养学生的实践能力和创新能力，满足行业发展的需要。

本套教材主要特点如下：

1. 强化理论与实践相结合，满足培养应用型人才需求

针对培养医药卫生行业应用型药学人才的需求，本套教材克服以往教材重理论轻实践、重化工轻医学的不足，在介绍理论知识的同时，注重引入与药品生产、质检、使用、流通等相关的“实例分析/案例解析”内容，以培养学生理论联系实际的应用能力和分析问题、解决问题的能力，并做到理论知识深入浅出、难度适宜。

2. 切合医学院校教学实际，突显教材内容的针对性和适应性

本套教材的编者分别来自全国近100所高等医学院校教学、科研、医疗一线实践经验丰富、学术水平较高的专家教授，在编写教材过程中，编者们始终坚持从全国各医学院校药学教学和人才培养需求以及药学专业就业岗位的实际要求出发，从而保证教材内容具有较强的针对性、适应性和权威性。

3. 紧跟学科发展、适应行业规范要求，具有先进性和行业特色

教材内容既紧跟学科发展，及时吸收新知识，又体现国家药品标准［《中国药典》（2015年版）］、药品管理相关法律法规及行业规范和2015年版《国家执业药师资格考试》（《大纲》《指南》）的要求，同时做到专业课程教材内容与就业岗位的知识和能力要求相对接，满足药学教育教学适应医药卫生事业发展要求。

4. 创新编写模式，提升学习能力

在遵循“三基、五性、三特定”教材建设规律的基础上，在必设“实例分析/案例解析”

模块的同时，还引入“学习导引”“知识链接”“知识拓展”“练习题”（“思考题”）等编写模块，以增强教材内容的指导性、可读性和趣味性，培养学生学习的自觉性和主动性，提升学生学习能力。

5. 搭建在线学习平台，丰富教学资源、促进信息化教学

本套教材在编写出版纸质教材的同时，均免费为师生搭建与纸质教材相配套的“医药大学堂”在线学习平台（含数字教材、教学课件、图片、视频、动画及练习题等），使教学资源更加丰富和多样化、立体化，更好地满足在线教学信息发布、师生答疑互动及学生在线测试等教学需求，提升教学管理水平，促进学生自主学习，为提高教育教学水平和质量提供支撑。

本套教材共计29门理论课程的主干教材和9门配套的实验指导教材，将于2016年1月由中国医药科技出版社出版发行。主要供全国普通高等医学院校药学类专业教学使用，也可供医药行业从业人员学习参考。

编写出版本套高质量的教材，得到了全国知名药学专家的精心指导，以及各有关院校领导和编者的大力支持，在此一并表示衷心感谢。希望本套教材的出版，将会受到广大师生的欢迎，对促进我国普通高等医学院校药学类专业教育教学改革和药学类专业人才培养作出积极贡献。希望广大师生在教学中积极使用本套教材，并提出宝贵意见，以便修订完善，共同打造精品教材。

中国医药科技出版社
2016年1月

全国普通高等医学院校药学类专业“十三五”规划教材

书　目

序号	教材名称	主编	ISBN
1	高等数学	艾国平　李宗学	978-7-5067-7894-7
2	物理学	章新友　白翠珍	978-7-5067-7902-9
3	物理化学	高　静　马丽英	978-7-5067-7903-6
4	无机化学	刘　君　张爱平	978-7-5067-7904-3
5	分析化学	高金波　吴　红	978-7-5067-7905-0
6	仪器分析	吕玉光	978-7-5067-7890-9
7	有机化学	赵正保　项光亚	978-7-5067-7906-7
8	人体解剖生理学	李富德　梅仁彪	978-7-5067-7895-4
9	微生物学与免疫学	张雄鹰	978-7-5067-7897-8
10	临床医学概论	高明奇　尹忠诚	978-7-5067-7898-5
11	生物化学	杨　红　郑晓珂	978-7-5067-7899-2
12	药理学	魏敏杰　周　红	978-7-5067-7900-5
13	临床药物治疗学	曹　霞　陈美娟	978-7-5067-7901-2
14	临床药理学	印晓星　张庆柱	978-7-5067-7889-3
15	药物毒理学	宋丽华	978-7-5067-7891-6
16	天然药物化学	阮汉利　张　宇	978-7-5067-7908-1
17	药物化学	孟繁浩　李柱来	978-7-5067-7907-4
18	药物分析	张振秋　马　宁	978-7-5067-7896-1
19	药用植物学	董诚明　王丽红	978-7-5067-7860-2
20	生药学	张东方　税丕先	978-7-5067-7861-9
21	药剂学	孟胜男　胡容峰	978-7-5067-7881-7
22	生物药剂学与药物动力学	张淑秋　王建新	978-7-5067-7882-4
23	药物制剂设备	王　沛	978-7-5067-7893-0
24	中医药学概要	周　晔　张金莲	978-7-5067-7883-1
25	药事管理学	田　侃　吕雄文	978-7-5067-7884-8
26	药物设计学	姜凤超	978-7-5067-7885-5
27	生物技术制药	冯美卿	978-7-5067-7886-2
28	波谱解析技术的应用	冯卫生	978-7-5067-7887-9
29	药学服务实务	许杜娟	978-7-5067-7888-6

注：29门主干教材均配套有中国医药科技出版社“医药大学堂”在线学习平台。

全国普通高等医学院校药学类专业“十三五”规划教材

配套教材书目

序号	教材名称	主编	ISBN
1	物理化学实验指导	高　静　马丽英	978－7－5067－8006－3
2	分析化学实验指导	高金波　吴　红	978－7－5067－7933－3
3	生物化学实验指导	杨　红	978－7－5067－7929－6
4	药理学实验指导	周　红　魏敏杰	978－7－5067－7931－9
5	药物化学实验指导	李柱来　孟繁浩	978－7－5067－7928－9
6	药物分析实验指导	张振秋　马　宁	978－7－5067－7927－2
7	仪器分析实验指导	余邦良	978－7－5067－7932－6
8	生药学实验指导	张东方　税丕先	978－7－5067－7930－2
9	药剂学实验指导	孟胜男　胡容峰	978－7－5067－7934－0

前言

PREFACE

本教材为全国普通高等医学院校药学类专业“十三五”规划教材之一。为适应全国普通高等医学院校药学类专业发展需求，贯彻《国家中长期教育改革和发展规划纲要》“重点扩大应用型、复合型、技能型人才培养规模”的高等教育教学改革精神，中国医药科技出版社组织编写了此套教材。

作者在编写《人体解剖生理学》过程中坚持三基（基本理论、基本知识、基本技能）、五性（思想性、科学性、先进性、启发性、实用性）、三特定（特定对象、特定要求、特定限制）原则，分“人体解剖学”、“生理学”两篇共十九章进行编写。涵盖正常人体解剖和生理两方面内容，深浅适宜，层次分明，语言简洁，图文并茂。每章都有“学习导引”、“本章小结”和“思考题”，可帮助学生学习和复习。为拓宽学生视野，激发学习兴趣，强化与相关课程衔接及与临床联系，本教材还增加“案例解析”、“知识拓展”、“知识链接”等模块内容。同时，为丰富教学资源，增强教学互动，更好地满足教学需要，本教材免费配套在线学习平台（含电子教材、教学课件、图片、视频和习题集），欢迎广大师生使用。

本教材编写人员来自全国11所医学、药学院校，他们长期从事人体解剖学、生理学的教学与研究，教学经验丰富，教学理念先进，对重点、难点及学科进展的把握准确。各位编者严谨认真，勤奋敬业，为本教材的出版付出了艰苦的劳动，借此机会，谨向关心和支持本次教材编写工作的同道们以及他们所在学校给予的大力支持表示衷心的感谢。

教材的名词术语、数据和单位名称均按国家颁布的统一标准。本书在编写过程中，参考了国内已出版的《系统解剖学》《生理学》《人体解剖生理学》和其他国内外近年出版的相关书籍。

由于编者的经验、学识水平有限，难免存在疏漏、谬误和不妥之处。殷切希望广大读者和同仁提出宝贵意见，以便再版时更臻完善。

编　者

2015年10月

目录

CONTENTS

第二篇　生理学

绪 论

学习导引

知识要求

1. **掌握** 人体解剖学的一些常用术语及生理学常用的实验方法。
2. **熟悉** 人体解剖生理学的研究内容、任务及人体组成。
3. **了解** 人体解剖生理学的发展史。

第一节 人体解剖生理学的定位和任务

人体解剖生理学（human anatomy and physiology）是研究正常人体形态结构、功能活动及其发生发展规律的科学，属生物科学中的形态功能学范畴。由人体解剖学（human anatomy）和人体生理学（human physiology）两部分内容组成。二者从人体各细胞、器官和系统入手，前者研究人体的形态结构及其发生发展规律，后者研究人体正常生命活动过程及其功能机制的规律。形态和功能相互联系、相互作用，形态结构是功能机制的物质基础，功能机制是形态结构的活动方式。在生物进化过程中，功能活动变化能逐渐引起形态结构改变；形态结构改变又会影响正常功能活动。由此可见，人体解剖生理学是形态和功能有机联系在一起的一门课程，是学习其他基础和临床医药学课程不可动摇的基石。只有掌握了人体的形态结构和生理功能，才能正确理解人体的病理发展过程，掌握疾病影响人体变化的内在规律，从而进行正确的诊断和治疗。

人体解剖学主要研究正常人体各细胞、组织、器官的形态结构和位置关系。随着科学的进步、方法的革新、相关学科的发展等，人体解剖学的研究目前已发展到亚细胞和分子水平。

人体生理学是研究人体的各种生命现象或生理功能。如呼吸、消化、循环、肌肉运动等生理功能的发生机制、发生条件及机体的内外环境中各种因素变化对这些功能的影响，从而掌握各种生理变化的规律。

人体解剖生理学为药学专业后续的生物化学、药理学等主干课程奠定基础，且相互照应、紧密联系。特别是药物在人体的吸收、传输、合成与分解、灭活、排出，以及药物对人体的毒副作用等药理学、药代动力学的有关知识，都和人体解剖生理学息息相关。因此，作为药学工作者，要想较全面掌握药物的合成、天然药物及合成药物的理化特性、制剂及其理化性能等专业知识，要想在寻找和开发新药、研究药物毒理及药理作用、选择制剂配方与剂型等诸方面有所作为，就必须学好人体形态结构，机体各系统和器官的正常生命过程和规律的基本知识、基本理论和基本技能。

第二节　人体器官功能系统的组成

人体是由数目庞大、形态各异的细胞群体与细胞间质构成的有机体。人体形态与功能的基本单位是细胞（cell）。细胞间质分布在细胞周围而形成细胞活动的微环境，对细胞起支持、保护、联络和营养作用。不同细胞有不同的形态特征与功能特性。由形态相似、功能相近的细胞和细胞间质构成了组织（tissue）。人体包括四大基本组织，即上皮组织、结缔组织、肌组织和神经组织。由不同组织构成具有一定形态并能行使特定功能的结构，称器官（organ），如脑、心、肝、肾等。由完成某种共同生理功能的一系列器官组成系统（system）。人体有运动系统、消化系统、呼吸系统、泌尿系统、生殖系统、脉管系统、感官器、神经系统、内分泌系统九大系统。组成人体各细胞、组织、器官、系统的功能活动在神经、体液的调控下彼此联络、相互协调、相互影响又互相制约，共同形成一个完整统一的有机体。

第三节　人体解剖生理学的发展简史

人体解剖生理学是一门古老的科学，在人类漫长的发展史上，人们一直在探索疾病的产生机制和人体正常的结构和功能。无论是我国还是西方国家，一些经典的医学著作都有对人体结构和生理功能的记载。在我国春秋战国时期的第一部古医书《黄帝内经》中，就记载了人体经络、脏腑、七情六欲、营卫气血等关于解剖和生理功能方面的描述。三国时期的名医华佗对人体结构功能有较深的了解，能用麻醉剂施行外科手术。在国外古罗马名医和解剖生理学家盖伦（Galen）撰写的《医经》被公认为16世纪以前西欧医学的权威巨著，书中描述了血液流动、心、脑和神经分支等解剖学内容，并由此推论出多种生理功能。比利时人Vesalius是近代人体解剖生理学的奠基人，他亲自进行人的尸体解剖，出版了《人体的构造》这本经典著作，首次详细正确地记载了人体形态构造和主要功能，纠正了以前的错误。英国医生威廉·哈维（Williian Harvey）通过活体动物实验科学地阐明了血液循环的途径和规律，出版了史上第一部有明确实验依据的生理学著作《心血运动论》，创立了血液循环的原理，被视为近代生理学的奠基人。长期以来，医学中关于疾病的理论研究都离不开人体解剖学和生理学的发展，同样，临床实践也进一步丰富和发展了人体解剖生理学。

近年来，随着科学技术手段的飞速发展，微量分析化学、生物力学、免疫学、分子生物学、免疫组织技术、细胞培养技术、电子显微镜、电子计算机、CT、MRI、ECT等技术广泛应用于医学领域，人体解剖生理学也得到迅速发展。特别在细胞和分子、器官和系统、人体整体等三个水平的研究领域内，都获得了丰硕成果，开创了一个崭新的发展时代。

第四节　人体解剖学的基本术语

为了准确描述人体各部、各器官的形态结构和位置关系，需要使用国际通用的统一标准和描述语言，以利于学习、交流而避免混淆和误解。为此确定了人体解剖学标准姿势、方位、轴和面等术语。这些概念和术语是学习解剖学必须遵守的基本规则。

一、标准姿势

身体直立，两眼平视前方，上肢自然下垂于躯干两侧，掌心朝前，下肢并拢，足尖向前（绪图 -1）。在描述任何结构时均应按此标准姿势进行描述。

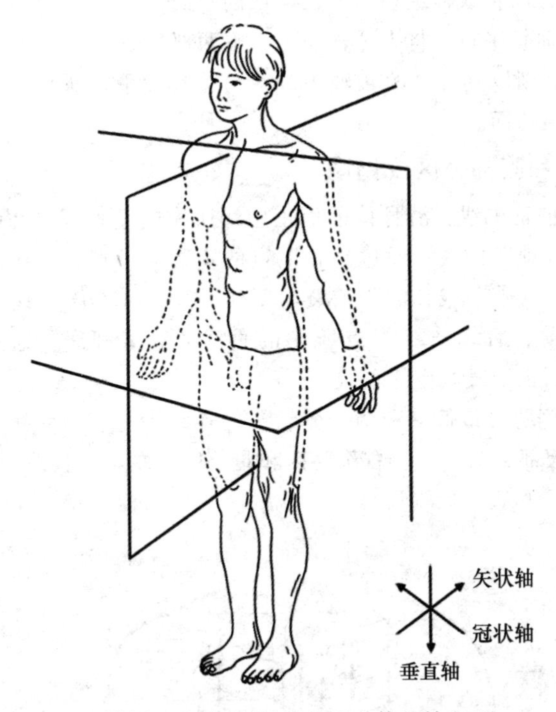

绪图 -1　解剖学姿势及人体的轴和面

二、方位术语

按照上述标准姿势，使用统一的术语，以准确描述人体的方位。

上和下：近颅者为上，近足者为下。在比较解剖学对应为颅侧和尾侧。

前和后：近腹面者为前，近背面者为后。在比较解剖学对应为腹侧和背侧。

内和外：是对空腔脏器和部位而言，近内腔者为内，远内腔者为外。

内侧和外侧：以人体正中矢状面为准，距正中矢状面近者为内侧，远者为外侧。

浅和深：以体表为准，近体表者为浅，远体表者为深。

在四肢，上即距肢体根部近者称为近侧，下即距肢体根部远者称为远侧；前臂的内侧称为尺侧，外侧称为桡侧；小腿的内侧称为胫侧，外侧称为腓侧。

三、轴和面

人体在解剖学姿势下均可设定为三个相互垂直的轴和面（绪图 -1）。

（一）轴

1. 垂直轴　呈上下方向垂直于水平面的轴。

2. 矢状轴　呈前后方向与垂直轴直角相交的轴。

3. 冠状轴　又称额状轴，呈左右方向与上述两轴相垂直的轴。

（二）面

1. 矢状面　于前后方向将人体纵切为左右两部的断面。其中将人体分为左右二等分的这个面称为正中矢状面。

2. 冠状面　于左右方向将人体纵切为前后两部的断面。

3. 水平面　与水平面相平行，将人体横切为上下两部的断面。

描述器官的切面时，则以其自身的长轴为准，与其长轴平行所作的切面为纵切面，与其长轴垂直所作的切面为横切面。

［附］胸部标志线和腹部分区（绪图－2）

1. 胸部标志线　①前正中线：沿身体前面正中线所作的垂直线。②胸骨线：沿胸骨外侧缘最宽处所作的垂线。③锁骨中线：通过锁骨中点的垂线。④胸骨旁线：经胸骨线与锁骨中线连线中点所作的垂线。⑤腋前线：沿腋前襞向下作的垂线。⑥腋后线：沿腋后襞向下作的垂线。⑦腋中线：经腋前、后线连线中点所作的垂线。⑧肩胛线：通过肩胛下角的垂线。⑨后正中线：沿身体后面正中线所作的垂线。

2. 腹部分区　以两侧肋弓最低点和两侧髂结节的连线为上、下横线，以腹股沟韧带中点作左、右两垂直线，将腹部分为：左、右季肋区和腹上区；左、右腹外侧区（腰区）和脐区；左、右髂区（腹股沟区）和腹下区（耻区）。

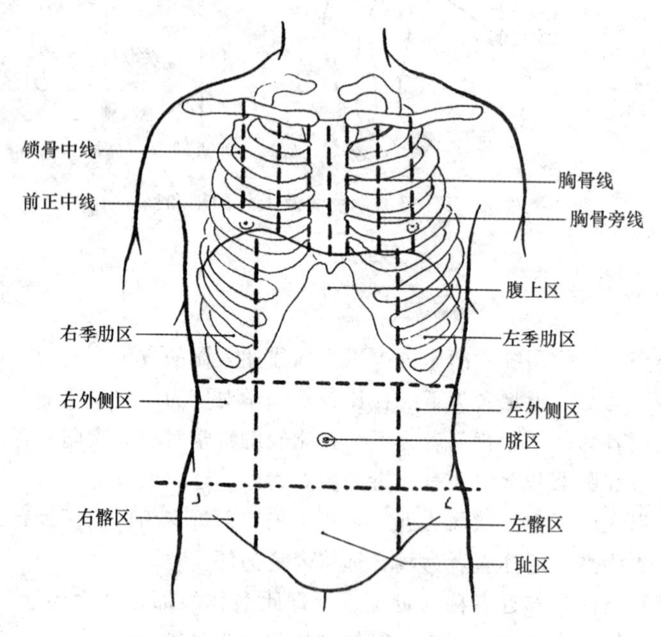

绪图－2　胸、腹部的标志线和腹部分区

第五节　人体解剖生理学的研究方法

一、人体解剖学研究方法

人体解剖学主要包括巨视解剖学和微视解剖学。

（一）巨视解剖学

是通过手术器械切割尸体，用肉眼观察人体各部分形态和结构的科学。主要包括系统解剖学和局部解剖学等。

（二）微视解剖学

是借助显微镜或物理、化学的方法，对组织细胞的微细结构进行研究。

二、生理学研究的三个水平

生理学主要是通过动物实验研究的方法而获得知识的。由于生命现象的复杂性和多变性，现代医学在研究人体的生理功能时往往从三个水平进行研究，以获得全面、正确的认识。

（一）细胞和分子水平

该水平的功能活动研究常采用离体实验的方法。主要研究细胞的生理特性及其内部生物大分子的物理、化学特性和功能。例如，骨骼肌收缩时的肌丝滑行；细胞兴奋时，细胞膜上通道蛋白通透性的改变和离子的跨膜移动等。

（二）器官和系统水平

可采用急性和慢性动物实验的方法进行该水平的研究。主要研究各器官系统生理活动的规律、调节机制及其影响因素等。例如，肺的呼吸、心脏的射血、肾的尿生成、小肠的消化和吸收等。此研究有利于把复杂的整体化整为零，能更加方便、准确地把握机体生命活动的规律。

（三）整体水平

即研究机体各器官、系统之间的相互关系以及机体随着内外环境的变化而变化的规律。例如，运动、创伤、紧张、恐惧等生理和心理因素对机体生理功能的影响；神经系统、内分泌系统对其他器官和系统活动的调节；机体为能适应新环境生存而产生的一系列适应性改变等。该水平的实验研究过程中产生的变量多，综合程度高，故结果分析比较困难，但比前两个水平的研究可能更接近实际情况。

上述三个水平的研究对象和任务，既有联系又有区别，要想阐明某一生理功能机制，就必须对不同水平的研究结果进行综合分析，才能得出比较全面和准确的结论。

三、生理学常用的实验方法

生理学作为一门实验性科学，它的知识都来自临床实践和实验研究。生理学实验（physiological experiment）通常是通过人工创造的一定条件，对生命现象进行客观观察和分析，从而揭示其影响因素、发生机制、及其发生发展的基本规律。实验往往对机体有一定的损害，甚至危及生命。因此，实验一般在动物身上进行，仅在不损害健康，并得到受试者本人同意的情况下，人体试验才允许有限进行。人与动物既有许多相似的结构和功能，也存在不小的差异，对此必须有正确的认识。

（一）动物实验

1. 急性动物实验（acute animal experiment）　分为离体和在体实验两种方法。离体实验（experiment in vitro）是从活着的或刚处死的动物体内分离出待研究的器官、组织或细胞，将其置于人工营造的近乎生理状态的环境中进行实验与观察。在体实验（experiment in vivo）是在动物麻醉条件下或毁坏脑或脊髓的状态下，让动物丧失知觉又依然存活的条件中进行实验。急性动物实验的优点是，实验对象和操作方法简单，利于排除非实验因素的干扰并能对实验过程及结果进行全面、具体的分析；缺点是不能持久，只能在一定时间内进行观察研究，而且实验后动物不能存活。

2. 慢性动物实验（chronic animal experiment） 是在特定条件下，以健康、完整而清醒的动物为研究对象，事前对其施行手术，或将待研究的器官损害、切除、结扎，或移植至体表，或安装人造瘘管导出体外，或将电极埋藏于机体内部等等，待动物康复后，在实验对象与外界环境保持自然一致的条件下，从体外对某一种生理功能进行研究。慢性动物实验的优点是，可以在较长的时间内，对同一实验对象的某种生理功能进行完整的研究。

（二）人体实验

人体实验由于受到各种因素的制约，目前主要是进行人群资料调查，例如，人体心率、血压、肾小球滤过率、肺通气量以及各种血细胞数量的正常值就是通过对大批人群采样，再进行数据的统计学分析而获得的。有些实验研究也可以在人体进行，例如，测试人体在高温、低温、低氧、失重和高压等特殊环境下某些生理活动的变化。

第六节　人体解剖生理学的学习方法

学习人体解剖生理学，要坚持形态与功能相联系、进化与发展相一致、局部与整体相统一、理论与实践相结合的原则。人体解剖生理学具有课堂内容多、概念多、名词多、要求记忆的内容多等特点，因此，学习时必须运用科学的方法，才能达到事半功倍的效果。第一，应该从教材中提供的“学习导引”入手，重点放在“掌握”和“熟悉”的部分，牢固把握基本理论知识；第二，在研究人体各部分形态、结构以及各种生命现象或生理功能时，合理地借助“插图”、“列表”加深理解和增强记忆；第三，要重视教材中的“案例解析”、“知识链接”、“知识拓展”等内容的学习，这有助于对枯燥理论知识的理解，并起到开阔视野、增加学习兴趣的作用；第四，每章后简明的“本章小结”和针对性较强的“思考题”可帮助学习者梳理一章的主干内容和重要知识点，做到课堂学习与课后复习相结合。总而言之，学习人体解剖生理学最大的困难在于理解、记忆，讲究科学的学习方法和记忆技巧十分必要。

本章小结

人体解剖生理学是把形态和功能有机联系在一起的一门课程，包括人体解剖学和人体生理学两部分内容。前者主要研究人体的形态结构及其发生发展规律，后者注重研究人体内部正常生命活动过程及其功能机制的规律。

学习人体解剖学首先必须遵守并规范使用国际通用的统一标准和描述语言，即解剖学的标准姿势、方位、轴和面等术语，以正确描述人体各部位、各器官的形态结构和位置关系。

在生理学的研究中，要想阐明某一生理功能机制，就必须对细胞和分子水平、器官和系统水平、整体水平的研究结果进行综合分析，才能得出比较全面和准确的结论。生理学是一门实验性科学，生理学的所有知识都来自临床实践和实验研究。生理学实验主要在动物身上进行，包括急性动物实验和慢性动物实验，急性动物实验又分为离体实验和在体实验两种方法。所有实验的目的都是借助动物对组织、器官、系统的功能活动规律进行客观观察和分析，从而揭示其发生机制、影响因素及其发生发展的基本规律。

思考题

1. 人体解剖生理学的主要研究对象和任务是什么？
2. 掌握在标准姿势下，准确表述人体方位的术语。
3. 为什么说生理学是一门实验性科学？生理学常用的实验方法有哪些？

（李富德）

第一篇

人体解剖学

第一章　细胞和基本组织

学习导引

知识要求

1. **掌握**　细胞膜、细胞质和细胞核的结构特点，细胞分裂的方式；各种被覆上皮的分布与功能；疏松结缔组织中各种细胞的结构与功能；血液的组成及各类血细胞的结构、功能与正常值；三种肌组织的形态结构与功能；神经元的结构、分类，突触的定义、分类与结构，神经纤维的分类。

2. **熟悉**　上皮特殊结构与功能；骨骼肌、心肌及平滑肌的一般结构；腺上皮和腺的结构与分类；结缔组织的分类，软骨和骨的结构与分类；神经纤维的分类和镜下结构特点。

3. **了解**　中枢和周围神经系统的胶质细胞的名称和功能；神经末梢的种类和主要功能。

第一节　细　胞

细胞是人体和其他生物体形态和功能的基本单位，组成人体的细胞具有多种多样的形态，如球形、星形、梭形、圆柱形、多角形、杆状等，与其功能和所处的环境相适应。

细胞分为细胞膜、细胞质和细胞核三部分。

一、细胞膜

细胞膜（cell membrane）是将细胞内容物和周围环境分隔的一生物膜，使细胞能相对独立于环境而存在，细胞正常的生命活动需要通过细胞膜有选择地从周围环境中获得氧气和营养物质、排出代谢产物，即通过细胞膜进行物质交换。另外细胞外环境中的各种因素改变，如体内产生的激素或递质等化学物质，以及进入人体的某些异物或药物等都是首先作用于细胞膜，然后再影响细胞内的生理过程。如细胞膜上离子通道可控制 Na^+、Ca^{2+}、K^+、Cl^- 等跨膜转运，药物可直接对其作用，从而影响细胞功能。因此，细胞膜不但是细胞和环境之间的屏障，也是细胞和环境之间进行物质交换、信息传递的门户。

化学分析表明，细胞膜主要由类脂、蛋白质和糖类组成。关于膜的结构，目前公认的是液态镶嵌模型学说，它认为生物膜是以液态的可流动的脂质双分子层为基架，其中镶嵌着具有不同生理功能的、可以移动的蛋白质（图 1－1）。

细胞膜的脂质分子中，以磷脂为主，其次是胆固醇，还有少量鞘脂类的脂质。它们是一

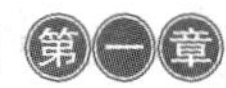

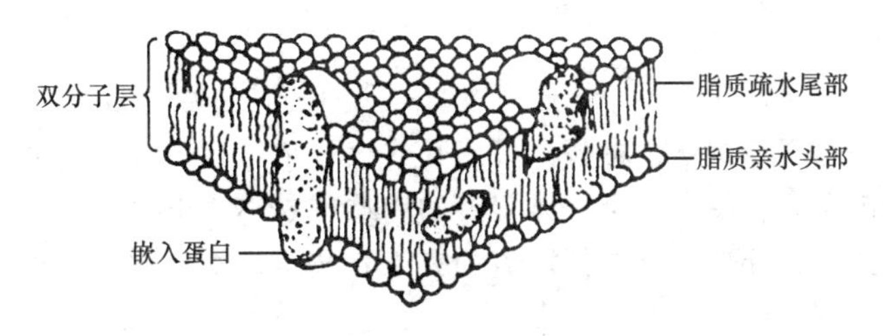

图 1-1　单位膜的液态镶嵌模型

端为亲水性极性基团、另一端为疏水性非极性基团的长杆状两性分子。由于疏水性基团受到具有极性的水分子的排斥，形成脂质分子的亲水性极性基团朝向膜内、外两侧的水溶液，疏水基团则朝向膜内部的脂质双分子结构。脂质的熔点较低，在一般体温下是液态，脂质分子的这种特性是膜具有一定流动性的前提条件。

膜蛋白质主要是镶嵌在脂质双分子层之间的球形蛋白质，称为镶嵌蛋白质。此外，还有一些不嵌入脂质双分子层而只附着脂质双分子层内表面的蛋白质，称为周围蛋白质。根据细胞膜蛋白质的不同功能，大致可归为这几类：①与细胞膜的物质转动功能有关的膜蛋白质，如载体、通道和离子泵等；②与“辨认”和“接受”细胞环境中特异的化学性刺激有关的膜蛋白质，统称受体；③属于酶类的膜蛋白质，如几乎在所有细胞膜内侧面都发现的腺苷酸环化酶；④与细胞的免疫功能有关的膜蛋白质。

细胞膜所含的糖类较少，它们和膜内脂质和蛋白质结合，形成糖脂和糖蛋白。糖脂和糖蛋白的糖链部分几乎都裸露于膜的外表面。由于组成这些糖链的单糖在排列顺序上有差异，这就成为细胞特异性的标志。例如在人的 ABO 血型系统中，红细胞膜上的 A 凝集原还是 B 凝集原，其差别仅在于膜糖脂的糖链中一个糖基的不同。

二、细胞质

细胞质（cytoplasm）是填充于细胞膜和细胞核之间的半透明胶状物质，包括基质、细胞器和内含物，细胞器是细胞质内具有一定形态和特定功能的结构，包括以下几种（图 1-2）。

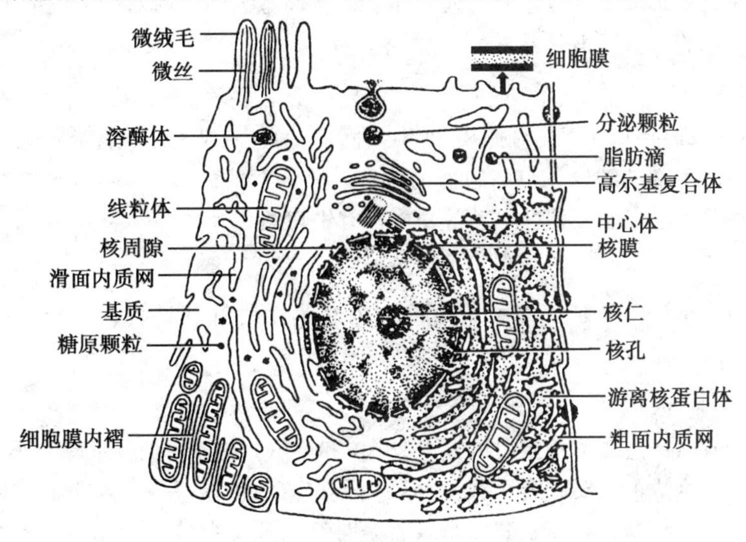

图 1-2　细胞超微结构模式图

（一）内质网

内质网（endoplasmic reticulum）是分布在细胞质中的膜性管道系统。内质网膜可与核膜、高尔基复合体膜、细胞膜等相连，将整个细胞互连成一个整体。表面附着有许多核蛋白体的内质网膜称为粗面内质网，没有核蛋白体附着的内质网膜称为滑面内质网。粗面内质网与蛋白质的合成密切相关，它既是核蛋白体附着的支架，又是运输蛋白质的通道，常见于蛋白质合成旺盛的细胞中，例如消化腺上皮细胞、肝细胞等。

（二）高尔基复合体

高尔基复合体（Golgi complex）由数层重叠的扁平囊泡、若干小泡及水泡三部分组成的膜性结构，是细胞各膜性结构间物质转运的一个重要的中间环节。高尔基复合体通过小泡接收由内质网膜转为的蛋白质，然后与扁平囊泡融合，蛋白质在扁平囊泡内进行加工后形成大泡，与扁平囊泡脱离，形成分泌颗粒。可见高尔基复合体的功能与细胞内一些物质积聚、加工和分泌颗粒的形成密切相关。

（三）线粒体

线粒体（mitochondrium）由内、外两层单位膜所形成的圆形或椭圆形的囊状结构。线粒体中存在着催化物质代谢和能量转换的各种酶和辅酶，因而可彻底氧化分解供能物质（糖酵解产物丙酮酸），形成高能磷酸化合物 ATP，供细胞其他生命活动需要。细胞生命活动中所需能量约有 95% 来自线粒体。因此，线粒体的主要功能是进行细胞的氧化供能，故有细胞内“动力工厂”之称。

（四）溶酶体

溶酶体（lysosomes）是一种囊状小体，外面是一层单位膜，里面包含约 50 种水解酶。在酸性条件下，对蛋白质、肽、糖、中性脂质、糖脂、糖蛋白、核酸等多种物质起水解作用。溶酶体的初级溶酶体与自噬体（外来的细菌、病毒等，经细胞膜以内吞方式吞入细胞形成）接触，混合形成次级溶酶体，在次级溶酶体中水解酶对原自噬体和吞噬体中的物质进行分解消化，消化后的产物如氨基酸、单糖、脂肪酸等通过溶酶体进入胞浆中供细胞膜利用。未能分解的物质残留其中形成残余体，有的残余体存留在细胞内，有的则以胞吐的方式排出细胞。因此，溶酶体是细胞内重要消化器官。

（五）微丝

微丝（microfilament）存在于细胞质中的一种实心的丝状结构，微丝主要是由球形肌动蛋白聚合而成的一种可变的结构，与细胞器的位移、分泌颗粒的移动、微绒毛的收缩、细胞入胞和出胞动作的发生、以及细胞的运动等功能都有密切关系。

（六）微管

微管（microtubule）存在于细胞质中的一种非膜性的管状结构，与运动、支持和运输有关。

（七）核糖体

核糖体（ribosomes）又称核蛋白体，由 rRNA 和蛋白质构成的椭圆形颗粒小体，核糖体是细胞内实施蛋白质合成的主要结构，被喻为装配蛋白质的机器。一些药物的作用就是通过影响核糖体而产生的。例如，四环素和氯霉素就是与细菌核蛋白体上的结合位点结合，进而阻止蛋白质的合成，最终抑制细菌的生长繁殖。有些核糖体附着在内质网壁外，称为附着核糖体，它们主要合成输送到细胞外面的分泌蛋白，如酶原、抗体、蛋白质类的激素等。有些多聚核糖体散在于细胞质中，称为游离核糖体，它们主要合成结构蛋白，或称内源性蛋白质，如分布于细胞质或供细胞本身生长所需要的蛋白质分子等。

（八）中心粒

中心粒（centriole）电镜观察到的中心粒是一对短筒状小体，成对存在，互相垂直。中心粒与细胞分裂有关，其确切功能还没有深入了解。

三、细胞核

细胞核（nucleus）包括核膜、核仁、染色质和染色体等结构。

（一）核膜

位于细胞核表面的薄膜，由两层单位膜组成。核膜上还有许多散在的孔，称为核孔，在核孔周围，核膜的内层与外层相连。核孔是核与细胞质进行物质交换的孔道。在核内形成的各种核糖核酸（简称 RNA）可以经核孔进入细胞质。核膜的特殊作用就是把核物质集中在靠近细胞中央的一区域，这有利于实现其功能。

（二）核仁

核内的球形小体，绝大多数真核细胞的细胞核内都有一个或一个以上的核仁，它通常只出现于间期细胞核中，在有丝分裂期间则消失。核仁的化学成分主要是蛋白质和核酸。其主要功能是合成 rRNA 和组装蛋白质的前体。

（三）染色质和染色体

间期细胞核中能被碱性染料着色的物质即染色质，染色质的基本化学成分是脱氧核糖核酸（简称 DNA）和组蛋白。二者结合形成染色质结构的基本单位—核小体。在细胞有丝分裂时，若干核小体构成的染色质纤维反复螺旋、折叠，最后组成中期染色体。因此染色质和染色体实际上是同一物质在间期和分裂期的不同形态表现。

DNA 分子的功能主要有两方面：①贮藏、复制和传递遗传信息。DNA 链上贮藏着大量的遗传信息。DNA 分子能自我复制，传递贮藏的遗传信息给子细胞。②控制细胞内蛋白质的合成，即贮存的各种遗传信息通过控制蛋白质的合成而表达为各种遗传性状。

四、细胞的增殖

细胞增殖是细胞生命活动的基本特征之一，通过细胞分裂的方式实现。细胞分裂的方式分无丝分裂、有丝分裂和减数分裂三种。无丝分裂在低等生物中较为多见，人体中只发生在某些迅速分裂的组织（口腔上皮）及创伤修复、病理性代偿（如伤口附近、炎症）的组织中。有丝分裂是人类体细胞增殖的主要分裂方式，减数分裂见于生殖细胞的形成。

（一）有丝分裂

细胞分裂时，染色体向两个子细胞分离移动过程中的纺锤丝牵引，故称为有丝分裂（mitosis）。细胞从上一次分裂结束开始，到下一次分裂结束所经历的过程称为细胞增殖周期。细胞增殖周期可分为两个时相，即分裂间期和分裂期。

1. 分裂间期　细胞进入分裂间期后进行结构上和生物上的复杂合成，为 DNA 分子复制作准备。分裂间期又分为以下三个分期：

（1）DNA合成前期（G_1期） 此期细胞内进行着一系列极为复杂的生物合成变化，如合成各种核糖核酸（RNA）及核糖体。此期持续时间一般较长，有的细胞历时数小时至数日，有的甚至数月。进入G_1期的细胞可有三种情况：一是不再继续增殖，永远停留在G_1期直至死亡，如表皮角质化细胞、红细胞等；二是暂时不增殖，如肝、肾细胞，它们平时保持分化状态，执行肝、肾功能，停留在G_1期，有肝、肾受到损伤细胞大量死亡需要补充时，它们又进入增殖周期的轨道。这些细胞又可称为G_0期细胞。有人认为G_0期细胞较不活跃，对药物的反应也不敏感；三是继续进行增殖，例如骨髓造血细胞、胃肠道黏膜细胞等。

（2）DNA合成期（S期） 从G_1末期至S初期，细胞内迅速形成DNA聚合酶及四种脱氧核苷酸。S期主要特点是利用G_1期准备的物质条件完成DNA的复制，并合成一定数量的组蛋白，供DNA形成染色体初级结构。在S期末细胞核DNA含量增加一倍，为细胞进行分裂作了准备。DNA复制一旦受到障碍或发生错误，就会抑制细胞的分裂或引起变异，导致异常细胞或畸形的发生。S期持续时间大约7～8小时。

（3）DNA合成后期（G_2期） 这一时期的主要特点是为细胞分裂准备物质条件。DNA合成终止，但RNA和蛋白质合成又复旺盛，主要是组蛋白、微管蛋白、膜蛋白等的合成，为纺锤体和细胞膜等的形成备足原料。若阻断这些合成，细胞将不能进入有丝分裂。G_2期历时较短且恒定。

2. 分裂期 分裂期又称M期，是细胞有丝分裂期。该期持续时间最短（一般为0.5～2小时），细胞形态变化最大，细胞分裂成两个相同的子细胞，且确保细胞核内染色体能精确均等的分配给两个子细胞核，使分裂后的细胞保持遗传上的一致性。根据其主要形态变化特征，可将其分为前期、中期、后期和末期四个时期（图1－3）。

前期：主要特征是染色质逐渐凝集形成一定数目和形状的染色体。每条染色体进一步发展分为两条染色单体，二者仅在着丝点相连。此期核膜及核仁逐渐解体消失；间期复制的中心体分开，逐渐向细胞的两极移动；每个中心体的周围出现很多放射状的细丝，两个中心体之间的细丝连接形成纺锤体。

中期：染色体高度凝集，并集中排列在细胞的中部平面上，形成赤道板。此期两个中心体已移到细胞的两极，纺锤体更明显，纺锤丝与每个染色体的着丝相连。

后期：染色体在着丝点处完全分离，各自成为染色单体。此期两组染色单体受纺锤丝牵引，分别向细胞两极移动。与此同时，细胞向两极伸长，中部的细胞质缩窄，细胞膜内陷。

末期：两组染色体不再向两极迁移，预示分裂活动进入末期。此期染色体发生退行性变化，即染色体逐渐解螺旋恢复为染色质纤维；核仁和核膜重新出现，形成新的胞核；细胞中部继续缩窄变细，最后断裂形成两个子细胞，完成有丝分裂，子细胞即进入下一周期的间期。

从上述细胞周期可知，整个细胞周期是一个动态过程，每个分期互相联系，不可分割。如细胞周期的某个阶段受到环境因素干扰时，细胞的增殖则发生障碍。

（二）减数分裂

减数分裂（Meiosis）是一种特殊的有丝分裂方式，也称成熟分裂。其主要特点是细胞进行一次DNA复制，完成两次细胞分裂，分裂后细胞中染色体数目或DNA减少一半。减数分裂中的两次分裂分别称减数分裂期Ⅰ和减数分裂期Ⅱ。

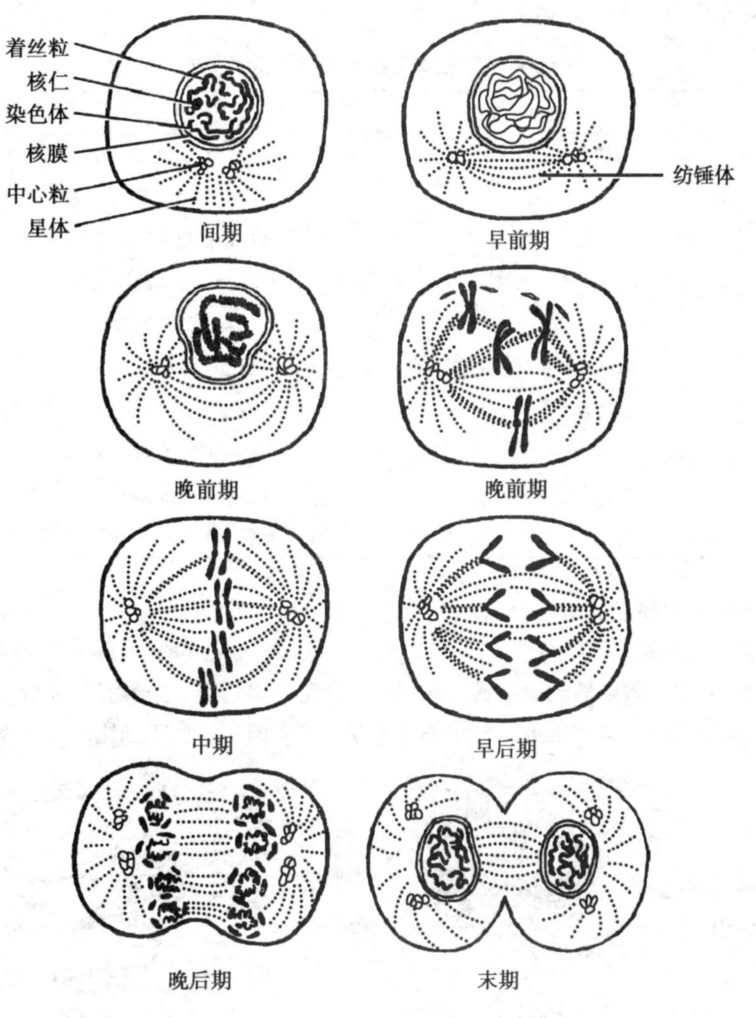

图 1－3　细胞有丝分裂期示意图

第二节　基本组织

组织是由形态结构相似和功能相近的细胞和细胞间质所构成的，是组成机体器官的基本组成成分，人体的组织可分为上皮组织、结缔组织、肌组织和神经组织四种类型。

一、上皮组织

上皮组织（epithelial tissue）简称上皮，分为被覆上皮和腺上皮两类，上皮组织的结构特点：①细胞多间质少，细胞排列紧密；②有极性，细胞一面朝向体表或有腔器官的腔面，称游离面，与游离面相对的另一面借基膜与深部的结缔组织相连，称基底面；③一般无血管，其营养由深部结缔组织内的毛细血管提供；④有丰富的神经末梢。

（一）被覆上皮

被覆上皮（covering epithelium）覆盖于人体体表或体内管、腔、囊的内表面，呈膜状。根据细胞排列层数及细胞形态分类，详见表 1－1。

表 1－1　被覆上皮的分类和主要分布

上皮类型		主要分布
单层上皮	单层扁平上皮	内皮：心、血管和淋巴管
		间皮：胸膜、腹膜和心包膜
		其他：肺泡和肾小囊壁层
	单层立方上皮	肾小管、甲状腺滤泡等
	单层柱状上皮	胃、肠、子宫和输卵管等
	假复层纤毛柱状上皮	呼吸道等的腔面
复层上皮	复层扁平上皮	未角化型：口腔、食管和阴道
		角化型：皮肤表皮
	复层柱状上皮	睑结膜、男性尿道等
	变移上皮	肾盏、肾盂、输尿管和膀胱等

1. 被覆上皮的类型结构分布

（1）单层扁平上皮　单层扁平上皮（simple squamous epithelium）又称单层鳞状上皮，由一层紧密排列的扁平似鱼鳞状的细胞组成。表面观，细胞为多边形，边缘呈锯齿状，相互嵌合；侧面观，细胞呈扁平梭形，胞质很少，含核部分略厚，核椭圆形，位于细胞中央（图 1－4）。

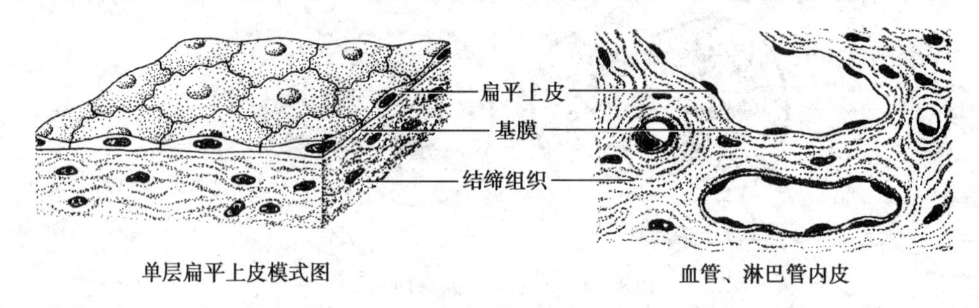

图 1－4　单层扁平上皮示意图

衬贴在心、血管和淋巴管腔面的单层扁平上皮，称内皮（endothelium）。内皮薄且表面光滑，有利于血液、淋巴液的流动及血管内、外物质交换。被覆在胸膜、腹膜和心包膜表面的单层扁平上皮，称间皮（mesothelium）。间皮表面光滑、湿润，可减少脏器运动时的摩擦。间皮还有很强的吸收功能，消化道穿孔、膀胱破裂时，腹膜间皮吸收大量的毒素，可引起严重的全身中毒症状。此外，单层扁平上皮还分布在肺泡和肾小囊壁层等处。

（2）单层立方上皮　单层立方上皮（simple cuboidal epithelium）由一层排列紧密的矮棱柱状细胞组成。表面观，细胞呈六边形或多边形；侧面观，细胞呈立方形，核圆，位于细胞中央（图 1－5）。主要分布于肾小管、甲状腺滤泡、小叶间胆管等处，具有吸收、分泌、排泄等功能。

（3）单层柱状上皮　单层柱状上皮（simple columnar epithelium）由一层排列紧密的高棱柱状细胞组成。表面观，细胞呈六边形或多边形；侧面观，细胞为柱状，核长椭圆形，多靠近细胞基底部，核长轴多与细胞长轴一致（图 1－6）。主要分布于胃、肠、子宫、输卵管、胆囊及肾集合管等处，具有保护、吸收和分泌等功能。

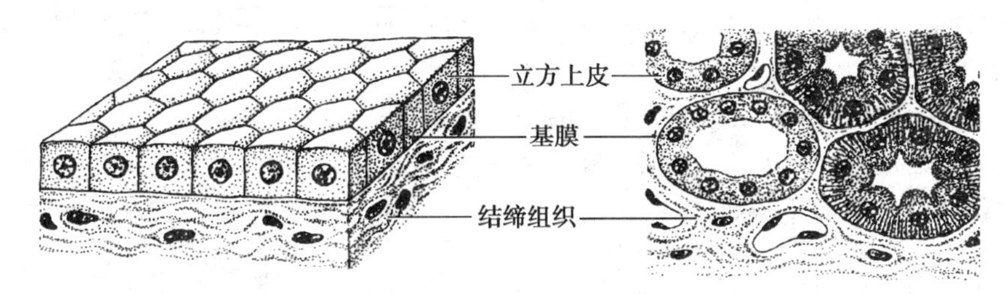

图1-5　单层立方上皮

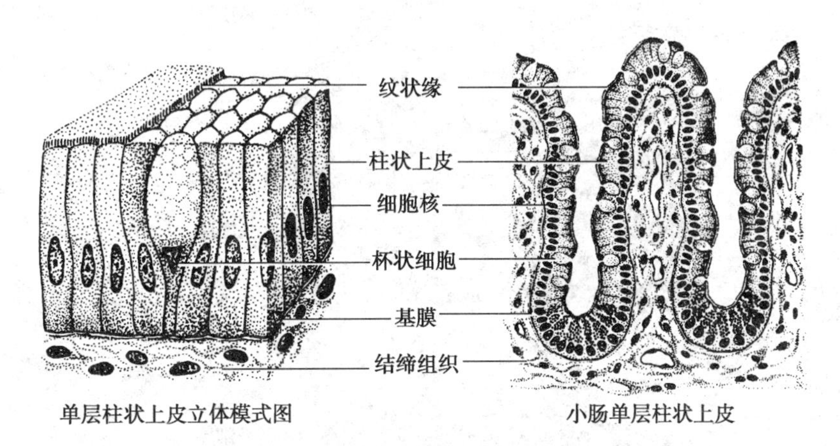

图1-6　单层柱状上皮

（4）假复层纤毛柱状上皮　假复层纤毛柱状上皮（pseudostratified ciliated columnar epithelium）由形态不同、高矮不等的细胞构成。表面观，有大量纤毛；侧面观，上皮由梭形细胞、锥形细胞、柱状细胞和杯状细胞组成。侧面观，胞核的位置不在同一平面上，貌似复层，但所有细胞基底部都附着于基膜上，故实为单层（图1-7）。此种上皮主要分布在呼吸管道的腔面，具有重要的清洁与保护功能。

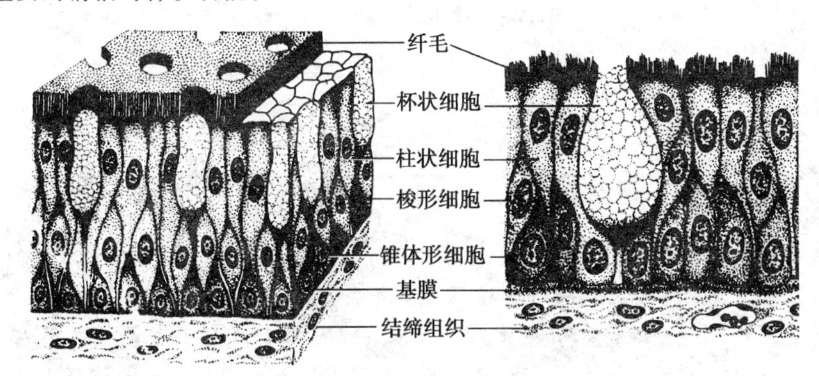

图1-7　假复层纤毛柱状上皮

（5）复层扁平上皮　复层扁平上皮（stratified squamous epithelium）较厚，由多层细胞组成（图1-8）。侧面观，紧靠基膜的一层为矮柱状细胞，是有分裂增殖能力的干细胞；中间由深至浅为多边形和梭形细胞；表层为数层扁平鳞片状细胞，故又称复层鳞状上皮。上皮与深部结缔组织的连接面凹凸不平，这样既保证了上皮的营养供应，又能使连接更加牢固。复层扁平上皮的特点是耐摩擦，具有较强的机械保护作用。此种上皮还具有吸收功能，如长期接触有毒物质可引起机体慢性中毒。

根据复层扁平上皮浅层细胞是否发生角质化，又可分为两种。

1）角化的复层扁平上皮：主要分布于皮肤表皮，其浅层细胞发生角质化。

2）非角化的复层扁平上皮：主要分布于口腔、食管、阴道等腔面，表层细胞不发生角质化。

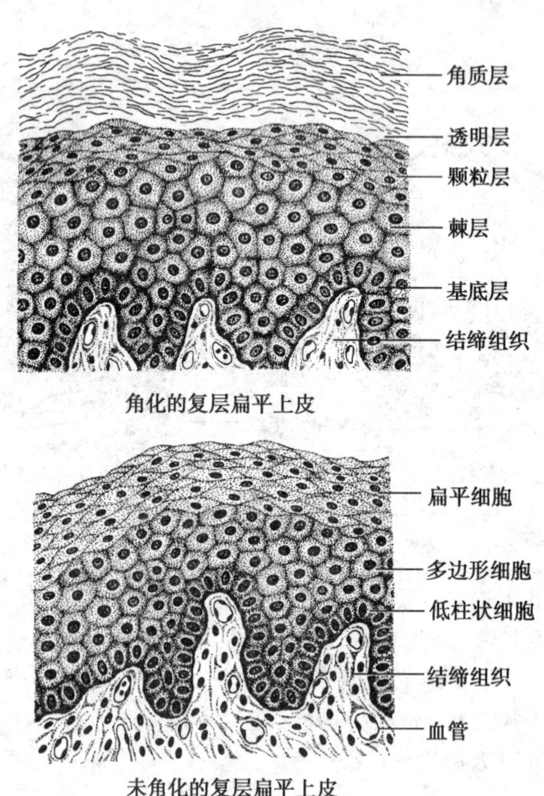

图1-8　复层扁平上皮

知识拓展

鳞状上皮癌

复层扁平上皮的细胞恶性增生，称鳞状上皮癌，简称鳞癌。鳞癌一般被认为与环境有关，尤其是与阳光的刺激有明显关系，长期日光暴晒和慢性刺激是主要潜在发病原因，外伤、放射线照射、焦油类衍生物亦可诱发本病。鳞癌大部分发生在慢性溃疡、黏膜白斑、着色性干皮病等基础上，好发部位为眼睑、鼻、唇、颞、颊、额、四肢、包皮、龟头，躯干也可发生。与基底细胞癌相比，鳞癌发展较快，易出现转移。

（6）变移上皮　变移上皮（transitional epithelium）又称移行上皮，由多层细胞组成，主要分布在肾盂、肾盏、输尿管、膀胱等排尿管道的腔面。变移上皮的特点是细胞形状和层次可随器官容积的变化而发生变化。如膀胱空虚时，细胞层数变多，细胞体积变大，上皮变厚，此时表层细胞呈大立方形或矩形，称盖细胞（tectorial cell）。盖细胞有的有双核，其浅层胞质较浓密，嗜酸性强，具有很强的对抗尿液腐蚀的作用。膀胱充盈时，细胞变扁，细胞层数减少，上皮变薄（图1-9）。

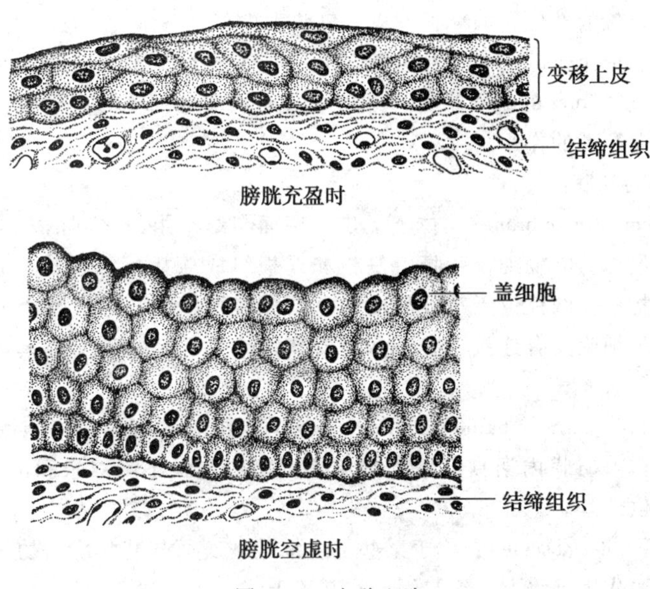

图1-9　变移上皮

（7）复层柱状上皮　复层柱状上皮（stratified columnar epithelium）主要分布于腺导管、眼睑结膜、男性尿道等处，其浅层为一层排列整齐的柱状细胞，深层为一层或多层多边形细胞。

2. 上皮细胞的特殊结构　上皮细胞呈极性分布，其两极常处在不同的环境中，为了与其功能相适应，在细胞游离面、侧面和基底面常形成不同的特殊结构。

（1）上皮细胞的游离面

1）微绒毛（microvillus）：是上皮细胞向游离面伸出的细短的指状突起，直径约100nm，光镜下难辨认。电镜观，微绒毛表面为细胞膜，中轴为细胞质，胞质内含许多纵行的微丝，微丝运动可使微绒毛伸长或缩短。微绒毛的作用是扩大细胞表面积，增强细胞吸收功能。

2）纤毛（cilium）：是上皮细胞向游离面伸出的粗长能摆动的突起，长5～10μm，直径300～500nm，光镜下清晰可见。电镜观，纤毛表面为细胞膜，中轴为细胞质，胞质内含纵行排列的微管。微管能朝一定方向进行节律性摆动。呼吸道上皮表面的纤毛摆动，可将黏附的灰尘、异物、细菌等运送到咽部排出。

（2）上皮细胞的侧面　上皮细胞排列紧密，相邻细胞间常形成各种细胞连接（cell junction），常见的有以下4种。

1）紧密连接（tight junction）：又称闭锁小带，靠近细胞游离面，是相邻细胞侧面细胞膜的外层间断性相互融合形成，呈箍状，具有机械性的连接作用和屏障作用，可防止大分子物质进入上皮深部的结缔组织和阻止组织液从上皮溢出。

2）中间连接（intermediate junction）：又称黏着小带，位于紧密连接的下方，是相邻细胞间的一狭小间隙，间隙内充满丝状物，该处两侧胞膜的胞质面附有致密物和细丝，具有加强细胞黏着和传递细胞间收缩力等作用。

3）桥粒（desmosome）：又称黏着斑，是最常见的连接方式，位于中间连接的深部，是相邻细胞间较宽的间隙，间隙内充满丝状物，其中央有一条纵行的致密的中间线，由细丝交织而成，与间隙相应处的细胞膜的胞质面有致密物构成的附着斑。桥粒有很强的细胞连接作用，多见于易受摩擦、牵拉的部位，如食管上皮、皮肤表皮等。

4）缝隙连接（gap junction）：又称通信连接，位于桥粒深部，该处相邻细胞的细胞膜呈间断融合形成许多直径2nm的规则小管，某些小分子物质和离子可以通过小管进行交换，具有传递化学信息和电冲动的作用。

（3）上皮细胞的基底面

1）基膜（basement membrane）：位于上皮基底面与结缔组织之间的一层薄膜，又称基底膜，主要成分是糖蛋白。电镜观，基膜由基板和网板组成。基板靠近上皮细胞，是上皮细胞产生的致密均质状物质；网板位于基板深面，由结缔组织中成纤维细胞产生的网状纤维和基质组成。基膜对上皮细胞具有连接、支持和固着作用，并且是一种半透膜，具有选择性通透作用。

2）质膜内褶（plasma membrane infolding）：是上皮细胞基底面的细胞膜向胞质内凹陷形成，常含大量线粒体。质膜内褶具有增加细胞表面积、增强细胞对水和电解质转运的作用，线粒体为此过程提供能量。

3）半桥粒（hemidesmosome）：位于某些上皮细胞基底面与基膜之间的上皮一侧，具有桥粒的一半结构，主要作用是将上皮细胞固着在基膜上。

（二）腺上皮与腺

机体内以分泌功能为主的上皮称腺上皮（glandular epithelium），以腺上皮为主构成的器官称腺（gland）。腺分为外分泌腺（exocrine gland）和内分泌腺（endocrine gland）。外分泌腺的分泌物经导管排泌到体表或器官管腔内；内分泌腺无导管，腺细胞周围有丰富的毛细血管，其分泌物直接释入血液（图1－10）。

1. 腺的发生 胚胎时期，原始的被覆上皮向深层结缔组织增生、迁移形成腺上皮。腺上皮最初是实心的上皮细胞索，后进一步分化形成腺。腺在发生过程中，如形成导管与表面的上皮联系，这种腺称为外分泌腺，也称有管腺，如汗腺、唾液腺和胰腺等。腺在发生过程中，如上皮细胞索逐渐与表面的上皮脱离，不形成导管，腺细胞呈团索状或滤泡状排列，其间有丰富的毛细血管或淋巴管，这种腺则称为内分泌腺，也称无管腺，如甲状腺、甲状旁腺、肾上腺等。

2. 外分泌腺的一般结构 外分泌腺包括单细胞腺和多细胞腺两种。

（1）单细胞腺（unicellular gland），如杯状细胞。

（2）多细胞腺（multicellular gland），由表面的结缔组织被膜与深面的实质和间质构成，腺实质分导管部和分泌部。

分泌部：又称腺泡（acinus），一般由单层细胞围成，中央有腺泡腔。根据腺细胞分泌物的性质，又可将腺细胞分为浆液性腺细胞和黏液性腺细胞两种。如腺泡由纯浆液性细胞构成，则为浆液腺泡，分泌浆液，含酶多。如腺泡由纯黏液性腺细胞构成，则为黏液腺泡，分泌黏液。如腺泡由浆液性腺细胞和黏液性腺细胞共同构成，则为混合腺泡，既分泌浆液又分泌黏液。

导管：导管与分泌部直接通连，由单层或复层上皮构成，具有输送分泌物的功能。根据腺导管有无分支及腺泡形态，可将多细胞腺分为单管状腺、复管状腺、复泡状腺和复管泡状腺等。

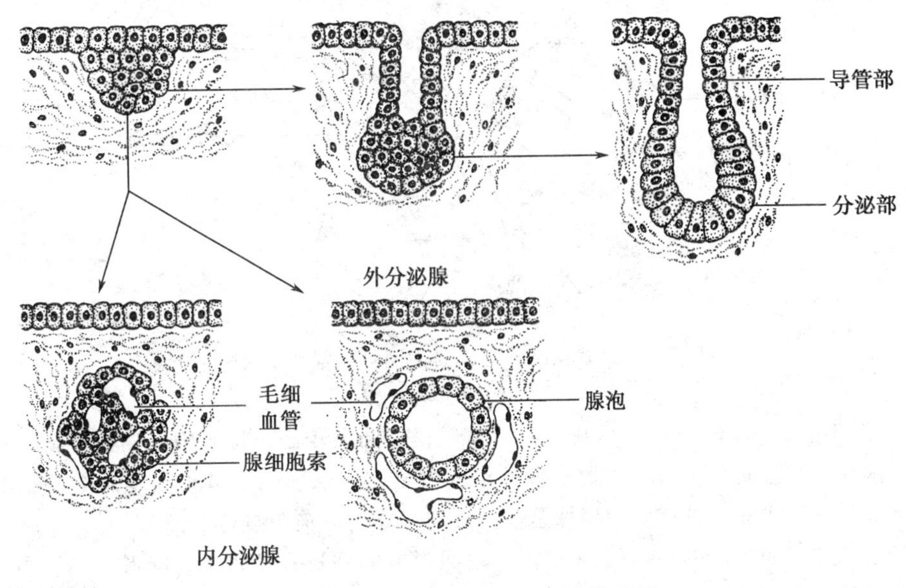

图 1－10　外分泌腺和内分泌腺模式图

二、结缔组织

结缔组织（connective tissue）均起源于胚胎时期的间充质，与其他基本组织一样，也是由细胞和细胞间质组成。与上皮组织相比较结缔组织的特点是细胞间质多，形态多样，有液态、固态及细丝状的纤维；而细胞数量较少，但细胞种类多，细胞呈无极性状态分散存在于细胞间质中。根据结构及功能特点，结缔组织可分为柔软的固有结缔组织，包括疏松结缔组织、致密结缔组织、网状组织及脂肪组织；固态的结缔组织，包括软骨组织与骨组织；液态的结缔组织，即血液及淋巴液。结缔组织在机体中存在广泛，主要起支持、连接、营养、修复、防御、保护等作用。

（一）疏松结缔组织

疏松结缔组织（loose connective tissue）由多种形态的细胞和大量的细胞间质构成，由于组织结构疏松，又称蜂窝组织。广泛存在于机体的细胞间、组织间及器官间，具有支持、连接、保护、修复、营养及防御等功能（图 1－11）。

1. 细胞　疏松结缔组织中有多种不同形态及功能的细胞，分散存在结缔组织基质中。

（1）成纤维细胞（fibroblast）　呈扁平星形有突起；细胞核大，椭圆形，着色淡，核仁清楚；细胞质呈弱嗜碱性，内含丰富的粗面内质网、游离的核糖体及高尔基复合体。

（2）巨噬细胞（macrophage）　又称组织细胞（histocyte），呈圆形或椭圆形，有短突起；细胞核较小，圆形或椭圆形，着色较深，常位于细胞偏心侧；细胞质丰富，呈嗜酸性，内含大量溶酶体、吞噬体及残余体等；是血液中单核细胞穿出血管后逐渐分化而成的，具有较强的趋化运动、吞噬衰老/死亡的细胞、分泌生物活性物质的能力，并参与免疫应答，是机体的重要防御细胞之一。

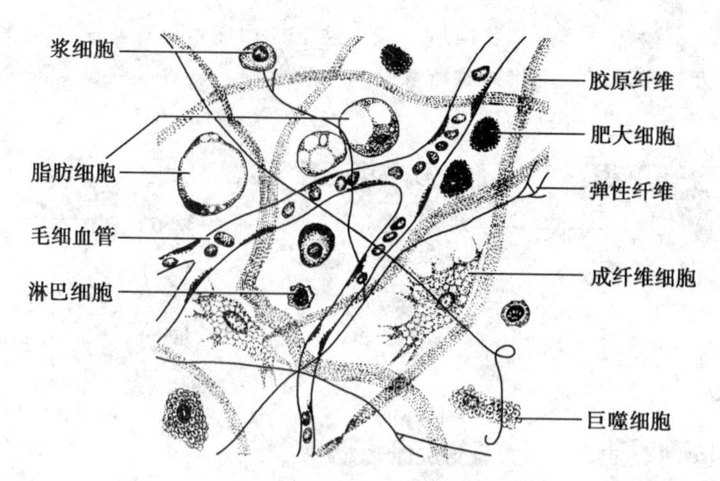

图1-11　疏松结缔组织（大网膜）铺片模式图

（3）浆细胞（plasma cell）　呈圆形或卵圆形；核圆形较小，位于细胞偏侧，核内染色质呈辐射状排列；细胞质强嗜碱性，含丰富的粗面内质网。浆细胞是B淋巴细胞受到抗原刺激后母化增殖分化形成的，可产生免疫球蛋白，参与机体的体液免疫。

（4）肥大细胞（mast cell）　胞体较大，呈圆形或椭圆形；核较小，圆形，多居中；胞质中充满大量的，具有异染性的嗜碱性颗粒，可被甲苯胺蓝染成紫红色。颗粒内含有组胺、嗜酸性粒细胞趋化因子及肝素等与过敏反应有关的物质。肥大细胞多沿小血管分布，主要参与机体的过敏反应。

知识拓展

过　敏

过敏是指机体再次接受相同抗原刺激后，发生的以组织细胞损伤或生理功能紊乱为主的特异性免疫应答。结缔组织中的肥大细胞是过敏反应的启动和参与者。肥大细胞表面有大量与过敏原相结合的受体，由于受体的种类和数量在不同的人和同一个人不同的生理年龄时期是可变的，因此肥大细胞的活性有所差异。肥大细胞功能活性较高者称为过敏体质。过敏体质者，过敏原谱广、过敏发生率高、过敏反应重。肥大细胞多位于结缔组织中的小血管周围，当其受到抗原刺激时，释放多种介质，致支气管平滑肌收缩，毛细血管扩张，通透性增强，大量组织液渗出，造成局部水肿，支气管通气不畅，引起哮喘等过敏反应，严重者可导致休克及死亡。

（5）脂肪细胞（fat cell）　呈体积较大的圆形细胞，或被挤压成多边形，脂肪在胞质聚集成大的脂滴，将细胞质及细胞核挤到周边，细胞质较少，细胞核较小，呈扁圆形，位于细胞一侧。脂肪细胞合成、贮存脂肪，并参与脂类代谢。

（6）未分化的间充质细胞（undifferentiated mesenchymal cell）　是一种未分化的原始细胞，其形态与纤维细胞不易区分，在损伤修复过程中，可分化成血管内皮细胞、平滑肌细胞及成纤维细胞等。

2. 细胞间质 疏松结缔组织的细胞间质较多，有细丝状的纤维和不定形的基质。

（1）纤维

1）胶原纤维（collagenous fiber）：新鲜时呈白色（又称白纤维）。数量多，苏木精－伊红（HE）染色着粉红色，粗细不等，有分支（图1－11）。成纤维细胞产生的胶原蛋白聚合成胶原原纤维，胶原原纤维被粘合物质粘合成胶原纤维。胶原纤维有较大的韧性，抗拉力强。

2）弹性纤维（elastic fiber）：新鲜时呈黄色，又称黄纤维。数量较胶原纤维少，HE染色着粉红色，粗细不等，比胶原纤维细，分支多（图1－11）。弹性纤维是由弹性蛋白和微原纤维构成，具有丰富的弹性，可拉长到原长度的1～5倍，去除外力后可恢复原长度。

3）网状纤维（reticular fiber）：HE染色标本不着色，银染可将其染成黑褐色，又称嗜银纤维。网状纤维很细，分支多，交织成网，主要存在于网状组织中。

（2）基质 基质（ground substance）为无定形的胶状物，具有一定的黏性，其主要化学成分是生物大分子物质，包括蛋白多糖和纤维粘连蛋白。

（二）致密结缔组织

致密结缔组织（dense connective tissue）是由大量的纤维和少量的细胞及基质成分构成的，细胞主要是成纤维细胞。

1. 规则的致密结缔组织 由大量排列成束的胶原纤维构成，成纤维细胞成行存在于纤维束之间，主要分布于肌腱、腱膜等处。

2. 不规则的致密结缔组织 粗大的胶原纤维不规则排列，少量细胞和基质存在其间。主要分布在真皮、巩膜等处。

3. 弹性组织 以粗大弹性纤维束为主要成分的致密结缔组织，分布在大动脉等处。

（三）脂肪组织

脂肪组织（adipose tissue）由大量的脂肪细胞密集排列而成，又被疏松结缔组织分隔成许多脂肪小叶。在机体中主要存在于皮下组织、网膜、肠系膜等处。具有贮存能量、参与脂肪代谢以及连接、保护、充填等作用。

知识拓展

肥胖病

肥胖病是指体重超过标准20%以上者。肥胖患者大量的脂肪组织堆积在皮下、网膜及肠系膜等处。据统计，肥胖患者发生糖尿病、心脑血管等疾病的几率远远高于体重正常的人，严重影响其健康。

肥胖病的发生与遗传、环境及饮食习惯等多种因素有关。少年发病者为增生型，间充质细胞大量增殖分化成了脂肪细胞，以脂肪细胞数量的增加为发病基础。成年发病者为肥大型，脂肪细胞体积可达原来的10倍，以脂肪细胞体积增大为发病基础。

（四）网状组织

网状组织（reticular tissue）主要由网状细胞和网状纤维构成。网状细胞星形有突起，相邻细胞的突起彼此相连；细胞核大，着色浅，核仁清楚；细胞质丰富；网状纤维细小，沿网状细胞排列，与网状细胞共同构成网状支架。网状组织主要分布在造血器官和淋巴器官，构成血细胞和淋巴细胞发育的微环境。

（五）软骨

软骨（cartilage）是由软骨组织和软骨膜构成的，软骨组织没有血管、神经及淋巴管，软骨组织的营养代谢是依靠软骨膜上的血管渗透实现的。软骨组织是较坚硬的结缔组织，具有支持、保护等作用。

1. 软骨组织的结构 软骨组织（cartilage tissue）是由软骨细胞和细胞间质构成的。

（1）软骨细胞（chondrocyte） 存在于软骨基质中，软骨细胞在软骨基质中所占有的空间为软骨陷窝。在软骨组织周边，每个软骨陷窝中有一个较小的软骨细胞，为幼稚的软骨细胞，越向软骨组织深部。每个软骨陷窝中可有2~8个较大的软骨细胞，它们都源于一个幼稚的软骨细胞，称同源细胞群。软骨细胞呈圆形或椭圆形；每个细胞有一个较小、着色深的核；胞质弱嗜碱性；可合成软骨组织的基质和纤维。

（2）细胞间质（intercellular substance） 软骨组织的细胞间质是由基质和纤维构成的。基质呈凝胶状，主要化学成分是水和蛋白聚糖，HE染色呈嗜碱性。每个软骨陷窝周围的基质中含有较多的硫酸软骨素，HE染色呈强嗜碱性，称软骨囊。软骨组织的纤维成分埋于软骨基质当中，纤维的性质决定了软骨组织的类型及特性。

2. 软骨组织的类型

（1）透明软骨 透明软骨（hyaline cartilage）新鲜时呈半透明状，电镜观察可见基质中含许多交织排列的胶原原纤维，且折光性与基质相同，有较强的抗压性和一定的弹性。透明软骨主要分布在机体的关节、肋软骨及呼吸道。

（2）纤维软骨 纤维软骨（fibrous cartilage）呈不透明的乳白色，基质中含大量的成束或交织排列的胶原纤维，软骨细胞较小，常沿纤维束成行排列，具有较强大的韧性。纤维软骨主要分布在机体的椎间盘、耻骨联合等处。

（3）弹性软骨 弹性软骨（elastic cartilage）基质中含有大量交织排列的弹性纤维，具有较强的弹性。弹性软骨主要分布在耳廓、会厌及喉软骨等。

（六）骨

骨是由骨组织、骨膜及骨髓构成的，对机体具有支持和保护功能，同时也贮存着体内99%的钙。

1. 骨组织的结构 骨组织（osseous tissue）是由坚硬的细胞间质（骨基质）和细胞构成。

（1）骨基质 由有机成分和无机成分构成。有机成分是由成骨细胞产生的，包括少量无定形的胶状基质和大量的胶原纤维，基质的主要化学成分是糖胺聚糖和多种糖蛋白，可将胶原纤维粘合在一起形成类骨质；无机成分也称骨盐，主要是羟基磷灰石结晶［化学结构式为：$Ca_{10}(PO_4)_6(OH)_2$］，沉积于类骨质中，将其钙化，并成板层样坚硬的骨板；成骨细胞被埋在其中，分化成为骨细胞。

（2）骨组织的细胞

1）骨原细胞（osteoprogenitor cell）：是较小的梭形细胞，位于骨膜处骨质的表面，在骨组织生长、改建及损伤修复时，可分化成成骨细胞，是骨组织中的干细胞。

2）成骨细胞（osteoblast）：胞体较大，立方形或矮柱状；核圆形，核仁明显；细胞质强嗜碱性；常排列成一层位于骨质表面。成骨细胞合成、分泌骨质中的有机成分，之后分化成为骨细胞。

3）骨细胞（osteocyte）：较小，呈扁椭圆形，有许多突起，位于骨板内或骨板间，骨细胞胞体所占的空间为骨陷窝，突起所占的缝隙为骨小管。相邻骨细胞的突起借缝管连接彼此沟通信息。

4）破骨细胞（osteoclast）：数量少，体积较大，是多个单核细胞融合而成的巨大细胞，所以有多个细胞核；胞质嗜酸性；位于骨质表面。破骨细胞有很强的重吸收骨的能力。在骨的发生、生长和发育过程中，成骨细胞成骨与破骨细胞破骨、重吸收骨的协同活动，完成了骨的成形与改建。

2. 长骨的结构 长骨由骨松质、骨密质、骨膜、关节软骨和骨髓等构成。

（1）骨松质 骨松质（spongy bone）主要分布在长骨的骨骺部。是由大量针叶状骨小梁交织连接构成的网架结构，网眼中充满着红骨髓。骨小梁由成层排列的骨板构成。

（2）骨密质 骨密质（compact bone）主要分布在长骨的骨干部。骨密质中骨板排列紧密，分环骨板、骨单位和间骨板。

1）环骨板（circumferential lamella）：分外环骨板和内环骨板。外环骨板环绕骨质外表面，由数层或十几层环形的骨板构成，排列整齐，外面与骨膜相连。内环骨板位于骨干的骨髓腔面，只有几层环行骨板构成，且排列不平整，内衬骨内膜。环骨板上可见横向穿行的小管为穿通管（perforating canal，又称福尔克星管），与纵行的中央管（central canal，又称哈弗斯管）相通，是小血管和神经进出骨组织的通道。

2）骨单位（osteon），又称哈弗斯系统（Haversian system）：位于内、外环骨板之间，是构成骨密质的主要成分。骨单位中央有一纵行的小管，为中央管，也称哈弗斯管，内有血管、神经及结缔组织，并与穿通管相连。以中央管为圆心，有几层至十几层骨板环绕排列，这些骨板称骨单位骨板，也称哈弗斯骨板。骨单位内的骨陷窝借骨小管相互连通，最内层的骨小管与中央管相通，以此进行物质交换。

3）间骨板（interstitial lamella）：位于内、外环骨板和骨单位之间的一些不规则骨板，是环骨板和骨单位被吸收后的残存部分。

（七）血液与血细胞的发生

1. 血液的组成及血细胞的分类和正常值 血液（blood）是循环流动在心血管系统内的液态组织，成人占体重的7%左右。血液由血浆和血细胞构成。

（1）血浆（plasma） 相当于细胞外基质，为淡黄色液体。其成分中90%是水，其余为血浆蛋白（白蛋白、球蛋白、纤维蛋白原）、脂蛋白、脂滴、酶、激素、维生素、无机盐和各种代谢产物。从血浆中去除纤维蛋白原后的淡黄色透明液体为血清（serum）。

（2）血细胞（blood cell） 血细胞数量在正常生理状况下保持动态的相对稳定，其分类和正常值见表1－2。

表1－2 血细胞分类和正常值

分类		正常值
	红细胞	$(3.5\sim5.5)\times10^{12}/L$
	白细胞	$(4\sim10)\times10^{9}/L$
有粒白细胞	中性粒细胞	50%～70%
	嗜碱性粒细胞	0%～1%
	嗜酸性粒细胞	0.5%～3%
无粒白细胞	淋巴细胞	20%～40%
	单核细胞	3%～8%
	血小板	$(100\sim300)\times10^{9}/L$

2. 各类血细胞的形态结构 观察外周血细胞的光镜下形态结构，通常用 Wright 或 Giemsa 染色的血涂片标本。

（1）红细胞（erythrocyte） 呈双面凹的圆盘状，中央较薄，周边较厚，直径 7 ~ 8μm；成熟的红细胞无细胞核和细胞器；胞质中含大量的血红蛋白（hemoglobin，Hb），使新鲜的红细胞呈猩红色；正常成人血液中，女性含红细胞（3.5 ~ 5.0）$\times 10^{12}$/L，含血红蛋白 110 ~ 150g/L；男性含红细胞（4.0 ~ 5.5）$\times 10^{12}$/L，含血红蛋白 120 ~ 160g/L。血红蛋白具有较强的与 O_2 和 CO_2 结合的能力，携带 O_2 和 CO_2 于组织细胞与肺泡间完成气体交换。成熟红细胞在周围血液循环中的寿命为 120 天左右。

（2）白细胞（leukocyte） 为无色、有核的圆球形或椭圆球形细胞。根据胞质中有无特殊颗粒，白细胞又分为有粒白细胞和无粒白细胞。根据胞质中特殊颗粒的嗜色性不同，有粒白细胞又分为中性粒细胞、嗜酸性粒细胞和嗜碱性粒细胞；根据形态和功能，无粒白细胞又分为单核细胞和淋巴细胞。

1）中性粒细胞（neutrophilic granulocyte）：是数量最多的白细胞。呈圆球形，直径 10 ~ 12μm；核可以是杆状，也可分 2 ~ 5 个叶，分 2 ~ 3 叶核居多，核叶间有细丝相连，核分叶越多说明细胞越衰老；细胞质着淡粉色，含两种颗粒，细小的紫色颗粒为嗜天青颗粒，占 20%，为一种溶酶体，能消化和分解吞噬的细菌和异物；另一种浅红色颗粒为特殊颗粒，占 80%，内含碱性磷酸酶、吞噬素、溶菌酶等，具有杀菌作用。中性粒细胞具有很强的趋化作用与吞噬功能，可吞噬细菌和异物，在体内起着重要的防御作用。当吞噬、杀死细菌后，自身也常死亡形成脓细胞（脓球）。中性粒细胞由骨髓产生释放到周围血循环中，约停留 6 ~ 8 小时，然后穿出毛细血管进入结缔组织中，存活 2 ~ 3 天。

2）嗜酸性粒细胞（eosinophilic granulocyte）：数量较少。呈圆球形，直径 10 ~ 15μm；核以 2 叶核居多；胞质中含大量粗大的、大小均匀的、被染成橘红色的嗜酸性颗粒，嗜酸性颗粒是一种特殊的溶酶体，内含酸性磷酸酶、过氧化物酶、芳基硫酸酯酶和组胺酶等，能减轻过敏反应，并有很强的杀灭寄生虫作用。嗜酸性粒细胞有变形运动能力，也有趋化性。在血液中停留 6 ~ 8 小时，进入结缔组织可存活 8 ~ 12 天。

3）嗜碱性粒细胞（basophilic granulocyte）：数量最少。呈圆球形，直径 10 ~ 12μm；核可呈分叶状、S 形或不规则形，着色浅，常被嗜碱性颗粒掩盖；胞质中含有大小不等、分布不均匀的嗜碱性颗粒，并具有异染性。嗜碱性颗粒内含肝素、组胺、嗜酸性粒细胞趋化因子等，参与过敏反应。嗜碱性粒细胞进入结缔组织分化成肥大细胞，可存活 10 ~ 15 天。

4）淋巴细胞（lymphocyte）：淋巴细胞大小不均，呈圆形或椭圆形，小淋巴细胞直径 6 ~ 8μm，中淋巴细胞直径 10 ~ 12μm，大淋巴细胞直径 13 ~ 20μm。

淋巴细胞根据来源、形态特点及功能等可分三类：T 淋巴细胞、B 淋巴细胞和自然杀伤（NK）细胞。淋巴细胞是主要的免疫细胞，在机体防御疾病过程中具有重要的作用。

5）单核细胞（monocyte）：是体积最大的白细胞。呈圆形或椭圆形，直径 14 ~ 20μm；核可呈肾形、马蹄形或不规则形，着色较淡；胞质丰富，弱嗜碱性，胞质内有许多细小的嗜天青颗粒即溶酶体。单核细胞具有较强的变形运动能力和吞噬功能，不仅有吞噬、杀死细菌的能力，也可消除体内衰老和损伤的细胞，并参与免疫作用。单核细胞在血液中停留 12 ~ 48 小时，然后以变形运动穿出毛细血管进入其他组织，分化成巨噬细胞，并仍然保持较强的吞噬功能。

（3）血小板 血小板（blood platelet）是骨髓巨核细胞质脱落下来的小块，并非严格意义的细胞。血小板呈双面凸的圆盘状，直径 2 ~ 4μm，当受到理化刺激时变成不规则形，血涂片上常聚集成群。血小板无细胞核，中央区有紫蓝色颗粒，称颗粒区，周边区均匀称透明区。血小板参与止血和凝血。

3. 血细胞发生 人体的血细胞具有一定的寿命，每天都会有一定数量的血细胞因衰老而死亡，同时也有相同数量的血细胞由造血器官产生，并释放到血循环中去，使外周血液中血细胞的数量和质量维持动态平衡。人胚第二周末卵黄囊壁出现血岛，血岛的造血干细胞于胚胎第六周迁入肝开始造血，胚胎十二周脾造血干细胞出现，并开始增殖，从胚胎后期除脾、胸腺等淋巴器官保持产生淋巴细胞功能外，骨髓成为主要造血器官，直至一生。

（1）造血干细胞（hemopoietic stem cell） 是最原始的造血细胞，又称多能干细胞（multi-potential stem cell）。此细胞具有很强的增殖潜能、多向分化的能力及自我更新能力等生物学特性。

（2）造血祖细胞（hemopoietic progenitor） 由造血干细胞分化而来，可向一个或几个血细胞系定向分化，又称定向干细胞（committed stem cell）。目前已确认的造血祖细胞有红细胞系造血祖细胞、粒细胞-单核细胞系造血祖细胞和巨核细胞系造血祖细胞。

（3）血细胞发生过程的形态演变 血细胞的发生是一个连续的过程，各种血细胞的发育大致分三个阶段：原始阶段、幼稚阶段和成熟阶段。

三、肌组织

肌组织（muscle tissue）主要由肌细胞组成。其间有少量结缔组织、血管、淋巴管和神经。肌细胞细长，呈纤维状，又称肌纤维（muscle fiber）。肌细胞的细胞膜称肌膜（sarcolemma），细胞质称肌质，又称肌浆（sarcoplasm）。肌浆内含有大量与肌细胞长轴平行排列的肌丝，是肌细胞进行收缩和舒张运动的基础。

根据肌纤维的形态结构、存在部位及功能特点，将肌组织分为3类：骨骼肌、心肌和平滑肌。骨骼肌纤维和心肌纤维均有明暗相间的横纹，称横纹肌。平滑肌纤维无横纹。

骨骼肌的运动受意识支配，属随意肌；心肌和平滑肌的运动不受意识支配，属不随意肌。

（一）骨骼肌

骨骼肌（skeletal muscle）借助于肌腱附着于骨骼上。每条肌纤维周围包裹有少量的结缔组织，称肌内膜（endomysium）；数十条肌纤维平行排列形成肌束，包绕肌束的结缔组织称肌束膜（perimysium）；若干肌束组成一块肌肉，外包裹结缔组织，称肌外膜（epimysium）（图1-12）。

1. 骨骼肌纤维的光镜结构 骨骼肌纤维呈长圆柱状，长1～40mm，直径10～100μm，一条肌纤维含有数十个到数百个扁椭圆形的细胞核，靠近肌膜下方。肌质中含有大量与肌纤维长轴平行排列的肌原纤维（myofibril），肌原纤维呈细丝状，直径1～2μm（图1-13）。每条肌原纤维上都有明暗相间的带，明带又称I带，暗带又称A带。明带中央有一条深色的Z线，暗带中央有一条染色较浅的窄带称H带，H带中央有一条深色的M线。相邻两条Z线之间的一段肌原纤维，称为肌节（sarcomere）。每个肌节由1/2 I带+A带+1/2 I带组成。肌节是骨骼肌纤维的基本结构和功能单位。

2. 骨骼肌纤维的超微结构

（1）肌原纤维 电镜下可见肌原纤维由粗肌丝和细肌丝有规律地穿插排列组成。粗肌丝位于肌节的A带，中央固定于M线上，两端游离。细肌丝一端固定于Z线上，另一端游离，插入粗肌丝之间，止于H带的外缘。I带内只有细肌丝，H带内只有粗肌丝，A带中除去H

带，其余部分由粗、细两种肌丝相间排列形成（图 1－13）。

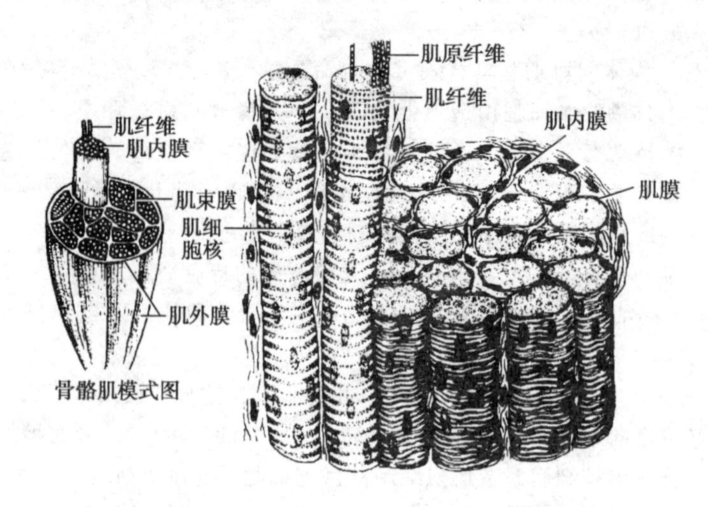

图 1－12　骨骼肌纤维立体模式图

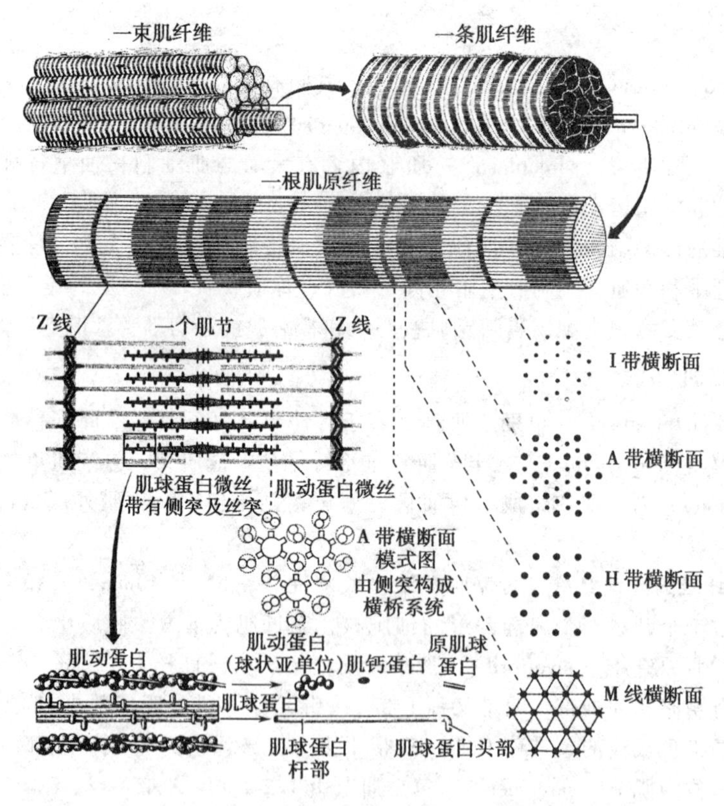

图 1－13　骨骼肌纤维示意图

1）粗肌丝的分子结构：粗肌丝由肌球蛋白（myosin）分子组成（图 1－13）。肌球蛋白分子形似豆芽状，分为头部和杆部，两者之间的连接部分类似关节，可以屈动。M 线两侧的肌球蛋白对称排列，杆部均朝向粗肌丝的中段，头部均朝向粗肌丝的两端并突出于表面形成横

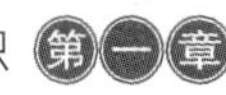

桥（cross bridge），横桥有 ATP 酶活性，当与肌动蛋白接触时，ATP 酶被激活，分解 ATP 产生能量，使横桥发生屈伸运动。

2）细肌丝的分子结构：细肌丝由肌动蛋白、原肌球蛋白和肌钙蛋白 3 种分子组成。肌动蛋白单体呈球形，每个单体上都有与肌球蛋白结合的位点，许多单体相连成为两条相互缠绕的串珠状螺旋链。原肌球蛋白呈条索状，由 2 条较短的多肽链绞合形成，镶嵌于肌动蛋白双螺旋链两侧的浅沟内。肌钙蛋白由 3 个球形亚单位组成，分别称为 TnT、TnI、TnC，其中 TnC 可与 Ca^{2+} 结合从而引起肌钙蛋白构象改变。

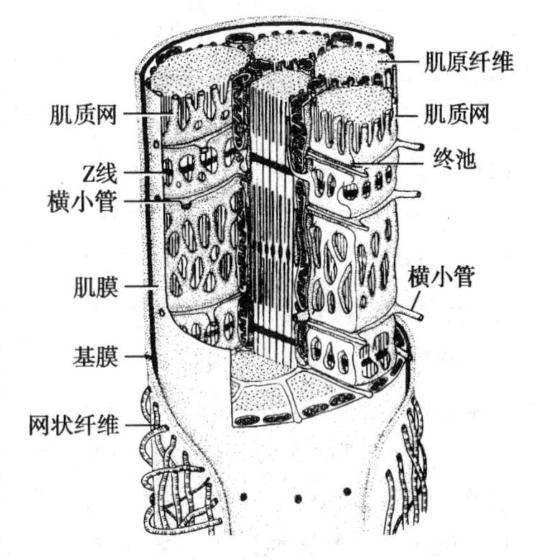

图 1－14　肌纤维立体模式图

横小管（transverse tubule）也称 T 小管，由骨骼肌纤维的肌膜向肌质内凹陷形成的小管，垂直于肌纤维的长轴。同一水平的横小管相互连通成网。哺乳动物骨骼肌的横小管位于每一个明暗带交界处。横小管的功能是将肌膜的兴奋快速同步地传递到每个肌节（图1－14）。

3. 肌质网　肌质网（sarcoplasmic reticulum）是特化的滑面内质网，环绕在每条肌原纤维的周围，在横小管两侧，肌质网膨大汇合形成环形的扁囊，称为终池（terminal cisterna），终池内有大量的 Ca^{2+}（图 1－14）。每条横小管与其两侧的终池共同形成三连体（triad）。肌质网的功能是调节肌质内钙离子浓度。

（二）心肌

心肌（cardiac muscle）分布于心脏，心肌的收缩具有自动节律性，缓慢而持久，不易疲劳，属于不随意肌。

1. 心肌纤维的光镜结构　心肌纤维呈短圆柱状，有分支，互相连接成网，心肌纤维之间的连接称为闰盘（intercalated disc），在 HE 染色的标本中呈染色较深的横行或阶梯状粗线，心肌细胞的细胞核呈卵圆形，位居中央，有 1～2 个。心肌纤维的肌质较丰富，多位于细胞两端，其中含有线粒体、脂滴和脂褐素等。心肌的横纹不如骨骼肌明显（图 1－15）。

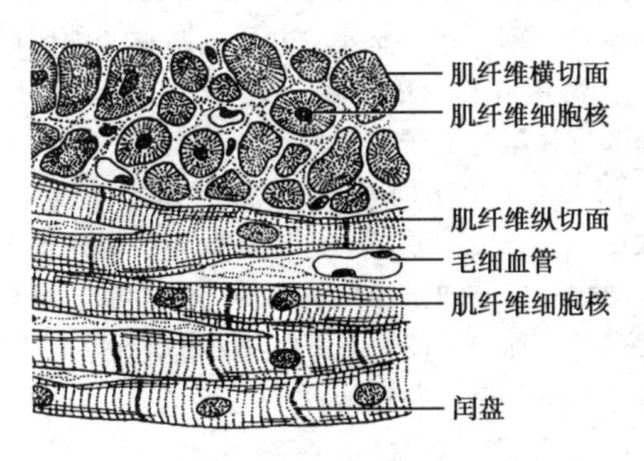

图 1－15　心肌纵、横切面光镜结构模式图

2. 心肌纤维的超微结构特点　心肌纤维电镜下观察也由粗、细两种肌丝构成，与骨骼肌相比，有如下特点。

（1）肌原纤维不明显，大量纵行排列的肌丝组成粗细不等、不完整的肌丝束。

（2）心肌纤维的横小管较粗短，位于Z线水平。

（3）心肌纤维的肌质网较稀疏，终池不发达，故贮存钙离子的能力较弱。横小管和一侧略微膨大的终池相贴组成二联体（diad）。

（4）闰盘位于Z线水平，在横向连接部分有中间连接和桥粒，起牢固连接的作用。在纵向连接部分有缝隙连接，以保证心肌纤维收缩的同步性和协调性，使心肌成为一个功能整体。

（5）心房肌纤维除具有收缩功能外，还具有内分泌的功能，可分泌心房钠尿肽（或称为心钠素），具有排钠、利尿和扩张血管、降低血压的作用。

（三）平滑肌

平滑肌（smooth muscle）广泛分布于内脏器官和血管壁，无横纹，收缩缓慢而持久，属于不随意肌。

1. 平滑肌纤维的光镜结构 平滑肌纤维呈长梭形，每个细胞有一个长椭圆形或杆状的细胞核，位于细胞中央（图1-16）。平滑肌收缩时，核常扭曲呈螺旋状或折叠。细胞核两端的肌质较丰富。平滑肌纤维一般长200μm，但不同器官的平滑肌长短不一，如小血管壁的平滑肌短至20μm，妊娠期子宫平滑肌可长达500μm。

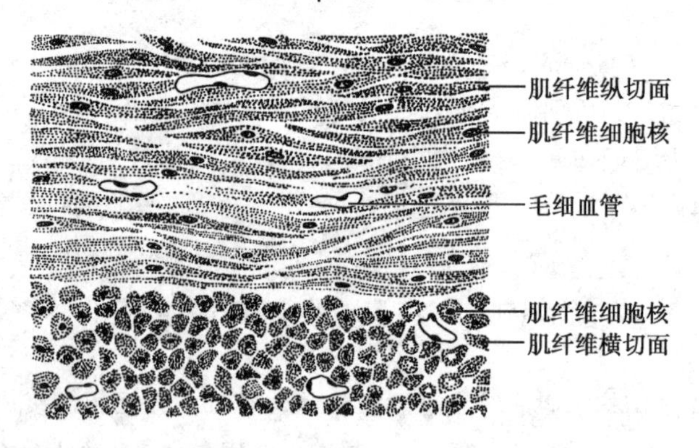

图1-16 人平滑肌纵、横切面光镜图

2. 平滑肌纤维的超微结构特点 平滑肌纤维内无肌原纤维，肌膜向内凹陷形成许多小凹，相当于横纹肌的横小管，肌质网不发达，呈小管状。细胞核两端的肌质比较丰富，内含线粒体、高尔基复合体、游离核糖体以及少量粗面内质网。平滑肌骨架系统比较发达，由密斑、密体和中间丝组成。密斑和密体都是电子致密的小体，但分布部位不同。密斑位于肌膜的内面，密体位于细胞质内，两者之间由中间丝相连。平滑肌纤维肌质内含有粗、细两种肌丝。细肌丝一端固定于密斑或密体上，另一端游离。粗肌丝均匀地分布于细肌丝之间。若干条粗肌丝和细肌丝聚集成肌丝单位，又称收缩单位。相邻的平滑肌之间有较发达的缝隙连接，便于肌纤维之间的化学信息和神经冲动的传导，使众多平滑肌纤维同步收缩而形成功能整体。

四、神经组织

神经组织（nerve tissue）是神经系统的主要组成成分，由神经细胞（nerve cell）和神经胶质（neuroglial）组成。神经细胞是神经系统的结构和功能单位，又称神经元。一个成人约有10^{11}个神经元，它们具有接受刺激、传导冲动和整合信息的功能，有些神经元还有内分泌功能。神经胶质是神经胶质细胞的总称，其数量约为神经元的10~50倍，主要分布于神经元之

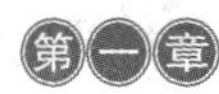

间，无传导冲动的功能，而是对神经元起支持、营养、绝缘和保护等作用。

（一）神经元

神经元（neuron）形态多样，可分为胞体和突起两部分（图1－17）。突起是自胞体伸出的细胞突起，各种神经元突起的形态和数量各异，一般可分为树突和轴突两种。神经元的突起彼此以突触相连接，形成复杂的神经通路和网络。

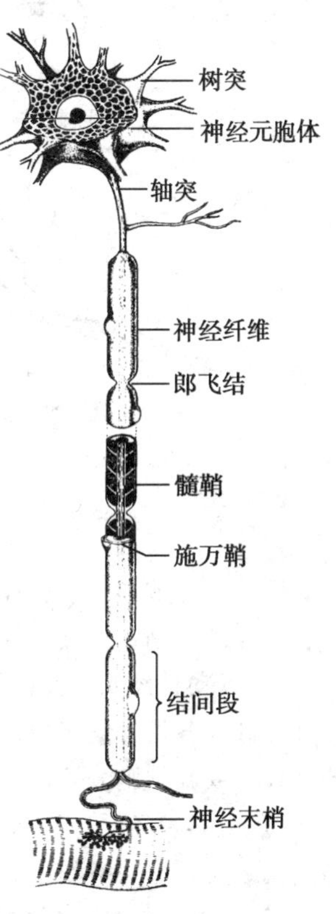

图1－17 神经元模式图

1. 神经元的结构

（1）胞体（cell body） 神经元的胞体位于中枢神经系统的灰质和周围神经系统的神经节内，是神经元的代谢和营养中心。其形态、大小不一，如圆形、梭形、星形和锥体形等。直径为4～150μm。由胞膜、胞质和胞核所组成，细胞膜为神经元的胞膜具有接受刺激、产生及传导神经冲动的功能；细胞质为胞体内的胞质称核周体（perikaryon），除含有一般的细胞器外，还含有大量的尼氏体和神经原纤维等。尼氏体（Nissl body）在光镜下呈嗜碱性的颗粒或小块状，不同神经元的尼氏体的形状、数量和大小不一。电镜下，尼氏体是由平行排列的粗面内质网和游离核糖体构成的。尼氏体的主要功能是合成蛋白质，包括复制细胞器及与产生神经递质有关的蛋白质和酶。神经原纤维（neurofibril）在光镜下银染色切片，可见神经元内含有很细的棕黑色神经原纤维，在胞体内交织成网，并且伸入树突和轴突中。神经原纤维构成神经细胞的骨架，并参与物质运输。细胞核，每个神经元一般含有一个大而圆的核，位于胞体中央，着色较浅，核仁大而明显。

（2）树突（dendrite） 从胞体发出呈树枝状的突起（图1－17），有接受刺激和将冲动传向胞体的功能，其结构与胞体基本相似。树突表面常有许多棘状的小突起，称树突棘。树突棘是神经元之间形成突触的主要部位。树突和树突棘可以扩大神经元接触面积。

（3）轴突（axon） 胞体发出轴突的部位常呈圆锥形，着色较浅，称轴丘。轴突长短不一，短者仅数微米，长者可达一米以上。轴突直径较均一，分支较少，可有呈直角分出的侧支。轴突内无尼氏体和高尔基复合体，不能合成蛋白质。轴突的主要功能是将神经冲动传导至其他神经元或效应器。

2. 神经元的分类

（1）根据神经元突起数目分类（图1－18）

1）多极神经元：从胞体发出一个轴突和多个树突。在人体内多极神经元数量最多，如脑皮质、脊髓灰质和自主神经节内的神经元。

2）双极神经元：从胞体发出两个突起，即一个树突和一个轴突。如视网膜和嗅黏膜的感觉神经元。

3）假单极神经元：从胞体发出一个突起，离胞体不远处再分为两支，一支进入中枢，称中枢突；另一支分布至其他器官组织，称周围突。

（2）根据神经元功能分类

1）感觉神经元：又称传入神经元，多为假单极或双极神经元，如位于内耳的前庭神经

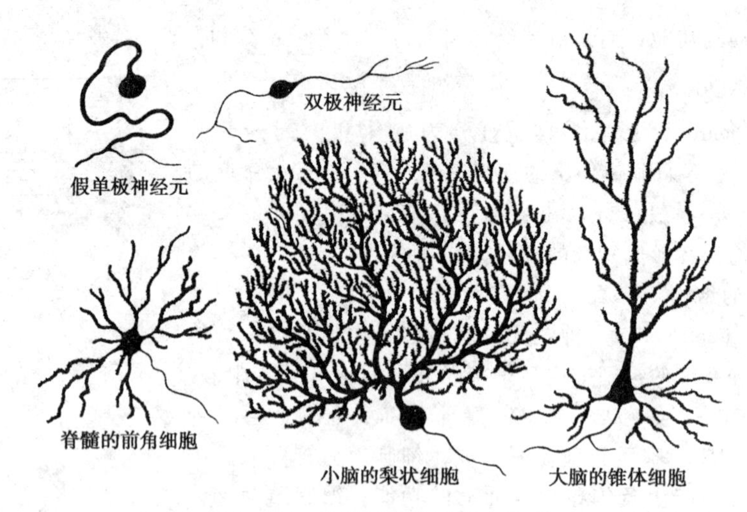

图1－18　神经元的几种形态类型

节、螺旋神经节和脑、脊神经节内的神经元，其周围突分布到各器官和组织中，末端分支形成感觉神经末梢，可接受内外环境的刺激，并将神经冲动传向中枢。

2）运动神经元：又称传出神经元，胞体位于脑、脊髓和自主神经节内的多极神经元，其长轴突进入各器官组织中，末端分支形成运动神经末梢，将冲动传给肌纤维或腺细胞，使肌纤维收缩或腺细胞分泌。

3）中间神经元：又称联络神经元，为分布在脑和脊髓内的多极神经元，位于感觉和运动神经元之间，起联络作用。动物进化越高级，中间神经元就越多。

（3）根据神经元释放的神经递质分类

1）胆碱能神经元：释放乙酰胆碱。

2）肾上腺素能神经元：释放去甲肾上腺素等递质。

3）胺能神经元：释放多巴胺等递质。

4）肽能神经元：释放脑啡肽、神经肽等递质。

5）氨基酸能神经元：释放氨基酸类递质。

（二）突触

突触（synapse）是指神经元之间或神经元与非神经元之间一种传递信息的特化连接结构。通过突触，神经元间连接形成复杂的神经网络和神经通路。突触可分为化学突触和电突触两大类。化学突触是以化学物质（神经递质）作为传递信息的媒介，电突触是通过缝隙连接传递电信息。神经元之间彼此相邻的任何部位几乎都能形成突触，最常见的突触形式是一个神经元的轴突终末与另一个神经元的树突、树突棘或胞体表面，分别构成轴－树、轴－棘和轴体突触，此外，还有轴－轴和树－树突触等。

突触是由突触前部、突触间隙和突触后部三部分组成的。突触前、后部彼此相对的细胞膜分别称突触前膜和突触后膜（图1－19）。

1. 突触前部　神经元末端膨大，内含有许多突触小泡、线粒体、微丝和微管等。突触小泡内含有神经递质。

2. 突触间隙　突触前膜和突触后膜之间的狭窄缝隙。

3. 突触后部　突触后膜上有特异性受体及离子通道。

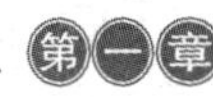

当神经冲动传至突触前膜时，促使突触小泡贴附在突触前膜上，以胞吐方式将突触小泡内的神经递质释放到突触间隙，并作用于突触后膜上的相应受体，使突触后膜发生兴奋或抑制。使突触后膜发生兴奋的，称兴奋性突触，而使突触后膜发生抑制的，称抑制性突触。化学突触传递神经冲动是单向的。但电突触可双向传递神经冲动。

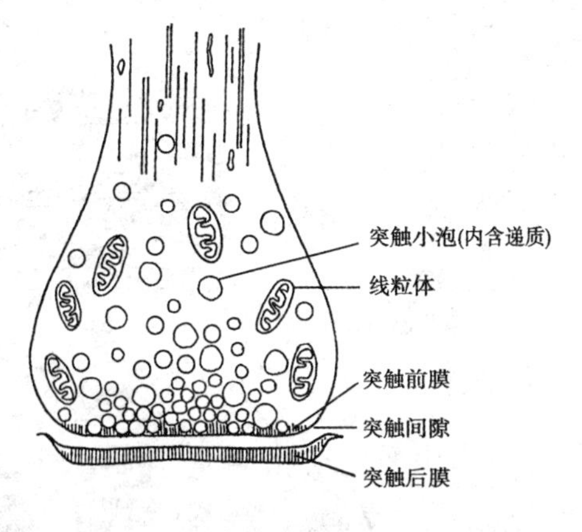

图 1－19 突触的超微结构示意图

（三）神经胶质细胞

神经胶质（neuroglial）又称神经胶质细胞（neuroglial cell），分布在神经元胞体和突起之间或神经纤维束内。神经胶质也是具有突起的细胞，但其胞突不分树突和轴突，亦没有传导神经冲动的功能。神经胶质对神经元具有支持、保护、营养、绝缘和防御作用，并具备分裂增殖和再生修复能力。

1. 中枢神经系统的神经胶质细胞

（1）星形胶质细胞（astrocyte） 是神经胶质中体积最大的一种，胞体呈星形，伸出多个突起与中枢神经系统内毛细血管相连，它在神经元的物质交换中起媒介作用，并帮助中枢神经在损伤后修复。

（2）少突胶质细胞（oligodendrocyte） 分布于灰质和白质内，包卷神经元的轴突形成髓鞘。

（3）小胶质细胞（microglia） 是神经胶质中最小的一种细胞。小胶质细胞来源于血中单核细胞，具有吞噬功能。当中枢神经系统损伤时，小胶质细胞可转变为巨噬细胞、吞噬细胞碎屑及退化变性的髓鞘。

（4）室管膜细胞（ependyma cell） 分布在脑室和脊髓中央管内表面，形成室管膜。室管膜细胞具有支持、保护以及产生脑脊液的功能。

2. 周围神经系统的神经胶质细胞

（1）神经膜细胞（neurolemmal cell）又称施万细胞（Schwann cell） 是周围神经系统的髓鞘形成细胞，它们排列成串，包裹在轴突周围，形成髓鞘。

（2）卫星细胞（satellite cell）又称被囊细胞（capsular cell） 位于神经节内，包在神经元胞体周围，有保护作用。

（四）神经纤维和神经

1. 神经纤维 神经纤维（nerve fiber）是由神经元的长突起和包在它外表的神经胶质所组成的纤维状结构。根据神经纤维有无髓鞘，可分为有髓神经纤维和无髓神经纤维两种。

（1）有髓神经纤维（myelinated nerve fiber） 周围神经系统的有髓纤维是由一个神经膜细胞的胞膜呈阶段性包卷在轴突表面形成的多层膜结构。一条有髓神经纤维是由轴突、髓鞘和神经膜细胞形成的神经膜组成。相邻的两个神经膜细胞不完全相连，节段与节段之间形成藕节状的缩窄部位称郎飞结（Ranvier node）。相邻两个郎飞结之间的一段结构称结间体（internode）。中枢神经系统的有髓神经纤维是由少突胶质细胞伸出的多个叶片状突起包绕神经元的轴突形成的（图 1－20）。

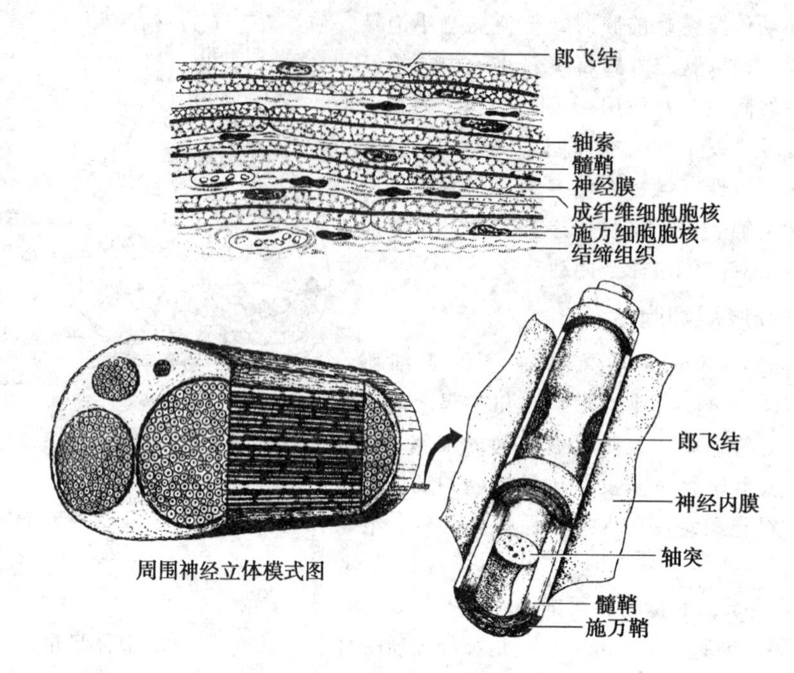

图1－20　神经纤维立体模式图

有髓神经纤维的神经冲动传导是从一个郎飞结跳到相邻的另一个郎飞结，呈跳跃式传导，因此传导速度快。

（2）无髓神经纤维（unmyelinated nerve fiber）　周围神经系统的无髓神经纤维是由一个神经膜细胞包绕数条轴突形成的，无髓鞘，无郎飞结。

中枢神经系统的无髓神经纤维轴突外无胶质细胞包绕，因此轴突是裸露的。因为无髓鞘和朗飞结，无髓神经纤维的神经冲动的传导是连续的，因此传导速度较慢。

2. 神经　周围神经系统的神经纤维集合在一起构成神经。神经分布于全身各器官和组织。包裹在神经外面的致密结缔组织称神经外膜。组成神经的许多神经纤维，又被结缔组织分隔成大小不等的神经纤维束，包裹神经纤维束的结缔组织称神经束膜。神经纤维束内的每条神经纤维周围的薄层疏松结缔组织称神经内膜。神经内的血管丰富。

（五）神经末梢

神经末梢（nerve ending）一般是指周围神经纤维的终末部分，终止于全身各种组织或器官中所形成的特有结构。根据功能的不同，可分为感觉神经末梢与运动神经末梢两大类。

1. 感觉神经末梢（sensory nerve ending）　是感觉神经元周围突的终末部分，它与其附属结构共同构成感受器（receptor）。按结构可将感觉神经末梢分为游离神经末梢和有被囊神经末梢两类（图1－21）。

（1）游离神经末梢（free nerve ending）　是由较细的有髓或无髓的感觉神经纤维终末部分失去神经膜细胞，并反复分支形成的裸露游离细支，主要分布在表皮、角膜、毛囊的上皮细胞间和各型结缔组织内。游离神经末梢的主要功能是感受冷、热、轻触和疼痛的刺激。

(2) 有被囊神经末梢 (encapsulate nerve ending) 此类神经末梢均有结缔组织包裹，常见的有触觉小体、环层小体和肌梭。

1) 触觉小体 (corpuscle)：呈椭圆形，多见于手指、足趾掌面的真皮乳头内，其主要功能是感受触觉。

2) 环层小体 (pacinian corpuscle)：广泛分布在皮下组织、肠系膜、骨膜、韧带、关节囊、胸膜、腹膜和胰腺等处。多呈圆形或椭圆形，大小不一。环层小体的主要功能是感受压觉和触觉。

3) 神经肌梭 (neuromuscular spindle)：简称肌梭 (muscle spindle)。分布于骨骼肌内，呈细长梭形。肌梭是一种本体感受器，主要感受肌纤维的伸缩变化，在调节骨骼肌的活动中起重要作用。

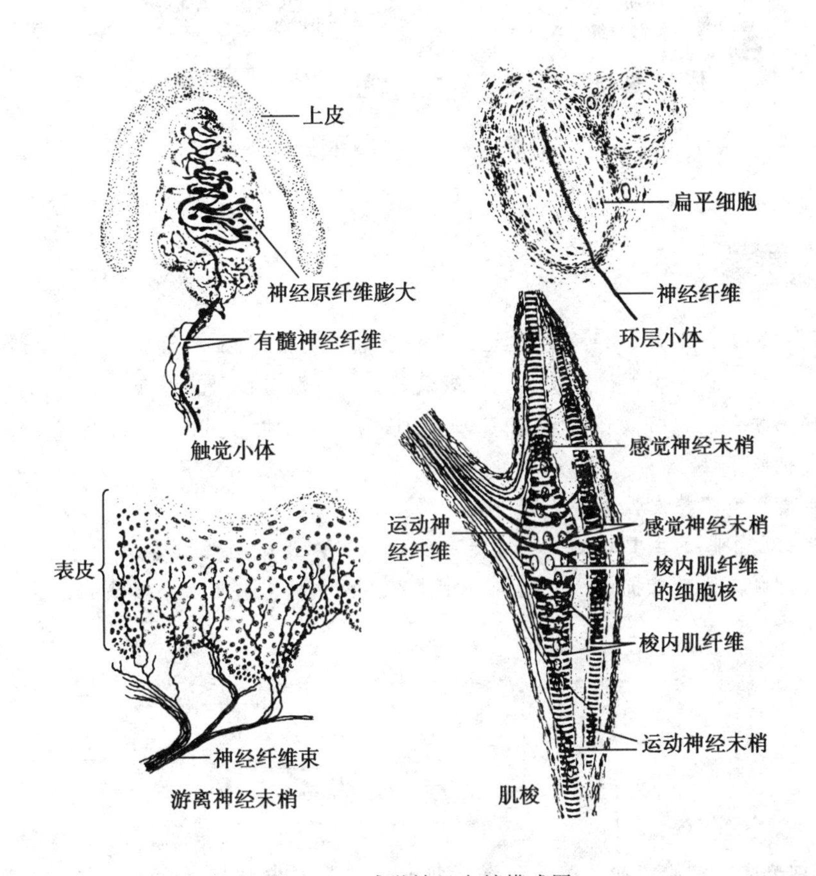

图 1-21 感觉神经末梢模式图

2. 运动神经末梢 (motor nerve ending) 是分布于肌组织和腺体内的运动神经纤维的终末结构，支配肌纤维的收缩和腺体的分泌。运动神经末梢和所支配的组织共同组成效应器。运动神经末梢可分为躯体运动神经末梢和内脏运动神经末梢两大类。

(1) 躯体运动神经末梢 (somatic motor nerve ending) 是分布于骨骼肌的运动神经末梢，又称运动终板，是支配骨骼肌的运动神经末梢。运动神经末梢到达骨骼肌纤维处失去髓鞘后，分支呈爪状，贴附在骨骼肌纤维表面 (图 1-22)。

（2）内脏运动神经末梢（visceral motor nerve ending） 分布于内脏及血管的平滑肌、心肌和腺细胞上，并构成突触。

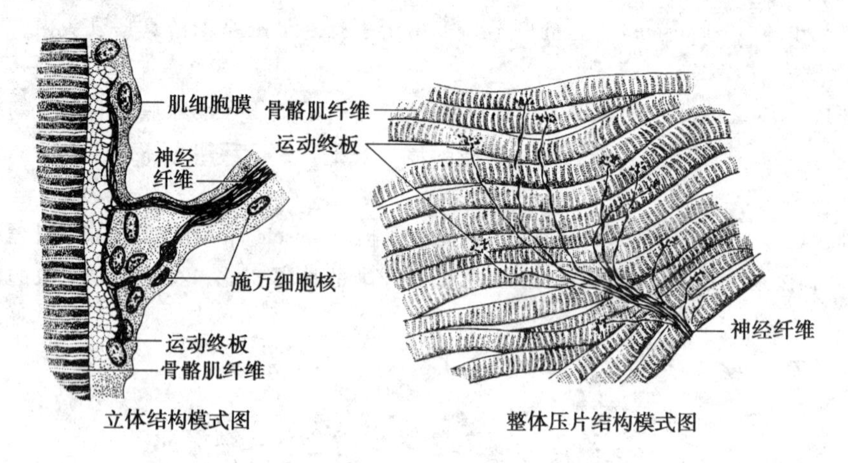

图 1－22 运动神经末梢模式图

案例解析

案例：患者，女性，24 岁，学生，无诱因出现牙龈出血，无牙龈肿胀疼痛、月经量增多 2 个月，加重 5 天，无发热，无咳嗽，查体四肢与躯干皮肤出现大量出血点和瘀斑，肝脾无肿大，血常规：白细胞 $7.91\times10^9/L$，血红蛋白 88g/L，血小板 $8\times10^9/L$，抗血小板抗体阳性。

医生诊断为：特发性血小板减少性紫癜。

解析：血小板的主要功能是促进凝血和止血，修复破损的血管，血小板数量过少，容易导致出血。该患者抗血小板抗体阳性，破坏血小板，引起血小板减少，故引起相应的出血症状。

本章小结

细胞由细胞膜、细胞质和细胞核三部分组成，细胞膜由脂质双分子层构成，对进出细胞的物质起着相对屏障作用，细胞质内有多种细胞器，细胞核有核膜、核仁、染色体和染色质等结构，生物体的遗传物质 DNA 就存在于染色质，有丝分裂是人类体细胞增殖的主要分裂方式，减数分裂见于生殖细胞的形成。

人体可分为上皮组织、结缔组织、肌组织和神经组织四种类型。上皮组织分为被覆上皮和腺上皮，各自有特定的分布部位与功能。结缔组织可分为柔软的固有结缔组织，包括疏松结缔组织、致密结缔组织、网状组织及脂肪组织；固态的结缔组织，包括软骨组织与骨组织；液态的结缔组织，即血液及淋巴液。结缔组织在机体中存在广泛，主要起支持、连接、营养、修复、防御等作用。肌组织主要由肌细胞（又称肌纤维）组成，肌组织分为 3 类：骨骼肌、心肌和平滑肌。神经组织是神经系统的主要组成成分，由神经元和神经胶质组成。神经元是神经系统的结构和功能单位。

1. 动物细胞的基本结构与功能有哪些？
2. 骨骼肌和心肌的结构异同之处有哪些？
3. 疏松结缔组织中各种细胞的主要功能有哪些？
4. 神经元的结构与基本功能有哪些？

（刘文国　刘　娜）

第二章　运动系统

学习导引

知识要求

1. 掌握　运动系统的组成和主要功能，骨的形态和构造、滑膜关节的结构、肌的形态构造。

2. 熟悉　骨的分类，骨的化学成分及物理特性。关节的概念及分类。四肢骨的名称及主要关节的组成，脊柱、胸廓、骨盆的构成与功能。骨骼肌的分类，肌的配布，全身主要肌肉的名称、位置及作用。

3. 了解　全身骨的分部，躯干骨与颅骨的形态及骨连结，四肢骨的主要形态结构，四肢各关节的特点与运动。肌的辅助结构，全身肌肉的分部。

运动系统由骨、骨连结和骨骼肌组成。全身各骨通过骨连结形成骨骼（图2-1），并为骨骼肌提供附着点。骨骼肌附于关节两端的骨面，收缩时牵动所附着的骨而产生不同的运动。运动系统约占人体重的60%~70%，形成人体的支架和基本形态。此外，由骨、骨连结和骨骼肌形成了多个体腔，如颅腔、胸腔、腹腔和盆腔等，对位于其内的脏器具有支持和保护作用。运动系统在神经系统的支配和其他系统的协调配合下，完成各种随意运动和功能。

第一节　骨　学

骨学（osteology）是全身骨的总称，又称为骨骼系统（skeletal system）。每一块骨都是一个器官，具有一定的形态、功能和丰富的血管、神经分布，并随年龄增长及运动强度变化而不断发生变化。青壮年及经常锻炼的人，骨发育粗壮结实；老年人及长期缺乏锻炼的人，会导致骨质疏松。

成人共有206块骨（表2-1、图2-1），约占体重的1/5（新生儿体重的1/7）。骨除了具有支持、保护、运动杠杆的作用外，还具有造血和储备钙、磷等矿物质的作用。人体绝大部分的钙和磷储存于骨骼和牙齿。骨具有修复、再生和重塑的能力。

一、骨的分类

根据骨所在的部位不同，成人的206块骨可分为躯干骨、颅骨和四肢骨。不同部位的骨具有不同的形态和功能，按其形态一般可分为长骨、短骨、扁骨及不规则骨四种。

表 2-1 人体骨骼分类及名称

骨骼分类		名称	数量
颅骨	脑颅骨	额骨、筛骨、蝶骨、枕骨各 1 块，颞骨、顶骨各 2 块	8
	面颅骨	上颌骨、颧骨、泪骨、鼻骨、下鼻甲、腭骨各 2 块	12
		下颌骨、舌骨、犁骨各 1 块，听小骨 3 对	9
躯干骨	椎骨	颈椎 7 块，胸椎 12 块，腰椎 5 块，骶骨、尾骨各 1 块	26
	肋	肋共 12 对	24
	胸骨	胸骨 1 块	1
上肢骨	上肢带骨	肩胛骨、锁骨各 2 块	4
	自由上肢骨	肱骨、桡骨、尺骨各 2 块，腕骨 16 块、掌骨 10 块、指骨 28 块	60
下肢骨	下肢带骨	髋骨（髂骨、耻骨、坐骨）2 块	2
	自由下肢骨	股骨、髌骨、胫骨、腓骨各 2 块，跗骨 14 块、跖骨 10 块、趾骨 28 块	60

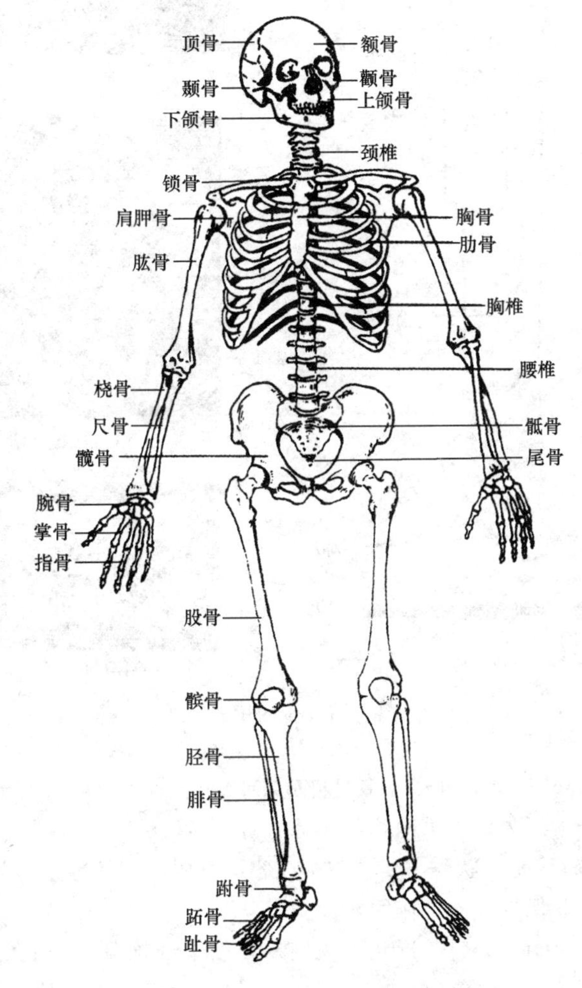

图 2-1 人体骨骼

1. 长骨（long bone） 呈长管状，可分为一体两端，主要位于四肢，如上肢的肱骨、下肢的股骨等。长骨的两端膨大称骺（epiphysis），其表面附有一层光滑的关节软骨构成关节面；中部细长称骨干（diaphysis），骨干内的空腔称骨髓腔（medullary cavity），容纳骨髓。骨干与骺相连接的部分称干骺端，幼年时此部分为透明软骨，称骺软骨（epiphysial cartilage）。骺软骨细胞不断分裂增殖，使骨不断加长。成年时骺软骨完全骨化，骨干与骨骺融为一体，遗留的痕迹为骺线（epiphysial line）（图 2－2），此时长骨即停止增长。骺软骨在 X 线检查时不显影，可借此判断身体发育及年龄。长骨在肢体运动中起支持和杠杆作用。

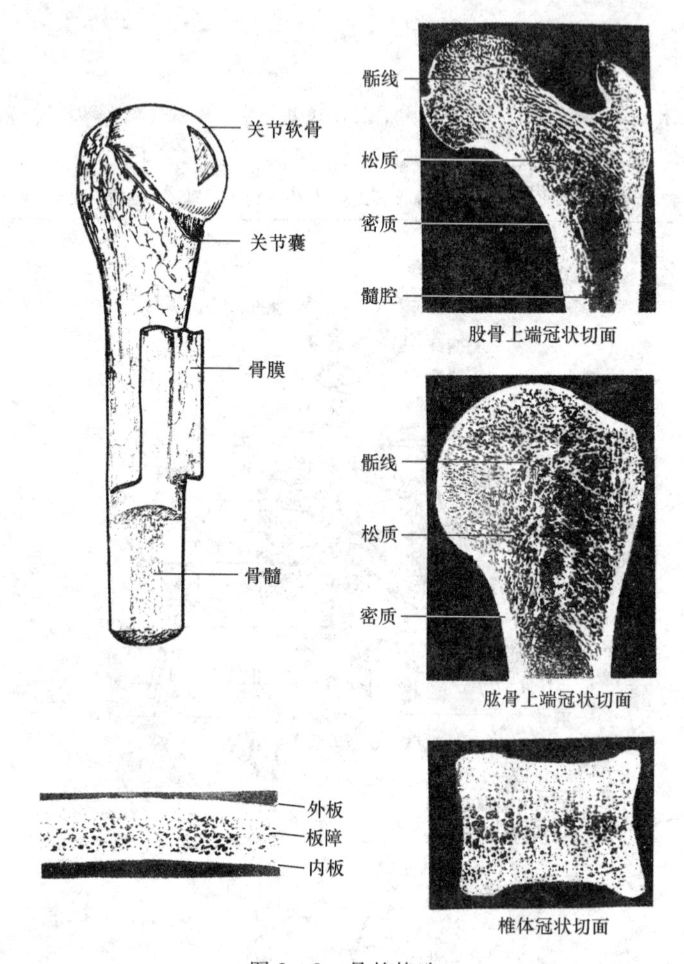

图 2－2　骨的构造

2. 短骨（short bone） 呈立方形，多成群分布，位于连接牢固、运动较复杂的部位，有多个关节面可承受较大的压力。如手的腕骨和足的跗骨等。

3. 扁骨（flat bone） 呈板状，主要参与构成容纳重要器官的腔壁，如颅的顶骨、躯干的胸骨和骨盆的髂骨等，起保护和支持作用。

4. 不规则骨（irregular bone） 形状不规则，如躯干的椎骨、颅底的蝶骨、面部的颧骨等。某些不规则颅骨常有含气的空腔，如上颌骨内的上颌窦、蝶骨的蝶窦、筛骨的筛窦等，可以减轻颅骨的重量、对发音起共鸣的作用。

二、骨的构造及骨的生长

骨主要由骨质、骨膜、骨髓三部分构成（图2－2），并有丰富的血管、神经分布。

1. 骨质（bony substance） 是骨的主要成分，由骨组织构成。按结构分为表层的骨密质和内部的骨松质。骨密质（compact bone）位于长骨的骨干和其他类型骨的表面，由成层紧密排列的骨板构成，质地致密，抗压、抗扭曲力强。骨干内的空腔为骨髓腔。骨松质（spongy bone）主要分布于长骨两端、短骨和扁骨内，由大量片状的骨小梁交织排列呈海绵状，骨小梁按骨的压力曲线和张力曲线排列。运动可使骨小梁增粗、致密，长期不活动或某些药物可使其疏松变细。颅顶扁骨的内、外面骨密质构成骨板，两者间的骨松质称为板障。

2. 骨髓（bone marrow） 是充填于骨髓腔和骨松质间隙内的结缔组织，分红骨髓和黄骨髓。红骨髓（red bone marrow）具有造血功能，人体的红细胞和大部分的白细胞均由红骨髓产生。胎儿和幼儿的骨髓全是红骨髓。5～6岁以后，长骨骨髓腔内的红骨髓逐渐被脂肪组织代替，失去造血功能，成为黄骨髓（yellow bone marrow）。成年人的红骨髓主要分布于长骨两端、短骨、扁骨和不规则骨的骨松质内，终生保持造血功能。当机体慢性失血过多或重度贫血时，黄骨髓可转化为红骨髓，恢复造血功能。临床上怀疑血液系统疾病时，常在髂骨或胸骨等处进行骨髓穿刺，抽取少量红骨髓进行检查确诊。

3. 骨膜（periosteum） 是一层致密的结缔组织膜，覆盖于除关节面以外的骨面。骨膜最内层含有大量具有潜在分化能力的细胞，对骨的生长、重建和骨折修复具有重要作用。骨折时如果骨膜缺失，骨易坏死，影响断端愈合。衬附于骨髓腔及骨小梁表面的薄膜为骨内膜，含有成骨细胞和破骨细胞，对骨的生长重建发挥作用。骨膜内含有丰富的血管、淋巴管和神经，骨发生损伤及炎症时疼痛明显。

骨是由中胚层的间充质以两种方式发育形成。一种是膜内成骨，间充质先分化形成结缔组织膜，然后在膜内形成骨，如额骨、顶骨等。另一种是软骨内成骨，由间充质先分化形成软骨，然后软骨逐渐被骨组织代替。以长骨的生长为例，在形成软骨雏形的基础上，骨干的中央发育形成初级骨化中心，并逐步发育为骨干。在长骨的两端形成次级骨化中心，发育为骨骺。骨骺与骨干之间以骺软骨连接。骺软骨细胞不断分裂、增殖、骨化，使长骨不断增长。

三、骨质的化学成分和物理性质

骨质主要由35%的有机质和65%的无机质组成。有机质主要为骨胶原纤维和黏多糖蛋白等，构成骨的支架，使骨具有韧性和一定的弹性；无机质主要是碱性磷酸钙，使骨具有硬度和脆性。用燃烧方法去除骨有机质的煅烧骨则脆而易碎，使用酸浸泡等方法去除骨无机质的脱钙骨柔软有弹性。

骨的有机质与无机质的比例随着年龄的增长而不断变化。幼儿骨的有机质和无机质比例为1∶1，骨较柔韧弹性大、易变形，在外力作用下不易骨折或折而不断，称青枝骨折。成年人骨有机质和无机质比例为3∶7，使骨具有一定弹性和较大的硬度。老年人骨的无机质所占比例更大，骨的脆性更大，容易发生骨折。当然，骨质的化学成分的变化还受到机体内外环境等多种因素的影响。如经常体力劳动和体育锻炼，能使骨变得结实粗壮；反之，长期卧床和瘫痪的病人，以及老年人激素水平的降低、运动减少等，均可引起骨质疏松，脆性变大易骨折。某些药物也会影响骨的化学成分变化。

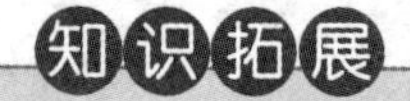

骨质疏松症

骨质疏松症（Osteoporosis 简称 OP）是一种以骨量减少、骨骼微细结构发生破坏、骨强度下降、骨骼脆性增加而易发生骨折的骨骼系统疾病。常常伴有腰背疼、病理性骨折等症状。导致骨质疏松的因素很多，主要包括65岁以上高龄、妇女绝经、遗传因素、营养失衡（长期低钙饮食及维生素D缺乏，偏食等）、不良嗜好（长期酗酒、吸烟以及长期饮用咖啡、浓茶、汽水等）、某些内分泌系统疾病、长期使用某些药物（如糖皮质激素、肝素）等。1997年，世界卫生组织将每年的10月20日定为世界骨质疏松日。

四、人体各部骨概述

成人共有206块骨，可分为躯干骨、颅骨、四肢骨三部分（表2－1、图2－1）。

（一）躯干骨

躯干骨包括24块椎骨、1块骶骨、1块尾骨、1块胸骨和12对肋。

1. 椎骨 幼年时椎骨有32或33块，包括颈椎7块、胸椎12块、腰椎5块、骶椎5块、尾椎3～4块。成年后骶椎融合成1块骶骨，尾椎融合成1块尾骨。

椎骨（vertebrae）由前方圆柱体形的椎体和后方板状的椎弓组成，二者围成椎孔（vertebral foramen），所有的椎孔依次连接形成椎管（vertebral canal），容纳脊髓及其被膜和血管等结构。椎弓连接椎体的部位较细称椎弓根，上下二个相邻的椎弓根之间的孔为椎间孔（intrtvertebral foramina），有脊神经和血管通过。椎弓后部变宽称椎弓板（lamina of vertebral arch），由椎弓板上发出7个突起，分别是成对的横突、上关节突、下关节突和单一的棘突（图2－3）。

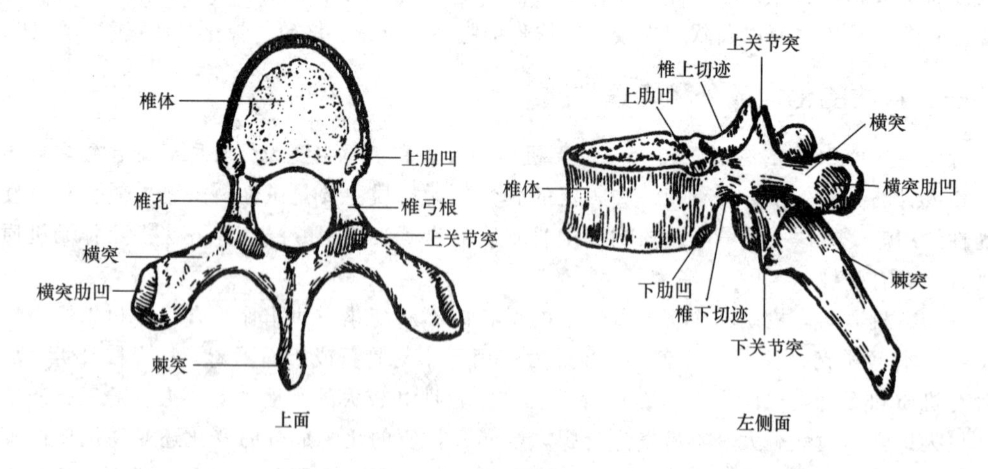

图2－3 胸椎

不同部位椎骨均有不同的形态特点。椎体自上而下逐渐变粗大。颈椎的椎体较小，腰椎椎体最大。颈椎的横突有孔，称横突孔，有椎动脉和椎静脉通过。第6颈椎横突末端前方的

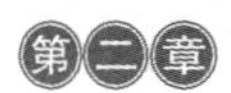

突起为颈动脉结节，颈总动脉纵行其前方。在胸椎椎体及其横突末端有与肋骨相连的关节面（肋凹），与肋形成关节。骶骨呈倒三角形，前面光滑，有4对骶前孔与骶管相通；后面粗糙，供肌肉、韧带附着，也有4对骶后孔通骶管。

2. 胸骨（sternum） 位于胸前壁正中，自上而下可分胸骨柄、胸骨体和剑突3部分。胸骨柄与体连接处微向前突称胸骨角，可在体表扪及，两侧平对第2肋，是记数肋的重要标志。胸骨角向后平对第4胸椎体下缘。胸骨体两侧与2～7肋相连。剑突末端游离（图2－4）。

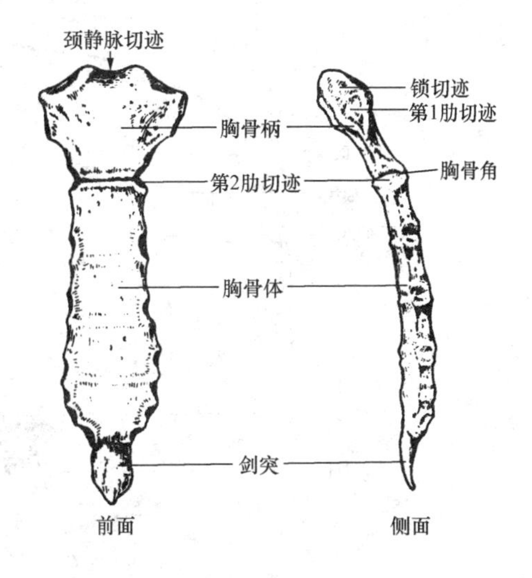

图2－4 胸骨

3. 肋（ribs） 由肋骨和肋软骨组成，共12对。第1～7对肋前端与胸骨连接，称真肋；第8～10对肋前端借肋软骨依次与上位肋软骨连接形成肋弓（costal arch），称假肋；第11～12对肋前端游离称浮肋。相邻两肋骨之间称肋间隙。

（二）颅

颅有23块骨组成（不包括3对听小骨）。除下颌骨及舌骨外，其余各骨牢固相连成一个整体，形成颅腔、眶腔及鼓室等结构。颅骨按其位置可分为脑颅骨和面颅骨两部分。（表2－1、图2－5、图2－6）

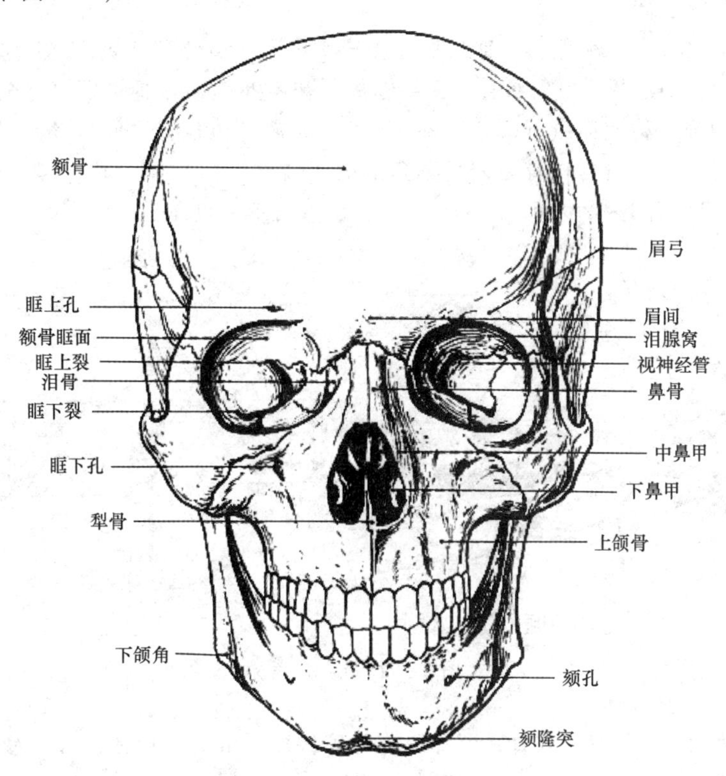

图2－5 颅的前面观

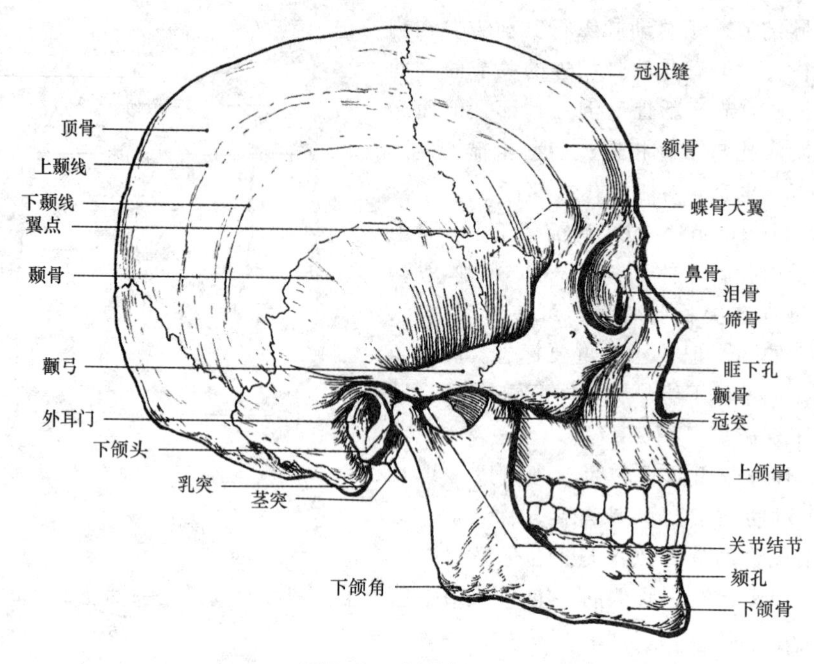

图 2－6　颅的侧面观

1. 脑颅骨　有 8 块，包括成对的颞骨和顶骨，不成对的额骨、筛骨、蝶骨和枕骨。它们共同围成颅腔，容纳脑。

颅腔的顶称颅盖，由额骨、顶骨和枕骨构成。各颅盖骨之间借薄层致密结缔组织连接，称为缝（suture），如冠状缝、矢状缝、人字缝等。初生儿颅顶各骨未发育完全，各骨之间有结缔组织膜所填充，称颅囟（cranial fontanelles）。如额骨与顶骨之间呈菱形的前囟（额囟）（anterior fontanelle），顶骨与枕骨之间呈三角形的后囟（枕囟）（posterior fontanelle）等（图 2－7）。前囟在出生后 1～2 岁闭合，其余各囟在出生后不久闭合。

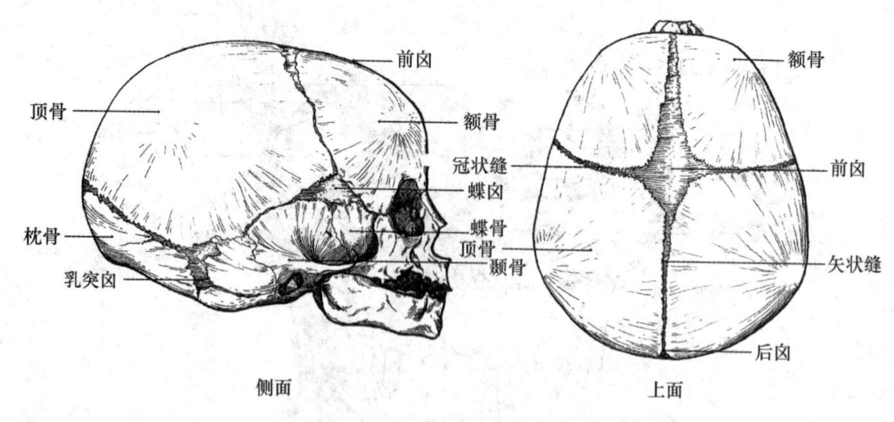

图 2－7　新生儿颅

颅腔的底由额骨、筛骨、蝶骨、颞骨和枕骨等构成，由前向后依次分为颅前窝、颅中窝和颅后窝（图 2－8）。颅底有很多孔和裂与颅外相通，有脑神经、血管等出入。如颅前窝的筛孔有嗅丝穿过；颅中窝的视神经孔有视神经通过，眶上裂有眼神经、动眼神经、滑车神经、展神经等通过，圆孔、卵圆孔有三叉神经的上颌神经和下颌神经通过，棘孔有脑膜中动脉通过；颅后窝的枕骨大孔有脊髓等通过。所以，颅底骨折时往往引起严重的血管、神经损伤及脑脊液漏。

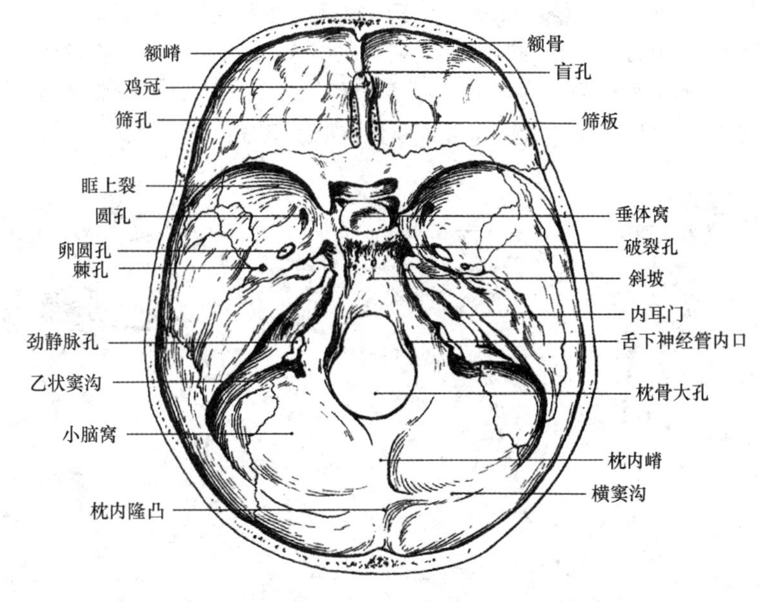

图 2－8　颅底内面观

2. 面颅骨　有 15 块，构成面部的轮廓和支架。包括成对的上颌骨、颧骨、下鼻甲骨、鼻骨、腭骨和泪骨，不成对的下颌骨、舌骨和犁骨。

面颅骨围成眶腔、骨性鼻腔和骨性口腔，容纳视觉、嗅觉和味觉等器官及消化系统和呼吸系统开始的部分。眶腔呈锥体形，前宽后尖，后端有眶上裂、视神经管通颅中窝。骨性鼻腔位于面颅的中央，由犁骨和筛骨垂直板形成的鼻中隔分为左、右两部分。鼻腔的外侧壁自上而下有三个卷曲的骨片，分别为上鼻甲、中鼻甲和下鼻甲。鼻腔周围的额骨、筛骨、蝶骨和上颌骨内有大小不等的含气空腔，称鼻旁窦（paranasal sinuses），分别开口于鼻腔外侧壁不同部位，对发音共鸣起重要作用。骨性口腔由上、下颌骨等组成，向上与鼻腔以硬腭相隔，向后通咽，底由软组织封闭。

颅的侧面由额骨、颞骨、顶骨、蝶骨和枕骨构成，中部外耳门的前方有颧弓，将侧面分为颧弓上的颞窝和下方的颞下窝。颞窝前下部骨质较薄，在额骨、顶骨、颞骨和蝶骨大翼汇合处最薄，此处常形成“H”形的缝，称翼点（pterion），内面有脑膜中动脉前支经过，外伤骨折时，容易损伤该动脉，引起颅内血肿。此处即是中医的“太阳穴”（图 2－6）。

（三）四肢骨

包括上肢骨和下肢骨，共 126 块。四肢骨由肢带骨和自由肢骨组成（表 2－1、图 2－1）。骨骼肌附着于四肢骨的不同部位，以及血管神经、肌腱等结构在骨表面伴行，形成了不同的骨性结构。如肩胛骨的肩峰与肩胛冈、肱骨的桡神经沟、尺骨的鹰嘴与茎突、髂骨的髂前上棘、坐骨结节、胫骨粗隆与内踝以及跟骨结节等。人类直立，使上肢成为灵活的劳动器官，形体轻巧；下肢骨粗壮强大，起支持负重和移位的作用。

1. 上肢骨　每侧有 32 块。

（1）锁骨（clavicle） 呈“S”形，位于胸廓前上方。内侧端粗大呈圆柱体形为胸骨端，与胸骨柄形成关节。外侧端扁平为肩峰端，与肩峰相关节。锁骨全长在体表可以扪到。锁骨骨折多发生在中、外1/3交界处。

（2）肩胛骨（scapula） 呈三角形，位于胸廓背面外上方。其前面的浅窝为肩胛下窝，与胸廓相对。背面有一横行的骨嵴为肩胛冈，肩胛冈外侧端的扁平突起为肩峰。肩胛骨有三个角，分别是上角、下角和外侧角。外侧角肥厚，有一朝向外侧的浅窝为关节盂，与肱骨头形成肩关节。肩胛冈、肩峰、肩胛骨下角可以在体表扪到（图2-9）。

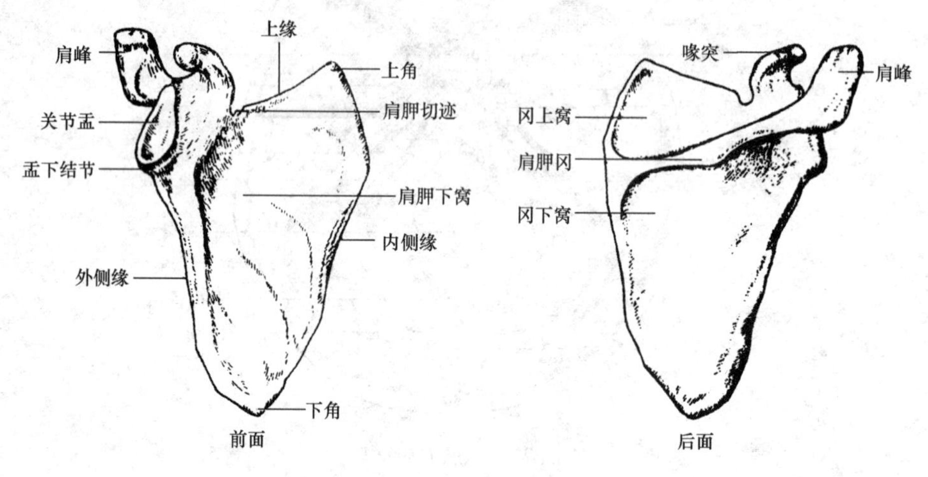

图2-9 肩胛骨

（3）肱骨（humerus） 是典型的长骨。上端膨大形成肱骨头，与肩胛骨关节盂相关节。体部粗壮，后面有斜行的桡神经沟，是桡神经和肱深动脉贴附走行的部位。下端扁平形成肱骨小头和肱骨滑车两个关节面，参与形成肘关节。下端内外侧的突起分别为肱骨内上髁和外上髁，可在体表扪到（图2-10）。内上髁后方的浅沟为尺神经沟，尺神经行经此处。

（4）尺骨和桡骨 位于前臂，尺骨（ulna）位于内侧、桡骨（radius）位于外侧。尺骨上端的滑车切迹与桡骨上端的桡骨头与肱骨下端形成肘关节。桡骨下端有关节面参与腕关节形成（图2-11）。

（5）手骨 每侧包括8块腕骨（手舟骨、月骨、三角骨、豌豆骨、大多角骨、小多角骨、头状骨、钩骨）、5块掌骨、14块指骨。

2. 下肢骨 每侧有31块。

（1）髋骨（hip bone） 由髂骨、坐骨和耻骨融合而成。髋骨上部为髂骨（ilium），其上缘为髂嵴，其前后端的突起为髂前上棘和髂后上棘，其内侧面的浅窝为髂窝，髂窝后方粗糙的耳状面与骶骨相关节。其外侧面称髂骨翼。髂骨的后下部为坐骨（ischium），其后缘有突起的坐骨棘，坐骨棘上方和下方的凹陷为坐骨大切迹和坐骨小切迹，最下部肥厚粗糙隆起为坐骨结节，可在体表扪到。髋骨前下部为耻骨（pubis），其内侧面的耻骨联合面与对侧耻骨相关节。耻骨与坐骨围成的孔为闭孔。髋骨外侧面髂骨、坐骨和耻骨融合处的深窝为髋臼，内有半月形的月状面与股骨头相关节（图2-12）。

（2）股骨（femur） 位于大腿，是人体最粗大的长骨，其长度约为身高的1/4。其上端有朝向内上方的股骨头，与髋臼相关节。股骨头外下方狭细部位股骨颈，是易发生骨折的部位。

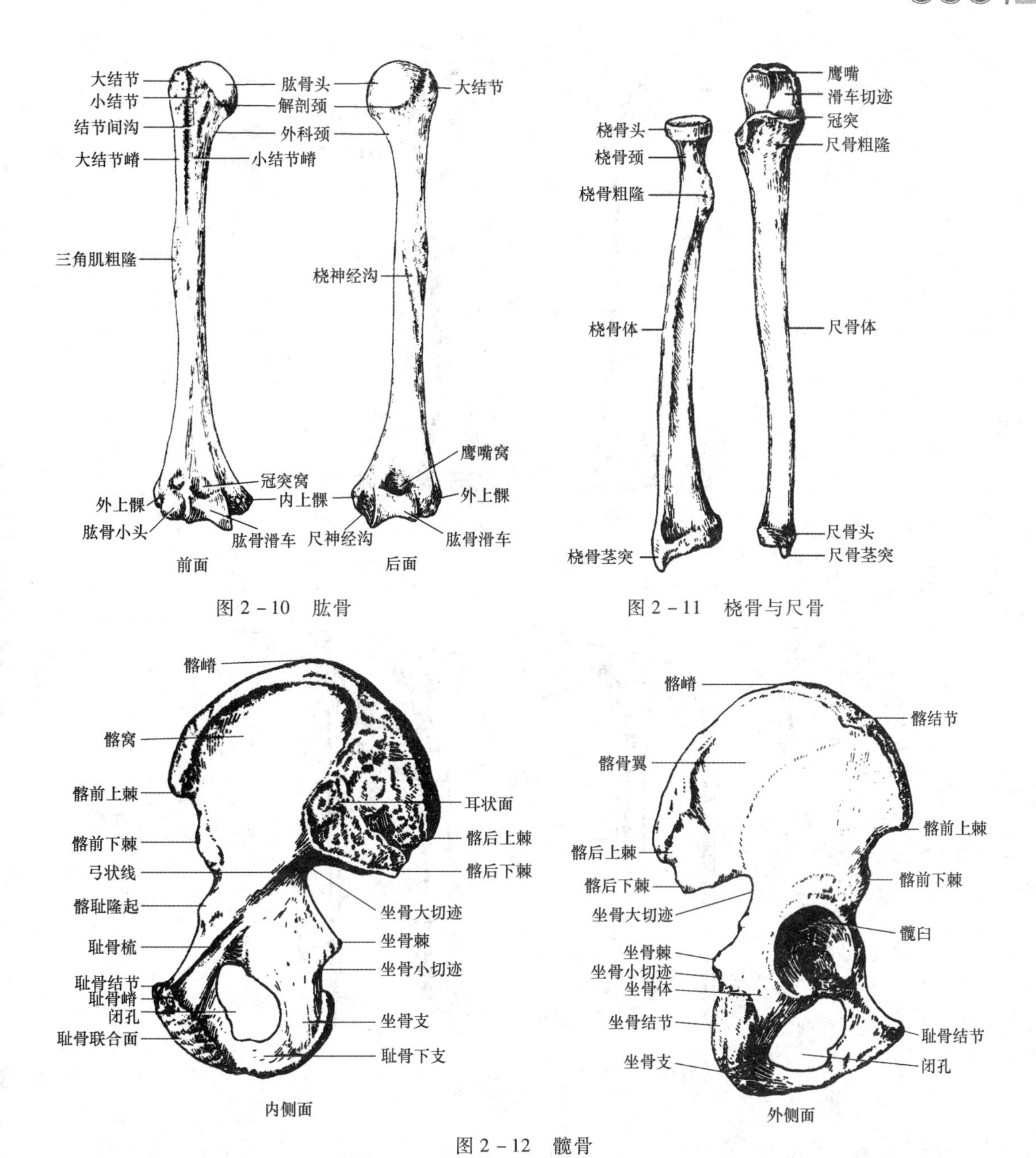

图 2－10　肱骨

图 2－11　桡骨与尺骨

图 2－12　髋骨

股骨颈与股骨体之间形成向内侧开放的夹角为颈干角（男 132°，女 127°）。股骨下端向内外侧膨大形成内侧髁和外侧髁，两髁前面融合为髌面，参与构成膝关节。两髁下后方分开为髁间窝（图 2－13）。

（3）髌骨（patella）　是全身最大的籽骨，呈三角形，与股骨下端的髌面相关节。

（4）胫骨和腓骨　位于小腿，胫骨（tibia）粗大，上端膨大形成于股骨相对应的内侧髁和外侧髁，两髁之间的髁间隆起与股骨的髁间窝相对应。上端前面的隆起为胫骨粗隆。下端向内的突起为内踝。腓骨（fibula）细长，上端为腓骨头，头下方变细为腓骨颈，下端膨大为外踝。胫骨和腓骨下端的关节面与距骨相关节（图 2－14）。

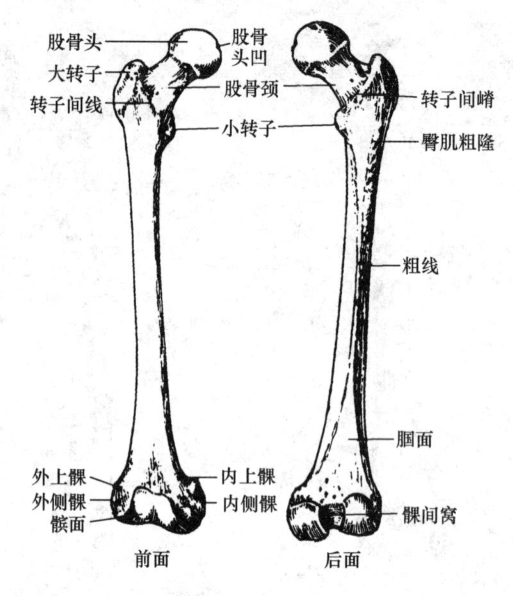

图 2－13 股骨

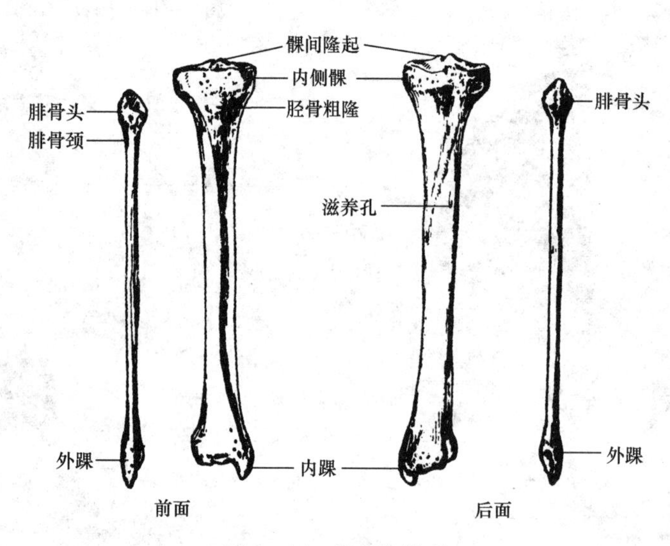

图 2－14 胫骨与腓骨

（5）足骨　每侧有 7 块跗骨（距骨、跟骨、足舟骨、内侧楔骨、中间楔骨、外侧楔骨、骰骨）、5 块跖骨和 14 块趾骨。

第二节　骨连结

骨与骨之间借助于纤维结缔组织、软骨或骨相连，称为骨连结。

一、骨连结的分类

骨连结按其连结形式的不同，分为直接连结和间接连结（图 2－15）。

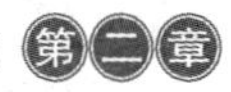

1. 直接连结 是骨与骨之间借纤维结缔组织或骨直接相连，其间无间隙，连结较牢固，不活动或少许活动。按连结组织的不同又分为纤维连结、软骨连结和骨性结合。

(1) 纤维连结 包括韧带连结（如桡骨尺骨之间的前臂骨间膜、椎骨棘突之间的棘间韧带等）和两骨之间借薄层致密结缔组织连结形成的缝（如冠状缝、矢状缝等）。

(2) 软骨连结 包括纤维软骨连结（如椎体之间的椎间盘、两耻骨之间的耻骨联合等）和透明软骨结合（如长骨干骺端的骺软骨等）。

(3) 骨性结合 纤维连结及透明软骨骨化，形成骨性结合，如骶椎之间的骨性结合，髂骨、坐骨、耻骨在髋臼形成的骨性结合等。

2. 间接连结 是骨与骨之间借内衬滑膜的结缔组织囊相连，囊内相对关节面之间有潜在间隙，又称滑膜关节（synovial joint），简称关节（articulation），是人体骨连结的主要形式。滑膜关节一般具有较大的活动性。

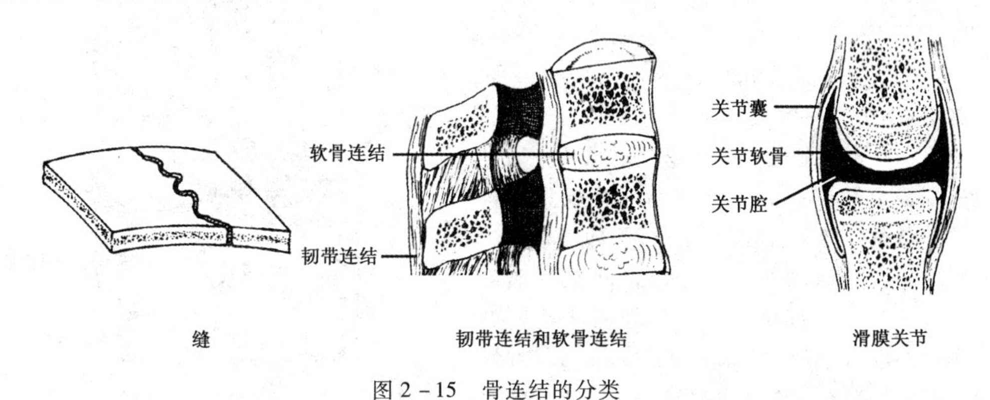

图 2－15 骨连结的分类

二、滑膜关节的构造

1. 关节的基本结构 包括关节面、关节囊和关节腔三部分（图 2－15）。

(1) 关节面（articular surface） 是构成关节各骨的相对面，一般突起的一端为关节头、凹陷的一端为关节窝。关节面被覆一薄层关节软骨。关节软骨表面光滑有弹性，可以减少摩擦、缓冲震荡和冲击。

(2) 关节囊（articular capsule） 由结缔组织构成的膜性囊，附于关节面周缘的骨面。关节囊有两层：外层为纤维膜，由致密结缔组织构成，厚而坚韧；内层为滑膜，薄而柔软，能分泌滑液，润滑关节面。

(3) 关节腔（articular cavity） 是关节囊和关节面共同围成的密闭腔隙，内含少量滑液，有润滑和减少摩擦的作用。腔内为负压，有利于关节的稳定。

2. 关节的辅助结构 滑膜关节除具有以上三个基本结构外，还有韧带、关节盘、关节唇等辅助结构，增加关节的灵活性和稳定性。

(1) 韧带 分布在关节囊内或囊外，具有加强连结、增加稳定性和限制关节过度活动等的作用。如肘关节两侧的桡侧副韧带、尺侧副韧带和膝关节的交叉韧带等。

(2) 关节盘 位于两关节面之间的纤维软骨板，一般周缘较厚、中央稍薄，可使关节面更相适应，加强关节的稳固性并增加关节活动幅度，并具有缓冲震荡的作用，如膝关节内的内、外侧半月板。关节唇是附着于关节窝周缘的纤维软骨环，它可以增大关节面、加深关节窝、增加关节稳定性，如肩关节的盂唇和髋关节的髋臼唇等。

(3) 滑膜襞和滑膜囊　关节囊的滑膜层重叠卷折突入关节腔形成滑膜襞，突入关节周围肌腱与骨面中间形成滑膜囊。对于调解关节腔的形状、容积，减少肌腱与骨面之间的摩擦具有重要作用。

三、人体各部主要关节

全身诸骨通过骨连结形成骨骼。

(一) 躯干骨的连结

躯干骨通过骨连结形成脊柱和胸廓。

1. 脊柱　相邻两个椎体以椎间盘 (intervetebral disc)、前纵韧带和后纵韧带相连 (图 2－16)。相邻的椎弓板以棘上韧带、棘间韧带、黄韧带、关节突关节连结。

椎间盘由髓核和纤维环构成，髓核位于椎间盘的中央，是富有弹性的胶状物；纤维环位于椎间盘外周，由数层同心圆排列的纤维软骨环构成。椎间盘既坚韧又富有弹性，可缓冲对脊柱的震荡，增加脊柱活动幅度。各部椎间盘厚薄不一，腰部最厚、胸部最薄，故腰椎的活动度最大。颈腰部椎间盘前厚后薄，当纤维环破裂时，髓核易向后外侧突入椎管或椎间孔，压迫脊髓或脊神经根引起相应的症状，临床上称椎间盘脱出症。

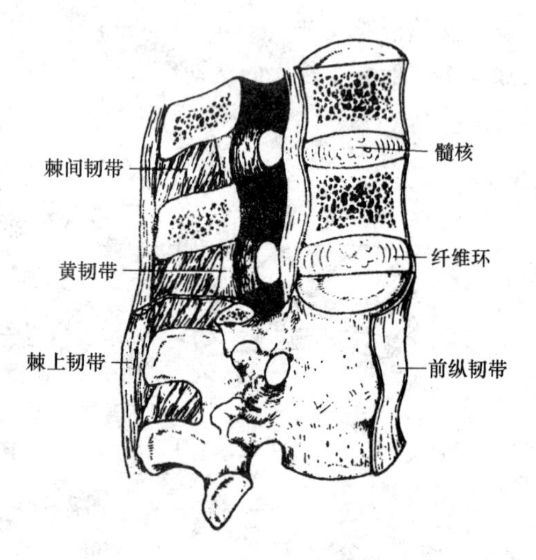

图 2－16　椎骨连结

知识链接

椎间盘突出症

随着年龄增长、不恰当的负重、挤压及各种急慢性损伤，可引起椎间盘纤维环萎缩、韧性降低等退行性变化。在增加腹压、姿势不稳、突然负重等情况下可诱发椎间盘压力突然升高，引起纤维环破裂、髓核突出（或脱出)，压迫脊髓或脊神经根，引起受压神经分布区的疼痛、麻木等一系列临床症状，称椎间盘突出症。以腰椎间盘突出症最为常见。

前、后纵韧带分别位于椎体和椎间盘的前面和后面，几乎纵贯脊柱全长，有防止脊柱过度后伸及过度前屈的作用。相邻椎弓的上、下关节突构成关节突关节。棘上韧带、棘间韧带连结相邻棘突，黄韧带连结相邻椎弓板，均有限制脊柱过度前屈的作用。

从侧面观，可见脊柱有4个生理性弯曲，即颈曲、胸曲、腰曲和骶曲 (图 2－17)。脊柱的生理弯曲增大了脊柱的弹性，有利于缓冲重力、减少运动时对脑等脏器的振荡。

脊柱可作多种运动，如前屈、后伸、侧屈、旋转和环转等。颈部和腰部的活动幅度更大，也容易出现颈椎病、椎间盘突出等病变。

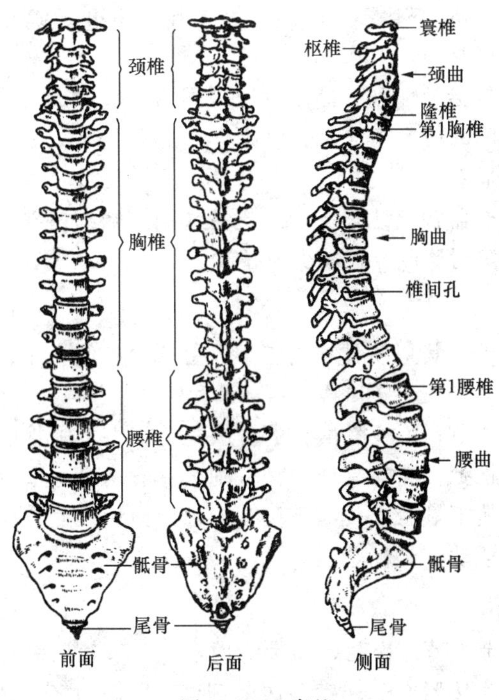

图 2－17　脊柱

2. 胸廓（thorax） 由胸椎、肋和胸骨共同构成（图 2－18）。

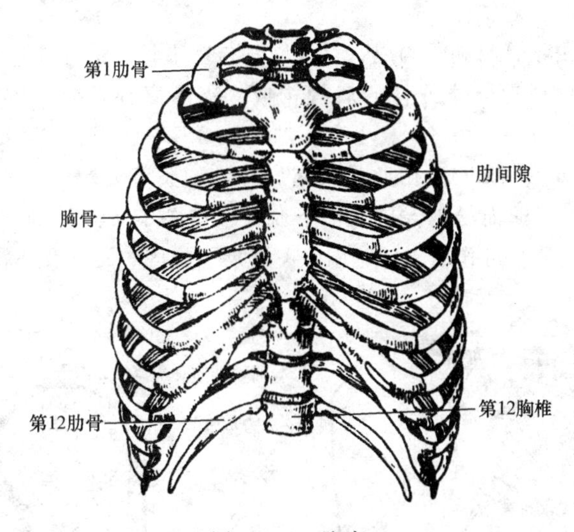

图 2－18　胸廓

（1）胸肋关节　第 2～7 肋软骨与胸骨构成胸肋关节（sternocostal joint）；第 1 肋前端与胸骨柄形成软骨结合；第 8～10 肋软骨的前端依次连于上位肋软骨形成肋弓。

（2）肋椎关节　肋后端与胸椎之间构成肋椎关节，包括肋头关节和肋横突关节，在功能上属于联合关节，活动幅度较小，参与呼吸运动。

成人胸廓呈前后略扁的圆锥形。胸廓上口较小，由胸骨柄上缘、第1肋和第1胸椎体围成，是颈部与胸腔之间的通道。胸廓下口较大、不规则，由第12胸椎、第12肋及11肋前端、肋弓和剑突围成，被膈肌所封闭。

胸廓的大小和形状与年龄、性别、健康状况等因素有关。成年女性胸廓短而圆，胸廓容积较男性小；佝偻病患儿胸廓前后径增大、胸骨前突形成“鸡胸”；慢性支气管炎和肺气肿患者胸廓各径线增大呈“桶状胸”。

胸廓内有心、肺等重要器官，具有保护和支持作用。胸廓还参与呼吸运动。肋上提时胸腔容积扩大为吸气；肋下降时胸腔容积减少为呼气。

（二）颅骨的连结

颅骨除舌骨及下颌骨外，其余颅骨均借缝、软骨或骨性结合牢固相连，如冠状缝、人字缝、矢状缝等。随着年龄的增长，缝和软骨结合可发生骨化而成为骨性结合。

颞下颌关节又称下颌关节，是颅骨惟一的滑膜关节，由下颌骨的下颌头与颞骨的下颌窝和关节结节构成，关节囊松弛，囊外有外侧韧带加强，囊内有关节盘使关节面相适应。两侧颞下颌关节联合运动，能使下颌骨上提、下降、向前、向后及侧方运动，便于咬碎和研磨食物，并参与发音和语言等活动。

（三）四肢骨的连结

上肢骨形体轻巧，关节囊薄而松弛，韧带少而弱，关节辅助结构少，运动灵活；下肢骨骼形体坚实粗壮，关节囊连接紧密，韧带多而坚韧、辅助结构多，具有良好的稳定性，但运动不像上肢那样灵活。

1. 上肢骨的连结　包括上肢带连结（胸锁关节、肩锁关节）和自由上肢骨连结（肩关节、肘关节、腕关节、手关节）。

（1）胸锁关节　由锁骨与胸骨构成，是上肢骨与躯干骨连结的唯一关节。

（2）肩锁关节　由锁骨与肩胛骨的肩峰构成，支撑肩胛骨向外侧，有利于上肢大幅度活动。

（3）肩关节（shoulder joint）　由肱骨头与肩胛骨的关节盂构成。关节盂周围的盂唇增加了关节窝的深度，关节囊薄而松弛，易向前下脱位。肩关节是典型的球窝关节，是全身运动幅度最大、最灵活的关节，可作屈、伸、内收、外展、旋内、旋外及环转运动（图2－19）。

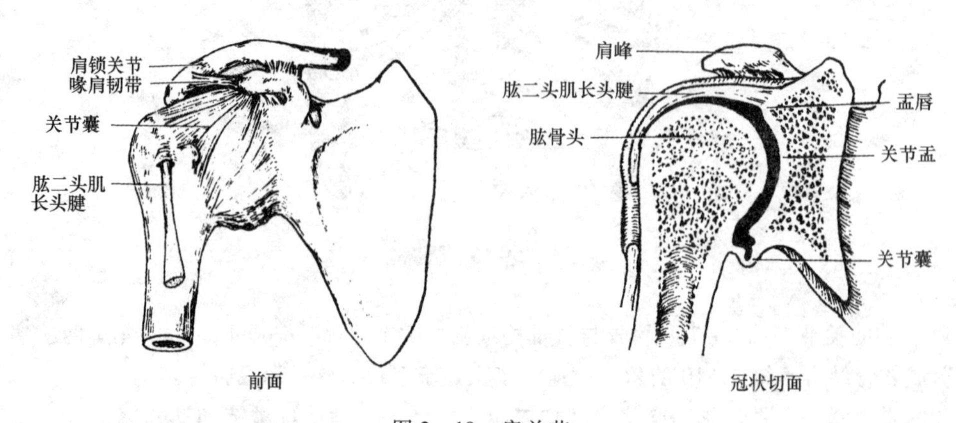

图2－19　肩关节

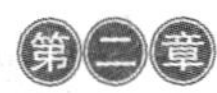

（4）肘关节（elbow joint） 由肱骨下端和桡骨、尺骨的上端共同构成，包括肱桡关节、肱尺关节和桡尺近侧关节。可作屈、伸运动（图2－20）。

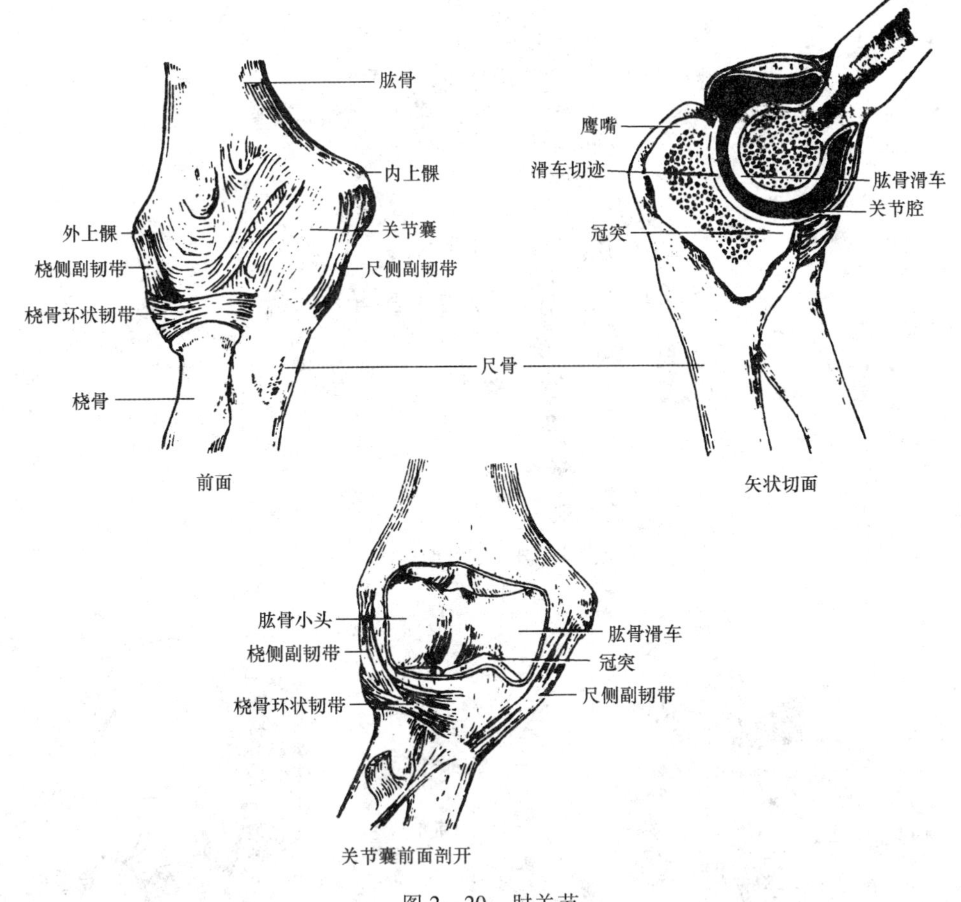

图2－20 肘关节

（5）前臂桡、尺骨之间借助桡尺近侧关节、桡尺远侧关节和前臂骨间膜相连结，可使前臂作旋前和旋后运动。

（6）桡腕关节（radiocarpal joint） 由桡骨远侧端、尺骨头下方的关节盘和近侧列腕骨共同构成，又称腕关节（wrist joint）。可作屈、伸、内收、外展及环转运动（图2－21）。

手的骨骼形体小而数量多，结构复杂，除形成桡腕关节外，还形成腕骨间关节、腕掌关节、掌指关节、指骨间关节等众多关节，有利于完成各种精细动作。如拇指能与其他四指作对掌运动，是手的握持和精细灵巧运动的基础，也是人类所特有的重要功能。

2. 下肢骨的连结 下肢带骨参与构成骨盆，自由下肢骨连结形成髋关节、膝关节、踝关节等。

（1）骨盆（pelvis） 由髋骨、骶骨与尾骨通过骨连接共同构成（图2－22）。两侧髋骨的前下部借耻骨联合连结，后部借耳状面与骶骨形成骶髂关节，关节周围有大量韧带加强。骨盆被骶骨岬、弓状线、耻骨梳、耻骨结节和耻骨联合上缘围成的界线分为上方的大骨盆和下方的小骨盆。骨盆各骨之间结合紧密，有利于重力向下肢的传递。骨盆容纳并保护盆腔内的脏器。

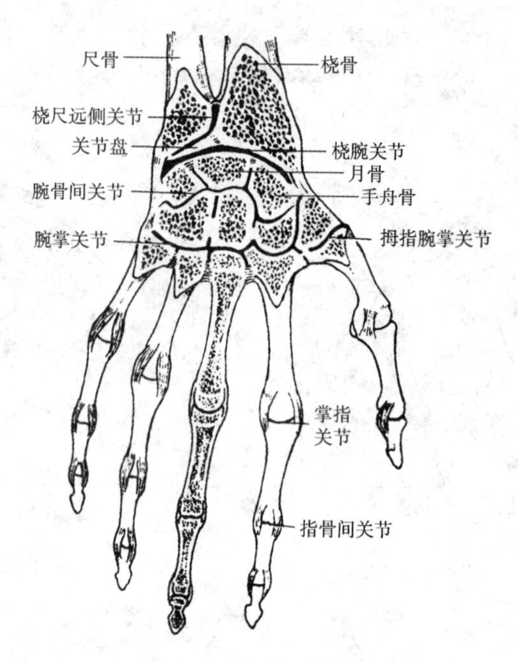

图 2－21　手骨的连结

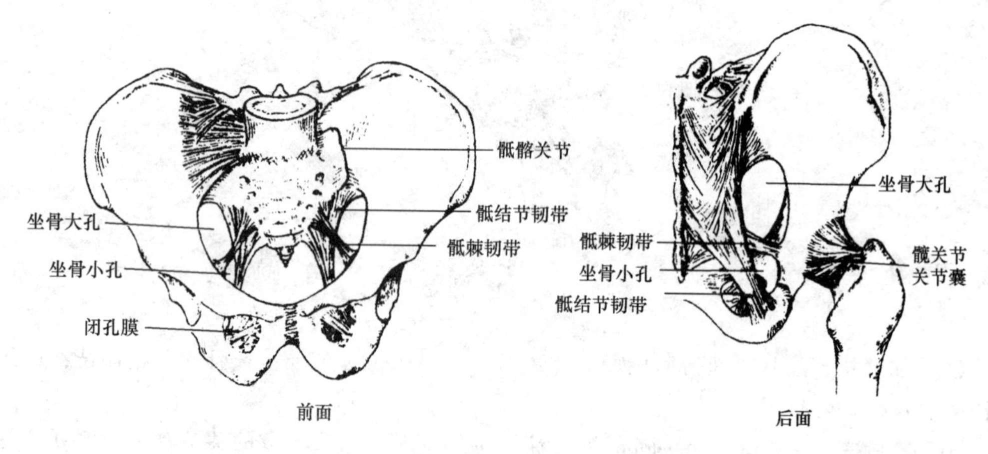

图 2－22　骨盆

（2）髋关节（hip joint）　由髋骨的髋臼与股骨头构成。髋臼较深，周围有髋臼唇进一步加深髋臼，包裹股骨头的大部分。关节囊厚而坚韧，周围有髂股韧带、耻股韧带、坐股韧带、轮匝韧带等加强关节囊。股骨头韧带含有营养股骨头的血管。髋关节活动度较小，可作屈、伸、内收、外展、旋内、旋外及环转运动（图 2－23）。

（3）膝关节（knee joint）　由股骨下端与胫骨上端及髌骨构成，关节囊薄而松弛，关节囊内外有多条韧带加强。囊内韧带有前、后交叉韧带，囊外韧带有髌韧带、胫侧副韧带和腓侧副韧带等。关节腔内有内、外侧半月板使相邻关节面相适应，也能缓冲压力，吸收震荡。如果运动不当，可引起半月板或韧带的损伤。膝关节可作屈、伸运动（图 2－24）。

（4）小腿的胫、腓骨连结紧密，其上端构成微动的胫腓关节，二骨骨干之间借小腿骨间膜相连，下端为胫腓前后韧带连结。胫、腓骨之间活动度甚小。

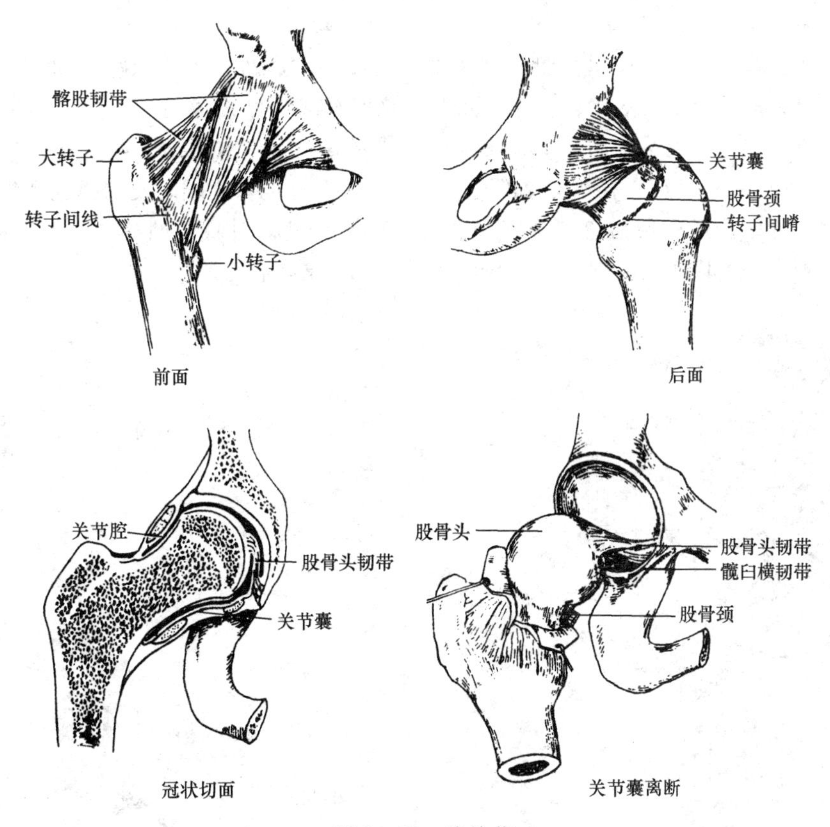

图 2－23　髋关节

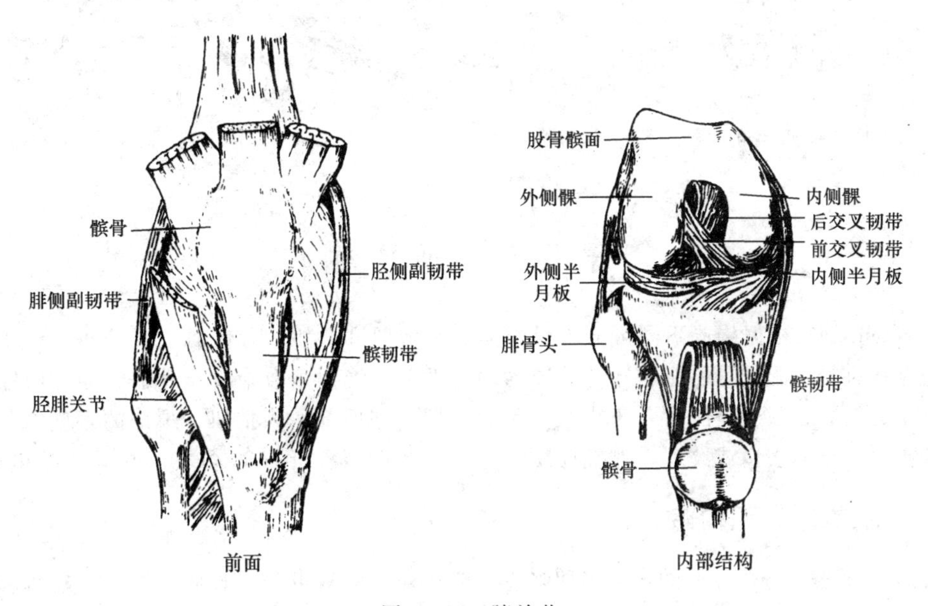

图 2－24　膝关节

（5）距小腿关节（talocrural joint）　由胫、腓骨下端与跗骨滑车构成，又称踝关节（ankle joint），可作屈（跖屈）、伸（背屈）运动，跖屈状态下能作轻度的侧方运动。屈踝关节时不稳固，容易发生扭伤（图2－25）。

足的关节除踝关节外，还包括跗骨间关节、跗跖关节、跖趾关节和趾骨间关节。关节周围有较多韧带，连结紧密，活动度较小。跗骨和跖骨借其连结形成凸向上的弓称为足弓（图2－26），站立时足弓仅以第1跖骨头、第5跖骨头和跟结节三点着地，如同富有弹性的“三角架”，既能保证直立时足底着地支撑的稳固性，又可在行走和跳跃时发挥弹性和缓冲震荡的作用，同时还可保护足底的血管和神经免受压迫，减少地面对身体的冲击，保护体内脏器。受力或运动不当，可损伤足部韧带，引起足弓塌陷，形成扁平足。

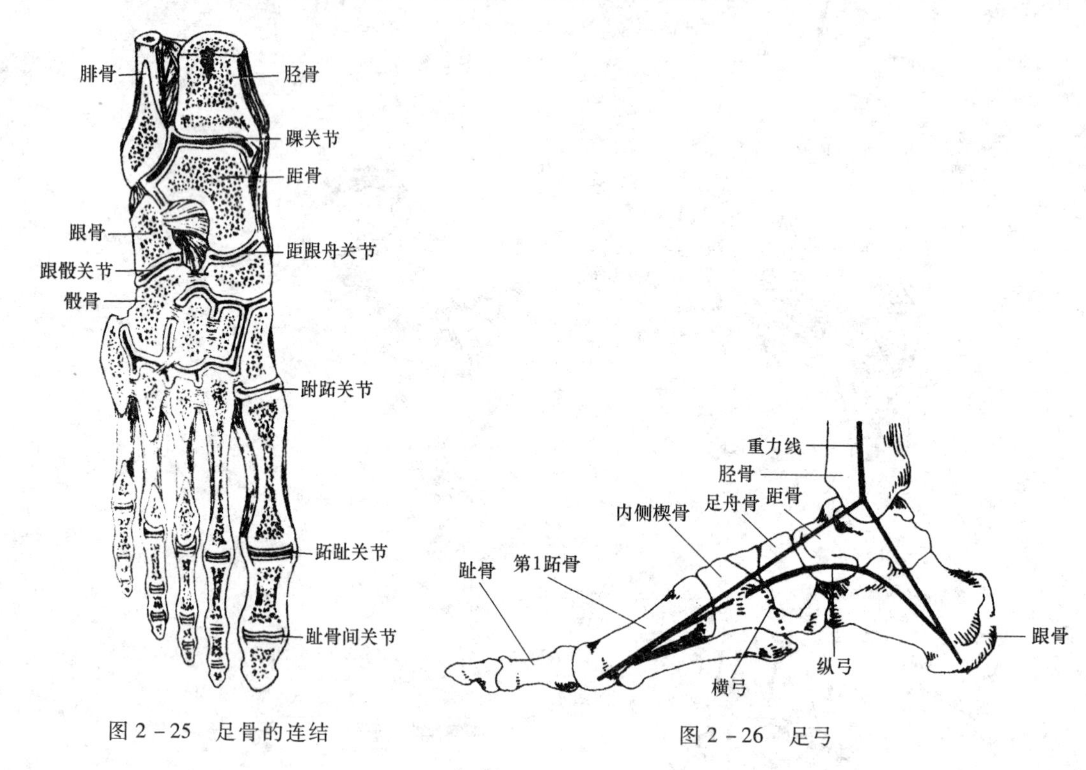

图2－25　足骨的连结

图2－26　足弓

第三节　肌　学

肌（muscle）根据构造不同可分为骨骼肌、平滑肌和心肌。骨骼肌主要分布于躯干和四肢，受躯体神经支配。骨骼肌是运动系统的动力部分，绝大多数附着于骨骼，通过收缩牵拉骨骼产生运动；少数骨骼肌附着于皮肤，称为皮肌，如面部的表情肌，颈部的颈阔肌等，活动时牵拉皮肤产生表情或纹理。骨骼肌数目众多，分布广泛，约600多块，占体重的40%。

一、肌的形态和构造

1. 肌的形态和分类　肌的形态多种多样，按其外形大致可分为长肌、短肌、扁肌和轮匝肌（图2－27）。

长肌呈长梭形，多分布于四肢，收缩时可产生大幅度的运动。有些长肌的起端有两个或多个头，分别称为二头肌、三头肌或四头肌；另一些长肌的肌腹被中间的肌腱划分为两个肌腹，称二腹肌。短肌较短小，多分布在躯干深部，收缩幅度较小。扁肌薄而宽阔，主要分布

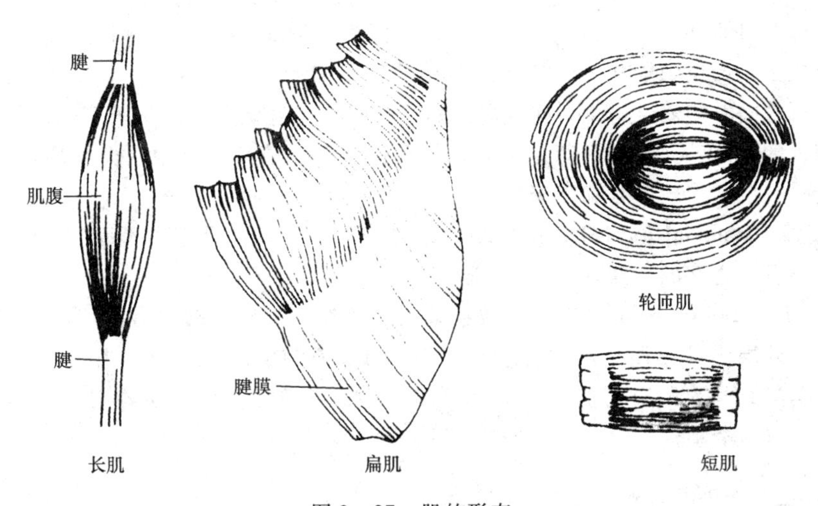

图 2－27　肌的形态

在胸、腹壁，除有运动作用外，还对内脏器官具有保护、支持作用。轮匝肌呈环形，主要位于孔裂周围，收缩时可以关闭孔裂。

2. 肌的构造　每块肌都具有一定的形态、结构和辅助装置，并有丰富的血管、淋巴管和神经分布，具有一定的生理功能，故每块肌也是一个器官。

每块骨骼肌都有肌腹（muscle belly）和肌腱（tendon）两部分构成。肌腹位于肌的中央，主要由肌纤维组成，色红柔软，可以收缩。肌腱位于肌腹的两端，主要由平行排列的致密胶原纤维束构成，色白坚韧，无收缩能力，牢固附着于骨骼上。长肌的肌腹呈梭形，肌腱细呈索状；扁肌的肌腹呈片状，其腱性部分呈膜状，称腱膜（aponeurosis）。

二、肌肉的起止点、配布和作用

肌一般跨过一个或多个关节，附着于关节两端的骨面上。通常把接近身体正中线或者四肢近侧端的肌肉附着点看作肌的起点，将另一端远离身体正中线或者四肢远侧端的肌肉附着点看作肌的止点。一般情况下，肌肉收缩，肌的止点向起点靠拢。肌的起点相对固定，也称为定点；肌的止点相对运动，也称为动点。肌的起、止点是固定不变的。

肌肉在关节周围配布的方式和多少与关节运动轴的多少有关。一般单轴关节配备 2 组肌，如肘关节前方的屈肌和后方的伸肌；双轴关节配备 4 组肌，如腕关节前方的屈肌和后方的伸肌，以及内收肌和外展肌；3 轴关节则有 6 组肌，如使肩关节屈、伸、内收、外展、旋内和旋外等的肌肉。那些配布在一个关节（或运动轴）同一侧、作用相同或相似的肌称为协同肌；位于一个关节（或运动轴）两侧、作用相互对抗的肌称为拮抗肌。通常要完成一种动作，需要多组肌肉参与，共同协调完成。

三、肌的辅助结构

肌的辅助结构包括筋膜、滑膜囊和腱鞘等，它们具有保持肌的位置、协助肌的活动、减少运动时的摩擦和保护等作用。

1. 筋膜　分为浅筋膜和深筋膜两种。浅筋膜（superficial fascia）又称皮下筋膜，位于真皮之下，主要由疏松结缔组织构成，其内有脂肪、浅动脉、皮下静脉、淋巴管和皮神经等，包被全身各部，对肌和深部器官起保护作用。深筋膜（deep fascia）又称固有筋膜，位于浅筋膜深面，由致密结缔组织构成，包被体壁和四肢的肌肉、血管和神经等。在四肢，深筋膜深入非协同肌群之间并附着于骨上，构成肌间隔；肌间隔与包绕肌群的深筋膜共同构成筋膜鞘，容纳位于其内的肌肉、血管神经等结构。在病理情况下，筋膜可以限制炎症的扩散、液体的潴留及蔓延等，也会出现肿胀和疼痛。

2. 滑膜囊（synovial bursa） 是封闭的结缔组织囊，位于肌腱与骨面之间，内有滑液，可减少肌腱与骨面之间的摩擦。

3. 腱鞘（tendinous sheath） 是包被在某些长肌腱（如腕和踝等处的肌腱）表面的双层鞘管。腱鞘的外层为纤维层，由致密结缔组织构成，具有约束肌腱的作用；内层为滑膜层，呈双层圆筒鞘状结构，附着于肌腱表面和纤维层内面，两层之间有少许滑液，起润滑作用，使肌腱在鞘内自由滑动。

四、人体肌肉的分布

人体骨骼肌按部位分为头颈肌、躯干肌和四肢肌。

（一）头颈肌

包括头肌和颈肌两部分。

1. 头肌 可分为面肌和咀嚼肌两部分（图 2－28）。

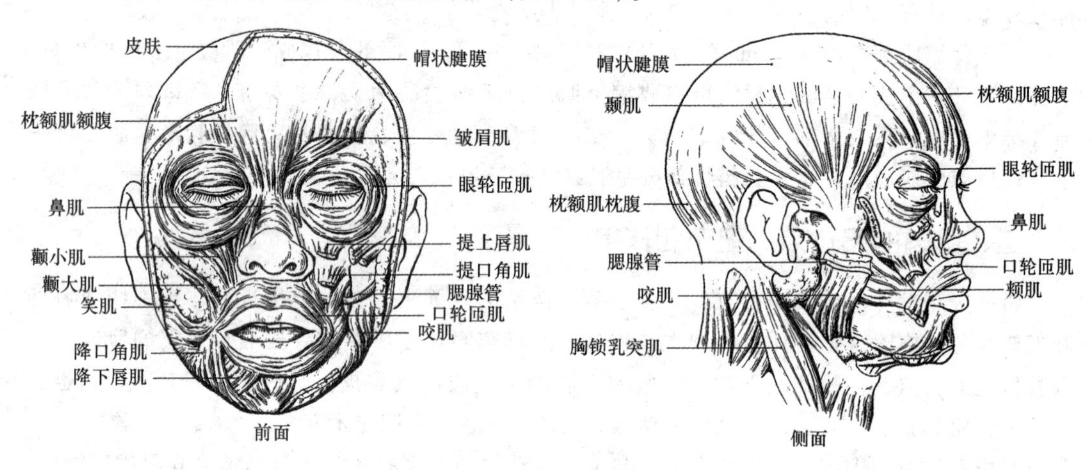

图 2－28 头肌

面肌位于面部和颅顶等处的皮下，大多起于颅骨，止于面部皮肤，活动时牵拉面部皮肤表达各种表情，所以面肌又称表情肌，主要有枕额肌、眼轮匝肌、口轮匝肌、颊肌等。

咀嚼肌包括颞肌、咬肌、翼内肌和翼外肌，配布在颞下颌关节周围，可牵拉下颌骨上提、下降、前移、后退及侧向运动，产生咀嚼作用。

2. 颈肌 分浅、深两部分（图 2－29）。

颈肌浅层的胸锁乳突肌（sternocleidomastoid）是颈部重要体表标志，起于胸骨柄前面和锁骨的胸骨端，止于颞骨的乳突。一侧收缩使头向同侧倾斜，脸转向对侧，双侧收缩可使头后仰。

颈深层肌肉位于颈椎的前方与其两侧，主要有斜角肌、舌骨上肌群和舌骨下肌群等。前斜角肌、中斜角肌和后斜角肌均起于颈椎横突，分别止于第 1 肋和第 2 肋。前、中斜角肌和第

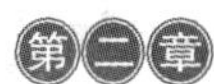

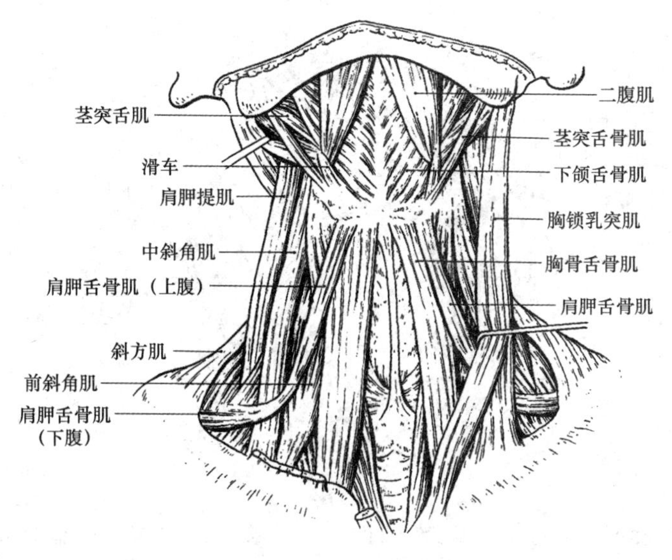

图 2－29　颈肌

1 肋围成斜角肌间隙，有锁骨下动脉和臂丛通过。

（二）躯干肌

可分为背肌、胸肌、膈、腹肌及会阴肌。

1. 背肌　位于躯干背部，分为浅、深两层（图2－30）。

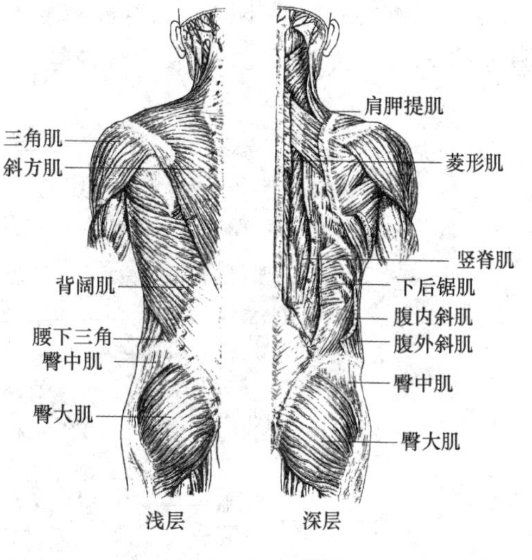

图 2－30　背肌

浅层主要有斜方肌、背阔肌、肩胛提肌和菱形肌。斜方肌（trapezius）呈三角形，起于枕外隆突和颈、胸椎棘突，止于肩胛冈和锁骨，可上提、下降肩部及使肩胛骨向脊柱靠拢。背阔肌（latissimus dorsi）起于下位胸椎棘突、腰椎棘突和髂嵴，止于肱骨小结节嵴，可使上肢内收、内旋和后伸。

深层肌群主要是位于脊柱两侧的竖脊肌（erector spinae），起于骶骨和髂骨，向上沿途止于椎骨、肋骨和颞骨乳突，其作用可使脊柱后伸和仰头，是维持人体直立姿势的重要肌肉。

2. 胸肌　分胸上肢肌和胸固有肌（图 2－31）。

胸上肢肌有胸大肌、胸小肌和前锯肌。胸大肌（pectoralis major）呈扇形起于锁骨、胸骨和上部肋软骨，止于肱骨大结节嵴。胸大肌主要作用使上肢内收、旋内。胸小肌位于胸大肌深面，起于第 3～5 肋，止于肩胛骨喙突，可拉肩胛骨向前下方。前锯肌位于胸廓侧壁，起于上 8 个肋，止于肩胛骨内侧缘和下角，牵拉肩胛骨向前并贴近胸廓，有助臂上举的作用。当上肢和肩胛骨固定时，上述各肌均有上提肋和胸廓、助吸气的作用。

胸固有肌包括肋间外肌、肋间内肌和肋间最内肌，位于 11 个肋间隙内，参与构成胸壁。肋间外肌可提肋助吸气，肋间内肌和肋间最内肌可降肋助呼气。

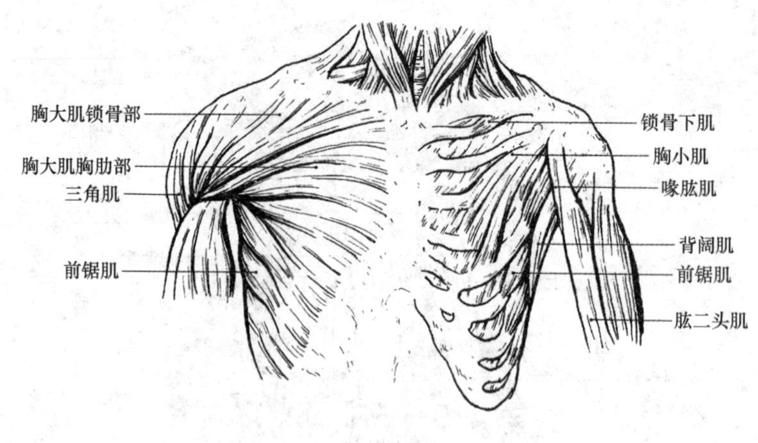

图 2－31　胸肌

3. 膈（diaphragm）　位于胸、腹腔之间，为向上膨隆呈穹隆形的扁而薄的阔肌（图 2－32）。该肌起于胸廓下口，肌纤维向中央移行止于中心腱。膈上有三个孔，食管裂孔有食管和迷走神经通过，腔静脉孔有下腔静脉通过，主动脉裂孔有主动脉和胸导管通过。膈是主要的呼吸肌，收缩时膈穹窿下降，胸腔容积变大，助吸气；反之助呼气。膈与腹肌同时收缩时，可以增加腹压，协助呕吐、排便及分娩等。

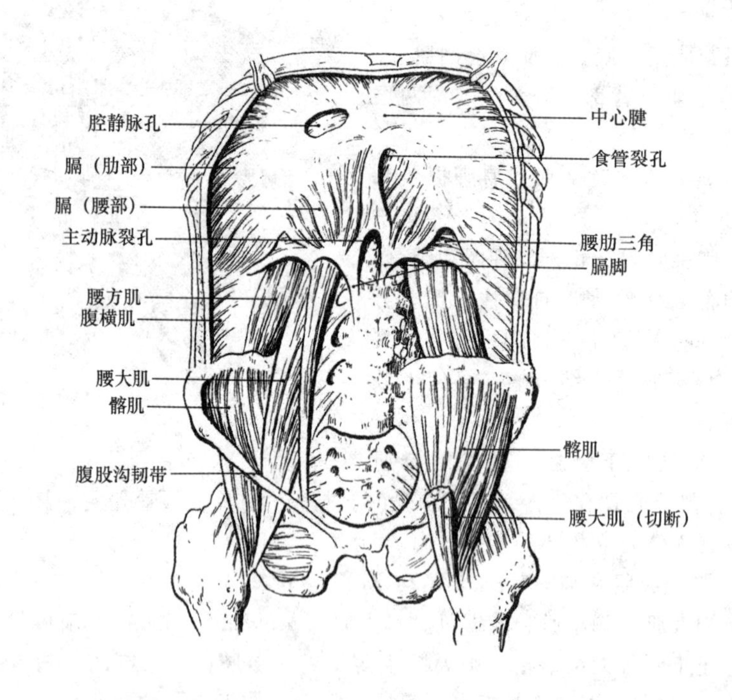

图 2－32　膈与腹后壁肌

4. 腹肌　主要包括腹直肌、腹外斜肌、腹内斜肌和腹横肌（图 2－33）。

腹直肌（rectus abdominis）是腹前壁正中线两侧的一对带状肌，起于耻骨联合和耻骨嵴，止于胸骨剑突和第 5～7 肋软骨前面，外面包被腹直肌鞘。

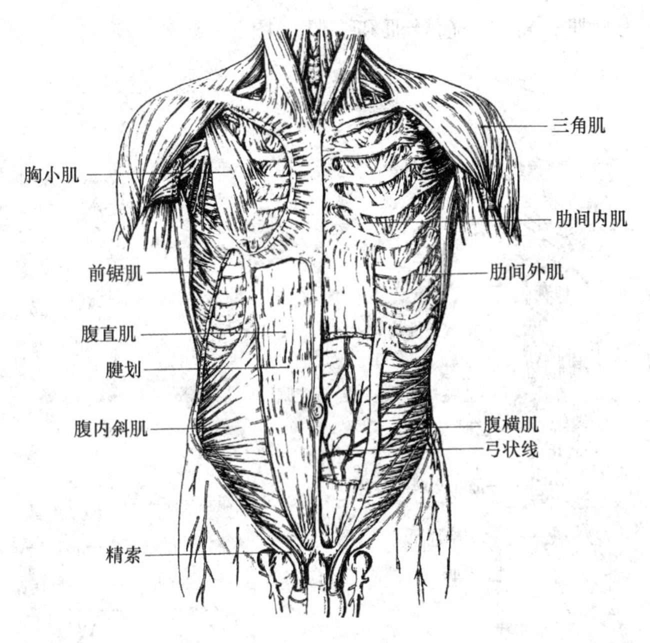

图2－33 腹前外侧壁肌

腹前外侧壁由浅入深依次是腹外斜肌（obliquus externus abdominis）、腹内斜肌和腹横肌。三层扁肌的肌束方向彼此交错，各肌向前移行为腱膜，分层包绕腹直肌，形成腹直肌鞘，于腹前正中线与对侧互相愈着形成白线。腹外斜肌腱膜的下缘卷曲增厚连于髂前上嵴与耻骨结节之间，形成腹股沟韧带（inguinal ligament）。腹内斜肌与腹横肌下部肌束拱形向内跨过精索或子宫圆韧带后延续为腱膜，以腹股沟镰止于耻骨梳。

知识链接

腹股沟管

在腹前外侧壁下部、腹股沟韧带内侧半的上方，有一个长约4.5cm，斜行于肌、韧带和腱膜之间的裂隙，称腹股沟管（inguinal canal）。此管在男性有精索通过，女性有子宫圆韧带通过。此处是腹前外侧壁的一个薄弱区，在病理情况下，腹腔内容物可进入腹股沟管，并经腹股沟管下降入阴囊，形成腹股沟斜疝。

5. 会阴肌 封闭骨盆下口的全部软组织称为会阴。此区呈菱形，前部为尿生殖区，后部为肛门区。尿生殖区的肌肉包括浅层的会阴浅横肌、坐骨海绵体肌和球海绵体肌，深层的会阴深横肌和尿道括约肌。尿生殖区在男性有尿道通过，在女性有尿道和阴道穿过。肛门区的肌肉有肛提肌、尾骨肌和肛门外括约肌。肛提肌、尾骨肌及其上、下面的筋膜共同形成盆隔，有肛管穿过。盆隔除承托盆腔脏器外，还对尿道、阴道和肛门有括约作用。

（三）四肢肌

分上肢肌和下肢肌。上肢肌数目较多但相对较小，适应上肢运动的灵活性；下肢肌数量较少但粗壮强大，适应于维持直立姿势、行走和支持体重等功能。

1. 上肢肌 分为肩肌、臂肌、前臂肌和手肌（图 2 - 34）。

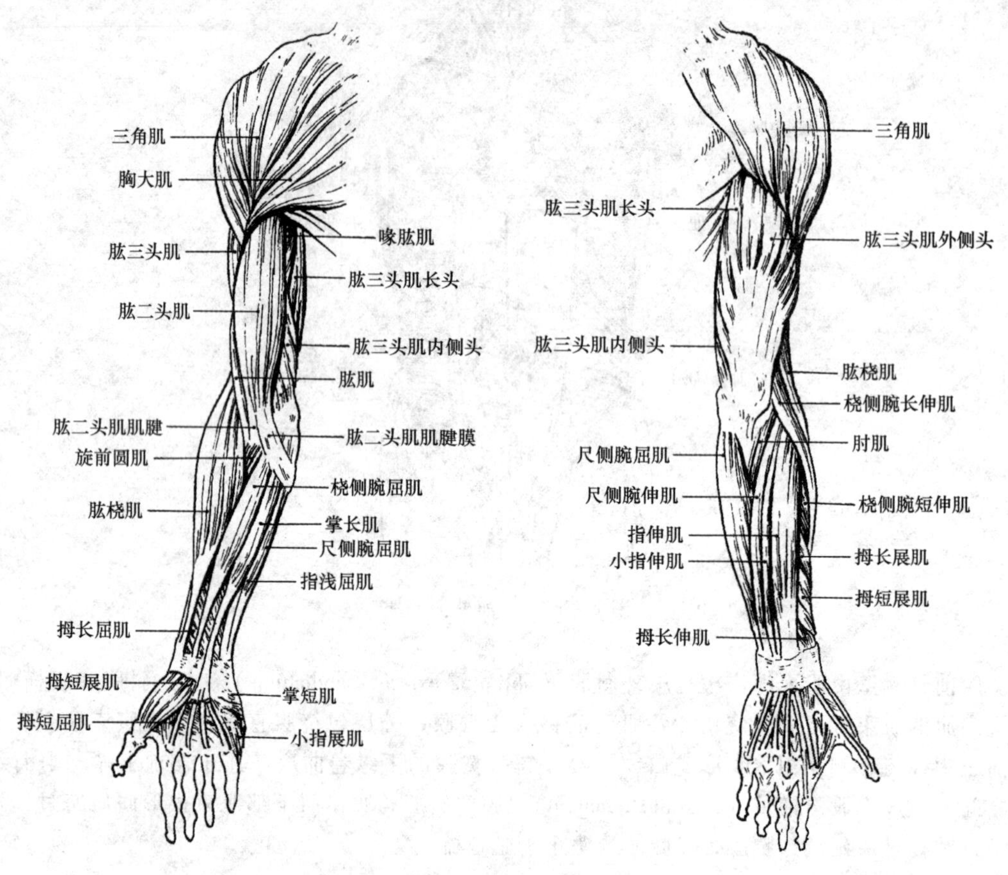

图 2 - 34 上肢肌

（1）肩肌 分布于肩关节周围，均起于上肢带骨，止于肱骨，能运动肩关节。肩肌包括三角肌、冈上肌、冈下肌、小圆肌、大圆肌和肩胛下肌。

三角肌（deltoid）起于肩胛冈、肩峰和锁骨，肌纤维从前、后、外三方面包绕肩关节，止于肱骨的三角肌粗隆，主要作用为肩关节外展。三角肌外上 2/3 肌腹较厚，且无重要血管神经毗邻，是临床肌内注射的常用部位之一。

冈上肌、冈下肌、小圆肌和肩胛下肌的肌腱在肩关节前、后、上三方与关节囊愈着，形成肌腱袖，对肩关节的稳定起重要作用。

（2）臂肌 位于肱骨周围，分前、后两群。

前群为屈肌，位于肱骨前面，包括肱二头肌、喙肱肌和肱肌。肱二头肌（biceps brachii）有两个头，长头起于肩胛骨的盂上结节、短头起于喙突，下端止于桡骨粗隆，是强有力的屈肘肌，还能协助屈肩关节及前臂旋后。

后群有 1 块，即肱三头肌（triceps brachii），其长头起于肩胛骨的盂下结节，内外侧头起于桡神经沟两侧的骨面，向下止于尺骨鹰嘴，主要作用为伸肘关节。

（3）前臂肌 分前、后两群。其发达的肌腹位于近侧，细长的肌腱位于远侧，分别跨越肘、腕、掌、指等处的多个关节，运动前臂和手。

前群为屈肌，位于尺、桡骨前面，共有 9 块肌肉分 4 层排列。第一层有 5 块，由外向内依次为肱桡肌、旋前圆肌、桡侧腕屈肌、掌长肌、尺侧腕屈肌。第二层1块，为指浅屈肌。第三层2块，由外向内依次为拇长屈肌、指深屈肌。第四层1块，为旋前方肌。其主要作用为屈肘关节、腕关节、掌指关节、指间关节和使前臂旋前。

后群为伸肌，位于尺、桡骨后面，共有10块肌肉分2层排列。第一层有5块，由外向内依次为桡侧腕长伸肌、桡侧腕短伸肌、指伸肌、小指伸肌、尺侧腕伸肌。第2层有5块，由外向内依次为旋后肌、拇长展肌、拇短伸肌、拇长伸肌、示指伸肌。其主要作用是伸腕关节、掌指关节、指间关节和使前臂旋后。

（4）手肌　集中位于手掌，被肌间隔分为外侧群、中间群和内侧群。外侧肌群在拇指根部形成隆起的鱼际，可使拇指作屈、收、展和对掌等动作。中间肌群位于掌心、前臂屈肌肌腱的深面，包括蚓状肌和骨间肌，收缩时能屈掌指关节、使各指向中指靠拢或分开。内侧肌群位于小指近侧，隆起称小鱼际，能使小指作屈、外展和对掌等动作。

手的有力运动主要依靠前臂的长肌完成，而手的精细技巧性运动则主要靠手肌完成。

2. 下肢肌　可分为髋肌、大腿肌、小腿肌和足肌（图2-35）。

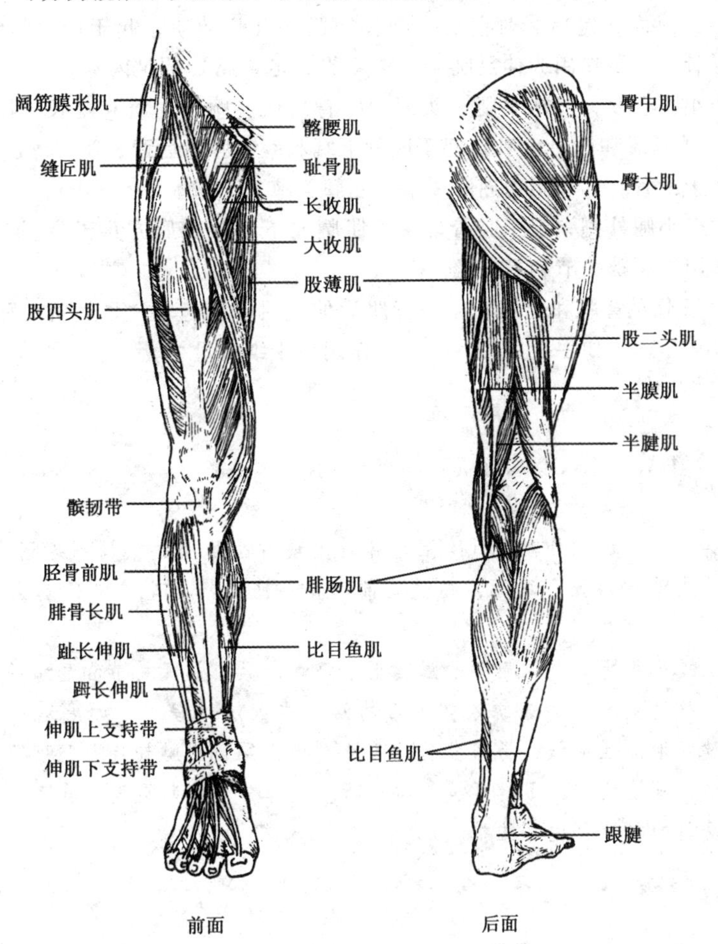

图2-35　下肢肌

（1）髋肌　主要起于骨盆的内、外侧面，跨越髋关节，止于股骨上部，分前、后两群。

前群主要有髂腰肌和阔筋膜张肌。髂腰肌（iliopsoas）由髂肌和腰大肌组成，起于髂窝和腰椎体侧面及横突，向下以共同的肌腱止于股骨小转子，可使髋关节前屈和旋外。

后群位于骨盆后外面，包括臀大肌、臀中肌、臀小肌和梨状肌等。臀大肌（gluteus maximus）起于髂骨翼外面和骶骨背面，肌束向外下止于股骨臀肌粗隆，可使髋关节后伸和外旋。

臀部外上 1/4 区域肌肉肥厚，无重要血管神经分布，是临床肌内注射常选用的部位。

（2）大腿肌　位于股骨周围，分前群、后群和内侧群。

前群位于股骨前面，包括股四头肌和缝匠肌。股四头肌（quadriceps femoris）的 4 个头分别是股直肌、股内侧肌、股中间肌和股外侧肌，分别起于髂前下棘和股骨体，肌束向下包绕髌骨形成髌韧带，止于胫骨粗隆。其作用为伸膝关节和屈髋关节。

后群位于股骨后面，包括股二头肌、半膜肌和半腱肌。股二头肌（biceps femoris）的长头和短头分别起于坐骨结节和股骨，向下止于腓骨头。后群 3 块肌肉可以屈膝关节、伸髋关节。

内侧群位于大腿内侧，起于闭孔周围的骨面，止于股骨粗线，主要使髋关节内收，又称内收肌群，包括耻骨肌、长收肌、短收肌、大收肌和股薄肌。

（3）小腿肌　位于胫骨和腓骨周围，分前群、后群和外侧群。

前群位于小腿前面，包括胫骨前肌、踇长伸肌和趾长伸肌，起于胫、腓骨上端的前面，肌腱向下止于足骨，主要作用为伸足趾、伸踝关节（足背屈）和足内翻。

后肌群位于小腿后面，包括小腿三头肌、胫骨后肌、踇长屈肌和趾长屈肌。小腿三头肌（triceps surae）（腓肠肌和比目鱼肌）起于股骨下端和胫、腓骨后面，肌腹形成膨隆的小腿肚，向下续为跟腱止于跟骨，其作用为屈踝关节和屈膝关节。

外侧肌群位于小腿外侧，起于腓骨外面，肌腱向下经外踝后方止于足底，包括腓骨长肌和腓骨短肌，作用是屈踝关节和足外翻。

（4）足肌　可分足背肌和足底肌，足背肌为伸趾肌，较薄弱。足底肌的配布和作用与手肌近似，但足趾动作远不如手指灵活，其主要作用在于维持足弓。

案例解析

案例：某一田径运动员在进行跨栏比赛时出现右小腿及足跟周围疼痛、跖屈无力、不能用力蹬地或踮脚站立、跛行，跟腱局部明显肿胀，经医生诊断，确认为右侧跟腱断裂。

解析：小腿三头肌向下以粗大的跟腱止于跟骨，具有屈踝关节和屈膝关节作用，是行走和跑跳过程的主要动力来源。在平常的活动或锻炼过程中，如果运动不当或超负荷，可使跟腱发生慢性损伤，局部发生无菌性炎症，导致跟腱韧性及强度降低。当运动用力过猛或动作不协调时，跟腱可被肌肉拉断。大部分跟腱断裂发生在运动过程中。所以要重视运动前的热身及运动防护。

本章小结

运动系统由骨、骨连结和骨骼肌组成。具有支持、运动和保护作用。

成人有 206 块骨，按形态分为长骨、短骨、扁骨和不规则骨，按部位分为躯干骨、颅骨和四肢骨。骨由骨质、骨膜、骨髓等构成，有血管、神经和淋巴管分布，每一块骨都是一个器官。骨质由有机质和无机质组成。

骨与骨之间相互连结形成骨连结，全身各骨通过骨连结形成骨骼。骨连结包括直接连结和间接连结。间接连结又称滑膜关节，具有关节面、关节囊和关节腔等基本结构，以及韧带、关节盘和滑膜囊等辅助结构。脑颅骨相互连结形成颅腔，面颅骨相互连结形成眶腔、骨性鼻腔和骨性口腔等。椎骨、骶骨和尾骨通过椎间盘等连结形成脊柱。胸椎、肋及胸骨相互连结形成胸廓。骶骨、尾骨与髋骨形成骨盆。上肢骨相互连结形成肩关节、肘关节、腕关节等。下肢骨相互连结形成髋关节、膝关节、踝关节等。

骨骼肌由肌腹和肌腱构成，具有固定的起点和止点。骨骼肌配布于关节周围，形成协同肌或拮抗肌。全身肌按部位分为头颈肌、躯干肌和四肢肌。每一部位的肌肉都分层或成群配布，不同肌肉具有不同形态结构和功能。躯干肌和头颈肌以短肌、扁肌和轮匝肌为主，四肢肌以长肌为主。它们协调运动，完成不同的动作和功能。

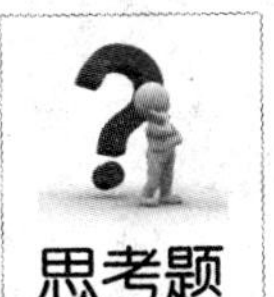

1. 以长骨为例，说明骨的构造和作用，并解释骨折愈合的基本机制。
2. 试以膝关节为例，说明滑膜关节的结构。
3. 根据肌的起点、止点和功能，探究哪些肌肉参与了呼吸运动？

（全利新）

第三章 消化系统

学习导引

知识要求

1. **掌握** 消化系统的组成。
2. **熟悉** 消化系统各器官的形态和位置。
3. **了解** 牙的种类、牙周组织；空、回肠区别及肝、胰的功能。

消化系统（digestive system）由消化管和消化腺组成（图3－1）。消化管（digestive tube）为一条从口腔到肛门，粗细不等的管道，自上而下，依次为口腔、咽、食管、胃、小肠（十二指肠、空肠、回肠）和大肠（盲肠、阑尾、结肠、直肠和肛管）。临床上通常把十二指肠以上的部分称上消化道，空肠以下的部分称下消化道。消化腺（digestive gland）包括大、小消化腺两种。前者位于消化管以外，如大唾液腺、肝、胰；后者分布于消化管壁内，如唇腺、胃腺和肠腺。

消化系统的功能是消化食物、吸收营养，排出食物残渣。此外，还有内分泌功能。口腔和咽还参与语言和呼吸等活动。

第一节 消化管

一、口腔

口腔（oral cavity）是消化管的起始部，前为上、下唇，两侧为颊，上为腭，下为口底。向前经口裂通外界，向后经咽峡与咽相通（图3－2）。口腔内有牙、舌等器官。口腔被上、下牙弓（包括牙槽突、牙龈和牙列）分为口腔前庭和固有口腔。当上、下牙列咬合时，二者可经第三磨牙后方的间隙相通，临床病人牙关紧闭时可经此插管或注入营养物质。

（一）口唇和颊

口唇（oral lips）分为上、下唇。上、下唇间的裂隙称口裂，其左右结合处称口角。上唇两侧以鼻唇沟与颊部分界，在上唇外面正中线处有一纵行浅沟称为人中，昏迷病人急救时常在此处进行指压或针刺。

颊（cheek）位于口腔两侧，在上颌第二磨牙牙冠相对的颊黏膜处有腮腺管乳头，是腮腺管的开口。

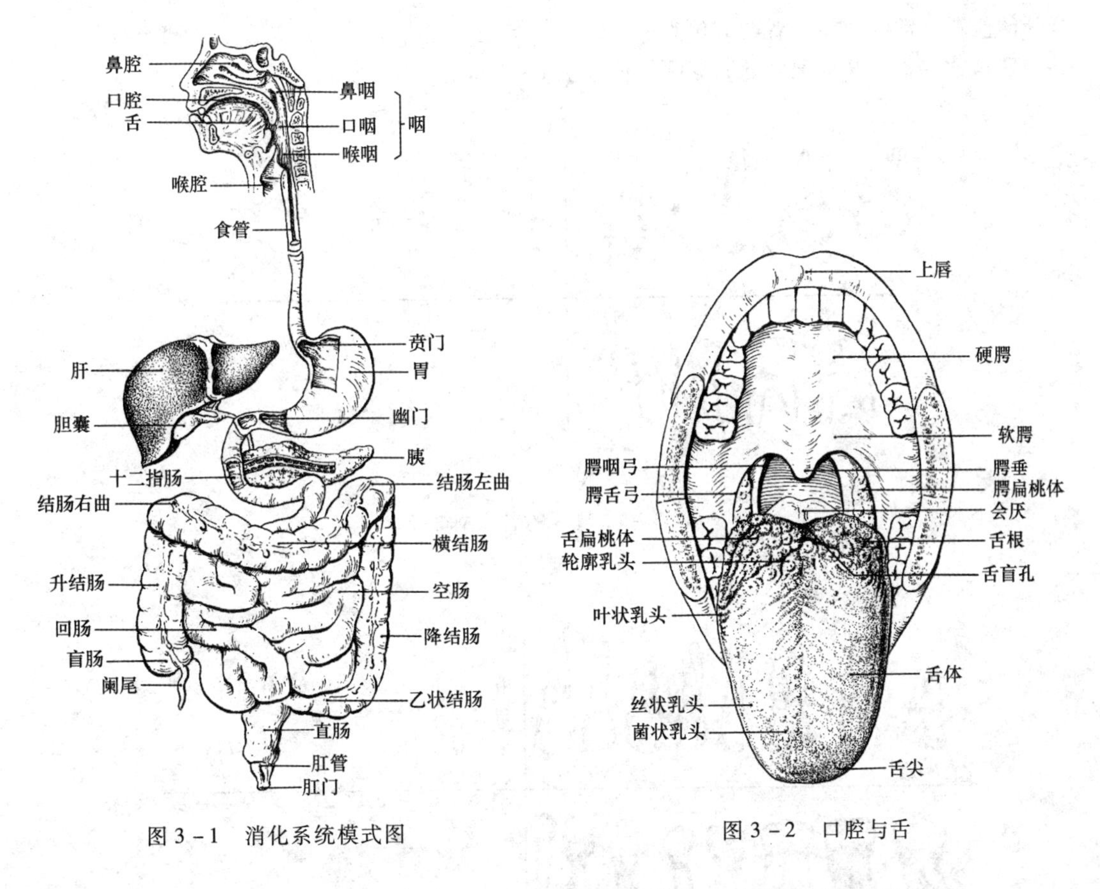

图 3－1　消化系统模式图

图 3－2　口腔与舌

上、下唇以及颊部的口腔黏膜移行于上、下颌骨牙槽突，并附于牙颈，称牙龈。

（二）腭

腭（palate）构成口腔的顶，分隔口腔与鼻腔。腭前 2/3 是以骨腭为基础的硬腭，表面覆以黏膜；后 1/3 是由横纹肌和黏膜构成的软腭。其后部斜向后下称腭帆。腭帆后缘游离，中央向下的突起为腭垂或悬雍垂。腭帆两侧分出两条黏膜皱襞，前方一对称腭舌弓，向下续于舌根外侧；后方一对称腭咽弓，向下延至咽侧壁。腭垂、腭帆游离缘、两侧的腭舌弓及舌根共同围成咽峡（isthmus of fauces），是口腔与咽的分界，也是口腔和咽之间的峡部（图 3－2）。

（三）牙

牙（teeth）嵌于上、下颌骨的牙槽内，是人体最坚硬的器官。

1. 牙的形态　牙可分为牙冠、牙颈和牙根。暴露在口腔内的称牙冠，嵌于牙槽内的称牙根，牙冠和牙根交界部分称牙颈。每个牙根有牙根尖孔通过牙根管与牙冠内较大的牙冠腔相通。牙根管与牙冠腔合称牙腔或髓腔。

2. 牙的种类和排列　根据牙的形态和功能，恒牙分为切牙、尖牙、前磨牙和磨牙（图 3－3、4）。人的一生中有两组牙。第一组称乳牙，从出生后 6～7 个月开始萌出，3 岁左右出齐，共 20 个。第二组称恒牙，6～7 岁时乳牙开始脱落，恒牙逐渐萌出，12～14 岁基本出齐并替换全部乳牙。第 3 磨牙萌出最迟，称迟牙或智牙，有的甚至终生不出。故恒牙 28～32 个均属正常。

乳牙上、下颌左右各 5 个，共 20 个。恒牙上、下颌左右各 8 个，共 32 个。临床上为了记录牙的位置，常以被检查者的方位为准，以“+”记号划分上、下颌及左、右两半，共4区，并以罗马数字Ⅰ~Ⅴ标记乳牙，用阿拉伯数字1~8标记恒牙。

上颌
乳中切牙
乳侧切牙
乳尖牙
第一乳磨牙
第二乳磨牙
右
左
Ⅰ Ⅱ Ⅲ Ⅳ Ⅴ
下颌

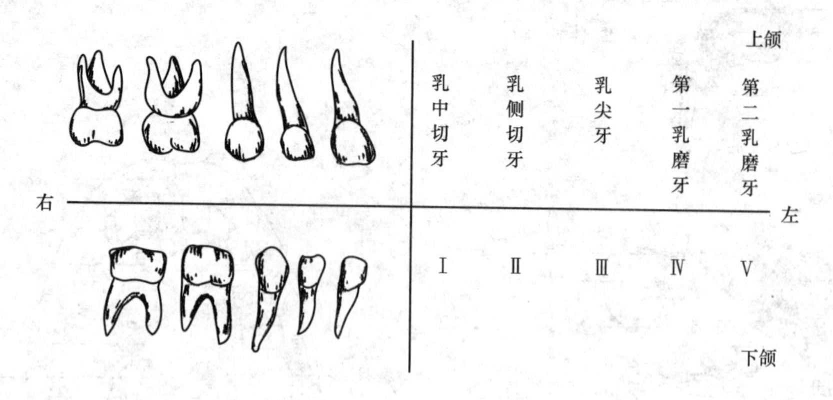

图3-3　乳牙的名称及符号

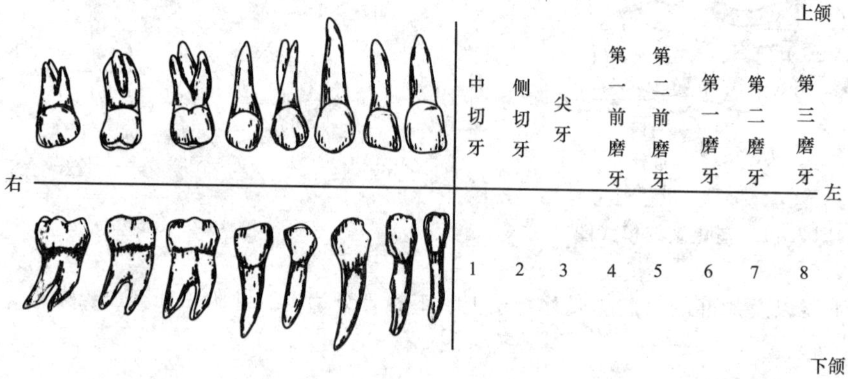

上颌
中切牙
侧切牙
尖牙
第一前磨牙
第二前磨牙
第一磨牙
第二磨牙
第三磨牙
右
左
1 2 3 4 5 6 7 8
下颌

图3-4　恒牙的名称及符号

3. 牙组织和牙周组织　牙由牙本质、釉质、牙骨质和牙髓组成。牙本质构成牙的大部分。在牙冠部的牙本质表面覆有坚硬的釉质，釉质是全身最坚硬的组织。在牙颈和牙根部的牙本质外面包有牙骨质。牙腔内有牙髓，由神经、血管和结缔组织共同构成。牙周组织包括牙周膜、牙槽骨和牙龈三部分，对牙起保护、固定和支持的功能。

（四）舌

舌（tongue）位于口腔底，以横纹肌为基础，被覆黏膜，有协助咀嚼、搅拌、吞咽食物、感受味觉和辅助发音的功能（图3-2）。

舌分舌尖、舌体和舌根。舌有上、下两面，上面称舌背，其后部“∧”形的界沟将舌分为前2/3的舌体和后1/3的舌根。舌体的前端称舌尖。

在舌背及侧缘有不同形状的黏膜突起，称舌乳头，包括：丝状乳头、菌状乳头、叶状乳头和轮廓乳头。轮廓乳头、菌状乳头、叶状乳头以及软腭、会厌等处的黏膜中，含有味觉感受器，称味蕾，有感受酸、甜、苦、咸等味觉功能。在舌背根部的黏膜内，有由淋巴组织集聚而成的小结节，称舌扁桃体。

舌下面中线处连于口底的黏膜皱襞，称舌系带。舌系带根部两侧有1对小圆形隆起，称舌下阜。舌下阜向后外侧延续成舌下襞。

舌肌包括舌内肌和舌外肌。舌内肌起止均在舌内，收缩时可使舌缩短、变窄或变薄。舌外肌起自舌外止于舌内，共四对，其中颏舌肌较为重要，两侧颏舌肌同时收缩，拉舌向前下方（伸舌）；一侧收缩时使舌尖伸向对侧。

（五）口腔腺

口腔腺（oral glands）又称唾液腺，分泌唾液，分大、小两种。小唾液腺数目多，如唇腺、颊腺、腭腺等。大唾液腺有三对（图 3－5），即腮腺、下颌下腺和舌下腺。腮腺（parotid gland）呈不规则的三角形，位于耳廓的前下方，其导管开口于上颌第 2 磨牙牙冠平对颊黏膜处的腮腺管乳头。下颌下腺（submandibular gland）呈卵圆形，位于下颌体内面的下颌下三角内，其导管开口于舌下阜。舌下腺（sublingual gland）位于口底舌下襞深面，有大、小两种腺管，大管与下颌下腺管共同开口于舌下阜，小管开口于舌下襞。

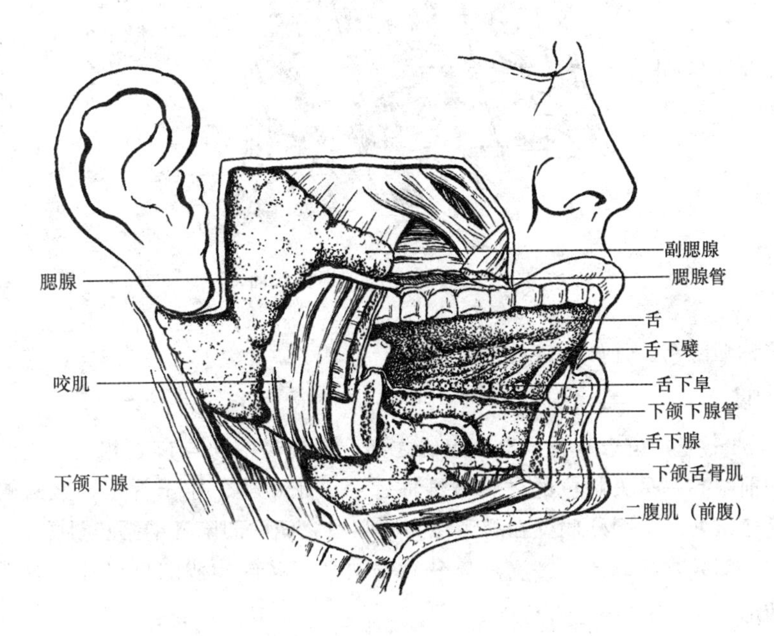

图 3－5　唾液腺

二、咽

咽（pharynx）是消化管与呼吸道的共同通道（图 3－6）。呈上宽下窄、前后略扁的漏斗形肌性管道，位于第 1～6 颈椎前方，上起于颅底，下至第 6 颈椎下缘续于食管。咽的前壁不完整，分别与鼻腔、口腔和喉腔相通；以软腭和会厌上缘为界，分为鼻咽、口咽和喉咽三部。

（一）鼻咽

鼻咽（nasopharynx）位于鼻腔后方，介于颅底与软腭之间，向前经鼻后孔通鼻腔。鼻咽部上壁后部的黏膜内有丰富的淋巴组织称咽扁桃体，幼儿时期较发达，6～7 岁时开始萎缩，约至 10 岁后完全退化。

鼻咽部的两侧壁，距下鼻甲后方约 1.5cm 处，左、右各有一个咽鼓管咽口，鼻咽借此通中耳鼓室。该口周围有半圆形隆起称咽鼓管圆枕，是寻找咽鼓管咽口的标志。咽鼓管圆枕后

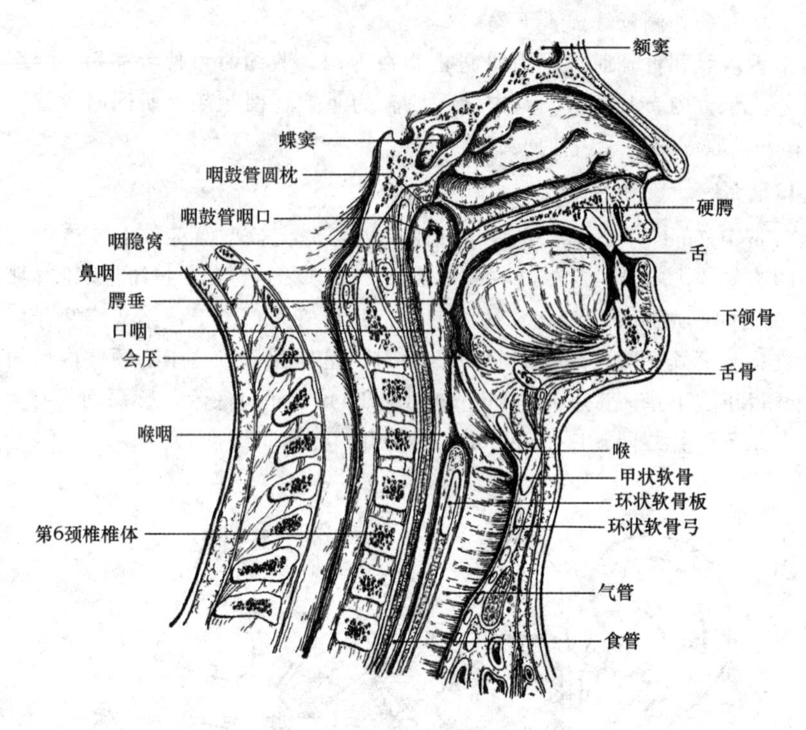

图 3－6　头颈部正中矢状面

上方有一凹陷称咽隐窝，是鼻咽癌的好发部位。

（二）口咽

口咽（oropharynx）位于软腭与会厌上缘之间，向前经咽峡与口腔相通，上续鼻咽，下通喉咽。口咽的前壁有一呈矢状位的黏膜皱襞称舌会厌正中襞，连于舌根，襞两侧凹陷称会厌谷，为异物易停留处。口咽外侧壁在腭舌弓与腭咽弓之间的凹陷容纳腭扁桃体。

咽扁桃体、咽鼓管扁桃体、腭扁桃体和舌扁桃体，共同构成咽淋巴环，对消化道和呼吸道具有防御功能。

（三）喉咽

喉咽（laryngopharynx）位于喉的后方，上起会厌上缘，下至第 6 颈椎体下缘与食管相续。向前经喉口通喉腔。在喉口两侧各有一深凹称梨状隐窝，常为异物滞留之处。

三、食管

食管（esophagus）是前后扁窄的肌性管，长约 25cm（图 3－1）。上端在第 6 颈椎体下缘与咽相接，下行经胸腔穿过膈进入腹腔，下端约平第 11 胸椎高度与胃的贲门连接。

食管有三处生理性狭窄：第一狭窄为食管的起始处，距中切牙约 15cm；第二狭窄为食管与左主支气管交叉处，距中切牙约 25cm；第三狭窄为食管通过膈食管裂孔处，距中切牙约 40cm。上述狭窄部是食管异物易滞留和肿瘤的好发部位。

四、胃

胃（stomach）是消化管最膨大的部分（图 3－1），上连食管，下续十二指肠。胃的形态、大小因胃充盈程度、体位及体型而不同。成人胃容量约1500ml，新生儿胃容量约30ml。

（一）形态和分部

胃有前、后两壁，大、小两弯和出、入两口（图3－7）。上缘凹而短，朝向右上，称胃小弯，钡餐造影时，其最低点可明显见一切迹，称角切迹。下缘凸而长，朝向左下，称胃大弯。胃入口称贲门，接食管。出口称幽门，通十二指肠。

胃可分为贲门部、胃底、胃体和幽门部四部。贲门附近的部分称贲门部；贲门平面以上，向左上方膨出的部分为胃底；自胃底向下至角切迹处的中间大部分称胃体；胃体下界与幽门之间的部分称幽门部。幽门部的大弯侧有一不甚明显的浅沟称中间沟，将幽门部分为右侧的幽门管和左侧的幽门窦。幽门窦是胃溃疡和胃癌的好发部位。

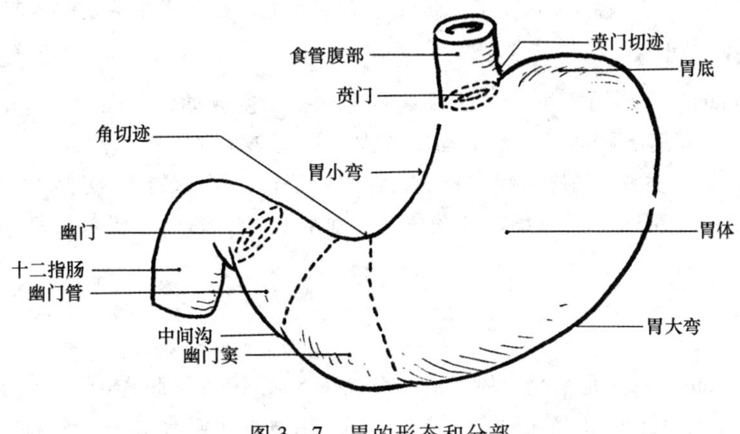

图3－7　胃的形态和分部

（二）位置和毗邻

胃大部分位于左季肋区，小部分位于腹上区。贲门位于第11胸椎体左侧，幽门约在第1腰椎体右侧。胃前壁右侧邻肝左叶，左侧邻膈，被左肋弓掩盖。在剑突下方胃前壁直接与腹前壁相贴，是临床上胃的触诊部位。胃后壁与胰、横结肠、左肾和左肾上腺相邻，胃底与膈和脾相邻。

知识拓展

胃镜检查

胃镜检查是目前临床上诊断上消化道疾病最为直观可靠的方法，是借助一条纤细、柔软的导管进入，顺次地、清晰地观察食管、胃、十二指肠球部甚至降部的黏膜状态，而且可以进行活体的病理学和细胞学检查的过程。胃镜检查诊断可靠、安全性高，是上消化道病变首先检查方法。

五、小肠

小肠（small intestine）是消化管中最长的一段，在成人长5～7m。上起幽门，下接盲肠，分为十二指肠、空肠和回肠三部。是进行消化吸收的重要器官。

（一）十二指肠

十二指肠（duodenum）介于胃与空肠之间，长约25cm。十二指肠呈“C”形包绕胰头，可分上部、降部、水平部和升部。

上部起自幽门，水平行向右后方，至肝门的下方，急转向下移行为降部。上部与幽门相接约2.5cm的一段肠管，壁薄，管径大，称十二指肠球，是溃疡的好发部位。降部沿右肾内侧缘下行于第3腰椎水平，弯向左行，移行为水平部。降部后内侧壁上纵行皱襞下端的圆形隆起称十二指肠大乳头，为胆总管和胰管的共同开口。水平部又称下部，向左横行达第3腰椎体左侧，续于升部。升部自水平部末端起始，斜向左上方，至第2腰椎体左侧转向下，移行为空肠。十二指肠与空肠转折处称十二指肠空肠曲，其上后壁被一束由肌纤维和结缔组织构成的十二指肠悬肌（又称Treitz韧带）固定于右膈脚上，是手术中确定空肠起始部的标志。

（二）空肠与回肠

空肠（jejunum）和回肠（ileum）上端起自十二指肠空肠曲，下端续于盲肠（图3-1）。空肠和回肠被肠系膜连于腹后壁，其活动度较大。近侧2/5称空肠，常位于左上部，管径较粗，管壁较厚，血管较多，动脉弓级数较少，直血管较长，颜色较红；远侧3/5称回肠，多位于脐区、右腹腔右下部，管径较细，管壁较薄，血管较少，动脉弓级数较多，直血管较短，颜色较浅。

六、大肠

大肠（large intestine）是消化管的下段，全长1.5m，续自回肠末端，止于肛门。可分为盲肠、阑尾、结肠、直肠和肛管五部分（图3-1）。其功能为吸收水分、维生素和无机盐，将食物残渣形成粪便，排出体外。

结肠和盲肠具有3种特征性结构，即结肠带、结肠袋和肠脂垂。

（一）盲肠

盲肠（cecum）是大肠的起始部，位于右髂窝内，左接回肠，其下端为盲端，上续升结肠，长约6~8cm。回肠末端开口于盲肠，开口处有上、下两个半月形的黏膜皱襞称回盲瓣，此瓣可控制小肠内容物进入盲肠的速度，并可防止大肠内容物反流。在回盲口下方约2cm处，有阑尾的开口（图3-8）。

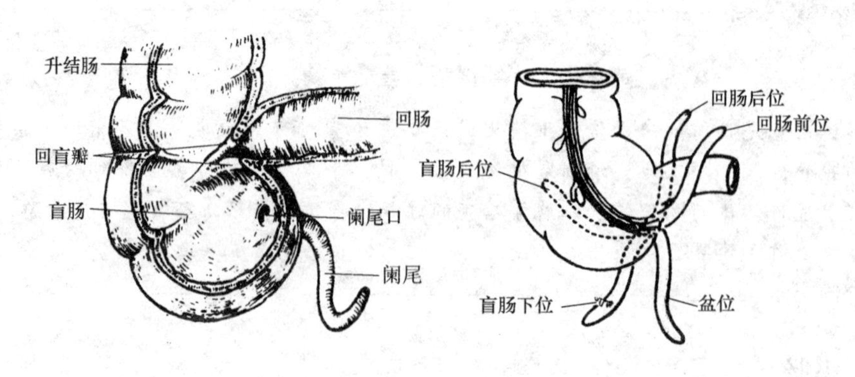

图3-8　盲肠和阑尾

（二）阑尾

阑尾（vermiform）是从盲肠后内侧壁向外延伸的一条蚓状突起，长约6～8cm。阑尾的位置变化较大，根据国内体质调查资料，阑尾以回肠下位和盲肠后位较多见（图3－8），其次是盆位。3条结肠带汇聚于阑尾根部，是阑尾手术时寻找阑尾的可靠方法。

阑尾根部较固定，阑尾根部的体表投影点通常在右髂前上棘与脐连线的中、外1/3交点处，该点称McBurney点。阑尾炎时此处有压痛。

（三）结肠

结肠（colon）是介于盲肠与直肠之间。分为升结肠、横结肠、降结肠和乙状结肠四部分。升结肠在右髂窝处，起自盲肠上端，沿腰方肌和右肾前面上升至肝右叶下方，转折向左前下方移行于横结肠。横结肠先行向左前下方，后略转向左后上方，形成一略向下垂的弓形弯曲，至左季肋区，在脾脏面下份处，折转向下续于降结肠。降结肠沿左肾外侧缘和腰方肌前面下降，至左髂嵴处续于乙状结肠。乙状结肠沿左髂窝转入盆腔内，全长呈“乙”字形弯曲，至第3骶椎平面续于直肠。

（四）直肠

直肠（rectum）是消化管位于盆腔下部的一段，全长10～14cm，在第3骶椎前方起自乙状结肠，续于肛管（图3－9、图3－10）。直肠在矢状面上形成两个明显的弯曲：凸向后的直肠骶曲和凸向前的直肠会阴曲。直肠下端膨大称直肠壶腹。直肠内面有3个直肠横襞，中间的直肠横襞大而恒定，位于直肠右前壁上，距肛门约7cm，是直肠镜检的定位标志。

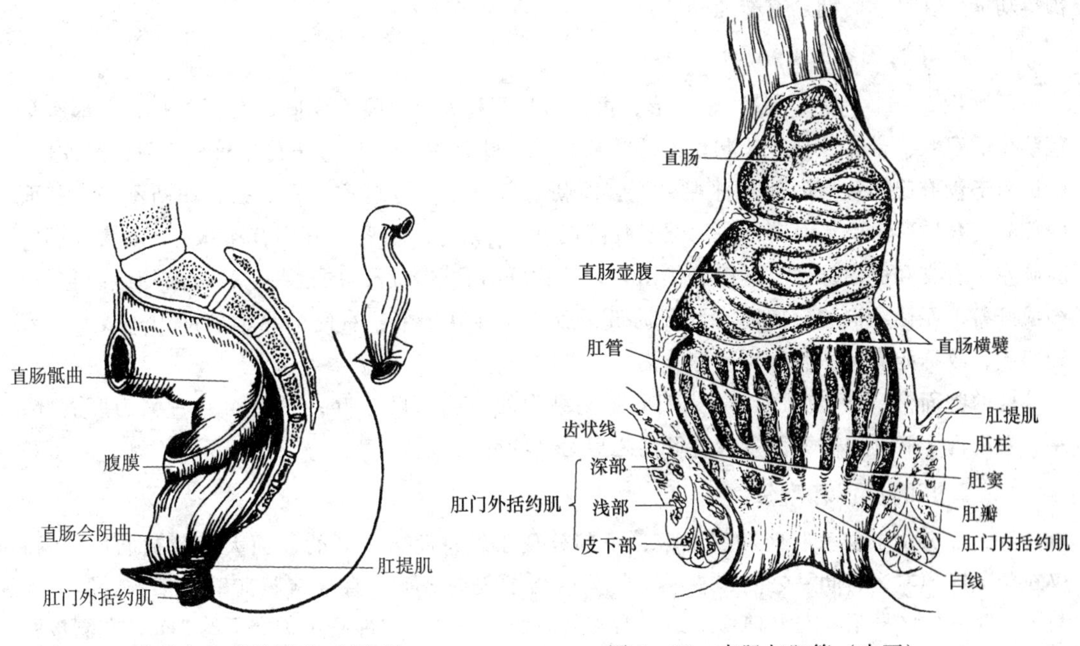

图3－9 直肠与肛管的形态（侧面）

图3－10 直肠与肛管（内面）

（五）肛管

肛管（anal canal）上接直肠，下止于肛门，长约4cm（图3－10）。肛管内面有6～10

条纵行的黏膜皱襞称肛柱。各肛柱下端彼此借半月形黏膜皱襞相连，称肛瓣。每一肛瓣与其相邻的两个肛柱下端之间形成开口向上的隐窝称肛窦，窦内易积粪屑，感染后易致肛窦炎。肛柱下端与各肛瓣边缘的锯齿状环形线称齿状线，齿状线上、下部分的肠管在动脉来源、静脉回流、淋巴引流，以及神经分布等方面都不相同，这在临床上具有很大的实际意义。

在齿状线下方有一环状区域称肛梳。肛梳下缘有一不甚明显的环形线称白线，该线位于肛门内、外括约肌之间，肛诊时可触知此处为一环行浅沟即括约肌间沟。肛管的皮下和黏膜下层含有丰富的静脉丛，病理情况下静脉丛曲张突起形成痔。发生在齿状线以上的为内痔，发生在齿状线以下的为外痔。

肛管周围有肛门内、外括约肌环绕。肛门内括约肌是平滑肌，有协助排便的作用。肛门外括约肌为骨骼肌，位于内括约肌周围，可分为皮下部、浅部和深部，浅部和深部起着极重要的括约作用，若手术损伤将导致大便失禁。

第二节　消化腺

一、肝

肝（liver）是人体最大的腺体，也是最大的消化腺。肝的血供十分丰富，呈红褐色，质软而脆。肝是机体新陈代谢最活跃的器官，具有分泌胆汁，参与代谢、储存糖原、解毒、防御等功能，在胚胎时期还有造血功能。

（一）肝的形态

肝（图3-11、图3-12）呈楔形，可分为膈面和脏面。膈面膨隆，与膈相贴，上部有呈冠状位的冠状韧带；前部有矢状位的镰状韧带，将肝分为大而厚的肝右叶和小而薄的肝左叶。膈面后部没有腹膜被覆的部分称裸区。脏面朝向后下方，与腹腔器官邻接，凹凸不平。脏面中部有“H”形沟，其中横行的沟位于脏面正中，有肝左、右管，肝固有动脉左、右支，肝门静脉左、右支和肝的神经、淋巴管等出入，故称肝门。出入肝门的这些结构被结缔组织包绕，构成肝蒂。左侧纵沟的前部内有肝圆韧带；后部是静脉韧带。右侧的纵沟前部为一浅窝，容纳胆囊，故称胆囊窝；后部为腔静脉沟。

肝的脏面借“H”形的沟分为四叶：左纵沟的左侧为肝左叶；右纵沟的右侧为肝右叶；左、右纵沟之间肝门前方为方叶，肝门之后为尾状叶。

（二）肝的位置和毗邻

肝大部分位于右季肋区和腹上区，小部分位于左季肋区。肝的前面大部分被肋所掩盖，仅在腹上区的左、右肋弓之间，有一小部分露出于剑突之下，直接与腹前壁相接触。肝上界与膈穹隆一致，肝下界与肝前缘一致，右侧与右肋弓一致，中部超出剑突下约3cm，左侧被肋弓掩盖。故在体检时，在右肋弓下不能触到肝。但3岁以下的健康幼儿，由于腹腔容积较小，而肝的体积相对较大，肝前缘常低于右肋弓下1～2cm，到7岁以后，在右肋弓下不能触到。

肝脏面右叶从前向后邻接结肠右曲、十二指肠上曲、右肾上腺和右肾。肝脏面左叶与胃前壁相邻，后上方邻接食管腹部。

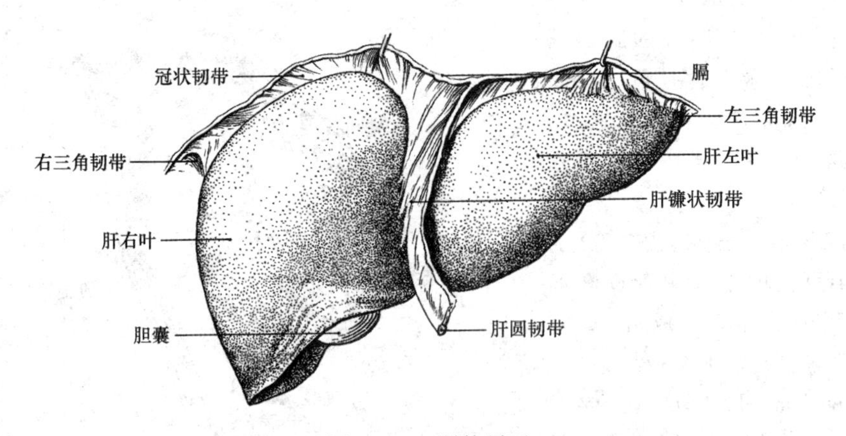

图 3－11　肝的膈面

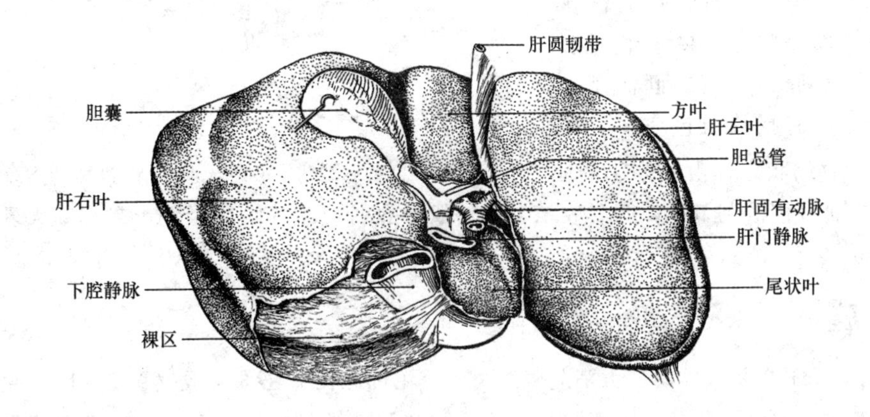

图 3－12　肝的脏面

（三）肝的分叶与分段

肝内有四套管道，形成两个系统。肝门静脉、肝固有动脉和肝管的各级分支在肝内的走行、分支和配布基本一致，并有结缔组织包绕，共同组成 Glisson 系统。依据 Glisson 系统在肝内的分布情况可将肝分为左、右半肝，进而再分成 5 个叶和 8 个段。

临床上可根据叶、段的区分对肝的疾病进行较为精确的定位诊断，也可施行肝叶或肝段切除术，因此了解肝的分叶和分段具有重要的临床意义。

（四）肝外胆道系统

肝外胆道系统包括胆囊和输胆管道（肝左管、肝右管，肝总管和胆总管）（图 3－13）。

1. 胆囊（gall bladder）　为储存和浓缩胆汁的囊状器官，呈长梨形，位于胆囊窝内。

胆囊分底、体、颈三部分，凸向前下方的盲端是胆囊底，在肝前缘的胆囊切迹处。胆囊底的体表投影为右腹直肌外缘或右锁骨中线与右肋弓交点处。胆囊发炎时，该处有压痛。中间为胆囊体，体与底之间无明显界限。后端变细称为胆囊颈。胆囊颈续为胆囊管。胆囊管比胆囊颈稍细，在肝十二指肠韧带内与其左侧的肝总管汇合为胆总管。

胆囊颈和管内的黏膜呈螺旋状突入腔内，形成螺旋襞。螺旋襞可控制胆汁的流入和流出，也是结石易于嵌顿的部位。

胆囊管、肝总管和肝的脏面围成的三角形区域称胆囊三角（Calot三角），三角内常有胆囊动脉通过，因此该三角是胆囊手术中寻找胆囊动脉的标志。

2. 输胆管道 肝左、右管分别由左、右半肝内的毛细胆管逐渐汇合而成，出肝门后即合成肝总管。肝总管下端与胆囊管汇合成胆总管。胆总管（common bile duct）长约4～8cm，直径0.3～0.6cm。胆总管在肝十二指肠韧带内下行，斜穿十二指肠降部后内侧壁中，与胰管汇合成略膨大的肝胰壶腹，开口于十二指肠大乳头。在肝胰壶腹、胆总管及胰管末段周围有括约肌包绕。平时括约肌保持收缩状态，由肝分泌的胆汁，经肝左、右管、肝总管、胆囊管进入胆囊内贮存。进食后，在神经体液调节下，胆囊收缩，括约肌舒张，使胆汁自胆囊经十二指肠大乳头，排入十二指肠。

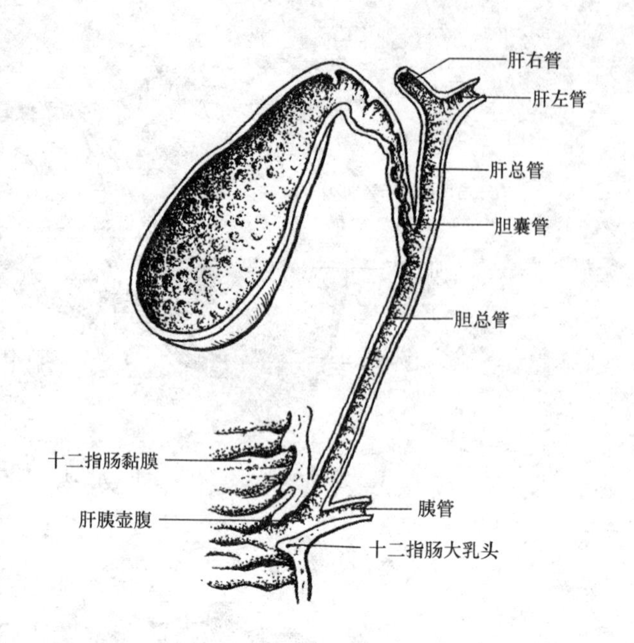

图3－13 胆囊与输胆管道

二、胰

胰（pancreas）是人体第二大消化腺，由外分泌部和内分泌部组成（图3－1）。胰的外分泌部分泌胰液，内含多种分解、消化蛋白质、脂肪和糖类等的消化酶，胰液经胰管排泄到十二指肠降部。其内分泌部即胰岛，散在于胰实质内，胰尾部较多，主要分泌胰岛素，调节血糖浓度。

（一）胰的位置与毗邻

胰呈长条形，质软，色灰红，长14～20cm，横卧于腹后壁，平对第1～2腰椎体。胰的前面隔网膜囊与胃相邻，后方有下腔静脉、胆总管、肝门静脉和腹主动脉等重要结构，其右端被十二指肠环抱，左端抵达脾门。

（二）胰的形态

胰可分头、颈、体、尾四部，各部之间无明显界限。胰头膨大，位于第2腰椎体的右前方，其上、下方和右侧被十二指肠包绕。在胰头的下部有一向左后上方的钩突，将肠系膜上动、静脉夹在胰头、颈与钩突之间。胰体位于胰颈与胰尾之间，占胰的大部分，略呈三棱柱形。胰体横位于第1腰椎体前方，故向前凸起。胰尾较细，紧贴脾门。胰管位于胰实质内，偏背侧，其走行与胰的长轴一致，于十二指肠降部的后内侧壁内与胆总管汇合成肝胰壶腹，开口于十二指肠大乳头。在胰头上部常可见一小管，行于胰管上方，称副胰管，开口于十二指肠小乳头，主要引流胰头前上部的胰液。

案例解析

案例：患者男性，19 岁。突然发生脐周疼痛，1 小时后局限于右下腹部，并伴有发烧和呕吐，血常规检查白细胞增高，查体右下腹麦氏点压痛明显。初步诊断是什么？手术中如何寻找阑尾？

解析：转移性右下腹疼痛，并有麦氏点压痛，是急性阑尾炎的特征性表现。在急性阑尾炎早期，炎症局限在阑尾本身，炎症仅刺激分布于阑尾和其表面脏腹膜的内脏神经末梢，由于内脏神经对刺激不甚敏感，因而局部疼痛部不明显，而引起的牵涉性痛比较明显（见内脏神经），出现脐周疼痛。随着病情的加重，炎症蔓延至腹膜，刺激由躯体神经支配的壁腹膜，此时就出现了右下腹局限性的压痛。因而该患者初步诊断为阑尾炎。

阑尾的位置因人而异，多位于麦氏点，部分变化较大。一般来说，如果寻找困难，可根据 3 条结肠带均汇集于阑尾根部的特点，沿结肠带向下追寻，这是寻找阑尾的可靠方法。

本章小结

消化系统由消化管和消化腺组成。

消化管为一条粗细不等的肌性管道，自上而下包括口腔、咽、食管、胃、小肠（十二指肠、空肠、回肠）和大肠（盲肠、阑尾、结肠、直肠和肛管）。口腔为消化管的起始部，借咽峡与咽相通；咽分为鼻咽、口咽和喉咽；食管全长约 25cm，有 3 个生理性狭窄；胃是消化管最膨大部分，大部分位于左季肋区，小部分位于腹上区；小肠全长 5 ~ 7m，位于脐的周围，是消化吸收的主要部位；大肠位于空回肠的周围。

消化腺包括大消化腺和小消化腺。肝质软而脆，呈右厚左薄不规则楔形，具有分泌胆汁，参与代谢，解毒，防御等功能。胰狭长、呈棱柱形，位于腹后壁，分为内分泌部和外分泌部。

思考题

1. 消化管包括哪些器官？
2. 试述阑尾的位置和体表投影。
3. 在进食和不进食状态下，胆汁是如何排入到十二指肠或储存的？

（吴海平　武志兵）

第四章 呼吸系统

学习导引

知识要求

1. **掌握** 呼吸系统的组成，胸膜的分部，纵隔的定义和分部。
2. **熟悉** 呼吸系统各器官的形态和构造。
3. **了解** 纵隔的内容。

呼吸系统（respiratory system）由呼吸道和肺两部分组成（图4－1）。前者包括鼻、咽、喉、气管和支气管，后者由肺间质和肺实质两部分组成。呼吸系统的主要功能是完成气体交换，即从外界吸入氧气，呼出机体代谢产生的二氧化碳，除此之外，某些器官尚具有发音、嗅觉等功能。

第一节 呼吸道

呼吸道为气体进出肺的通道，可分为上呼吸道和下呼吸道两部分，临床上通常将鼻、咽、喉称为上呼吸道，气管和各级支气管称为下呼吸道。

一、鼻

鼻（nose）分为外鼻、鼻腔和鼻旁窦三部分，它既是呼吸道的起始器官，又是嗅觉器官，同时还可辅助发音。

（一）外鼻

外鼻（external nose）以鼻骨和鼻软骨为支架，外面覆以皮肤、内面覆以黏膜构成，自上而下分为鼻根、鼻背和鼻尖三部分，鼻尖向两侧扩大的部分为鼻翼。

（二）鼻腔

鼻腔（nasal cavity）以骨和软骨为基础，内面被覆皮肤或黏膜构成，借助鼻中隔分为左右两腔，每侧又以鼻阈分为鼻前庭和固有鼻腔两部分。鼻

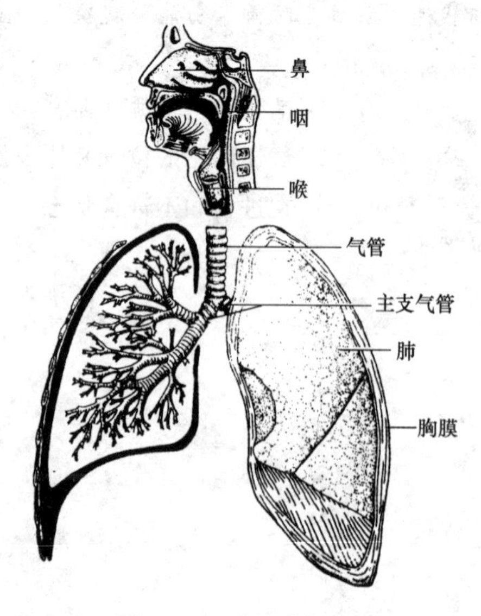

图4－1 呼吸系统全貌

前庭内面被覆皮肤，向前经鼻孔与外界沟通。固有鼻腔内面被覆黏膜，向后经鼻后孔通鼻咽，其外侧壁自上而下依次有上、中和下鼻甲，各鼻甲下方的间隙分别叫上、中和下鼻道（图4-2）。

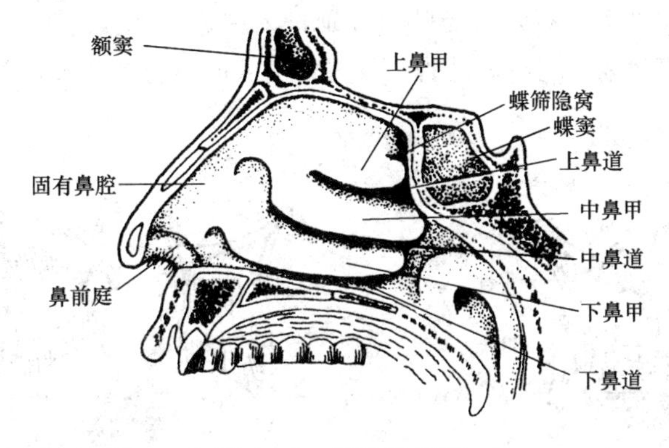

图4-2　鼻腔外侧壁

固有鼻腔的黏膜根据功能不同分为嗅区和呼吸区两部分，嗅区黏膜位于上鼻甲、与上鼻甲对应的鼻中隔和二者之间鼻腔顶部，内富含嗅细胞，能接受嗅觉刺激，其余部位为呼吸区，内含有丰富的鼻腺，可温暖、湿润吸入的空气。

（三）鼻旁窦

鼻旁窦（paranasal sinuses）是位于鼻腔周围颅骨内且开口于鼻腔的含气空腔。共四对：额窦、筛窦、蝶窦和上颌窦，其内面被覆的黏膜与鼻腔的黏膜相连，故鼻腔黏膜的炎症可蔓延至鼻旁窦，引起鼻窦炎。鼻旁窦具有调节吸入空气温、湿度和对发音产生共鸣的作用。

二、咽

咽是消化道和呼吸道共有的器官，见消化系统。

三、喉

喉（larynx）既是呼吸的管道，又是发音的器官，以喉软骨为支架，借助喉的连接、喉肌和黏膜等连接而成（图4-3）。喉软骨包括甲状软骨、环状软骨、会厌软骨和成对的杓状软骨。喉的连接包括喉软骨间的连接和喉与舌骨、气管间的连接。喉肌均为横纹肌，是发音的动力器官，具有紧张或松弛声带、缩小或开大声门裂及缩小喉口的功能。

喉腔为喉的内腔。上界为喉口，通喉咽，下连气管，与肺相通。喉腔外侧壁上有上、下两对突入腔内的黏膜皱襞，上方的一对叫前庭襞，之间的裂隙为前庭裂；下方的一对叫声襞，之间的裂隙为声门裂，是喉腔最狭窄的部位。喉腔借上述两对黏膜皱襞自上而下分为三部：喉前庭、喉中间腔和声门下腔（图4-4）。声带由声襞及位于其深面的声韧带和声带肌构成。

四、气管与主支气管

气管（trachea）于第6颈椎体下缘起自环状软骨下缘，经胸廓上口入胸腔，达胸骨角平面分叉形成左、右主支气管（图 4－5），以胸廓上口为界，分为颈部和胸部。气管是由 14～17 个呈“C”形缺口朝后的气管软骨环、平滑肌和结缔组织构成。

左主支气管（left principal bronchus）和右主支气管（right principal bronchus）自胸骨角平面由气管分出后，均向外下方行走，经肺门分别进入左、右肺。由于左主支气管细长，走行较平缓，而右主支气管短粗，走行较陡直，故坠入气管的异物多进入右主支气管。

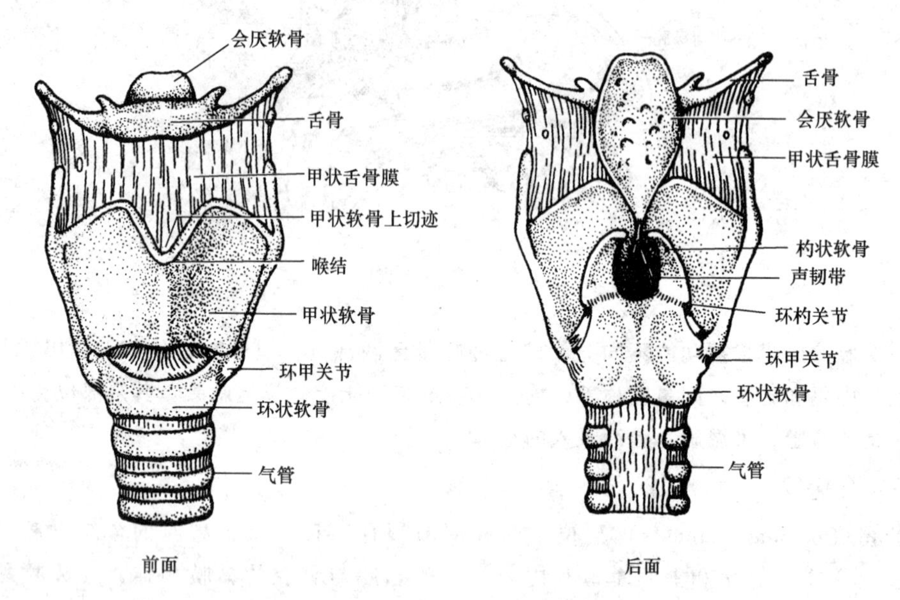

图 4－3　喉软骨及连结

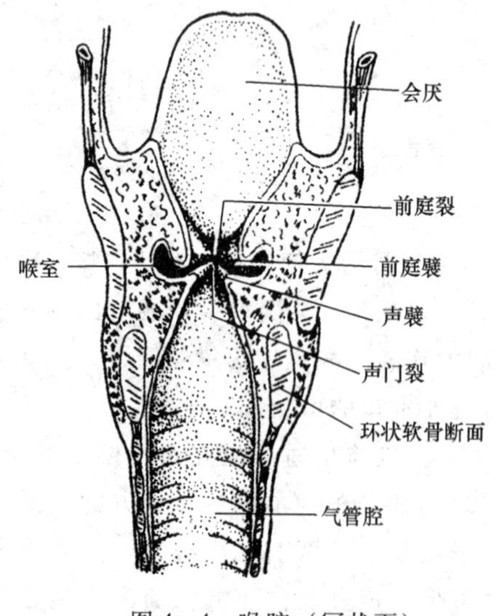

图 4－4　喉腔（冠状面）

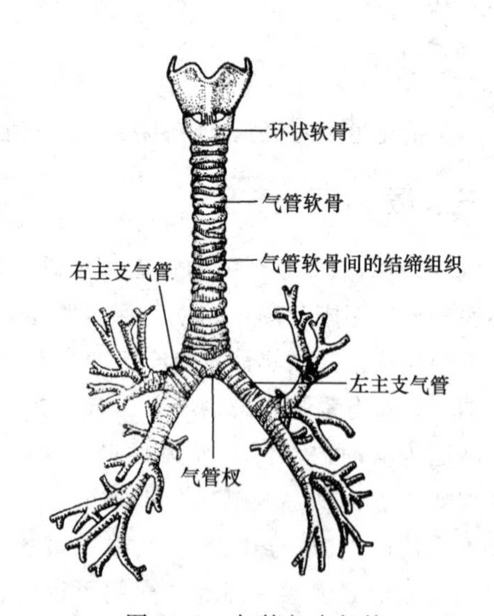

图 4－5　气管与支气管

知识拓展

支气管镜

支气管镜适用于做肺叶、段及亚段支气管病变的观察、活检采样、细菌学、细胞学检查、配合 TV 系统可进行摄影、示教和动态记录。支气管镜检查是利用直径约 0.6 公分的支气管镜，在施行咽喉局部麻醉后，经由口腔放入或由鼻腔放入或由气管切开放入。支气管镜可活检取样，帮助发现早期病变，也能开展息肉摘除、摘取异物、清除呼吸道分泌物等体内外科手术，对于支气管、肺疾病研究、诊断、治疗和术后检查等是一种良好的精密仪器。

第二节 肺

一、肺的位置和形态

肺（lung）是成对的实质性器官，位于胸腔内，膈肌上方，纵隔两侧。

正常肺呈浅红色，如海绵，质地柔软，富有弹性。肺呈圆锥形，右肺宽而短，左肺狭而长，肺分为一尖、一底、三面和三缘（图 4 - 6）。肺尖钝圆，经胸廓上口突至颈根部，高出锁骨内侧 1/3 段上方约 2.5cm。肺底坐于膈肌之上，又称膈面。肋面即外侧面，与胸廓的前、后和外侧壁相邻。纵隔面即内侧面，与纵隔紧贴，其中央有椭圆形凹陷，称肺门（hilum of lung），是支气管、血管、淋巴管和神经等进出的门户。出入肺门的所有结构被结缔组织包括构成肺根（root of lung）。肺的前缘和下缘锐利，后缘钝圆，其中左肺前缘下部有弧形凹陷，为心切迹，切迹下方向右侧伸出左肺小舌。

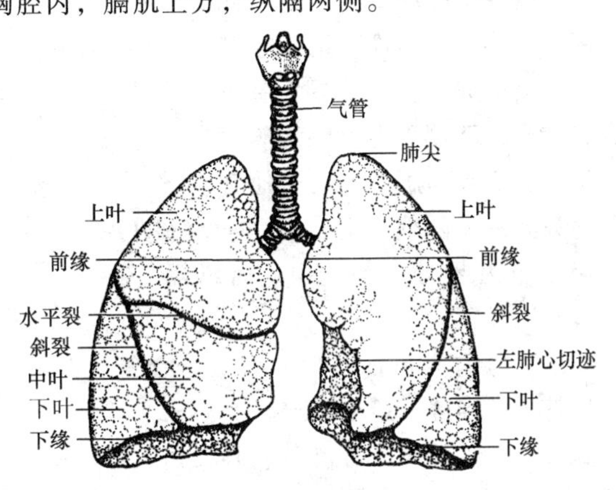

图 4 - 6 肺的形态

左、右肺都借叶间裂分叶，其中左肺借斜裂分为上叶和下叶，右肺借斜裂和水平裂分为上、中、下三叶。

二、肺内支气管和肺的血管

在肺门处，主支气管分为次级支气管，进入肺叶，称为肺叶支气管（lobar bronchi）。左肺有上、下叶支气管，右肺有上、中、下叶支气管。肺叶支气管伸入相应肺叶后，再分出三级支气管，即肺段支气管（segmental bronchi）。肺段支气管又可继续分支，如此反复分支致整个支气管呈树状，称为支气管树（bronchial tree）。

在肺门处，有两种血管进入肺内，其中肺动脉为肺的功能性血管，运送血液进入肺内进行气体交换，而支气管动脉为肺的营养性血管，提供营养给肺。

第三节　胸膜与纵隔

一、胸膜

胸膜（pleura）是覆于肺表面、胸壁内面、膈上面和纵隔两侧面等部位的一层薄而光滑的浆膜，其中被覆于肺表面的胸膜称为脏胸膜，被覆于其他部位的胸膜称为壁胸膜。壁胸膜根据被覆部位不同又分为四部：衬覆于胸壁内面的称肋胸膜；覆盖于膈上面的称膈胸膜；衬覆于纵隔两侧面的称纵隔胸膜；覆盖于肺尖上方，肋胸膜和纵隔胸膜向上延续的部分称胸膜顶（图 4－1）。

两侧的脏胸膜和壁胸膜在左、右肺根处相互移行，共同围成一对互不相通的、密闭的潜在性腔隙，称为胸膜腔（pleural cavity），内呈负压，含少许浆液，可减少呼吸时胸膜之间的摩擦。

二、纵隔

纵隔（mediastinum）是两侧纵隔胸膜之间全部器官、结构和结缔组织的总称。

纵隔呈矢状位，前界为胸骨，后界为脊柱胸段，两侧界为纵隔胸膜，上界为胸廓上口，下界为膈。解剖学通常以胸骨角平面为界将纵隔分为上、下纵隔，下纵隔又以心包为界分为前、中、后纵隔（图 4－7）。

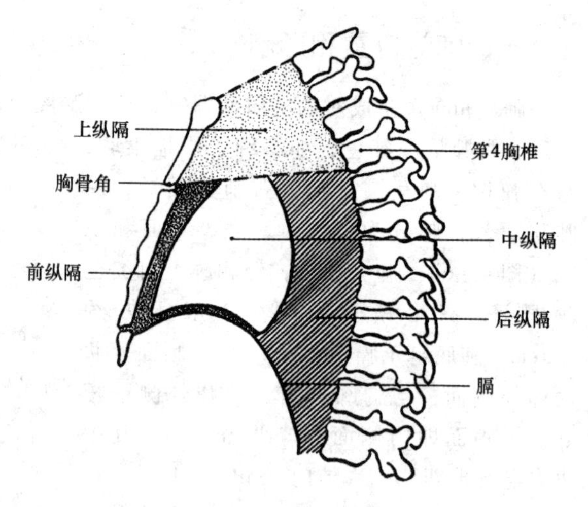

图 4－7　纵隔分区

纵隔的内容包括胸腺、气管、食管、胸导管、膈神经、迷走神经、交感干、主动脉弓、胸主动脉、奇静脉、心及出入心的大血管根部。

案例解析

案例： 患儿，女，1 岁 3 个月，在家中玩耍时进食数粒花生米，之后开始哭闹，出现呛咳、喘鸣，伴有口唇发绀，遂到医院来就诊。请问你考虑该患儿可能出现什么情况，并分析原因？

解析： 该患儿可能出现右侧支气管异物。支气管异物是临床常见急诊，75% 发生于 2 岁以下儿童。由于其咀嚼功能差，花生米不能被完全嚼碎，而其喉及喉返神经等尚未发育完全，加之小孩进食时处于嬉戏状态，未完全嚼碎的花生米极易吸入气道，造成支气管异物的发生，而左、右主支气管的形态及走行特点决定异物多坠入右主支气管内。

本章小结

呼吸系统由呼吸道和肺组成，呼吸道分为上呼吸道和下呼吸道，上呼吸道包括鼻、咽、喉，下呼吸道包括气管和各级支气管。

肺呈圆锥形，分为：一尖，肺尖；一底，肺底；三面，膈面、肋面和纵隔面；三缘，前缘、后缘和下缘。右肺借斜裂和水平裂分为上、中、下三叶，左肺借斜裂分为上、下两叶。肺主要功能是进行气体交换。

胸膜分为脏胸膜和壁胸膜，壁胸膜根据被覆部位不同分为肋胸膜、膈胸膜、纵隔胸膜和胸膜顶四部。

纵隔是两侧纵隔胸膜之间全部器官、结构和结缔组织的总称，分为上、下纵隔两大部，下纵隔又分为前、中、后纵隔。

思考题

1. 试述肺的位置和形态。
2. 试述纵隔的定义及分部。

（李建忠　武志兵）

第五章　泌尿系统

学习导引

知识要求

1. **掌握**　泌尿系统的组成，输尿管的狭窄。
2. **熟悉**　泌尿系统各器官的形态和位置。
3. **了解**　肾的血液循环特点与尿生成的关系。

泌尿系统（urinary system）由肾、输尿管、膀胱和尿道组成（图 5－1）。其主要功能是以尿液的形式排除机体代谢过程中产生的废物（如尿素、尿酸等）以及多余的水和无机盐。其中肾是最重要的器官，尿液由其生成后，经输尿管输送到膀胱暂时储存，最后经尿道排出体外，以保证机体内环境的相对平衡与稳定。

第一节　肾

一、肾的形态

肾（kidney）为成对的实质性器官，左、右各一，形似蚕豆。新鲜肾呈红褐色，表面光滑，质地柔软，分上、下两端，前、后两面和内、外侧两缘（图 5－1）。肾上、下两端钝圆；前面较凸，后面较平，紧贴腹后壁；外侧缘隆凸，内侧缘中部凹陷，是肾的血管、神经、淋巴管和肾盂出入肾的部位，称为肾门（renal hilum），出入肾门的这些结构共同被结缔组织包裹形成肾蒂（renal pedicle）。由肾门延伸入肾实质形成的凹陷，称为肾窦（renal sinus），内有肾血管、淋巴管、神经、肾小盏、肾大盏、肾盂和脂肪组织等。

二、肾的位置

肾位于腹后壁，脊柱的两侧，属腹膜外位器官。左肾位于第 11 胸椎椎体下缘至第 2 腰椎椎体下缘之间，右肾由于受肝的挤压，低于左肾 1～2cm（约半个椎体），位于第 12 胸椎椎体上缘至第 3 腰椎椎体上缘之间（图 5－2）。第 12 肋分别斜过左肾后方的中部和右肾后方的上部。在腰背部，竖脊肌外侧缘与第 12 肋的夹角处为肾门的体表投影点，称为肾区（renal region），肾脏疾患时，触压或叩击此部位可引起疼痛。肾的表面由内向外依次有三层被膜：纤维囊、脂肪囊和肾筋膜，它们与肾的血管、邻近器官等共同维持固定肾的正常位置。

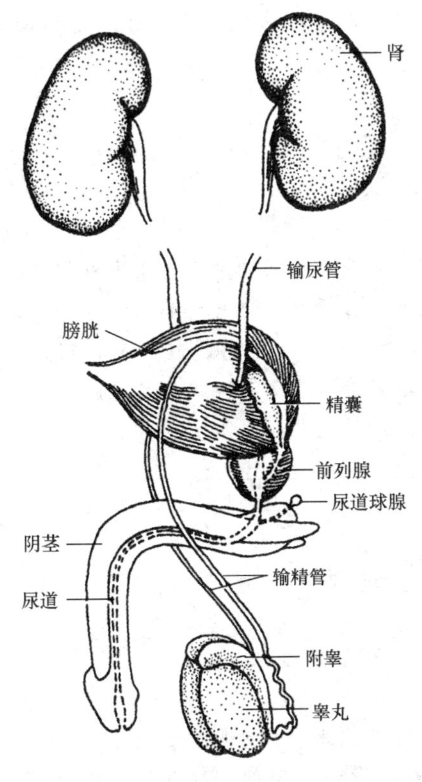

图 5－1　男性泌尿生殖系统模式图

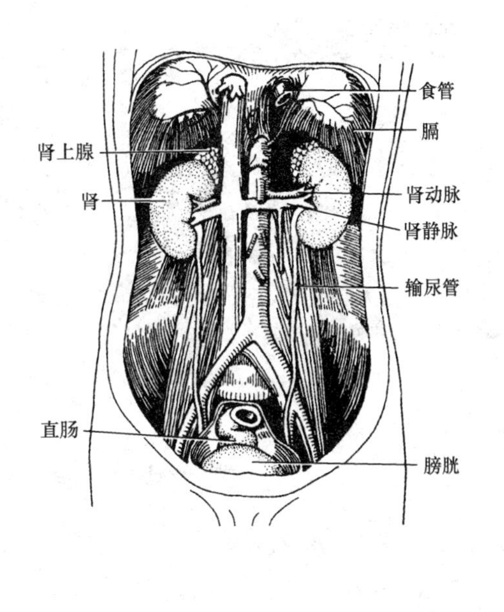

图 5－2　肾的位置（前面观）

三、肾的构造

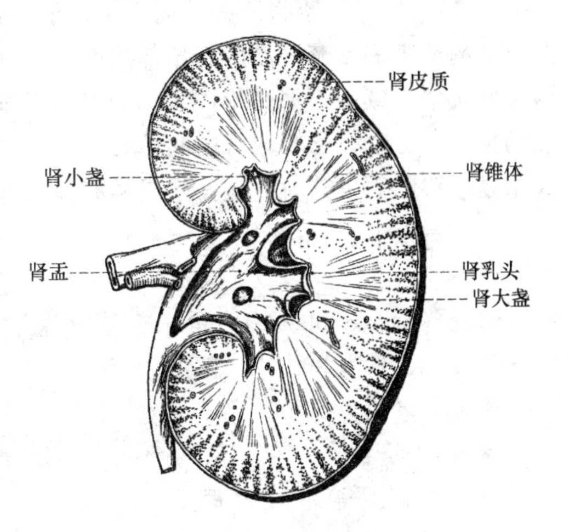

图 5－3　肾冠状切面

肾的冠状切面上，可见肾实质分浅、深两部，浅层为肾皮质（renal cortex），深层主要为肾髓质（renal medulla）（图 5－3）。肾皮质富含血管，新鲜标本呈红褐色，主要由肾小体和肾小管组成，其伸入髓质的部分称肾柱。肾髓质位于皮质的深层，呈淡红色，由 15～20 个肾锥体组成。肾锥体呈圆锥形，底朝向皮质，尖钝圆，朝向肾窦，称肾乳头。肾乳头的尖端有许多集合管的开口，即乳头孔。在肾窦内有7～8个呈漏斗状的膜性结构，称肾小盏，其宽端包绕肾乳头，尿液经乳头孔流入其内。每 2～3 个肾小盏汇合成一个肾大盏。一侧肾约有 2～3 个肾大盏，它们共同汇合成前后略扁的呈漏斗状的肾盂。肾盂出肾门后逐渐变细，弯行向下，移行为输尿管。

四、肾的血液循环特点与尿生成的关系

终尿是血液流经肾的微细结构通过滤过、重吸收和分泌等过程后形成的。肾的血液循环参与尿的生成，具有如下特点：①肾动脉直接发自腹主动脉，血管短粗，血流量大；②血液

流经血管球时，由于入球微动脉粗短，出球微动脉细长，利于生成滤液。③肾内血小管的分布与肾小管的走向始终相随。

知识拓展

肾移植

肾移植就是将健康者的肾脏移植给有肾脏病变并丧失肾脏功能的患者。当双侧肾脏功能均丧失时，肾移植是最理想的治疗方法，故凡是慢性肾功能不全发展至终末期，均可用肾移植治疗。临床上肾移植时，一般将移植肾放于受体盆腔内，髂窝是较理想部位。由于患者在手术后需长期服用免疫抑制药物，故术后对患者其他疾病的预防、治疗和管理同样至关重要。

第二节　输尿管、膀胱和尿道

一、输尿管

输尿管（ureter）由肾盂出肾门后在第2腰椎上缘延续而来，终于膀胱，左右各一，呈细长的肌性管道，全长约20～30cm。根据行程不同，输尿管分为腹部、盆部和壁内部三部分（图5－2）。腹部沿腰大肌的前面下降，于小骨盆上口处，左、右侧输尿管分别跨过左髂总动脉末端的前方和右髂外动脉起始部的前方，进入盆腔延续为盆部，沿盆腔侧壁下行至膀胱底，斜穿膀胱壁延续为输尿管壁内部，开口于膀胱底内面。输尿管全长粗细不均，出现三处较明显的狭窄，分别位于输尿管的起始处、小骨盆上口处（跨过髂血管处）和穿膀胱壁处。这些狭窄是尿路结石下降时，易发生嵌顿滞留的部位。

二、膀胱

膀胱（urinary bladder）是一个储存尿液的肌性囊状器官，成年人的膀胱容量为300～500ml，最大可达800ml，新生儿的膀胱容量约为50ml。

膀胱的形状、大小、位置及毗邻关系随尿液的充盈程度而改变。膀胱充盈时，略呈卵圆形，空虚时则呈三棱锥体形，分尖、底、体和颈四部（图5－4）。膀胱尖朝向前上方；膀胱底朝向后下方，略呈三角形；尖、底之间的大部分称膀胱体；膀胱的最下部，称膀胱颈，下端有尿道内口通尿道。膀胱处于空虚状态时，黏膜形

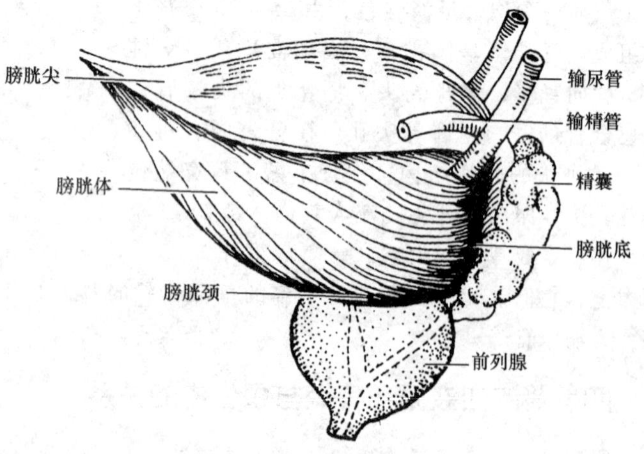

图5－4　膀胱的形态（左侧面）

成许多皱襞，充盈时则消失，但在膀胱底的内面，两输尿管口和尿道内口之间的三角形区域，黏膜光滑无皱襞，称膀胱三角（trigone of bladder）（图 5－5），是炎症、肿瘤和结核等膀胱疾患的好发部位。

新生儿的膀胱位于腹腔内，随着年龄的增长，逐渐下降，成人的膀胱位于盆腔内，耻骨联合的后方，空虚时，膀胱尖平耻骨联合上缘；充盈时，膀胱尖高于耻骨联合上缘，膨入腹腔并紧贴腹前壁。在男性，膀胱底与精囊、输精管末段和直肠相邻；在女性，则与子宫颈和阴道相邻。

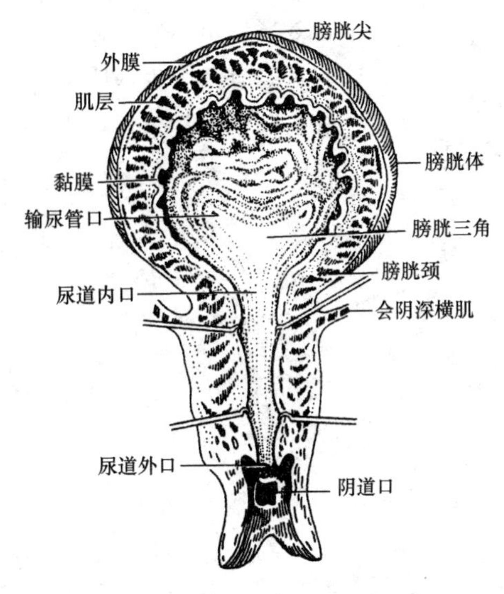

图 5－5　女性膀胱和尿道冠状面（前面管）

三、尿道

男性尿道亦为生殖系统的一部分，故在男性生殖系统内叙述。

女性尿道（female urethra）（图 5－5）仅有排尿功能，长 3～5cm，直径 0.6cm 与男性尿道相比，短而直，易于扩张，起自膀胱颈下端的尿道内口，向前下方穿过尿生殖膈，开口于阴道前庭的尿道外口。尿道外口呈矢状位，邻近阴道和肛门，且尿道短、宽、直，故易引起逆行性泌尿系感染。

案例解析

案例：患者，男，41 岁。1 小时前无明显诱因出现右腰持续性绞痛，伴有血尿、恶心、呕吐，遂到医院来就诊。经 B 超检查显示：右肾多发性结石，最大者 1.3cm，医生建议采取体外震波碎石的方法治疗排出结石，请问在结石排出过程中还可能发生什么情况，为什么？

解析：结石从肾排出体外需经过输尿管、膀胱和尿道。由于男性输尿管和尿道各存在 3 处生理性狭窄，因此右肾内结石在排出过程中，较大的结石还可能嵌顿于输尿管或尿道造成二次结石的发生。

本章小结

泌尿系统由肾、输尿管、膀胱和尿道组成。

肾是泌尿系统最重要的器官，主要功能是产生尿液。肾表面由内向外依次有纤维囊、脂肪囊和肾筋膜三层被膜，对肾起维持固定作用。

输尿管全长出现三处狭窄，分别位于：输尿管的起始处、小骨盆上口处（跨过髂血管处）和穿膀胱壁处。

膀胱空虚时呈三棱锥体形，分尖、底、体和颈四部，底内面有一膀胱三角。

女性尿道的特点为：短、宽和直。

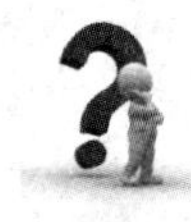

1. 试述肾的形态和位置。
2. 输尿管有几个生理性狭窄，各位于何处？
3. 什么是膀胱三角，有什么临床意义？

（李建忠　武志兵）

第六章　生殖系统

学习导引

知识要求

1. 掌握　男性、女性生殖系统的组成，睾丸的位置，男性尿道的分部、狭窄、弯曲；输卵管的形态、位置和分部；子宫的位置、形态，前列腺的位置及形态；腹膜和腹膜腔的概念。

2. 熟悉　男性、女性生殖系统主要器官的组织结构。

3. 了解　附睾的位置及形态结构；输精管的行程、位置和分部；精索组成；女性乳房的形态结构；腹膜形成的结构。

生殖系统分为男性生殖系统与女性生殖系统，它们均由内生殖器和外生殖器两部分组成。内生殖器由生殖腺、生殖管道和附属腺组成。外生殖器显露于体表，主要为两性的交接器官。生殖系统的功能是产生生殖细胞，繁衍后代和分泌性激素。

第一节　男性生殖器

男性内生殖器包括生殖腺、输精管道和附属腺体3部分（图6－1）。男性的生殖腺为睾丸，是产生精子和分泌男性激素的器官。输精管道为附睾、输精管和射精管，男性尿道兼有排精的功能。男性外生殖器包括阴囊和阴茎，阴囊容纳睾丸和附睾，阴茎是男性的交接器官。

一、男性内生殖器

（一）睾丸

1. 睾丸的位置和形态　睾丸（testis）位于阴囊内，左右各一（图6－1），为略扁的卵圆形实质性器官，表面光滑。睾丸可分为内、外侧面，上、下端和前、后缘。前缘游离，后缘与附睾、输精管下段接触，有血管、神经和淋巴管等出入。

2. 睾丸的结构　睾丸表面有一层厚而致密的结缔组织膜，包被整个睾丸，称睾丸白膜。在睾丸后缘，白膜增厚并突入睾丸内形成睾丸纵隔。从睾丸纵隔发出许多睾丸小隔呈放射状伸入睾丸实质并与白膜相连，将其分隔成许多锥体形的睾丸小叶。每个小叶内含有2~4条盘曲的精曲小管，其上皮产生精子，精曲小管之间为睾丸间质，其内有间质细胞，具有分泌男性激素的功能。精曲小管在小叶的尖部汇合成精直小管。各小叶内的精直小管进入睾丸纵隔后，相互吻合成睾丸网。由睾丸网发出12～15条睾丸输出小管，经睾丸后缘上部进入附睾头（图6－1）。

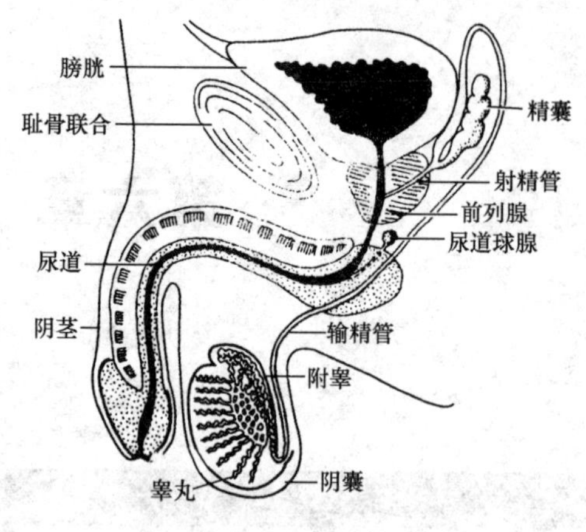

图6－1　男性生殖器概况

（二）附睾

附睾（epididymis）为成对的器官，呈新月形，紧贴睾丸的后缘和上端。上端膨大而钝圆，称附睾头，中部为附睾体，下端变细为附睾尾（图6－1）。附睾可储存和运送精子，其分泌物可供给精子营养，使精子进一步成熟。附睾是结核的好发部位。

（三）输精管、射精管和精索

1. 输精管（ductus deferens） 是附睾管的直接延续，长约50cm。管壁较厚，肌层发达而管腔细小，活体触摸时呈坚实的圆索状。输精管行程较长，按其部位可分为睾丸部、精索部、腹股沟管部、盆部4部。输精管末端扩大形成输精管壶腹，壶腹的下端逐渐变细，与精囊的排泄管汇合成射精管（图6－1）。

2. 射精管（ejaculatory duct） 由输精管壶腹的末端与精囊腺的排泄管汇合而成，长约2cm，向前下穿前列腺实质，开口于尿道的前列腺部（图6－1）。

3. 精索（spermatic cord） 为位于睾丸上端至腹股沟管腹环之间的一对柔软的圆索状结构。精索的主要结构有输精管、睾丸动脉、蔓状静脉丛、神经丛和淋巴管等，其表面有被膜包裹。

（四）附属腺

1. 精囊（seminal vesicle） 又称精囊腺，是一对长椭圆形的囊状器官（图6－1、2），表面凹凸不平，位于膀胱底的后方及输精管壶腹的外侧。精囊排泄管与输精管壶腹的末端合成射精管。精囊分泌的液体参与精液的组成。

2. 前列腺（prostate gland） 为单个的实质性器官（图6－1、2），位于膀胱与尿生殖膈之间。前方为耻骨联合，后方为直肠壶腹。前列腺由腺组织和平滑肌纤维等构成。前列腺呈前后略扁的栗子形，上端宽大为前列腺底，下端尖细为前列腺尖，底与尖之间为前列腺体，体后面平坦，其正中线上有一纵行浅沟，称前列腺沟，临床经肛门指检可触及前列腺沟。前列腺肥大时此沟变浅或消失。前列腺的分泌物为乳白色的液体，是精液的主要组成部分。老年人前列腺组织逐渐萎缩，

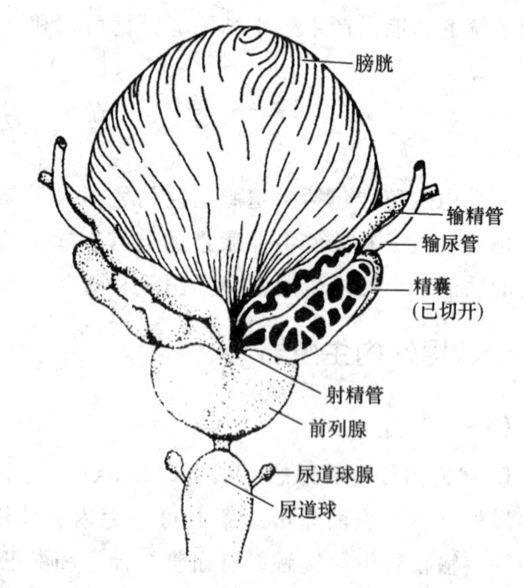

图6－2　膀胱、前列腺、精囊腺和尿道球腺（后面观）

腺内结缔组织增生，形成病理性肥大，压迫尿道，引起排尿困难甚至尿潴留。

3. 尿道球腺（bulbourethral gland） 为一对豌豆大小的腺体（图6-1、2），位于尿道球的后上方，埋藏于尿生殖膈内。其排泄管细长，开口于尿道球部。其分泌物参与组成精液。

知识链接

精 液

精液由输精管道及附属腺，特别是前列腺和精囊的分泌物组成，内含精子。精液呈乳白色，弱碱性，适于精子的生存和活动。正常成年男性一次射精2~5ml，含精子3亿~5亿个。

二、男性外生殖器

（一）阴囊

阴囊（scrotum）是位于阴茎与会阴之间的皮肤囊袋。阴囊的皮肤薄而柔软，易于伸展，颜色深暗，成人生有少量阴毛。阴囊壁由皮肤和肉膜构成。肉膜是阴囊的浅筋膜，含致密的结缔组织及平滑肌纤维，外界温度的变化可引起平滑肌的舒缩，以调节阴囊内的温度，有利于精子的生长发育。肉膜在正中线向深部发出阴囊中隔，将阴囊腔分为左、右两部，其内各容纳一侧的睾丸和附睾。

（二）阴茎

阴茎（penis）可分为头、体、根3部分（图6-3）。阴茎的后端为阴茎根，附着于耻骨下支和坐骨支上，为阴茎的固定部。中部呈圆柱形的为阴茎体，以韧带悬于耻骨联合的前下方，为阴茎的可动部。阴茎的前端膨大为阴茎头，又称龟头，其尖端处有一矢状位的尿道外口。头与体的移行部变细为阴茎颈。

阴茎主要由3个柱状的海绵体构成，外面包以筋膜和皮肤。其中阴茎海绵体位于阴茎的背侧（前上面），左右各一。另一个为尿道海绵体，位于阴茎海绵体的腹侧（后下面），其全长被尿道所贯穿。阴茎的皮肤薄而柔软，皮下无脂肪组织，易于伸缩。皮肤自阴茎颈处向前反折游离，形成包绕阴茎头的双层环形皮肤皱襞，称阴茎包皮。

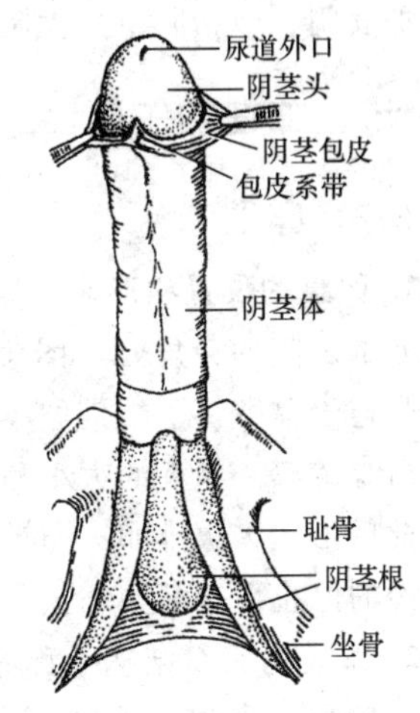

图6-3 阴茎（腹侧面观）

三、男性尿道

（一）男性尿道的分部

男性尿道（male urethra）具有排尿和排精的功能。起于膀胱的尿道内口，终于阴茎头的尿道外口。成年人尿道长约16~22cm，平均管径为0.5~0.7cm。按其行程可分为前列腺部、膜部和海绵体部3部（图6-1）。临床上把前列腺部和膜部称为后尿道，海绵体部称为前尿道。

1. 前列腺部（prostatic part） 为尿道穿过前列腺的一段，长约3cm，管腔呈梭形，其中部最宽。此部后壁上有一纵行隆起，称尿道嵴，嵴上有一对射精管的细小开口。尿道嵴两侧的黏膜面上，有许多小孔，为前列腺管的开口。

2. 膜部（membranous part） 为尿道穿过尿生殖膈的一段，长约1.2cm，管径最细，是尿道的最短、最狭窄部。膜部位置较固定，周围有尿道膜部括约肌环绕，可控制排尿。

3. 海绵体部（cavernous part） 为尿道纵穿尿道海绵体的部分，长约15cm，是尿道最长的一段。此段的起始部，在尿道球内的尿道扩大称为尿道球部，尿道球腺开口于此。在阴茎头内尿道略扩大形成尿道舟状窝。从舟状窝向外至尿道外口，尿道又逐渐缩小而形成尿道的狭窄部。

（二）男性尿道的狭窄与弯曲

男性尿道粗细不一，有3个狭窄和2个弯曲（图6-1）。3个狭窄分别位于尿道内口、尿道膜部和尿道外口。2个弯曲：一个为耻骨下弯，位于耻骨联合下方，包括尿道前列腺部、膜部和海绵体部的起始处，形成凹面向上的弯曲，此弯曲恒定不能改变；另一个为耻骨前弯，位于耻骨联合的前下方，由阴茎根与阴茎体之间的部分构成。

第二节　女性生殖器

女性内生殖器包括生殖腺、生殖管道和附属腺体。卵巢为女性生殖腺，是产生卵子和分泌女性激素的器官，生殖管道为输卵管、子宫和阴道。附属腺体主要为前庭大腺。女性外生殖器即女阴，包括阴阜、大阴唇、小阴唇、阴道前庭、阴蒂和前庭球等。

一、女性内生殖器

（一）卵巢

1. 卵巢的位置和形态 卵巢（ovary）为成对的实质性器官，位于骨盆腔内，髂内、外动脉起始部之间的夹角处（图6-4）。卵巢呈扁卵圆形。上端钝圆与输卵管末端接触，并借卵巢悬韧带连于盆壁。下端借卵巢固有韧带连于子宫，卵巢前缘有系膜附着，有血管、神经等出入，后缘游离。卵巢的大小和形状随年龄而异。幼女卵巢较小，表面光滑，性成熟期卵巢最大。此后由于多次排卵，卵巢表面出现瘢痕而凹凸不平。35~40岁卵巢开始缩小，50岁左右随月经的停止而逐渐萎缩。

2. 卵巢的组织结构 卵巢实质分为外周较宽的皮质和中央狭小的髓质，皮质内含有不同发育阶段的卵泡、黄体和白体等。青春期后，每个月经周期有15~20个卵泡生长发育，通常只有一个卵泡发育成熟并排卵。一般两侧卵巢交替排卵，一生排400~500个卵，其余卵泡均在不同发育阶段先后退化，退化的卵泡成为闭锁卵泡。卵泡排卵后逐渐演变成黄体，黄体具有分泌女性激素的功能，黄体最终会退化消失，被结缔组织代替而成为瘢痕样的白体。

（二）输卵管

输卵管（uterine tube）是一对输送卵子的肌性管道，长约10~14cm，连于子宫底的两侧，包裹在子宫阔韧带上缘内（图6-5）。输卵管内侧端通子宫腔，外侧端开口于腹膜腔。输卵管由内侧向外侧可分为如下4部。

1. 输卵管子宫部 为输卵管穿行于子宫壁内的一段，以输卵管子宫口通子宫腔。

2. 输卵管峡 紧靠子宫底的一段，短直而狭窄，壁厚，血管分布较少，是输卵管结扎术的常选部位。

3. 输卵管壶腹 此部管径粗，行程长而弯曲，约占输卵管全长的2/3。血供较丰富，卵细胞通常在此部受精。

4. 输卵管漏斗 为输卵管外侧端呈漏斗状膨大的部分，向后下弯曲并覆盖在卵巢的后缘及内侧面。漏斗末端的中央有输卵管腹腔口，开口于腹膜腔。输卵管腹腔口周围，其边缘形成许多长短不一的指状突起，称输卵管伞，盖于卵巢表面，其中有一较长者附于卵巢上，称卵巢伞，有引导卵细胞进入输卵管腹腔口的作用。临床上常以输卵管伞作为识别输卵管的标志。

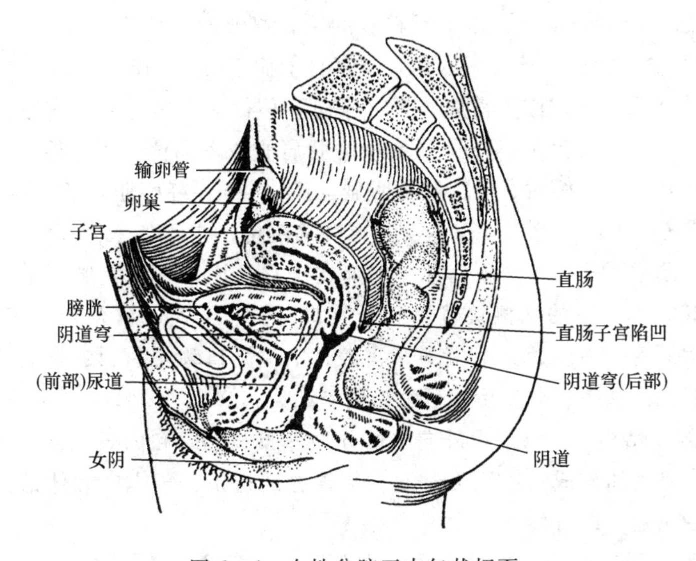

图 6－4　女性盆腔正中矢状切面

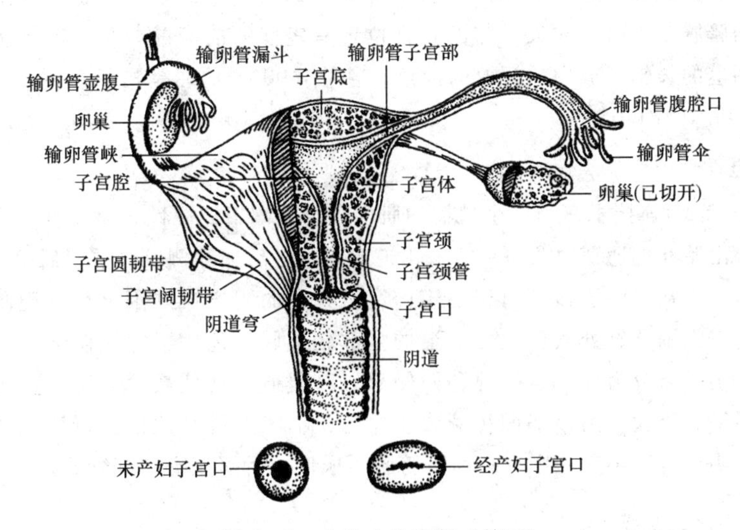

图 6－5　女性内生殖器（前面）

知识拓展

异位妊娠

正常情况下，受精卵在输卵管壶腹部形成后，经输卵管进入子宫，但也可黏附到输卵管壁，并在输卵管内发育，形成最常见的异位妊娠。有时可因继续发育而导致输卵管破裂而发生严重大出血或者自然死亡而被吸收。

（三）子宫

子宫（uterus）（图 6-5）为一壁厚、腔小的肌性器官，是产生月经和孕育胎儿的器官。

1. 子宫的形态 成年未孕子宫呈前后稍扁的倒置鸭梨形，长约 8cm，最宽处约 4cm，厚约 2~3cm。子宫与输卵管相接处称子宫角。子宫自上而下分为 3 部（图 6-5）。两侧输卵管子宫口连线以上的圆凸部分，称子宫底；子宫底向下移行为子宫体；子宫下端较窄而呈圆柱状的部分为子宫颈，成人长 2.5~3cm。子宫颈为肿瘤的好发部位。子宫体与子宫颈之间较为狭细的部分称子宫峡。非妊娠时，子宫峡不明显，长约 1cm；妊娠期间子宫峡逐渐伸展变长可达 7~11cm，形成子宫下段，此时峡壁变薄，产科常在此处进行剖宫术。

子宫内腔较为狭窄，分为上、下两部。上部在子宫体内，称子宫腔。子宫腔呈前后略扁的三角形腔隙。底在上，底的两侧接输卵管子宫口，尖向下通子宫颈管。下部在子宫颈内，称子宫颈管。子宫颈管呈梭形，其上端通子宫腔，下端开口称子宫口，通阴道。未产妇的子宫口为圆形，边缘光滑整齐，分娩后的子宫口则呈横裂状。

2. 子宫壁的组织结构 子宫壁由外向内可分为外膜、肌层和内膜三层。外膜为浆膜，即腹膜脏层；肌层由平滑肌构成；内膜为黏膜。从青春期开始，子宫底和体部的内膜随月经周期发生周期性剥脱出血，即月经。

3. 子宫的位置 子宫位于盆腔的中央，在膀胱与直肠之间（图 6-4）。下端突入阴道，两侧连有输卵管、卵巢和子宫阔韧带。子宫底位于骨盆入口平面以下，子宫颈下端在坐骨棘平面稍上方。当膀胱空虚时，成人子宫的正常位置是轻度的前倾前屈位。前倾指子宫向前倾斜，其长轴与阴道的长轴形成向前开放的钝角，略大于 90°。前屈是指子宫体与子宫颈之间形成向前开放的钝角，约 170°。

（四）阴道

阴道（vagina）为连接子宫与外生殖器的肌性管道，富于伸展性，是女性的交接器官，也是排出月经，娩出胎儿的通道（图 6-4）。阴道有前壁、后壁和侧壁，前、后壁互相贴近。阴道的下部较窄，其下端以阴道口开口于阴道前庭。处女的阴道口周围有处女膜附着，当处女膜破裂后，阴道口周围留有处女膜痕。阴道的上部较宽阔，包绕子宫颈阴道部，形成环形的凹陷称阴道穹。阴道穹分为前部、后部和两侧部，以阴道穹后部最深，它与直肠子宫陷凹之间仅隔以阴道后壁和腹膜。当该陷凹积液或积血时，临床上可经此处进行穿刺或引流，以协助诊断和治疗。阴道位于小骨盆中央，前有膀胱和尿道，后邻直肠和肛管。

二、女性外生殖器

女性外生殖器，即女阴（vulva），包括以下结构（图 6-6）。

（一）阴阜

阴阜（mons pubis）为耻骨联合前方的皮肤隆起，皮下富有脂肪，性成熟后生有阴毛。

（二）大阴唇

大阴唇（greater lip of pudendum）为一对纵长隆起的皮肤皱襞，两侧大阴唇的前后端互相连合，形成唇前连合和唇后连合。

（三）小阴唇

小阴唇（lesser lip of pudendum）为一对较薄的皮肤皱襞，位于大阴唇的内侧，表面光滑无毛。其前端延伸为阴蒂包皮和阴蒂系带，后端两侧互相会合，形成阴唇系带。

（四）阴道前庭

阴道前庭（vaginal vestibule）（图 6－6）为位于两侧小阴唇之间的裂隙，其前部有较小的尿道外口，后部有较大的阴道口，阴道口两侧有前庭大腺导管的开口。

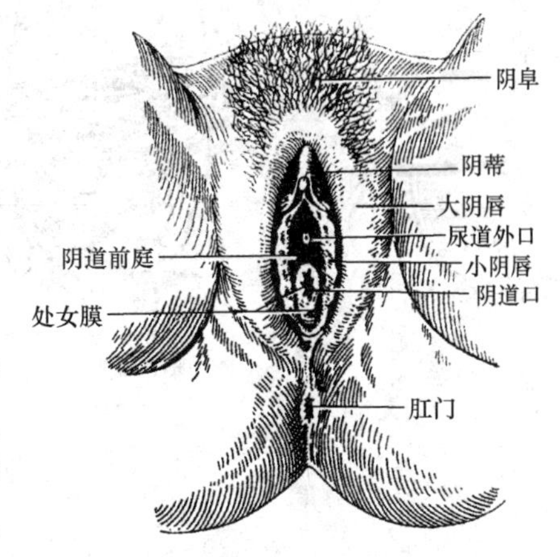

图 6－6　女性外生殖器

（五）阴蒂

阴蒂（clitoris）（图 6－6）由两个阴蒂海绵体构成，相当于男性的阴茎海绵体，也可分为脚、体、头 3 部。阴蒂脚附着耻骨下支和坐骨支，两侧阴蒂脚向前结合形成阴蒂体，其表面有阴蒂包皮包绕，阴蒂头露于表面，富含神经末梢。

三、乳房

乳房（mamma）为人类和哺乳动物特有的结构。男性乳房不发达，女性乳房于青春期后开始发育，妊娠和哺乳期的乳房有分泌活动，老年妇女的乳腺萎缩。

1. 形态和位置　成年未哺乳妇女的乳房呈半球形，紧张而富有弹性，位于胸前部，在胸大肌和胸筋膜的表面，在第 3～6 肋之间，内侧至胸骨旁线，外侧可达腋中线。乳房中央有乳头，平对第 5 肋或第 5 肋间隙，其上有输乳管的开口。乳头周围颜色较深的环形区域称乳晕（图 6－7）。

2. 结构　乳房由皮肤、乳腺和结缔组织构成。乳腺被结缔组织分隔成 15～20 个乳腺叶，每个乳腺叶又分为若干乳腺小叶。每一个乳腺叶内有一条输乳管，由该腺叶中各乳腺小叶的导管汇合而成，开口于乳头。乳腺叶和输乳管呈放射状排布在乳头周围，临床进行乳房浅部脓肿切开手术时，应尽量作放射状切口，以减少乳腺叶和输乳管的损伤（图 6－7）。乳房皮肤与乳腺深面的深筋膜之间，有许多结缔组织小束相连，这些小束称乳房悬韧带或 Cooper 韧带，对乳房有支持作用。当乳腺癌时，Cooper 韧带缩短，牵引皮肤出现不同程度的凹陷，类似橘皮，临床上称橘皮样变，是乳腺癌早期的常见体征。

【附】会阴

（一）会阴的位置和分部

会阴（perineum）有狭义和广义之分。狭义的会阴是指肛门和外生殖器之间的区域。妇女分娩时，需保护会阴，即指此区而言。广义的会阴是指封闭骨盆下口的全部软组织，近似菱形，前界为耻骨联合下缘，两侧界为耻骨下支、坐骨支、坐骨结节和骶结节韧带，后界为尾骨尖。会阴以左、右坐骨结节的连线，分为前后两个三角形区域。前区称尿生殖区（或称尿生殖三角），在男性有尿道穿过，女性有尿道和阴道穿过。后区称肛区（或称肛门三角），有肛管通过（图6－8）。

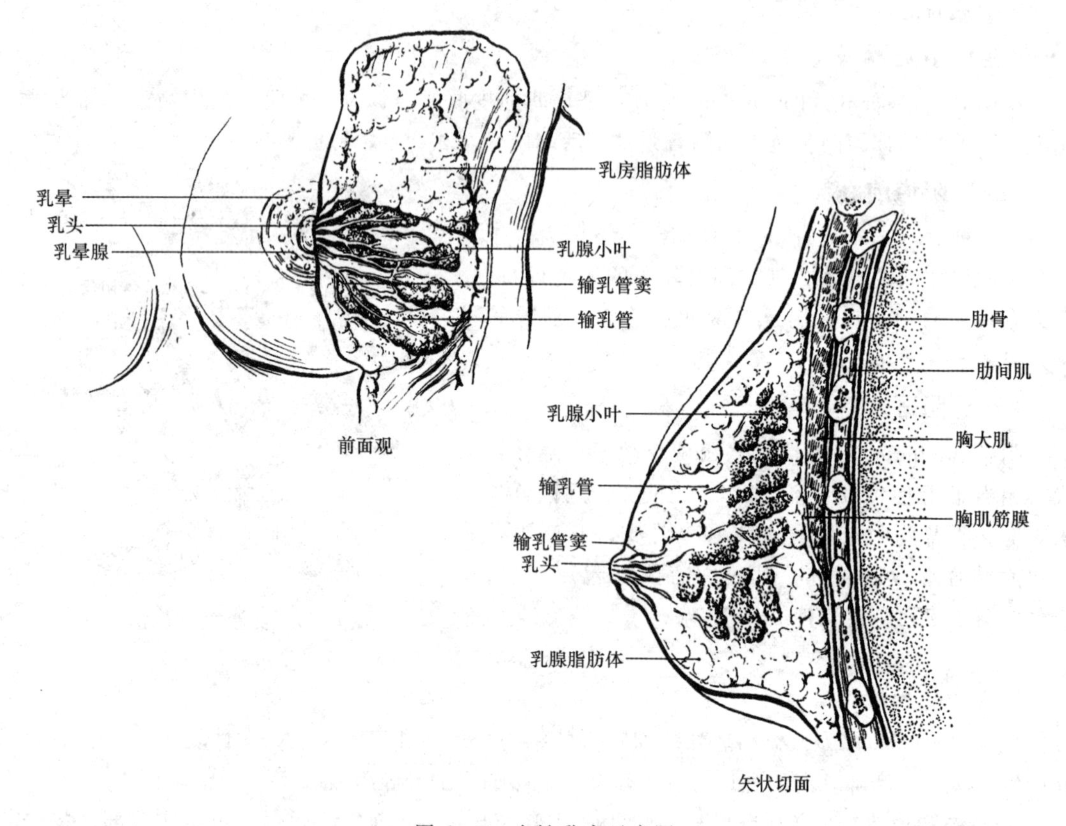

图6－7　女性乳房示意图

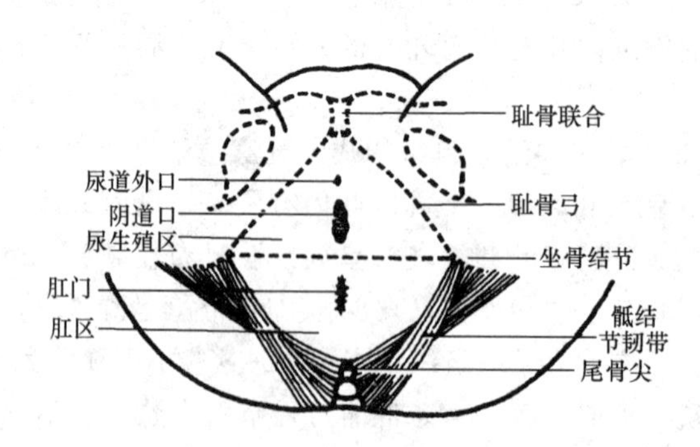

图6－8　会阴的境界和分部

（二）会阴的层次结构

1. 浅层结构　会阴的层次结构在尿生殖区和肛区基本相同，均由皮肤、浅筋膜和浅层肌构成。

会阴的皮肤正中线有一条深色的会阴缝。在肛区浅筋膜内有富含脂肪的大量疏松结缔组织。在尿生殖区，浅筋膜分两层。浅层含脂肪组织，与腹前壁下部浅筋膜及下肢浅筋膜相续；深层呈膜状，称会阴浅筋膜（Colles 筋膜），向后附着于尿生殖膈后缘，两侧附着于坐骨和耻骨，向前续连于腹前壁下部浅筋膜深层，在男性与阴囊的浅筋膜相连续。

会阴的浅层肌位于浅筋膜的深部。在尿生殖区内有会阴浅横肌、球海绵体肌和坐骨海绵体肌。在肛区内有肛门外括约肌。大部分会阴肌均附着于会阴中心腱（会阴体），此腱位于外生殖器与肛门之间的深部（即狭义会阴的深部），具有加固盆底，承托盆腔脏器的作用，女性此腱发育明显，在产科有重要意义。

2. 深层结构 会阴深层结构主要是尿生殖膈和盆膈，两者共同封闭骨盆下口。

（1）尿生殖膈 尿生殖膈由会阴深横肌、尿道括约肌（女性为尿道阴道括约肌）及覆盖其上、下面的尿生殖膈上筋膜和尿生殖膈下筋膜共同构成。尿生殖膈位于尿生殖区深部，封闭骨盆下口的前下方部位。尿生殖膈在男性有尿道通过，在女性有尿道和阴道通过。

（2）盆膈 盆膈由肛提肌、尾骨肌及覆盖其上、下面的盆膈上筋膜和盆膈下筋膜共同构成，封闭骨盆下口的大部分。盆膈后部有肛管通过，前部留有盆膈裂孔，有男性的尿道或女性的尿道和阴道通过。

（三）坐骨肛门窝

坐骨肛门窝又名坐骨直肠窝，位于肛管与两侧坐骨之间，为一对上小下大的楔形腔隙，在冠状切面上呈三角形。窝顶上达盆膈下筋膜与闭孔筋膜的会合处；窝底为肛门周围的皮肤；内侧壁为肛门外括约肌、肛提肌和盆膈下筋膜；外侧壁为坐骨、闭孔内肌及其筋膜和臀大肌下缘，向前可伸入尿生殖膈与盆膈之间。

坐骨肛门窝被大量脂肪组织所填充。当肛门周围感染时，坐骨肛门窝易发生脓肿，脓液可穿入肛管或穿通皮肤，形成肛瘘。

【附】腹膜

腹膜（peritoneum）是覆盖于腹、盆腔各壁内面及脏器表面的半透明浆膜。衬于腹、盆腔壁内面的腹膜称壁腹膜（腹膜壁层），由壁腹膜返折并覆盖于腹、盆腔脏器表面的腹膜称脏腹膜（腹膜脏层）。壁腹膜和脏腹膜相互返折移行，共同围成不规则的潜在性腔隙称腹膜腔，腔内含有少量浆液。男性腹膜腔为封闭的腔隙，女性腹膜腔可借输卵管腹腔口，经输卵管、子宫、阴道与外界相通（图 6－9）。

腹膜具有分泌、吸收、保护、支持、修复等功能。上腹部的腹膜吸收能力较强，所以腹腔炎症或手术后的病人多采取半卧位，使有害液体流至下腹部，以减缓腹膜对有害物质的吸收。

（一）腹膜与腹、盆腔脏器的关系

根据腹、盆腔脏器被腹膜覆盖的范围大小，可将腹、盆腔脏器分为 3 类（图 6－9）。腹膜内位器官是指脏器表面几乎都被腹膜包裹的器官，如：胃、十二指肠上部、空肠、回肠、盲肠、阑尾、横结肠、乙状结肠、脾、卵巢和输卵管等。腹膜间位器官是指脏器表面大部分被腹膜包裹的器官，如：肝、胆囊、升结肠、降结肠、子宫、膀胱和直肠上段等。腹膜外位器官是指脏器仅有一面被腹膜覆盖的器官，如肾、肾上腺、输尿管、十二指肠降部、水平部和升部、直肠中、下段及胰等。

（二）腹膜形成的结构

壁腹膜与脏腹膜之间或脏腹膜之间互相返折移行，形成许多结构，这些结构不仅对器官起着支持和保护的作用，也是血管、神经等出入脏器的途径。

1. 网膜 网膜（omentum）薄而透明，可分为大网膜和小网膜（图 6-9）。

（1）小网膜（lesser omentum） 是由肝门移行到胃小弯和十二指肠上部的双层腹膜结构。包括肝门连于胃小弯的肝胃韧带和从肝门连于十二指肠上部的肝十二指肠韧带，肝十二指肠韧带内有位于右前方的胆总管，位于左前方的肝固有动脉，以及两者后方的肝门静脉。小网膜的右缘游离，其后为网膜孔，经此孔可进入网膜囊（图 6-9）。

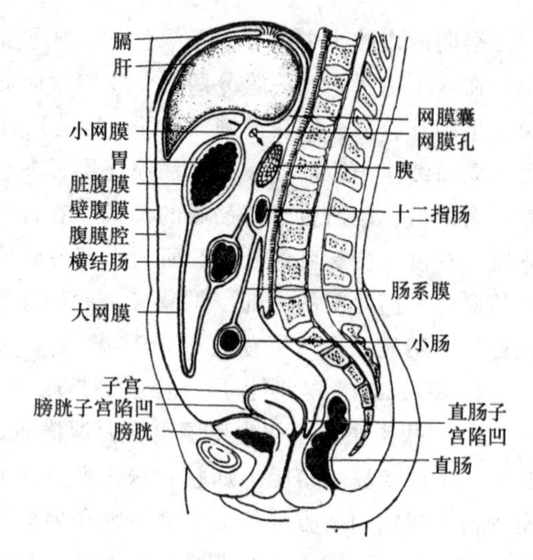

图 6-9 腹膜腔矢状切面（女性）

（2）大网膜（greater omentum） 是连于胃大弯和横结肠之间的双层腹膜返折，形似围裙，遮盖于空、回肠和横结肠的前方。大网膜具有重要防御功能。当腹膜腔内有炎症时，大网膜可移动到病灶周围包裹病灶，以防止炎症扩散蔓延，故有“腹腔卫士”之称。

（3）网膜囊（omental bursa） 是小网膜和胃后壁与腹后壁的腹膜之间的一个扁窄间隙（图 6-9），又称小腹膜腔，是腹膜腔的一部分。网膜囊以外的腹膜腔也称为大腹膜腔。二者间借网膜孔相通。网膜孔孔径仅可容纳 1～2 指通过，是网膜囊和大腹膜腔之间的唯一通道。网膜囊是一个盲囊，位置较深，周围关系复杂，邻近器官的病变可相互影响。当胃后壁穿孔或某些炎症导致网膜囊内积液（脓）时，早期常局限于囊内，给诊断带来一定困难。晚期可因体位变化，经网膜孔流到腹膜腔的其他部位，引起炎症扩散。

2. 系膜 腹膜壁层和脏层相互连续移行，形成一些将器官连接并固定于腹、盆壁的双层腹膜结构，称为系膜。主要的系膜有肠系膜、阑尾系膜、横结肠系膜和乙状结肠系膜等（图 6-9）。肠系膜（mesentery）是将空肠和回肠连接固定于腹后壁的双层腹膜结构，呈扇形。其附着于腹后壁的部分称为小肠系膜根。肠系膜的两层腹膜间含有肠系膜血管、淋巴管、淋巴结、神经丛和脂肪等。阑尾系膜（mesoappendix）呈三角形，将阑尾连接于肠系膜下方。阑尾的血管行走于系膜的游离缘，故切除阑尾时，应从系膜游离缘进行血管结扎。横结肠系膜（transverse mesocolon）是将横结肠连接于腹后壁的双层腹膜结构，其根部起自结肠右曲，向左沿胰体前缘到达结肠左曲。系膜内含有中结肠血管、淋巴管、淋巴结和神经丛等。乙状结肠系膜（sigmoid mesocolon）是将乙状结肠连接于左下腹的双层腹膜结构，其根部附着于左髂窝和骨盆左后壁。该系膜较长，故乙状结肠活动度较大，因而易发生肠扭转。系膜内含有血管、淋巴和神经丛等。

3. 盆腔内的腹膜陷凹 腹膜陷凹主要位于盆腔内，是腹膜在盆腔脏器之间移行转折而成的（图 6-9）。男性在直肠与膀胱之间有直肠膀胱陷凹。女性在膀胱与子宫之间有膀胱子宫陷凹，在直肠与子宫之间有直肠子宫陷凹（又称 Douglas 腔），与阴道后穹仅隔阴道后壁和腹膜。站立或坐位时，男性的直肠膀胱陷凹和女性的直肠子宫陷凹是腹膜腔的最低点，故腹膜腔内的积液多聚集于此。

案例解析

案例：某患者，30岁，女性，已婚4年，本次停经2个月，因突发下腹剧痛，伴恶心、呕吐、肛门下坠等不适2小时急诊入院。查体：面色苍白，出冷汗，BP 85/55mmHg，P 107次/分，下腹有压痛，以右侧为重，无反跳痛。妇科检查：阴道有少量出血，后穹窿饱满，经穿刺抽出不凝固血液10ml，初步诊断：宫外孕破裂。宫外孕破裂为什么经阴道后穹穿刺会抽出血液？

解析：阴道上部包绕子宫颈，与子宫颈之间形成一环形腔隙，称为阴道穹，可分为前穹、后穹和侧穹，以阴道后穹最深，其与后上方的直肠子宫陷凹仅隔以阴道后壁，而直肠子宫陷凹是女性站立或坐位时腹膜腔的最低部位，腹膜腔有积液时多集聚于此，因此宫外孕破裂致出血，经阴道后穹穿刺会抽出血液。

本章小结

生殖系统包括男性生殖系统和女性生殖系统。男、女性生殖系统均有内生殖器和外生殖器组成。

男性内生殖器包括产生精子和分泌男性激素的睾丸，贮存和输送精子的附睾、输精管、射精管和男性尿道，及产生分泌物参与精液组成的附属腺精囊、前列腺和尿道球腺。男性外生殖器包括阴茎和阴囊。男性尿道分前列腺部、膜部和海绵体部，粗细不一，有三个狭窄、三个膨大和两个弯曲。

女性内生殖器有产生卵子和女性激素的卵巢，输送卵子的输卵管、子宫和阴道，及附属腺前庭大腺。输卵管分输卵管漏斗部、输卵管壶腹部、输卵管峡部和输卵管子宫部四部，卵子一般在输卵管壶腹部受精。子宫呈前后略扁的倒置梨形，正常位置主要靠其周围的子宫阔韧带、子宫圆韧带、子宫主韧带和骶子宫韧带等维持。女性外生殖器及女阴。

乳房为人类和哺乳类动物所特有。成年女性乳房位于胸大肌及胸肌筋膜的表面。主要由皮肤、乳腺和脂肪组织构成。

腹膜是覆盖于腹、盆腔壁内和腹、盆腔脏器表面的浆膜，根据覆盖部位不同包括脏腹膜和壁腹膜两类。腹膜形成的结构主要包括网膜（大网膜、小网膜）、系膜（肠系膜、阑尾系膜、横结肠系膜、乙状结肠系膜等）、韧带及皱襞、隐窝和陷凹。

1. 男性内生殖器由哪些器官组成？各有何功能？
2. 男性尿道全长分几部？有哪些狭窄和弯曲？给男病人导尿时应注意什么？
3. 女性内生殖器由哪些器官组成？各有何功能？
4. 子宫的形态如何？子宫内腔分几部？
5. 腹膜和腹膜腔的概念，腹膜形成哪些主要结构？

（高俊彦　武志兵）

第七章　脉管系统

学习导引

知识要求

1. 掌握　心血管系统的组成和功能。心的位置、形态和结构；体循环的途径；主要大血管的名称、分支及其分布。

2. 熟悉　肺循环的路径及其大血管的名称；心传导系的组成与功能；心的血液循环及心包的概念。

3. 了解　淋巴的生成和回流途径；淋巴管、淋巴干和淋巴导管的分布；淋巴结的位置及其引流的范围。

脉管系统（vascular system）又称循环系统，是人体内执行运输功能的一系列连续封闭的管道，包括心血管系统和淋巴系统。心血管系统由心、动脉、静脉和毛细血管组成，血液在其中循环流动。淋巴系统由淋巴组织、淋巴管道和淋巴器官组成，其内流动着淋巴，沿着淋巴管道向心流动，汇入静脉。因此淋巴循环常被看作是血液循环的辅助循环。

循环系统的主要功能是物质运输。即将消化管吸收的营养物质和肺吸收的氧气，以及内分泌系统分泌的激素运输到全身的组织和脏器。将组织细胞在代谢过程中产生的二氧化碳、尿素等代谢废物和多余的水分运送到肺、肾和皮肤等器官排出体外，以保证机体新陈代谢的正常进行。循环系统对维持人体内环境的相对稳定、实现防御功能等有重要作用。此外，还有重要的内分泌功能，参与机体多种功能的调节。

第一节　心血管系统

一、概述

（一）心血管系统的组成

心血管系统（cardiovascular system）包括心、动脉、静脉和毛细血管。心是中空性的肌性器官，也是连接动、静脉血流的枢纽。心内部被心间隔分为互不相通的左、右两半，每半又被房室口分为心房和心室两部分，故心有四个腔：左心房、左心室、右心房和右心室。心在神经－体液因素的调节下，有节律地收缩和舒张，犹如动力“泵”，将血液源源不断的抽吸回心房，又通过心肌收缩将血液经动脉推挤出去，保证了血液循环生生不息。动脉是引导血液离心的管道，在走行过程中不断分支，逐渐移行为毛细血管。毛细血管是连于小动、静脉末梢之间的微细血管，彼此吻合成网状，数量多、分布广、管壁薄、通透性大，其内血流缓慢，是血液和血管外组织液进行物质交换的主要场所。静脉是引导血液回心的管道，小静脉由毛细血管汇聚而来，在向心回流过程中，各级静脉逐级汇合，汇聚成大静脉注入右心房（图7－1）。

（二）血液循环的途径

血液循环包括体循环和肺循环两部分。体循环又称大循环，当左心室收缩时，将富含氧和营养物质的动脉血射入主动脉，经主动脉的各级分支到达全身毛细血管，血液在此与周围的组织、细胞进行物质交换后，成为含二氧化碳和代谢产物较多的静脉血，经各级静脉属支回流，最后经大静脉返回右心房，这一循环途径称为体循环。其特点是行程长，流经范围广，以动脉血滋养全身各部，并将全身各部的代谢产物和二氧化碳运送回心。血液由右心房进入右心室之后，从右心室开始进入肺循环。

肺循环又称小循环，当右心室收缩时，将静脉血射入肺动脉干其及各级分支，最终到达肺泡毛细血管，在此进行气体交换，使静脉血变成含氧丰富的动脉血，经肺静脉回流入左心房，这一循环途经称为肺循环。其特点是行程短，血液只经过肺，主要使静脉血转变成氧饱和的动脉血。血液由左心房流入左心室后，开始进入体循环（图7－1）。

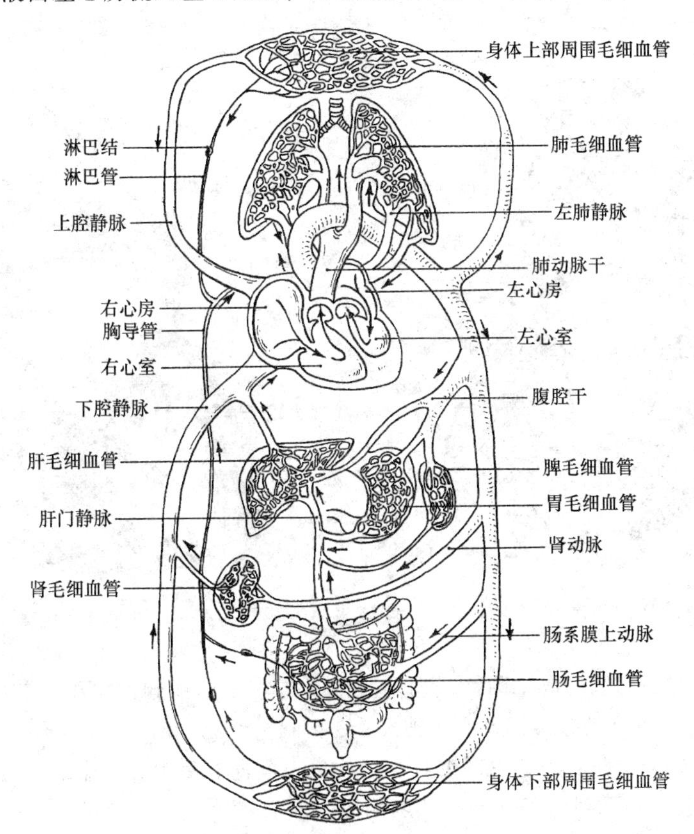

图7－1　脉管系统及血液循环示意图

二、心

（一）心的外形、位置和毗邻

心（heart）是血液循环的动力器官，外形似前后略扁、倒置的圆锥体。心的大小大约与本人的拳头大小相仿，其重量可因身高、年龄和体重等因素不同而有所差异。

心位于胸腔的中纵隔内（图7－2），其2/3位于正中线的左侧，1/3位于正中线的右侧，心的长轴与正中线呈45°角。心的前方平对胸骨体和2～6肋软骨，后方平对第5～8胸椎，上方邻接出入心底的大血管，下方正对着膈的中心腱，两侧与纵隔胸膜和肺相邻。心的前方大部分被肺和胸膜覆盖，只有小部分与胸骨体下部及左侧4～6肋软骨相邻。因此临床从胸前壁进行心内注射时，为了避免伤及肺和胸膜，应紧贴胸骨左缘的第4或第5肋间隙进针。

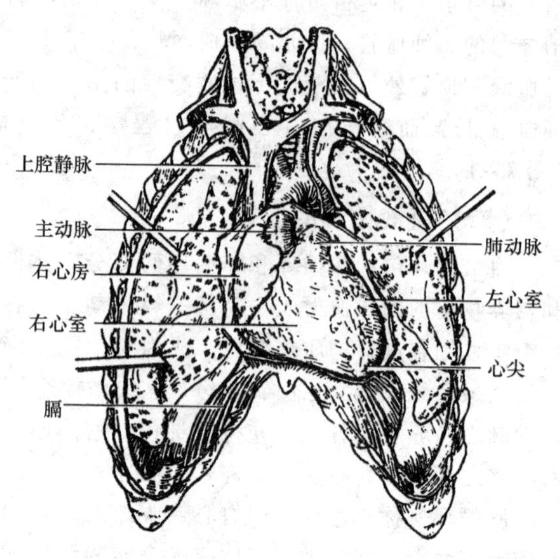

图7－2　心的位置

心的外形可分为一尖、一底、两面、三缘，四条沟（图7－3、图7－4）。

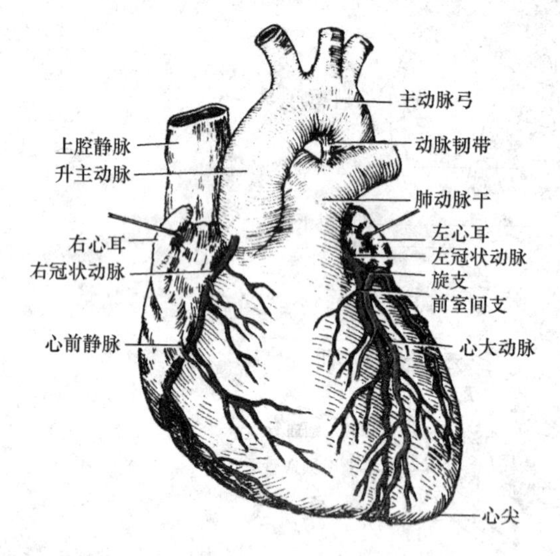

图7－3　心的外形和血管（前面观）

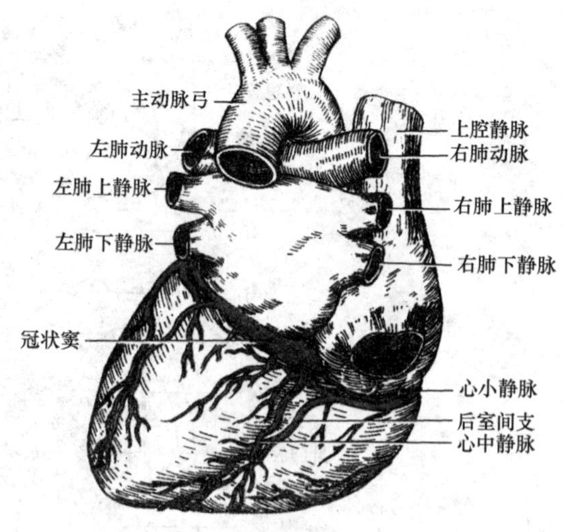

图7－4　心的外形和血管（后下面观）

1. 心尖　由左心室壁构成，圆钝，朝向左前下方。在左侧胸前壁第5肋间隙距离左锁骨中线内侧约1.5～2.0cm处，可扪及心尖搏动。

2. 心底　大部分由左心房、少部由右心房构成，朝向右后上方。上、下腔静脉分别从上、下注入右心房，左、右两对肺静脉分别从两侧注入左心房。

3. 两面　包括胸肋面和膈面。胸肋面（前面）稍向前膨隆，大部分由右心室和右心房、小部分由左心耳和左心室构成。膈面（下面）近于水平位，隔心包贴于膈，主要由左心室构成，小部分由右心室构成。

4. 三缘 包括左缘、右缘及下缘。左缘圆钝，主要由左心室壁构成，仅一小部分有左心房参与。右缘亦称钝缘，由右心房构成。下缘较锐利，为锐缘，近似于水平位，由右心室壁和心尖构成。

5. 四条沟 冠状沟位于靠近心底处，起自肺动脉根两侧，近于冠状位，几乎环绕心表面，可作为心房和心室在心表面的分界。前室间沟和后室间沟分别位于胸肋面和膈面，从冠状沟走向心尖稍偏右侧的心尖切迹，是左、右心室在心表面的分界。后房间沟在心底，是右心房与右肺上、下静脉交界处的浅沟，可视为左、右心房在心表面的分界。

（二）心腔的结构

1. 右心房（right atrium） 位于心的右上部，有三个入口和一个出口（图7－5）。入口为上腔静脉口、下腔静脉口和冠状窦口，出口为右房室口。冠状窦口位于下腔静脉口与右房室口之间，右房室口通向右心室腔。右心房以表面纵行的界沟（位于上、下腔静脉前缘之间）和其内面对应的界嵴为界，分为前部的固有心房和后部的腔静脉窦。固有心房内面有许多大致平行排列的梳状肌，当心腔内血流淤滞缓慢时，容易在此形成血栓。右心房外上壁遮盖了肺动脉根部右侧的突出部，称右心耳。腔静脉窦内面光滑，有上、下腔静脉和冠状窦的开口，它们分别引导上、下半身及心壁的静脉血流入右心房。右心房的后内侧壁由房间隔构成，其中下部有一卵圆形的凹陷，称卵圆窝。是胚胎时期卵圆孔闭锁后的痕迹，此处薄弱，若一岁后卵圆孔未完全闭合，称为房间隔缺损，是最常见的先天性心脏病。

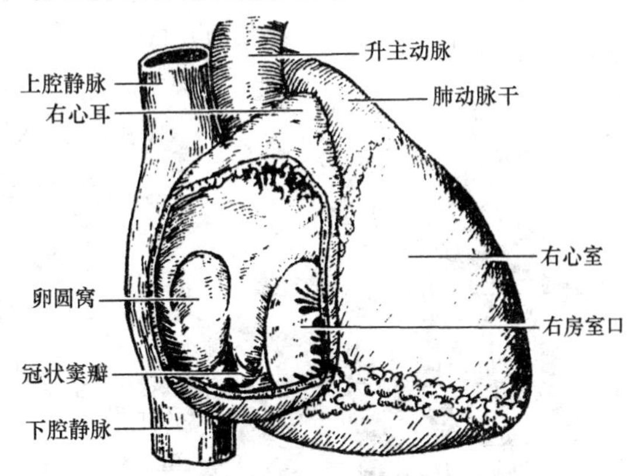

图7－5 右心房腔结构

2. 右心室（right ventricle） 位于右心房的前下方（图7－6）。右心室腔近似三棱锥形，底朝右上，尖向左下，腔底被右房室口和肺动脉口占据。两口间的室壁上有室上嵴（呈弓形隆起），将右心室腔分为流入道（窦部）和流出道（漏斗部）两部分。流入道腔面粗糙，布满肉柱。其入口为右房室口，口的周缘有致密结缔组织构成的右房室口纤维环，环上附着有三个尖瓣，依其位置可分为前尖、后尖和隔侧尖。瓣的游离缘和室腔面乳头肌由多条腱索连接。乳头肌是附着于室壁的锥形肌隆起，按其部位可分为前、后和隔侧三组。每组乳头肌由数条腱索连于相邻两个尖瓣的游离缘。右房室口纤维环、三尖瓣、腱索和乳头肌在功能上是一个整体，称三尖瓣复合体。在前乳头肌根部与室间隔下部相连的肌束称隔缘肉柱（又称节制索），其深面有心传导系纤维通过。流出道为流入道向左上方延伸至肺动脉口的部分，呈倒置的漏斗形，又称动脉圆锥，腔面光滑，出口为肺动脉口。口周围的纤维环上附有三个半月形的肺动脉瓣，瓣膜的游离缘中部有半月小结，当肺动脉瓣关闭时，半月小结相互碰触，关闭肺动脉口，防止血液逆流回心腔。

3. 左心房（left atrium） 位于右心房的左后方，构成心底的大部分，四个心腔中最靠后，有四个入口和一个出口。入口为左、右肺上、下静脉口，出口为左房室口，通向左心室。左心房壁向右前方突出、覆盖肺动脉根部左侧的部分称左心耳。左心耳内壁也有梳状肌，凹凸不平，分布不均，当血流缓慢时，易致血栓形成。左心房后部有左心房窦，又称固有心房，腔面光滑（图7-7）。

4. 左心室（left ventricle） 位于右心室的左后方，室壁厚度约为右心室的三倍（图7-7），构成心左缘及心尖。左心室腔呈圆锥形，以二尖瓣前尖为界，分为流入道（窦部）和流出道（主动脉前庭）两部。流入道的入口为左房室口，口周缘的左房室口纤维环上连有前尖和后尖两个瓣膜，即二尖瓣。二尖瓣的游离缘和心室腔面借腱索连于乳头肌，左心室的乳头肌分为前、后两组。因此，左房室口纤维环、二尖瓣、腱索和乳头肌合称为二尖瓣复合体，其外形和功能与三尖瓣复合体相似。流出道的出口为主动脉口，口周围的纤维环上附有三个半月形的主动脉瓣，瓣与主动脉管壁内面形成的腔隙为主动脉窦。其中，主动脉的左、右窦分别有左、右冠状动脉的开口。

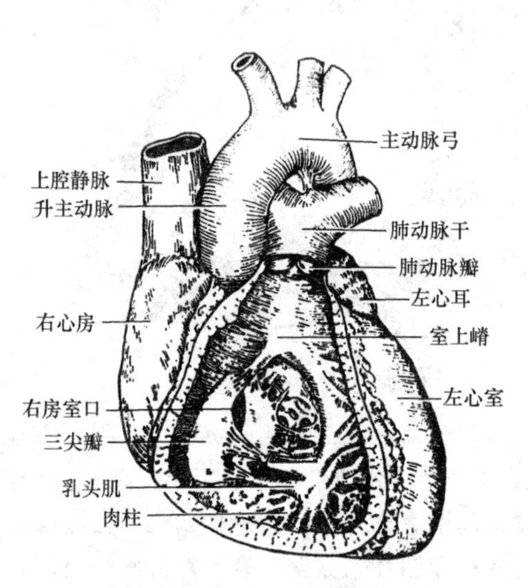

图7-6 右心室腔结构

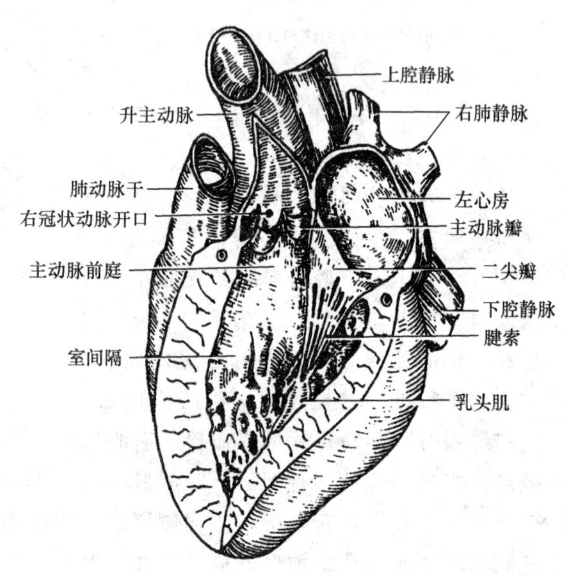

图7-7 左心房和左心室腔结构

三尖瓣复合体、二尖瓣复合体、肺动脉瓣和主动脉瓣都是保证心腔内血液定向流动、防止血液逆流的装置，其顺血流开放，逆血流关闭。如果瓣膜发生病变，将引发心功能不全等临床病变。

（三）心壁的构造

1. 心纤维性骨骼（心纤维性支架） 质地柔韧，富有弹性，是心肌纤维和瓣膜的附着处。包括左、右纤维三角及四个纤维环（分别位于左、右房室口和主动脉口、肺动脉口周缘）和室间隔的膜部。

2. 心壁 由心内膜、心肌层和心外膜构成。心内膜是衬贴于心腔内面的一层光滑的薄膜，与血管内膜相延续。三尖瓣和二尖瓣均由心内膜向心腔内褶叠而成。心肌层构成心壁的主体，分为心房肌和心室肌，分别附着于心纤维性骨骼上，互不连续，故心房和心室可不同时收缩。心房肌较薄，心室肌肥厚，心室肌按照走行方向可分为外斜、中环、内纵三层，左心室的环形肌尤为发达。心外膜为一层光滑的浆膜，贴附于心肌的外面。

3. 房间隔与室间隔 房间隔较薄，位于左、右心房之间，由两层心内膜中间夹杂少量心肌和结缔组织构成。房间隔右侧中下部有卵圆窝，是房间隔最薄弱处。室间隔位于左、右心室之间，由心肌和心内膜构成，包括上方的膜部和下方的肌部。膜部薄而缺乏肌质，是室间隔缺损的好发部位。也是先天性心脏病较常见的一种病因。

知识拓展

先天性心脏病

先天性心脏病是出生后就具有的心血管疾病，包括房间隔缺损，室间隔缺损，动脉导管未闭，法乐四联征等，是胎儿时期心脏血管发育异常所致的心血管畸形，是小儿最常见的心脏病。其发病原因是在胚胎发育时期（怀孕初期2～3个月内），由于心脏及大血管的形成障碍而引起的局部解剖结构异常，或出生后应自动关闭的通道未能闭合的心脏，称为先天性心脏病。除个别小室间隔缺损在5岁前有自愈的机会，绝大多数需手术治疗。临床上以心功能不全、发绀以及发育不良等为主要表现。先天性心脏病的发病率约占出生婴儿的0.8%，其中60%于1岁左右死亡。发病可能与遗传尤其是染色体易位与畸变、宫内感染、大剂量放射性接触和药物等因素有关。随着心血管医学的快速发展，许多常见的先天性心脏病得到准确的诊断和合理的治疗，病死率已显著下降。

（四）心包

心包是包绕心和大血管根部的纤维浆膜囊，分为纤维心包和浆膜心包。纤维心包包裹在心及大血管的外面，是致密的纤维结缔组织，浆膜心包贴附于纤维心包的内面，分为脏层（心外膜）和壁层。脏层贴附于心肌的表面，壁层附着于纤维心包的内表面，脏、壁两层之间于大血管根部相互转折移行，形成的密闭腔隙为心包腔，呈负压状态，内含少量滑液，心包的主要功能可减少心跳动时的摩擦，也可防止心过度扩张。同时作为一道屏障，可有效地防止邻近器官的感染波及心。

（五）心传导系统

心的传导系统由特殊分化的心肌细胞构成，包括窦房结、结间束、房室结、房室束及其分支浦肯野（purkinje）纤维（图7－8）。具有兴奋性、节律性和传导性，但不能收缩。

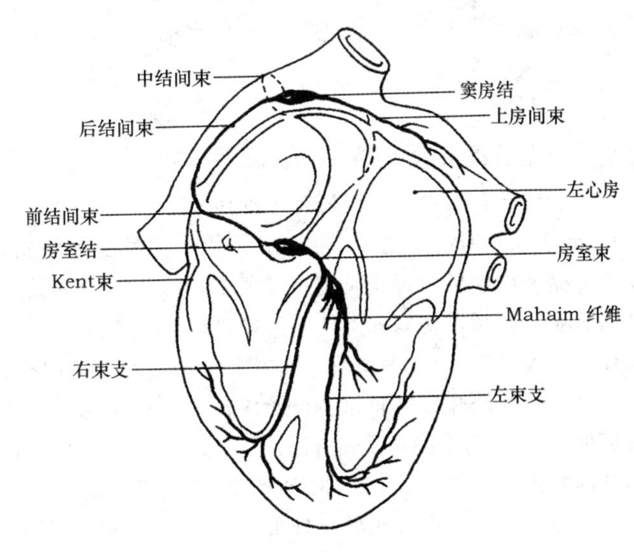

图7－8　心的传导系统

1. 窦房结　位于上腔静脉根部与右心耳交界处（界沟上1/3）的心外膜深面，略呈长椭圆形，是心的正常起搏点。其产生的兴奋，经结间束传至房室结。（结间束有前、中、后三条结间束，已从生理学上证实存在，但形态学上尚无充分的证据）。

2. 房室结　位于右心房冠状窦口与右房室口之间的心内膜深面，呈扁椭圆形。其主要功能是将窦房结发放的冲动短暂延搁，再传向心室，保证心房收缩后，心室开始收缩。

3. 房室束 又称为His束，由房室结的前端发出后，穿右纤维三角，沿室间隔膜部后下缘达室间隔肌部，近其上缘处分为左、右束支。左束支起自房室束的分叉部，呈瀑布状，发出后沿室间隔左侧下行，约在室间隔肌部的中上1/3交界处分为3组分支，分散交织续于蒲肯野纤维网。右束支从房室束分叉部的末端发出，呈细长圆索状，沿室间隔右侧下行，经隔缘肉柱的深面至前乳头肌的根部，分散形成蒲肯野纤维网。由蒲肯野纤维网发出的纤维以直角或钝角进入心室壁，与心肌相连。

心的自动节律性兴奋由窦房结开始，兴奋经结间束先传至心房肌使心房肌收缩，同时经结间束传至房室结，在房室结短暂延搁后，再经房室束，左、右束支和蒲肯野纤维网传至心室肌，使心室肌也开始收缩，如此使心不间断地有节律的舒缩跳动。如果心传导系功能失调，就会出现心律失常。

（六）心的血管

1. 心的动脉 营养心的动脉有左、右冠状动脉，均起自主动脉窦（图7－3、图7－4）。①左冠状动脉主干粗短，经肺动脉干和左心耳之间穿出，沿冠状沟左行，其主要分支包括：前室间支沿前室间沟下行，绕心尖切迹，至膈面的后室间沟上行一段，分布于左、右心室前壁和室间隔的前2/3；旋支沿冠状沟向左行，绕心左缘至心的膈面，分布于左心房、左心室的外侧壁；②右冠状动脉在肺动脉干与右心耳之间穿出，沿冠状沟绕心锐缘至膈面，主要分支包括：后室间支自房室交点处起自右冠状动脉，沿后室间沟下行，分布于左、右心室后壁及室间隔的后1/3；左室后支分布于左心室膈面外侧部。（约60%的人，右冠状动脉发出窦房结支。约90%的人，右冠状动脉发出房室结支。）

2. 心的静脉 心壁的静脉绝大部分经冠状窦回流到右心房，小部分直接注入右心房，极小部分直接开口于心腔。冠状窦位于心膈面左心房与左心室之间的冠状沟内，开口于右心房腔。主要属支包括：①心大静脉与前室间支伴行于前室间沟内，至冠状沟绕心左缘注入冠状窦左侧端；②心中静脉与后室间支伴行于后室间沟内，注入冠状窦右侧端；③心小静脉在冠状沟内与右冠状动脉伴行，向左注入冠状窦的右侧端（图7－3、图7－4）。

三、血管

（一）血管的分类、结构与分布

人体的血管包括动脉、静脉和毛细血管。

1. 动脉（artery） 是从心室运送血液到全身各处的血管。由左心室发出的主动脉干及其分支为体循环的动脉，运送动脉血。而由右心室发出的肺动脉干及其分支为肺循环的动脉，运送静脉血。体循环动脉分支分布的主要规律：①人体左、右对称，动脉分布亦呈对称分布；②人体每一大局部均有1～2条动脉主干；③躯干在结构有体壁和内脏之分，躯干的动脉亦分壁支和脏支；④动脉常与静脉、神经伴行，外包结缔组织膜称为血管神经鞘；⑤动脉多居身体的屈侧、深部或较隐蔽处走行，不易受损；⑥动脉多以最短的距离到达所供血的器官；⑦动脉的粗细、分支和数量与器官的形态功能相一致；⑧实质性器官的动脉多呈放射型分布。⑨空腔性器官通常呈横行或纵行分布。

动脉可分成大、中、小动脉，各级动脉管壁构造基本相同，均有内膜、中膜和外膜。大动脉管壁中膜含发达的弹力纤维，弹性较大，当心室收缩向动脉腔内射血时，大动脉管腔被动扩张，心室舒张时，大动脉管壁借助于自身弹性回缩，促使血液继续向前流动。中动脉管壁中膜内的弹力纤维减少，取而代之的是平滑肌。小动脉管壁中缺乏弹力纤维，平滑肌较发达，在神经体液调节下收缩和舒张，改变管径的大小，影响局部的血流量和血流阻力，维持和调节血压。

2. 静脉（vein） 是运送血液回心的管道，起于毛细血管，止于心房。静脉管壁由内膜、中膜和外膜组成，其中膜弹性纤维和平滑肌少，故管壁薄，弹性差。静脉与动脉相比，在结构和配布上具有以下特点：①静脉在向心回流的过程中，不断接受属支，由小静脉汇合成中静脉，再汇合成大静脉，回流入心房；②静脉与相应动脉比较，管壁薄，管径粗，数量多，弹性小，血流缓慢，压力较低；③静脉管壁的内面，有成对的静脉瓣，可防止血液逆流，以四肢静脉多见，大静脉一般无静脉瓣；④体循环的静脉分为浅静脉和深静脉。浅静脉（皮下静脉）行于皮下组织内，无伴行动脉，注入深静脉。浅静脉位置表浅，易于显露，是临床输液、注射及采血的常用部位。深静脉（伴行静脉）位于固有筋膜深面或体腔内，多与动脉伴行，收集伴行动脉分布区域的静脉血；⑤浅静脉之间、深静脉之间以及浅、深静脉之间，都存在着丰富的吻合；⑥几种特殊结构的静脉，如硬脑膜窦和板障静脉等。它们对颅脑内的静脉回流起重要的作用。全身的静脉根据循环途径的不同可分为肺循环的静脉和体循环的静脉。

3. 毛细血管（capillary） 是体内管径最小、管壁最薄、数量最多、分布最广的血管。毛细血管交织成网，遍布全身，管壁菲薄，通透性强，是血液与周围组织进行物质交换的主要场所，通常只有约20%的毛细血管交替开放。

（二）肺循环的血管

肺循环的血管包括肺动脉和肺静脉。

肺动脉干短而粗，起于右心室，在升主动脉的右侧向左后上行，至主动脉弓下方分为左、右肺动脉，经左、右肺门进入左、右肺。在肺动脉干分叉处的稍偏左侧有动脉韧带（图7－3）连于主动脉弓下缘，是胚胎时期动脉导管闭锁的遗迹。若出生六个月后动脉导管仍未闭，则为先天性心脏病之一。

肺静脉由肺内各级静脉逐级汇合出肺门而成，左右各两条，称左肺上、下静脉和右肺上、下静脉，分别注入左心房。

（三）体循环的血管

1. 体循环的动脉 由主动脉及其分支组成，分布于全身（图7－9）。

（1）主动脉 是体循环的动脉主干，由左心室发出，其起始段为升主动脉，上行至右侧第二胸肋关节后方移行为主动脉弓，弓形弯向左后下，至第四胸椎体下缘处移行为降主动脉，沿脊柱左前方下降，穿膈的主动脉裂孔入腹腔，至第四腰椎体下缘处分为左、右髂总动脉。降主动脉以膈为界，又分为胸主动脉和腹主动脉。升主动脉根部发出左、右冠状动脉。主动脉弓的凸侧从右向左依次发出头臂干、左颈总动脉和左锁骨下动脉。头臂干为一粗短干，向右上斜行至右胸锁关节后方，分为右颈总动脉和右锁骨下动脉。主动脉弓壁内有压力感受器，具有调节血压的作用。在动脉弓下方近动脉韧带处有2～3个粟粒样小体，称主动脉小球，属化学感受器，能感受血中二氧化碳和氧浓度的变化。当血中二氧化碳浓度增高时，可反射性地促使呼吸加深加快（图7－10）。

全身各大局部动脉主干可概括为：

颈总动脉——头颈　锁骨下动脉——上肢　胸主动脉——胸部

腹主动脉——腹部　髂外动脉——下肢　髂内动脉——盆部

（2）头颈部的动脉 颈总动脉是头颈部的动脉主干，左侧起自于主动脉弓，右侧起自于头臂干，沿食管、喉与气管外侧上行，至甲状软骨上缘高度分为颈内动脉和颈外动脉。颈内

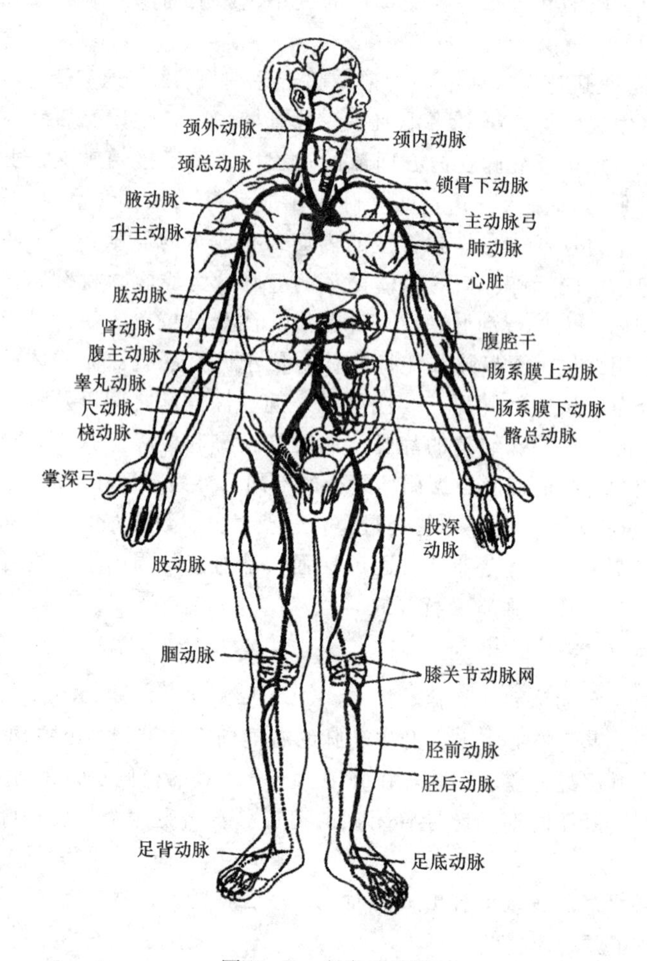

图 7－9　全身的动脉

动脉分支分布于脑和视器，颈外动脉分支分布于颅外的头、面和颈部，其分支包括：甲状腺上动脉、舌动脉、面动脉、上颌动脉和颞浅动脉等。在颈内、外动脉分杈处的后壁上有一扁椭圆形小体，称颈动脉小球，属化学感受器，能感受血液中二氧化碳和氧分压的变化，反射性地调节呼吸运动。颈内动脉的起始处（或颈总动脉的末梢处）管腔稍膨大，称颈动脉窦，窦壁内有压力感受器，可反射性地调节血压。当头面部大出血时，可在胸锁乳突肌前缘，平环状软骨高度将颈总动脉压向第六颈椎横突前结节（颈动脉结节）急救止血。

（3）上肢的动脉　锁骨下动脉是上肢的动脉主干，左侧起自于主动脉弓，右侧起自于头臂干。其向远侧延续的动脉干依次为：腋动脉（分支至腋区、肩胛区、胸壁）、肱动脉（分支至臂部）、桡动脉和尺动脉（分支至前臂）、掌浅弓（由尺动脉的末梢和桡动脉的掌浅支吻合而成）和掌深弓（由尺动脉的掌深支和桡动脉的末梢吻合而成），掌浅弓和掌深弓的分支分布于手上。当上肢大出血时，可在锁骨中点上方，将锁骨下动脉压向第一肋急救止血。

（4）胸部的动脉　胸主动脉是胸部的动脉主干，发出壁支和脏支分布于胸壁和胸腔脏器。脏支细小，壁支粗大（因胸腔内重要的生命器官如心、肺都有自己的血液循环，无需胸主动脉发出分支来营养之）。

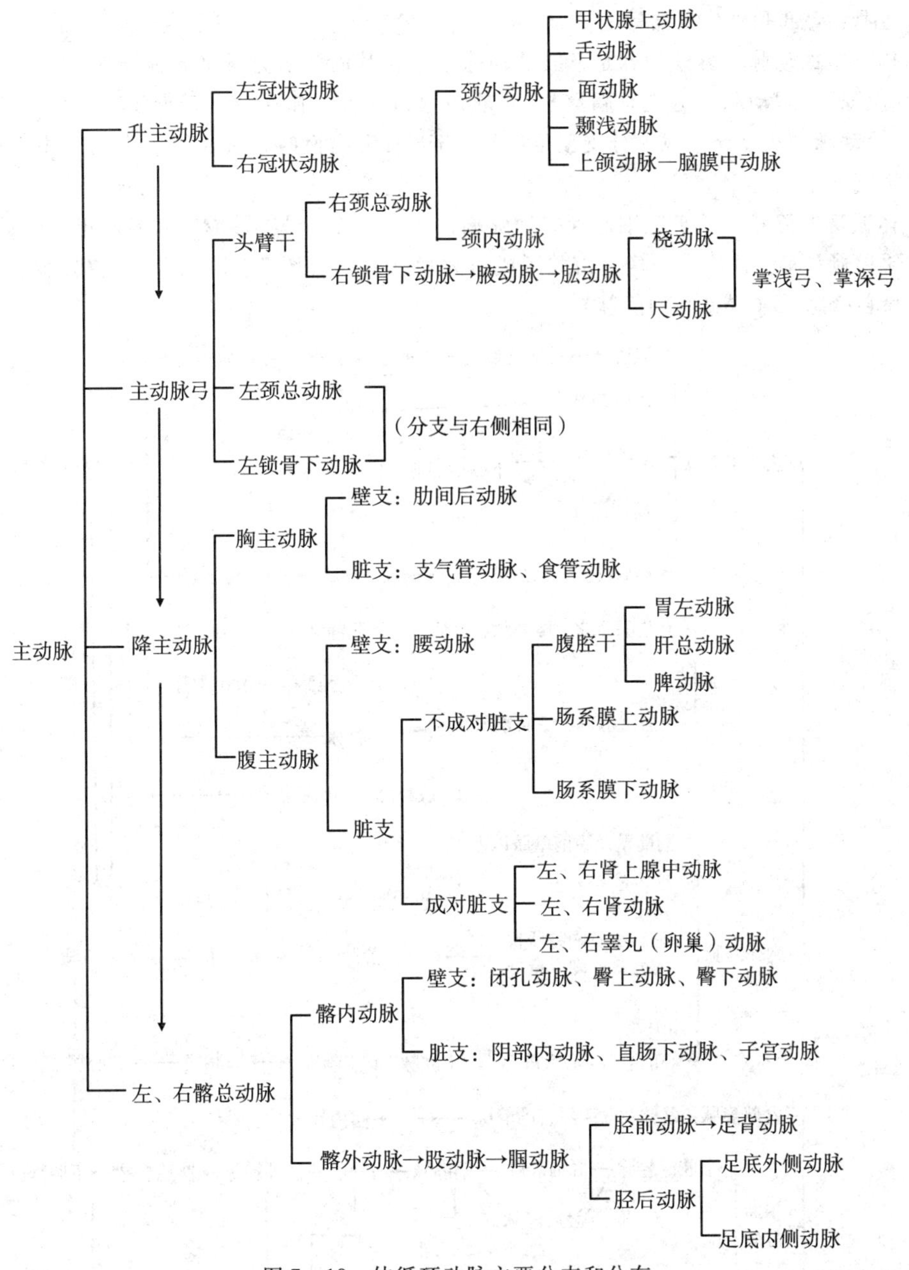

图 7－10　体循环动脉主要分支和分布

（5）腹部的动脉　腹主动脉是腹部的动脉主干，发出壁支和脏支（成对和不成对）分布腹壁和腹腔脏器。壁支细小，而脏支粗大。腹主动脉的壁支包括膈下动脉、腰动脉和骶正中动脉，分别分布于膈的下面、腹后壁的肌层及直肠后壁和骶骨的盆面。腹主动脉成对的脏支有肾上腺中动脉、肾动脉和睾丸动脉（或女性的卵巢动脉），分别分布于同名脏器。不成对的脏支包括腹腔干、肠系膜上动脉和肠系膜下动脉。腹腔干的分支营养食管末端、胃、十二指肠、肝、胆囊、胰、脾和大网膜。肠系膜上动脉的分支营养胰头、十二指肠、空回肠、盲肠、阑尾、升结肠和横结肠等。肠系膜下动脉的分支分布于结肠左曲、降结肠、乙状结肠和直肠上部。

（6）盆部的动脉　髂内动脉是盆部的动脉主干，发出壁支和脏支分别分布于盆壁、盆腔脏器、会阴、臀部和外生殖器等处。

（7）下肢的动脉　髂外动脉是下肢的动脉主干，其向远侧延续的动脉干依次为：股动脉（分支至大腿）、腘动脉（分支至腘窝）、胫前动脉和胫后动脉（分支至小腿和足部）、足底弓（胫前、后动脉末端吻合而成，分支至足部）。当下肢大出血时，可在腹股沟韧带中点向后压股动脉急救止血。

2. 体循环的静脉　始于毛细血管的静脉端，逐级汇合，最终形成三大静脉干即上腔静脉、下腔静脉和冠状窦，注入右心房。由此形成三大静脉系统（图7－11），即上腔静脉系、下腔静脉系和心静脉系（详见心的静脉）。

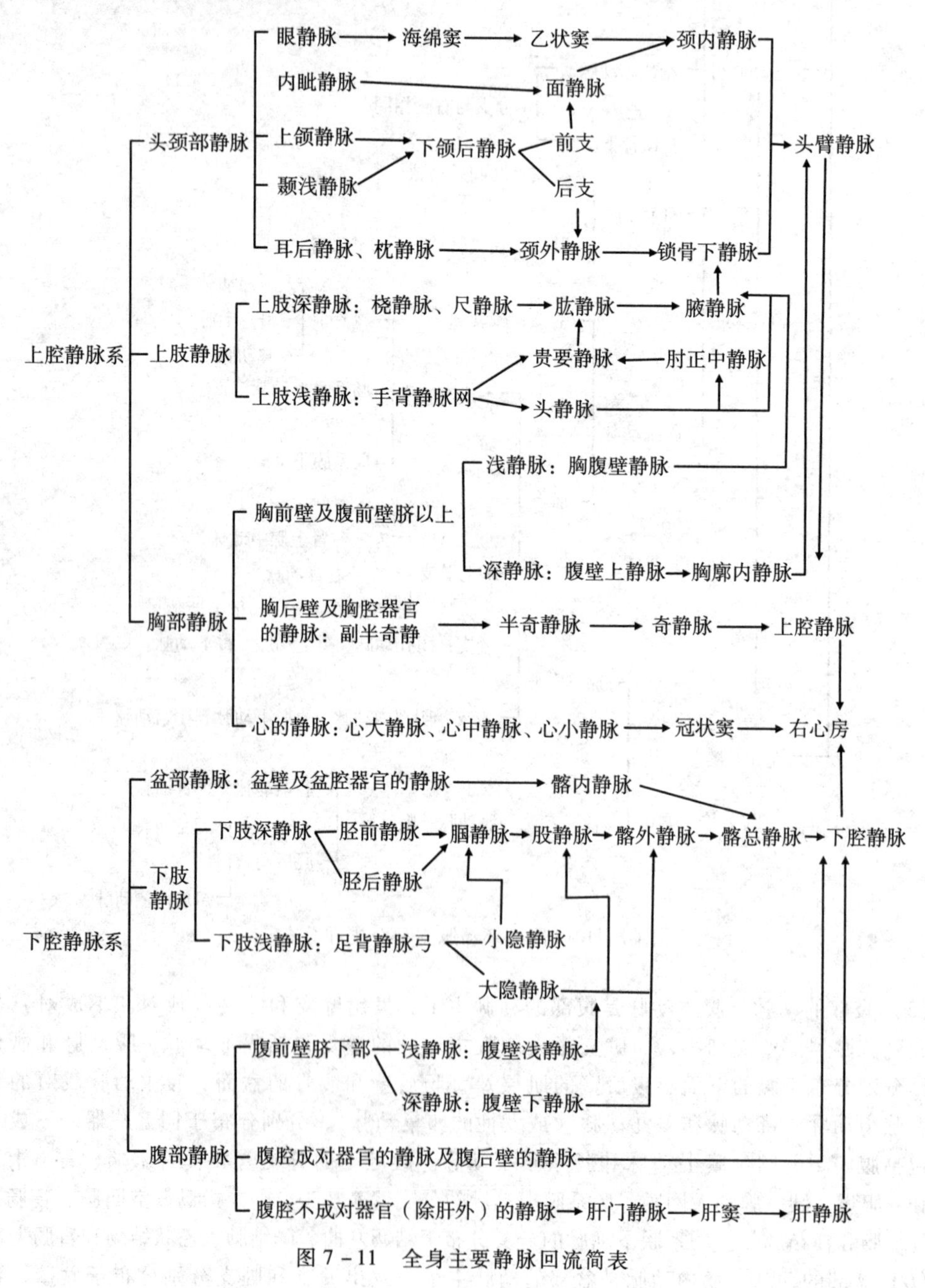

图7－11　全身主要静脉回流简表

(1) 上腔静脉系（图 7－12） 收集头颈、上肢、胸壁及部分胸腔脏器的静脉血，其主干是上腔静脉。属支有左、右头臂静脉，头臂静脉由同侧的颈内静脉和锁骨下静脉汇合而来，二者汇合处称静脉角，是淋巴注入的部位。颈内静脉收集颅内（脑和视器）、头、颈部的静脉血，其在颅外的属支有面静脉和下颌后静脉。面静脉收集同名动脉分布区域的静脉血，与颅内的海绵窦有复杂的交通关系，是面部感染和炎症向颅内蔓延的重要途径。下颌后静脉由颞浅静脉和上颌静脉汇合而成。

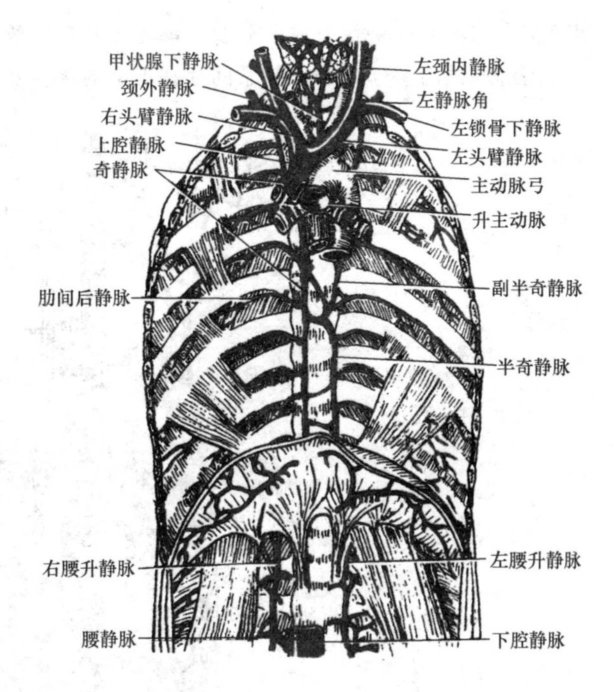

图 7－12 上腔静脉及其属支

锁骨下静脉由腋静脉延续而来，腋静脉由上肢的肱静脉延续而来。肱静脉来自前臂的桡静脉与尺静脉，上述静脉均为上肢的深静脉，分别与同名动脉伴行，收集同名动脉分布区域的静脉血。此外，上肢还有浅静脉，包括头静脉、贵要静脉和肘正中静脉，负责收集上肢浅层区域的静脉血，最后均注入深静脉。

(2) 下腔静脉系（图 7－13） 收集下肢、盆部和腹部的静脉血，其主干是下腔静脉。下腔静脉系包含肝门静脉系。下腔静脉主要由左、右髂总静脉汇聚而来，一侧的髂总静脉由同侧的髂内静脉和髂外静脉在骶髂关节的前方汇合而来。髂内静脉收集盆腔脏器及盆腔壁的静脉血，髂外静脉由下肢的股静脉延续而来。下肢的静脉可分为浅静脉和深静脉，深静脉即股静脉，与同名动脉相伴行，收集同名动脉分布区域的静脉血。浅静脉包括大隐静脉和小隐静脉，大隐静脉收集足内侧缘、小腿前面和内侧、大腿浅层和腹下壁浅层的静脉血，小隐静脉收集足外侧缘、小腿后面浅层的静脉血，二者均回流注入深静脉。

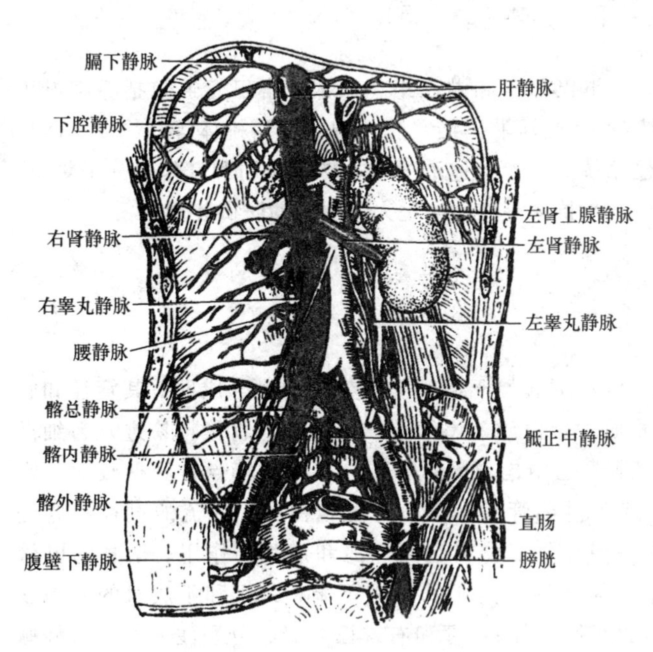

图 7－13 下腔静脉及其属支

肝门静脉系收集的是腹腔内不成对脏器（肝除外）的静脉血，各静脉属支汇合经肝门静脉入肝，在肝内反复分支形成毛细血管（肝血窦），然后汇成肝静脉出肝，注入下腔静脉（图 7－13）。肝门静脉系的主要功能是将消化道吸收的物质运输至肝，在肝内进行合成、分解、解毒和储存，故肝门静脉是肝的功能性血管。

肝门静脉系与上、下腔静脉系间存在丰富的吻合及侧支循环途径（图 7-14）。

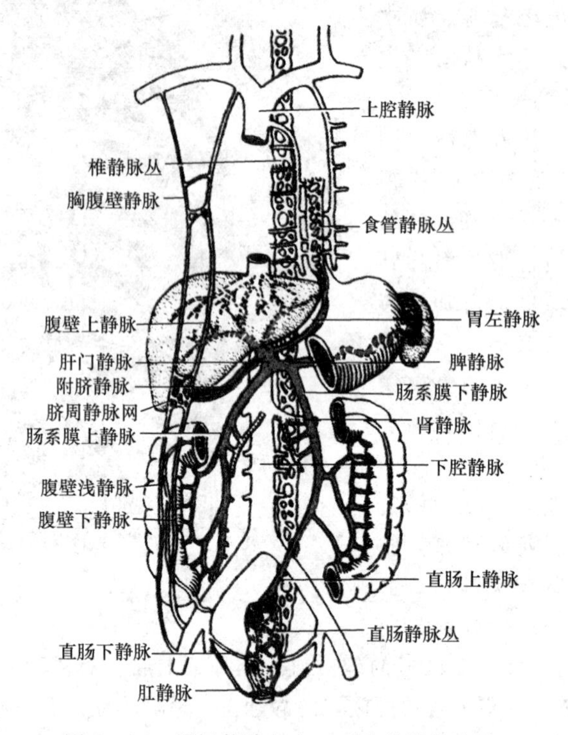

图 7-14　肝门静脉与上、下腔静脉的吻合

第二节　淋巴系统

淋巴系统（lymphatic）由淋巴管道、淋巴器官和淋巴组织组成。淋巴管道包括毛细淋巴管、淋巴管、淋巴干和淋巴导管。淋巴器官包括淋巴结、脾、胸腺和扁桃体等（图 7-15）。在淋巴管道内流动的液体为淋巴，淋巴系统具有参与体液循环、转运脂肪和其他大分子物质、产生淋巴细胞、过滤异物、吞噬细菌和产生抗体等作用，是人体重要的防御装置。

一、淋巴管道与淋巴结

（一）淋巴管道

毛细淋巴管是淋巴管道的起始部，以盲端起始于组织间隙，彼此吻合成网，其管径和管壁通透性大于毛细血管，一些大分子物质如蛋白质、癌细胞、细菌和异物等较易进入毛细淋巴管。淋巴管由毛细淋巴管汇合而成，其形态结构与静脉相似，其主要特点是管壁较薄，富有瓣膜，瓣膜的出现是毛细淋巴管过渡到淋巴管的标志。淋巴管在向心回流的过程中要经过一个或多个淋巴结，对淋巴液中的一些大分子物质起到过滤和清除的作用。全身淋巴管汇合成九条淋巴干，包括成对的腰干、支气管纵隔干、锁骨下干、颈干和不成对的一条肠干。人体的 9 条淋巴干汇合成两条淋巴导管，即胸导管和右淋巴导管，分别注入左、右静脉角（图 7-16）。胸导管是全身最大的淋巴管，引流约占人体 3/4 区域的淋巴。胸导管通常起

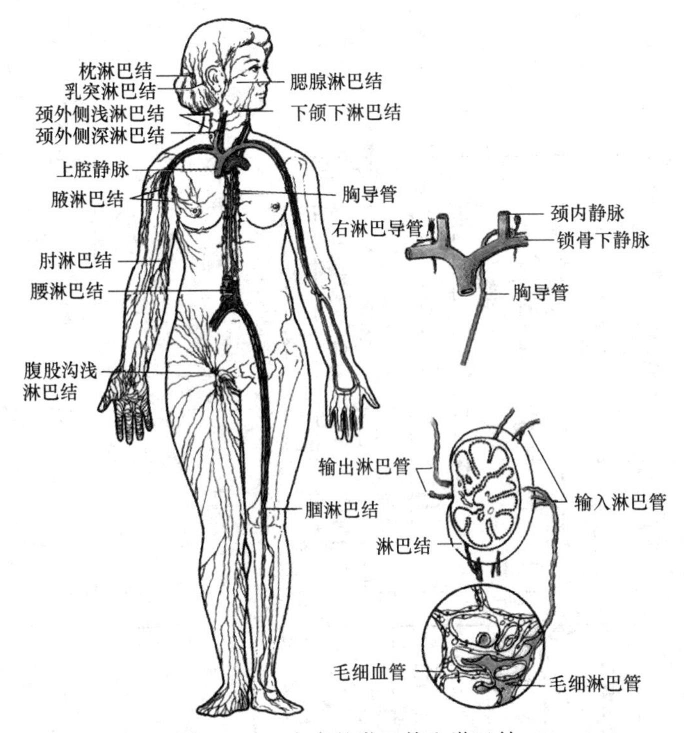

图 7－15　全身的淋巴管和淋巴结

自第 1 腰椎前方的乳糜池，乳糜池由左、右腰干和肠干汇合而成。胸导管在注入左静脉角之前，还接受左颈干、左锁骨下干和左支气管纵隔干的淋巴。右淋巴导管位于右颈根部，为一短干，收集约占人体 1/4 区域的淋巴。

（二）淋巴结

淋巴结是介于淋巴管向心行程中的淋巴器官，为大小不一的圆形或椭圆形灰红色小体，一侧隆凸，有数条输入淋巴管进入，另一侧凹陷称门，有 2～3 条输出淋巴管和神经、血管出入（图 7－17）。淋巴结可分为深淋巴结和浅淋巴结，分别位于深筋膜深面和浅筋膜内。淋巴结多沿血管排列，位于身体隐蔽的部位，如关节的屈侧或脏器门及体腔大血管根部等处。

人体各部位或器官的淋巴管均汇至一定的淋巴结，称为该部位或该器官的局部淋巴结（图 7－15）。当某部位或器官发生病变时，细菌、病毒、寄生虫或肿瘤细胞等可沿淋巴管侵入相应的局部淋巴结，该淋巴结可过滤和清除这些物质，从而阻止病变的蔓延和扩散，故局部淋巴结肿大常可反映局部的器官或部位有病变。

二、脾

脾是人体最大的淋巴器官，位于左季肋区，第 9～11 肋的深面，其长轴与第 10 肋平行一致。脾的位置可因体位、呼吸而改变，正常情况下在左肋弓下不能触及。脾为扁椭圆形或扁三角形的实质性器官，可分脏、膈两面，上、下两缘和前、后两端（图 7－18）。膈面平滑隆突，与膈相对；脏面的中部略凹陷为脾门，是血管、神经等出入的门户。脾的上缘有 2～3 个脾切迹，是临床触诊脾的重要标志。脾具有储血、造血、滤血、清除衰老红细胞及参与免疫应答等功能。

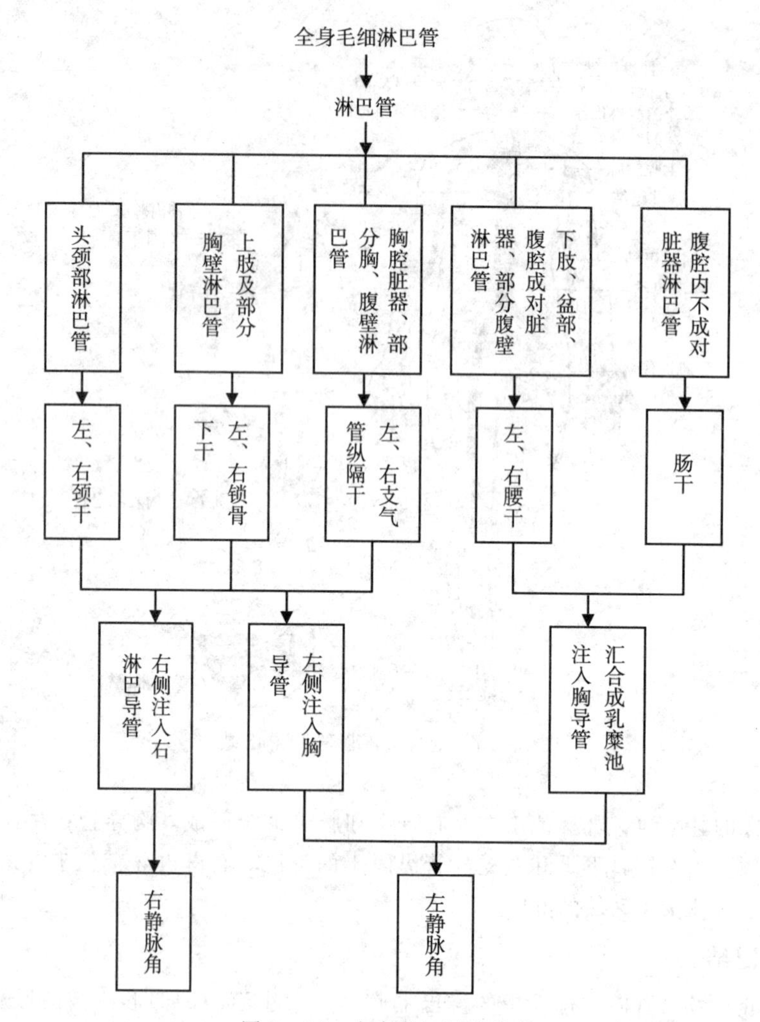

图 7-16　全身淋巴回流简表

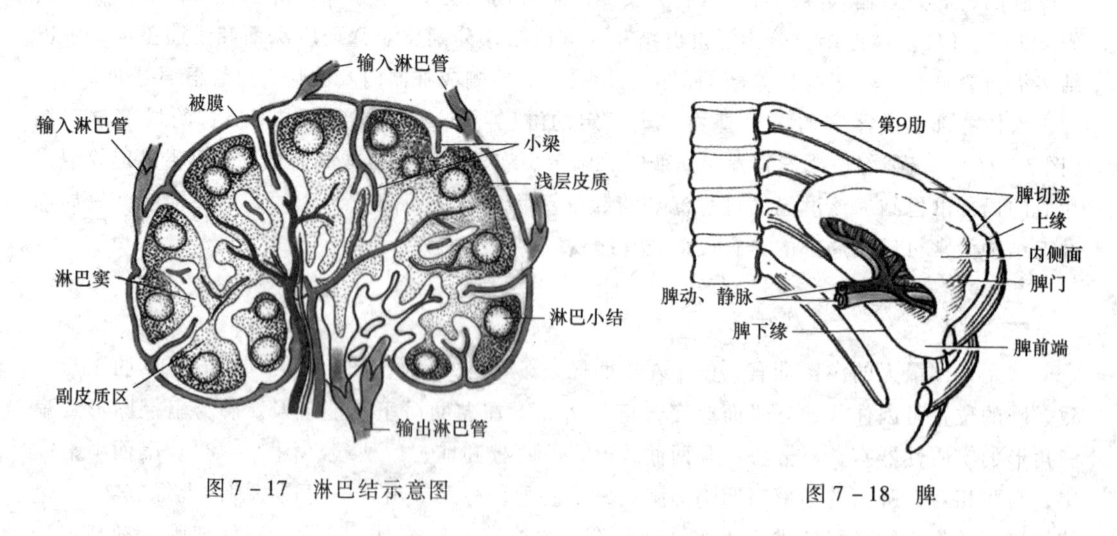

图 7-17　淋巴结示意图

图 7-18　脾

三、胸腺

胸腺位于胸骨柄的后方，上纵隔的前部，分为左、右不对称的两叶，两叶间借结缔组织相连，呈长扁条状，质地柔软。胸腺的体积随年龄的变化而变化，至青春期发育到最大，然后逐渐萎缩，成年后胸腺的绝大部分被脂肪组织所取代。胸腺是一个淋巴器官，兼有内分泌功能，分泌的胸腺素可使骨髓的淋巴细胞转化成T淋巴细胞，促进T淋巴细胞的成熟和提高其免疫力。

案例解析

案例：一阑尾炎患者，发病前在地摊吃烧烤，喝啤酒。于半夜突发腹痛，疼痛难忍，急诊就医。入院观察治疗，发现疼痛点固定，转移至右下腹。大夫考虑保守治疗，自肘正中静脉注入消炎药，试问药物经何途径到达阑尾？

解析：药物→肘正中静脉→头静脉→（腋静脉）→锁骨下静脉→头臂静脉

↘贵要静脉→肱（腋）静脉↗

→上腔静脉→右心房→右心室→肺动脉干→肺静脉→左心房→左心室→升主动脉→肠系膜上动脉→回结肠动脉→阑尾动脉→阑尾

本章小结

循环系统包括心血管系统和淋巴系统。心血管系统包括心、动脉、静脉和毛细血管。心是循环系统的动力“泵”，使血液循环生生不息。心分为四个心腔：左、右心房和左、右心室，左、右心房都包括固有心房和腔静脉窦两部分，左、右心室都包括流入道和流出道。全身的血液循环分为体循环和肺循环，体循环又叫大循环，流动的是含氧丰富的动脉血。肺循环又叫小循环，流动的是含氧低的静脉血。体循环的动脉干是主动脉，依其形程分为升主动脉、主动脉弓和降主动脉三段，各段分别发出不同的动脉分支，营养不同的组织和脏器。全身的静脉可分为三个系：上腔静脉系、下腔静脉系和心静脉系，其中，下腔静脉系包括肝门静脉系。淋巴系统的组成包括淋巴组织、淋巴管道和淋巴器官，淋巴系统是心血管系统的重要辅助循环，承担着运送大分子物质和脂肪及人体免疫防御的功能。

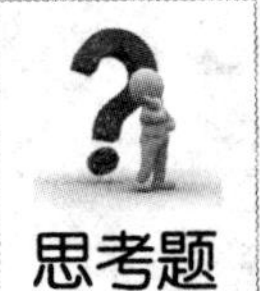

思考题

1. 试述大、小循环的途径及其特点。
2. 简述右心房、右心室腔的结构。
3. 简述主动脉的分部及各部主要的分支。

（皇甫平）

第八章　神经系统

学习导引

知识要求

1. **掌握**　神经系统的组成和区分，神经系统常用术语的概念；神经系统各部的位置、分部和主要结构；脑脊液的产生和循环途径。

2. **熟悉**　脑和脊髓被膜的组成、硬膜外隙和蛛网膜下隙的概念。

3. **了解**　脊神经、脑神经、内脏神经的组成及分布概况。

第一节　概　述

神经系统（nervous system）在人体各系统中处于主导地位，调节和控制体内各系统的功能，使人体成为一个有机的整体。神经系统调节机体活动的基本方式是反射（reflex），反射活动的形态学基础为反射弧（reflex arc），反射弧包括感受器、传入神经、中枢、传出神经和效应器5部分。

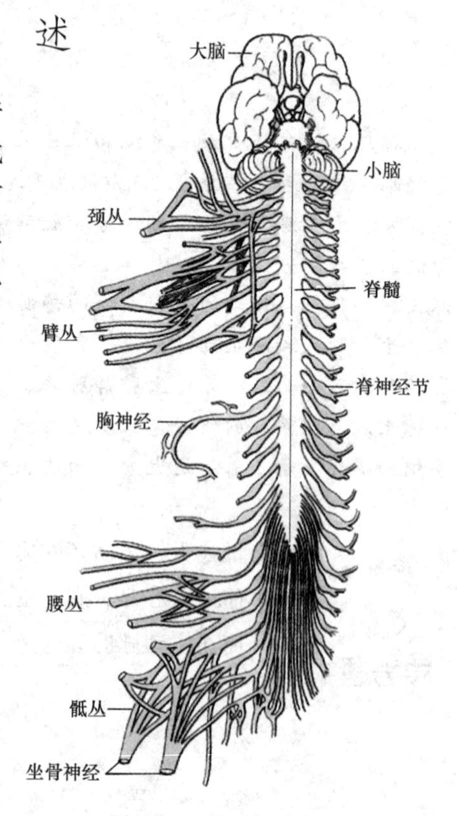

图8－1　神经系统概观

一、神经系统的组成和区分

（一）位置和区分

神经系统分为中枢神经系统和周围神经系统两大部分（图8－1）。

1. 中枢神经系统（central nervous system）　包括脑和脊髓，脑又可分为延髓、脑桥、中脑、小脑、间脑和端脑六部分。

2. 周围神经系统（peripheral nervous system）　根据相连部位可分为与脑相连的12对脑神经、与脊髓相连的31对脊神经。脑神经主要分布于头颈部；脊神经则主要分布于躯干和四肢。根据周围神经分布对象的不同，又可将周围神经系统分为躯体神经和内脏神经。

（1）躯体神经（somatic nerve） 指分布于皮肤、骨、关节和肌肉的神经，可分为躯体感觉（传入）神经和躯体运动（传出）神经。

（2）内脏神经（visceral nerve） 主要分布于内脏、心血管和腺体，管理它们的感觉和运动，又称自主神经（autonomic nerve）或植物性神经，包括内脏感觉神经和内脏运动神经。根据结构功能的不同，内脏运动神经又分为交感神经和副交感神经。

（二）神经系统的组成

构成神经系统的神经组织由神经元和神经胶质组成。

1. 神经元（neuron） 又称神经细胞（neuroglial cell），是神经系统结构、营养和功能的基本单位，具有接受刺激和传导冲动的功能。神经元包括胞体和突起两部分，突起又分轴突和树突。

（1）胞体 是维持神经元代谢和生长的中心，也是神经冲动接受和传递的枢纽。胞体的形态多样，大小不一，有梭状、三角形、多角形和圆形等。

（2）突起（process） 是胞体延伸的细长部分，可分为树突和轴突。树突（dendrite）的分支形式、多寡、长短各异，分支较多的，形似树枝，具有接受刺激并将神经冲动传向胞体的功能。轴突（axon）每个神经元只有一个，一般较细长，分支少，把神经冲动传送到另一个神经元、肌肉或腺体等处。

2. 神经元的分类 最常用的有两种分类法，依据突起的数量可分为假单极神经元、双极神经元和多极神经元；依据功能不同可分为感觉神经元、运动神经元和联络神经元。

3. 神经胶质细胞（neuroglia） 神经系统内除了神经元外，还有大量神经胶质细胞，包绕或填充于神经元的胞体、树突和轴突之间。神经胶质细胞为多突起细胞，但无树突和轴突之分，也无传导神经冲动的功能，它们的功能是传递代谢物质、髓鞘的形成和对神经元的支持保护作用。

二、神经系统的常用术语

1. 灰质 中枢神经系统内神经元的胞体和树突聚集的部位，因富含血管在新鲜标本上呈灰色，称为灰质（gray matter）。在大、小脑表面形成的灰质层又称皮质（cortex）。

2. 白质 中枢神经系统内神经纤维聚集的部位，因纤维的髓鞘含有类脂质而色泽白亮，称为白质（white matter）。分布在大、小脑深面的白质又称髓质（medulla）。

3. 神经核和神经节 形态与功能相似的神经元胞体常聚集成团或柱，其在中枢神经系统内称为神经核（nucleus），在周围神经系统内称为神经节（ganglion）。

4. 纤维束和神经 在中枢神经系统内起止行程与功能基本相同的纤维集合在一起，称为纤维束（fasciculus），在周围神经系统中神经纤维形成粗细不等的神经纤维束，称为神经（nerve）。

第二节 中枢神经系统

一、脊髓

（一）脊髓的位置和外形

1. 脊髓的位置 脊髓（spinal cord）位于椎管内。脊髓上端在枕骨大孔处与延髓相续；下端在成人一般平第 1 腰椎体下缘，新生儿可达第 3 腰椎。

2. 脊髓的外形 脊髓呈前后稍扁的圆柱形（图 8－2），下端变细称为脊髓圆锥，于第一腰椎下缘水平向下续为无神经结构的细丝，称为终丝，其下端附着于尾骨的背面，具有固定脊髓的作用。腰、骶、尾脊神经根在椎管内向下行走一段距离才到达相应的椎间孔离开椎管，下行的神经根排列在终丝的周围，称为马尾。由于成人在第 2 腰椎以下无脊髓，而仅有终丝和马尾，临床上常在第 4、5 腰椎间进行腰椎穿刺。

脊髓全长粗细不等，有两个部位较膨大，分别为颈膨大和腰骶膨大，发出神经分别至上、下肢。在脊髓表面可见 6 条纵行的沟，脊髓表面前后正中线上，各有一条纵沟，分别称前正中裂和后正中沟。在前正中裂的两侧有一对前外侧沟，后正中沟的两侧有一对后外侧沟，前、后外侧沟分别有 31 对前根（anterior root）和 31 对后根（posterior root）的根丝相连。前根由运动神经纤维组成，后根由感觉神经纤维组成。前、后根在椎间孔处汇合成脊神经。每一后根在与前根合并之前形成一个膨大，称脊神经节（spinal ganglion）。脊髓两侧有 31 对脊神经相连，其中颈神经 8 对、胸神经 12 对、腰神经 5 对、骶神经 5 对、尾神经 1 对。与每对脊神经前、后根的根丝相连的一段脊髓，称为一个脊髓节段（图 8－3）。脊髓共分为 31 个节段：8 个颈髓节（C）、12 个胸髓节（T）、5 个腰髓节（L）、5 个骶髓节（S）和 1 个尾髓节（Co）。

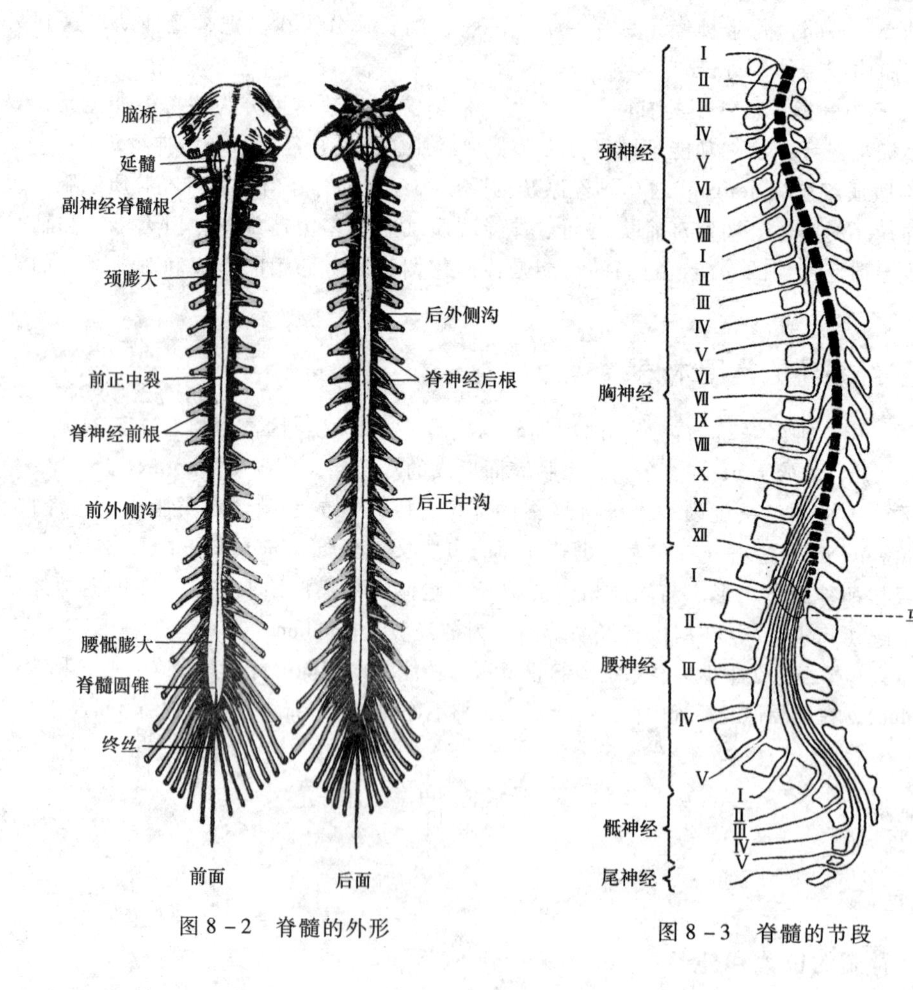

图 8－2 脊髓的外形

图 8－3 脊髓的节段

（二）脊髓的内部结构

脊髓由外周的白质和中央的灰质构成。

1. 灰质 从横切面上观察，脊髓正中央有纵贯脊髓全长的中央管（central canal）。围绕中央管的灰质呈“H”形，灰质分别向前后突出的部分称为前角（anterior horn）和后角（posterior horn）。在胸1至腰3脊髓节段，前后角之间还可见突向外侧的侧角。左右两侧灰质的连接部分称为灰质连合。前角、后角和侧角上下连续成柱状，分别称为前柱、后柱和侧柱。

（1）前角 主要由成群排列的前角运动神经元构成，它们的轴突经外侧沟出脊髓形成前根，组成脊神经的运动神经纤维。支配躯干、四肢的骨骼肌、管理骨骼肌的运动。

（2）后角 内含多极神经元，又称后角细胞。后角细胞主要接受来自后根的各种感觉纤维神经冲动，并由后角细胞轴突将神经冲动传至脑。

（3）侧角 主要含有内脏运动神经元，又称侧角细胞，是交感神经的低级中枢。在S2至S4脊髓节段，虽无侧角，但在前角基部的外侧有骶副交感核，是副交感神经的低级中枢。

2. 白质 位于灰质的周围部，白质借脊髓表面的纵沟可分为3个索：前正中裂与前外侧沟之间为前索（anterior funiculus）；前后外侧沟之间为外侧索（lateral funiculus）；后外侧沟与后正中沟之间为后索（posterior funiculus）。在中央管的前方，左右侧前索连接部为白质前连合。在灰质的外侧与白质外侧索之间，灰、白质相互交织，称为网状结构。

脊髓白质由不同的上行或下行神经纤维束构成（图8-4）。

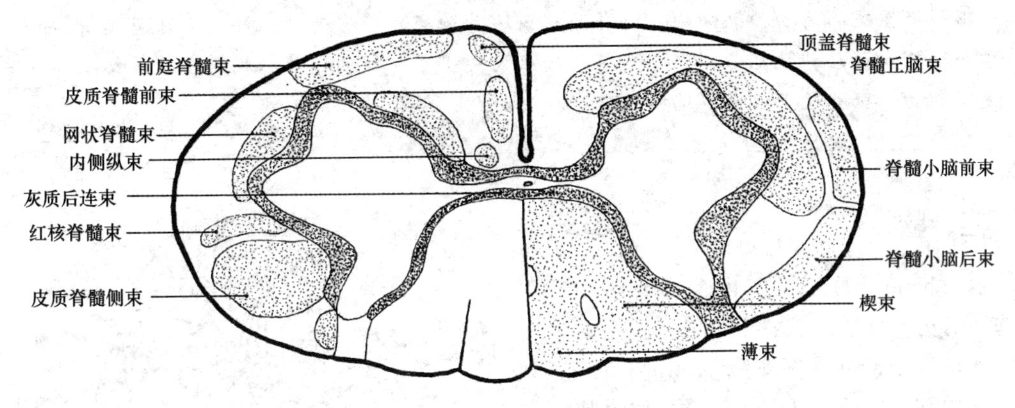

图8-4 脊髓切面上、下行传导束示意图

（1）上行纤维束

1）薄束（fasciculus gracilis）和楔束（fasciculus cuneatus）：占据脊髓后索。薄束来自同侧第5胸节以下脊神经节细胞的中枢突，位于后索内侧部；楔束来自同侧第4胸节以上脊神经节细胞的中枢突，位于后索外侧部。薄束和楔束主要传导躯干四肢意识性本体感觉和精细触觉（如辨别两点距离和物体纹理粗细）。

2）脊髓丘脑束（spinothalamic tract）：包括脊髓丘脑侧束和脊髓丘脑前束。脊髓丘脑侧束（lateral spinothalamic tract）的功能为传导对侧躯干四肢的痛、温度觉。脊髓丘脑前束（anterior spinothalamic tract）传导对侧躯干四肢的粗触觉。一侧脊髓丘脑束损伤时，表现为对侧病变水平1至2个节段以下区域的痛、温度觉的减退或消失。

（2）下行纤维束 主要为皮质脊髓束（corticospinal tract），起自大脑皮质运动中枢，下行至延髓下部的锥体交叉时，大部分纤维交叉到对侧继续下降，形成皮质脊髓侧束（lateral corticospinal tract)；而小部分纤维不交叉并在同侧下降，形成皮质脊髓前束（anterior corticospinal tract）。皮质脊髓侧束在下行过程中，沿途发出纤维止于同侧脊髓前角细胞。皮质脊髓前束沿途发出的大多数纤维经白质前连合至对侧前角细胞，但也有部分纤维至同侧前角。皮质脊髓束的功能是传递大脑皮质随意运动冲动至脊髓前角运动神经元，控制骨骼肌的随意运动。

（三）脊髓的功能

1. 传导功能 脊髓的上行纤维束和下行纤维束是脑、脊髓及周围神经之间相互联系的结构基础。脊髓白质内的上行纤维束，将感觉信息传导至脑，同时又通过下行纤维束接受高级中枢的调控，继而通过脊髓前角及侧角的运动神经元，沿脊神经至效应器。临床上脊髓横断时，因上、下行纤维束全部阻断，脊髓失去脑的调控，所以表现在损伤节段平面以下躯体的感觉和运动功能丧失。

2. 反射功能 脊髓作为低级中枢，有许多反射中枢在脊髓灰质内，如排便中枢在骶部脊髓，血管舒缩中枢在脊髓侧角等。脊髓的反射包括浅反射、深反射和内脏反射。

知识链接

脊髓灰质炎

脊髓灰质炎是由脊髓灰质炎病毒引起的严重危害儿童健康的急性传染病，主要侵犯中枢神经系统的运动神经细胞，以脊髓前角运动神经元损害为主。脊髓灰质炎患者，由于脊髓前角运动神经元受损，与之有关的肌肉失去了神经的调节作用而发生萎缩，同时皮下脂肪、肌腱及骨骼也萎缩，使整个机体变细，俗称小儿麻痹症。

二、脑

脑（brain）位于颅腔内，依部位和形态可分为端脑、间脑、中脑、脑桥、延髓和小脑六个部分（图 8－5，图 8－6）。一般将中脑、脑桥和延髓三部分合称为脑干，延髓向下经枕骨大孔与脊髓相接。

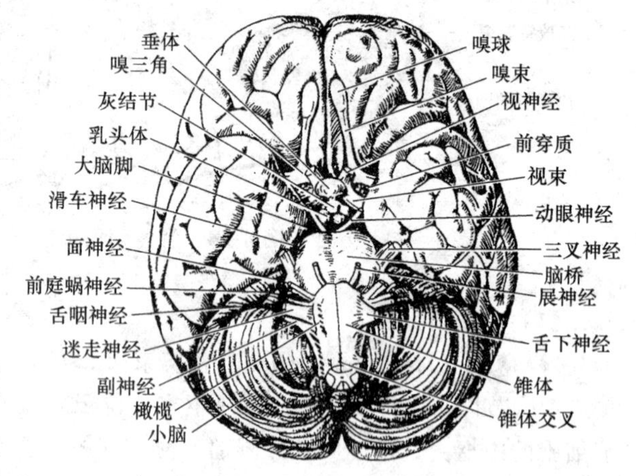

图 8－5 脑的底面观

（一）脑干

脑干（brain stem）自下而上由延髓、脑桥、中脑三部分构成。中脑向上延续为间脑，延髓向下经枕骨大孔与脊髓相连续。脑桥和延髓的背面与小脑相连，它们之间的室腔称为第四脑室。

1. 脑干的外形

（1）脑干的腹侧面（图 8－7） 延髓（medulla oblongata）：腹侧面有前正中裂与脊髓表面的前正中裂相续，前正中裂的两侧各有一条纵行的隆起，称为锥体（pyramid），内有皮质脊髓束纤维通过。此纤维束大部分在延髓下部左右交叉，故从外形上可见延髓前正中裂的下部有锥体交叉（decussation of pyramidal）。锥体的外侧有一对卵圆形隆起，称为橄榄（olive）。橄榄

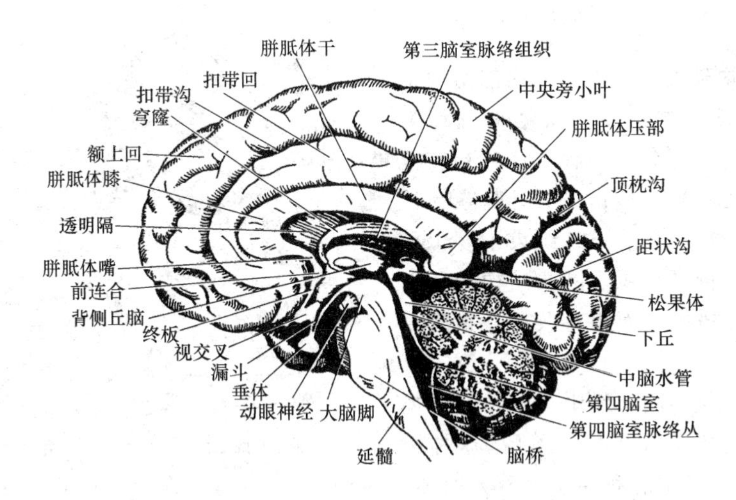

图 8-6 脑的正中矢状面观

与锥体之间的前外侧沟内有舌下神经根丝出脑。在橄榄的背侧，自上而下依次有舌咽神经、迷走神经和副神经的根丝附着。脑桥（pons）：腹侧面较隆凸，称为脑桥基底部。其下缘借延髓脑桥沟与延髓分界，沟中自内向外依次排列着展神经、面神经和前庭蜗神经根；脑桥基底部有纵行的基底沟，容纳基底动脉。基底部向外移行为小脑中脚，它们之间有三叉神经根附着。中脑（midbrain）：腹侧面有一对粗大的纵行隆起，称为大脑脚，大脑脚之间的凹陷为脚间窝。大脑脚的内侧有动眼神经根出脑。

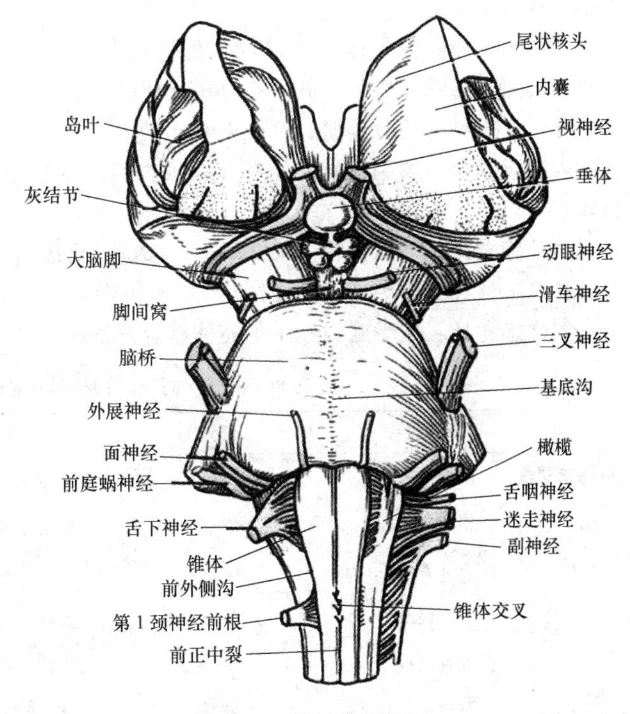

图 8-7 脑干的腹侧面

（2）脑干的背侧面（图 8-8） 脑干的背侧连小脑，其中份为第四脑室的底，因呈菱形故称菱形窝（rhomboid fossa），为第四脑室的底。延髓的背面上部中央管敞开为第四脑室，构成菱形窝的下部；下部形似脊髓，在后正中沟外侧依次有膨隆的薄束结节（gracile tubercle）和楔束结节（cuneate tubercle），其深部分别有薄束核和楔束核；在楔束结节的外上方有延髓联系小脑的神经纤维束，称小脑下脚。脑桥背面的大部形成第四脑室底的上半。中脑背部有两对圆形隆起，即上一对上丘（superior colliculus）和下一对下丘（inferior colliculus）。上丘为视觉皮质下反射中枢，下丘为听觉皮质下反射中枢。在下丘的下方，有滑车神经根出脑，它是惟一自脑干背侧面穿出的脑神经。

（3）第四脑室（fourth ventricle） 是位于延髓、脑桥和小脑之间的腔隙。形似帐篷，以菱形窝为底。顶朝向小脑，前部由上髓帆和小脑上脚组成，后部由下髓帆和第四脑室脉络组织构成。

2. 脑干的内部结构 脑干的内部结构主要有神经核、长纤维束和网状结构三种类型。脑干内神经核可分为两种：一种是直接与脑神经相连的脑神经核；另一种是除脑神经核以外的非脑神经核。长纤维束主要包括上行纤维束和下行纤维束。网状结构是各类神经元与纤维交错排列而相对散在分布的一个特定区域。

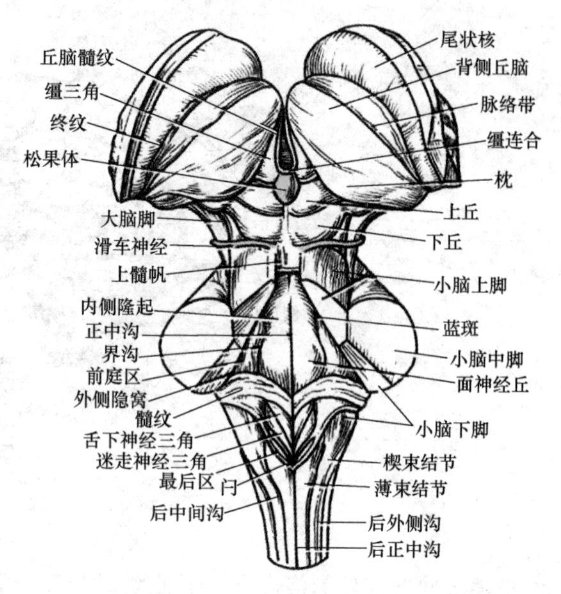

图 8－8 脑干的背侧面

(1) 脑神经核 脑神经中除嗅神经和视神经外，其他脑神经均出入于脑干。脑神经核（图 8－9）依据功能和性质可分为四类：躯体运动核、内脏运动核、躯体感觉核、内脏感觉核（表 8－1）。

躯体运动核：由躯体运动神经元的胞体组成，其轴突组成脑神经中的躯体运动纤维，分布于头颈部的骨骼肌，管理随意运动。

内脏运动核：属副交感神经核，其轴突组成内脏运动副交感纤维，支配平滑肌、心肌和腺体。

内脏感觉核：为孤束核（solitary nucleus），此核的头端接受来自味觉的传入纤维，尾部则接受来自脑神经的内脏感觉纤维。

躯体感觉核：接受脑神经中的躯体感觉纤维。

表 8－1 脑神经核在脑干内的位置和功能

性质	名称	位置	功能
躯体运动核	动眼神经核	中脑	支配上、下、内直肌、下斜肌和上睑提肌
	滑车神经核	中脑	支配上斜肌
	三叉神经运动核	脑桥	支配咀嚼肌
	展神经核	脑桥	支配外直肌
	面神经核	脑桥	支配面肌
	疑核	脑桥	支配咽喉肌
	副神经核	延髓	支配胸锁乳突肌和斜方肌
	舌下神经核	延髓	支配舌肌
内脏运动核	动眼神经副核	中脑	支配睫状肌和瞳孔括约肌
	上泌涎核	脑桥	支配泪腺、舌下腺和下颌下腺的分泌
	下泌涎核	延髓	支配腮腺分泌
	迷走神经背核	延髓	支配大部分胸腹腔脏器
内脏感觉核	孤束核	延髓	接受味觉和胸腹腔的内脏感觉

续表

性质	名称	位置	功能
躯体感觉核	三叉神经中脑核	脑桥	接受面肌、咀嚼肌和牙齿的本体感觉
	三叉神经脑桥核	脑桥	接受颜面、口鼻腔的触觉
	三叉神经脊束核	脑桥、延髓	接受头面部的痛、温觉
	前庭神经核	脑桥、延髓	接受内耳平衡觉冲动
	蜗神经核	脑桥、延髓	接受内耳螺旋器的听觉冲动

(2) 非脑神经核　脑干的灰质中除脑神经核外，还有许多功能各异的重要核团，这些核团一般并不与脑神经直接相关，其中大多是大脑与脊髓和小脑之间传导的中继神经元。

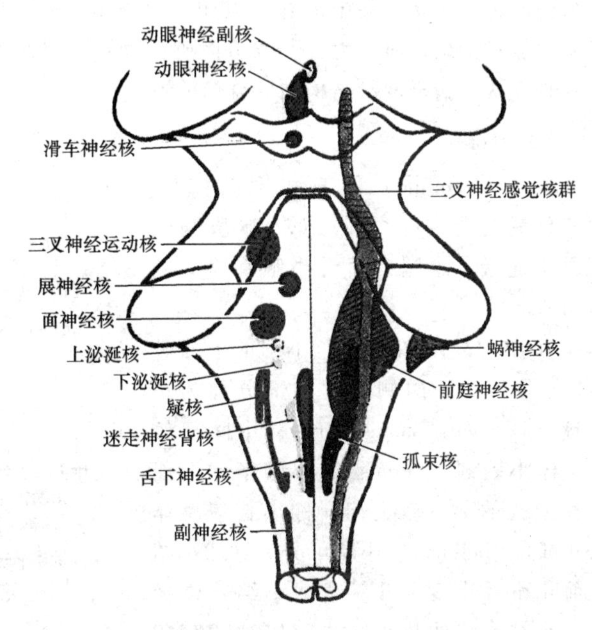

图 8－9　脑神经核在脑干背侧面的投影

薄束核（gracile nucleus）和楔束核（cuneate nucleus）：分别位于延髓中下部背侧的薄束结节和楔束结节的深面。来自薄束和楔束的纤维分别终止于薄束核和楔束核，是躯干、四肢本体感觉和精细触觉传导的重要中继核。

黑质（substantia nigra）和红核（red nucleus）：黑质位于整个中脑的大脑脚底和被盖之间，主要与纹状体之间有往返纤维联系。研究证实黑质细胞产生多巴胺，经其轴突运至新纹状体，多巴胺是一种中枢神经递质。临床因黑质病变，多巴胺减少是引起震颤麻痹的主要原因。红核位于中脑上丘高度，呈圆柱状，接受小脑和大脑皮质的纤维，并发出纤维形成红核脊髓束，交叉后下降到脊髓。红核的功能与躯体运动的控制密切相关。

(3) 长上行纤维束

内侧丘系（medial lemniscus）：发自对侧的薄束核和楔束核，由这两个核发出的纤维呈弓状绕过中央管，并在其腹侧左右交叉，称为内侧丘系交叉（decussation of medial lemniscus）。交叉后的纤维在中线的两侧上行，形成内侧丘系，最后止于背侧丘脑的腹后核。内侧丘系的功能为传递来自对侧躯干和四肢的本体感觉、震动觉和精细触觉。

脊髓丘系（spinal lemniscus）：脊髓丘脑束进入脑干后延续为脊髓丘系，最后终止于背侧丘脑的腹后核。脊髓丘系传导对侧躯干及上、下肢的痛、温、触觉。

(4) 长下行纤维束

锥体束（pyramidal tract）：包括皮质脊髓束和皮质核束，是起自大脑皮质控制骨骼肌随意运动的纤维束。皮质脊髓束的纤维由大脑皮质发出后，经内囊达大脑脚底中3/5，穿越脑桥基底部至延髓锥体，大部分纤维在延髓下部左右交叉到对侧下行，形成皮质脊髓侧束。另有小部分纤维不交叉而在同侧下行，称为皮质脊髓前束。皮质脊髓侧束和皮质脊髓前束的纤维，直接或间接止于脊髓前角细胞。

其他的下行纤维束：红核脊髓束和顶盖脊髓束，由中脑发出后交叉到对侧下行，止于脊髓灰质。前庭脊髓束和网状脊髓束，起自脑桥和延髓，前庭脊髓束在延髓下橄榄核的背侧下行，网状脊髓束主要见于脊髓前索。皮质脑桥束，经大脑脚底止于脑桥核。

（5）脑干网状结构　脑干内除脑神经核、非脑神经核和长纤维束外，在纵横交织的纤维之间散布着大小不等神经核团，这些区域称为脑干网状结构（reticular formation of brain stem）。网状结构的神经元相对集中成若干核团，但核团之间界限不清，细胞排列不紧密。网状结构的主要功能：①调节肌张力；②调节内脏活动；③影响大脑皮质的活动；④对感觉传入的影响：有研究认为脑干网状结构与针麻镇痛有关。

（二）小脑

小脑（cerebellum）位于颅后窝内，居脑桥和延髓的背侧，并以三对小脑脚与脑干背面相连接。小脑上面借小脑幕与大脑半球相邻。

1. 小脑的外形和分叶　小脑的上面较平坦，下面隆凸。两侧膨大的部分称为小脑半球（cerebellar hemisphere）；中间部较狭窄，称小脑蚓（vermis）。小脑半球下面近枕骨大孔的部分较突出，称小脑扁桃体（tonsil of cerebellum）。小脑可分为绒球小结叶、前叶和后叶三个叶。绒球小结叶包括绒球和小结，绒球与小结之间以绒球脚相连，在种系进化上最早出现，称为原小脑。前叶为原裂以前的部分，加上小脑蚓下部的蚓锥体和蚓垂，合称为旧小脑。后叶包括原裂以后小脑的其余部分，在进化上出现最晚，又称为新小脑（图8-10）。

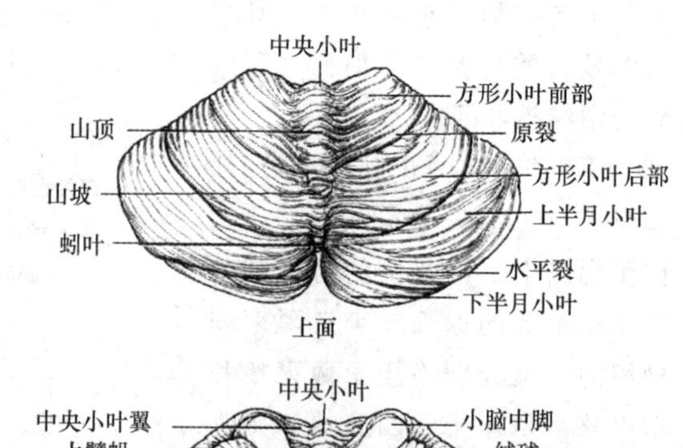

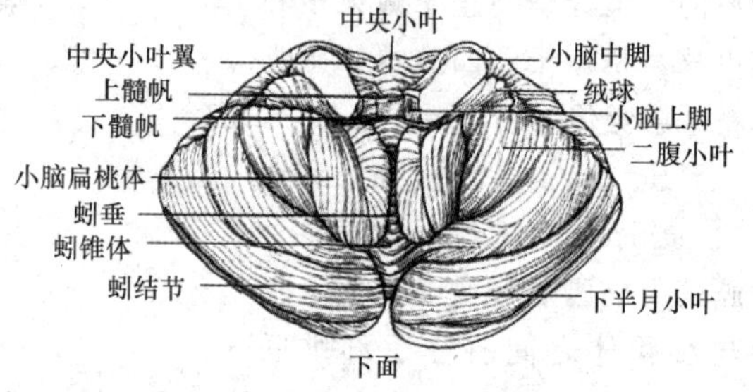

图8-10　小脑的外形

2. 小脑的内部结构　小脑的灰质大部分集中在表面，称为小脑皮质。白质位于皮质的深面，称髓质，由出入小脑的纤维构成。髓质内还埋有4对灰质团块，称为小脑核，其中齿状核最大（图8-11）。

3. 小脑的功能　小脑的主要功能为维持身体平衡、调节肌张力和协调肌肉的运动。原小脑通过与前庭神经核的联系，维持身体姿势平衡，此部受损后，病人平衡失调，站立不稳，步行蹒跚。旧小脑主要与肌张力的调节有关，此部病变时出现肌张力降低。新小脑的主要功能是协调骨骼肌的运动。临床上新小脑的损伤时，表现为小脑共济失调，即随意运动中肌肉收缩的强度与运动所需达到的目的不相称，如跨越步态，持物时手指过度伸开，指鼻不准，不能交替运动等，同时出现运动性震颤。

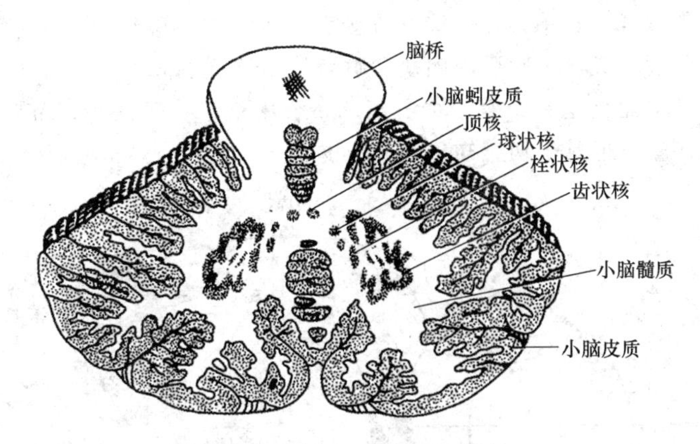

图 8－11　小脑的内部结构

知识拓展

脑　疝

小脑扁桃体紧靠枕骨大孔，腹侧邻近延髓，一旦颅内压增高，小脑扁桃体挤入枕骨大孔内，压迫延髓，危及生命，临床上称为枕骨大孔疝或小脑扁桃体疝。

（三）间脑

间脑（diencephalon）位于中脑和端脑之间，大部分被大脑半球所覆盖。间脑可分为背侧丘脑、后丘脑、上丘脑、底丘脑和下丘脑五部分。两侧间脑之间有一呈矢状位的裂隙，称第三脑室（图 8－12）。

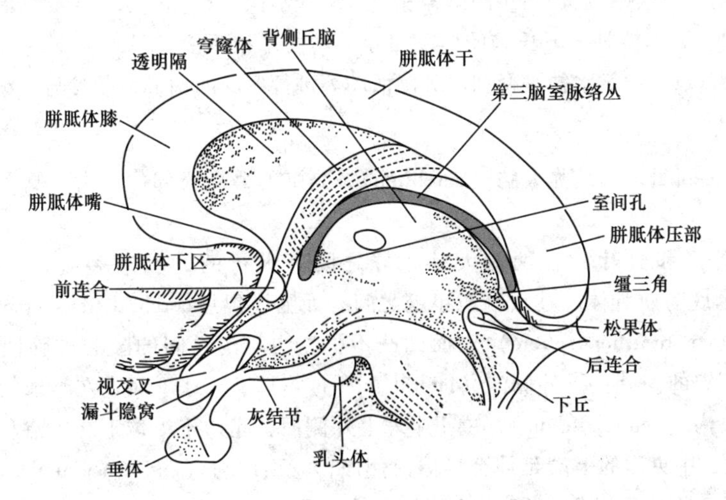

图 8－12　间脑正中矢状切面

1. 背侧丘脑（dorsal thalamus）　又称丘脑，由两个卵圆形的灰质团块组成。丘脑外侧面与端脑的内囊相连；内侧面参与组成第三脑室的侧壁。背侧丘脑前下方邻接下丘脑。背侧丘脑由一些灰质核团构成，内部有一呈“Y”形的内髓板将背侧丘脑灰质分为三大核群：前核群、内侧核群和外侧核群。其中，外侧核群分为背、腹两层：腹层由前向后分为腹前核、腹外侧核和腹后核，腹后核又分为腹后内侧核和腹后外侧核（图8－13）。背侧丘脑不仅是皮质下感觉的最后中继站，而且是一个复杂的分析、整合中枢。一般认为，粗略的触觉、痛觉和温度觉在丘脑即已产生，但其确切感知仍在大脑皮质。

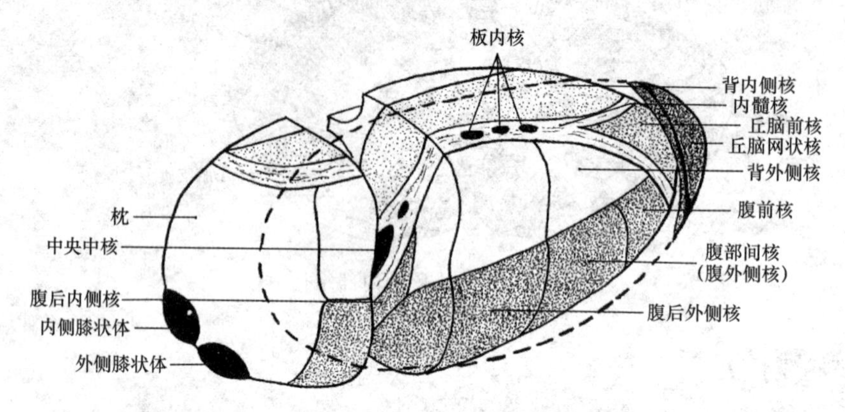

图8－13　背侧丘脑核团示意图

2. 后丘脑（metathalamus）　位于丘脑枕的外下方，包括内侧膝状体（medial geniculate body）和外侧膝状体（lateral geniculate body），内含特异性中继核（图8－13）。内侧膝状体接受听觉纤维，发出纤维投射至大脑皮质的听觉中枢。外侧膝状体接受视束的传入纤维，发出纤维投射至大脑皮质的视觉中枢。

3. 下丘脑（hypothalamus）　位于背侧丘脑的前下方，构成第三脑室的底和侧壁的下部。其上方借下丘脑沟与丘脑分界；下方的最前面是视交叉，视交叉后面为灰结节，后者向下移行为漏斗，漏斗的下端与垂体（hypophysis）相连，灰结节后方有一对圆形隆起即乳头体；前面是位于视交叉前上方的终板；后面与中脑被盖相续。下丘脑内有许多核团，主要核团有视上核、室旁核、漏斗核和乳头体核等。下丘脑的体积虽小，功能却很重要，是皮质下内脏活动的高级中枢，对体温、摄食、生殖、水盐平衡和内分泌活动等进行广泛的调节，并参与情绪反应。

（四）端脑

端脑（telencephalon）又称大脑（cerebrum），是脑的最高级部位，由两侧大脑半球借胼胝体连接而成。

1. 端脑的外形和分叶　在两侧大脑半球之间有纵行的大脑纵裂（cerebral longitudinal fissure），纵裂的底为胼胝体。在大脑与小脑之间有大脑横裂（cerebral transverse fissure）。

大脑半球（cerebral hemisphere）表面凹凸不平，沟与沟之间的隆起称脑回（图8－14）。其中，重要而恒定的沟有：①外侧沟（lateral sulcus），起于半球下面，在半球的上外侧面行向后上方；②中央沟（central sulcus），位于半球上外侧面，起始于半球上缘中点稍后处，行向前下，几达外侧沟，中央沟的上端延伸至半球内侧面；③顶枕沟（parietooccipital sulcus），位于半球内侧面的后部，自下而上越过半球的上缘达上外侧面。大脑半球借上述3条沟分为5叶：额叶（frontal lobe）为外侧沟上方和中央沟以前的部分；顶叶（parietal lobe）为中央沟与顶枕沟之间，外侧沟以上的部分；颞叶（temporal lobe）为外侧沟以下的部分；枕叶（occipital lobe）为顶枕沟以后的部分；岛叶（insula）位于外侧沟深面，呈三角形岛状，被额、顶、颞叶所掩盖。

在半球上外侧面，中央沟的前方有与之平行的中央前沟，此沟与中央沟之间为中央前回

(precentral gyrus)。在中央沟后方，有与之平行的中央后沟，此沟与中央沟之间为中央后回(postcentral gyrus)。在外侧沟的下方，有与之平行的颞上沟和颞下沟。颞上沟的上方为颞上回，自颞上回中部转入外侧沟的下壁上，有两个短而横行的脑回称颞横回（transverse temporal gyri)。颞上沟与颞下沟之间为颞中回。颞下沟的下方为颞下回。

在半球的内侧面，中部有前后走向略呈弓形的胼胝体。在胼胝体的背面有胼胝体沟，此沟绕过胼胝体后方，向前移行为海马沟。在胼胝体沟上方有一与其平行的扣带沟，此沟末端转向背方，称边缘支。扣带沟与胼胝体沟之间为扣带回。在胼胝体后下方，有呈弓形走向枕叶后端的距状沟，中央前、后回自上外侧面延伸至内侧面的部分为中央旁小叶（paracentral lobule)。

在半球的下面，额叶内有纵行的嗅束，其前端膨大为嗅球，后者与嗅神经相连。

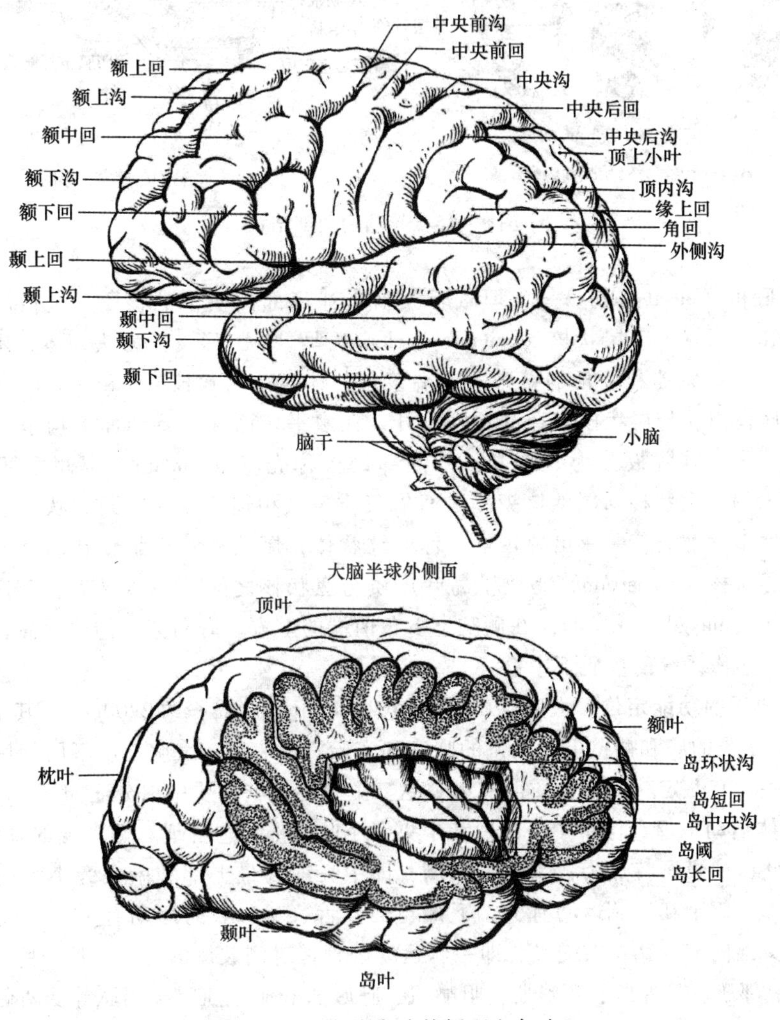

图 8-14 大脑半球外侧面和岛叶

2. 端脑的内部结构 大脑半球表面被灰质覆盖，称大脑皮质，其深面有大量的白质（髓质)。在端脑底部的白质中埋藏一些灰质团块，称基底核，端脑内的腔隙为侧脑室（图 8-15)。

(1) 侧脑室（lateral ventricle） 是位于大脑半球内左右对称的腔隙，室腔内有脉络丛，内含脑脊液。侧脑室可分为 4 部：中央部位于顶叶内，是一狭窄的水平裂隙；前角向前伸入额叶；后角向后伸入枕叶；下角向前下伸入颞叶。在下角的室底，可见隆起的海马。两侧侧脑室通过左右室间孔与第三脑室相通。

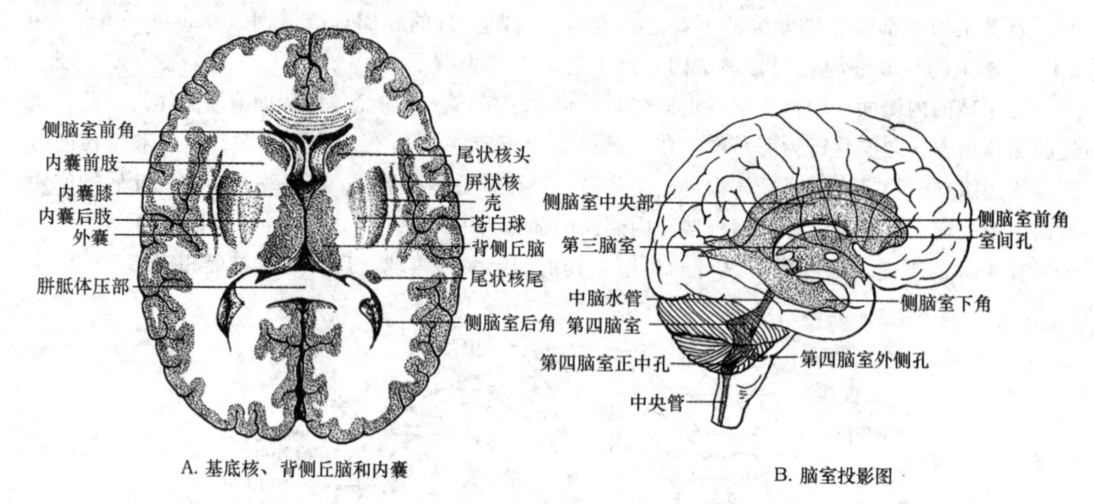

图 8－15　端脑的内部结构

（2）基底核（basal nuclei）　为埋藏于大脑半球底部白质中的核团，包括尾状核、豆状核、屏状核和杏仁体。①尾状核（caudate nucleus）呈“C”形，分为头、体、尾 3 部，伸延于侧脑室前角、中央部和下角的壁旁，末端接杏仁体。②豆状核（lentiform nucleus）位于岛叶深部，内侧借内囊与尾状核和背侧丘脑分开，在水平切面和额状切面上均呈尖向内侧的三角形，并被两个白质薄板分为 3 部分：外侧部最大称壳（putamen），内侧两部合称苍白球（globus pallidus）。豆状核与尾状核头部之间借灰质条索相连，外观呈条纹状，故两核合称为纹状体。在种系发生上苍白球出现较早，称旧纹状体；尾状核和壳是较新的结构，合称为新纹状体。③屏状核（claustrum）是位于岛叶皮质与豆状核之间的一薄层灰质，其功能尚不清楚。④杏仁体（amygdaloid body）在侧脑室下角前端的上方，海马旁回钩的深面，与尾状核的尾部相连，是边缘系统的皮质下中枢。

3. 大脑皮质的功能定位　大脑皮质（cerebral cortex）总面积约 $2200cm^2$，其中 1/3 露于表面，2/3 位于沟裂的底和侧壁上。大量的临床和实验资料表明，大脑皮质不同的区域具有不同的功能。这些具有一定功能的皮质区称为中枢。主要的大脑皮质中枢分述如下。

（1）躯体运动中枢　位于中央前回和中央旁小叶前部，它管理对侧半身的骨骼肌的运动。身体各部在此区的投影特点为：①上下颠倒，即中央前回最上部和中央旁小叶前部与下肢运动有关，中部与躯干和上肢运动有关，下部与面、舌、咽、喉的运动有关，但头部的投影仍是正的，即头顶向上。②左右交叉，即一侧运动区管理对侧肢体的运动。但一些与联合运动有关的肌如面上部肌、眼外肌、咽喉肌、咀嚼肌、呼吸肌和躯干肌、会阴肌等受两侧运动区的管理，故一侧运动区受伤，这些肌不会出现瘫痪。③身体各部投影区的大小取决于该部位运动的精细复杂程度，如头和手的功能很精细，它们在运动区的投影范围就比较大（图 8－16）。

（2）躯体感觉中枢　位于中央后回和中央旁小叶后部，接受对侧半身痛、温、触、压觉以及本体感觉。身体各部在此区的投影特点与第一躯体运动区相似：①上下颠倒，如倒置的人形，但头部也是正的。②左右交叉，即一侧躯体感觉区接受对侧半身的感觉。③身体各部投影区的大小取决于该部感觉的敏感程度，而与形体的大小无关（图 8－17）。

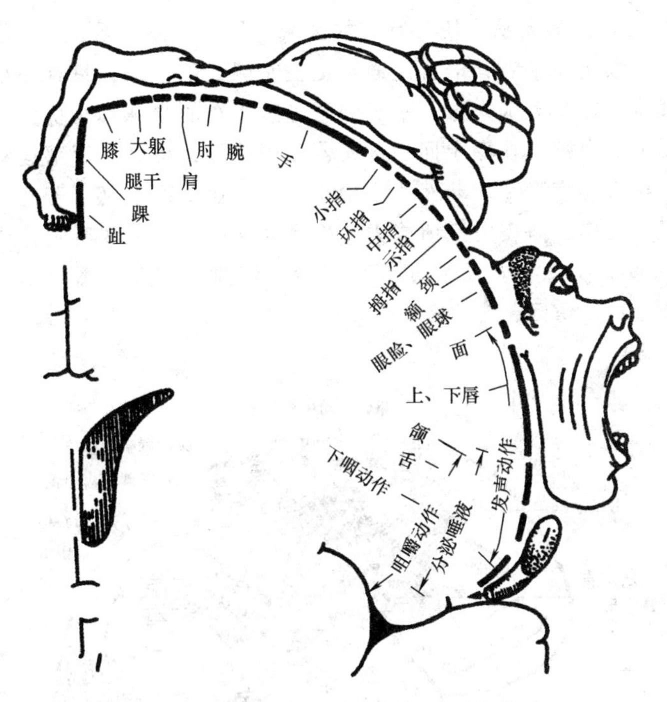

图 8－16　人体各部在躯体运动区的定位

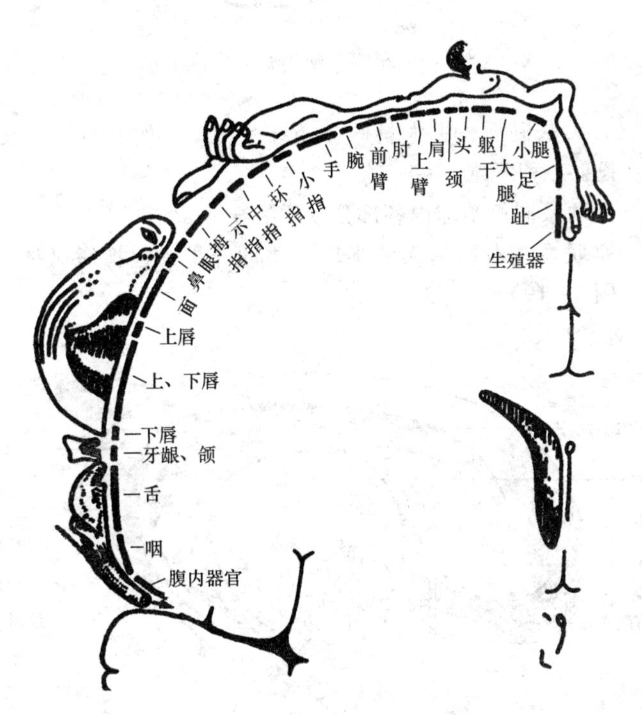

图 8－17　人体各部在躯体感觉区的投影

（3）视觉中枢　位于枕叶内侧面距状沟两侧的皮质。一侧视区接受同侧视网膜颞侧半和对侧视网膜鼻侧半的视觉信息。

（4）听觉中枢　位于颞横回，每侧听区接受来自两耳的听觉冲动。

（5）语言中枢　是人类大脑皮质所特有的区域。临床实践证明，惯用右手者，其语言区在左侧半球，大部分惯用左手者其语言区通常也在左侧大脑半球，只有一小部分人位于右侧半球，故语言区通常在左侧大脑半球。一般将语言区所在的半球称为优势半球。语言区包括以下4个中枢：①书写中枢，在额中回后部，若此区受损，患者虽手部运动无障碍，但不能写出正确的文字，称失写症。②运动性语言中枢，位于额下回后部，若此区受损，患者咽喉肌、舌肌和唇肌虽未瘫痪，但丧失说话能力，称运动性失语症。③听觉性语言中枢，位于颞上回后部，若此区受损，患者虽听觉正常，但听不懂别人讲话的意思，称感觉性失语症。④视觉性语言中枢，位于角回，若此区受损，患者虽视觉正常，但不能理解文字符号的含意，称失读症（图8-18）。

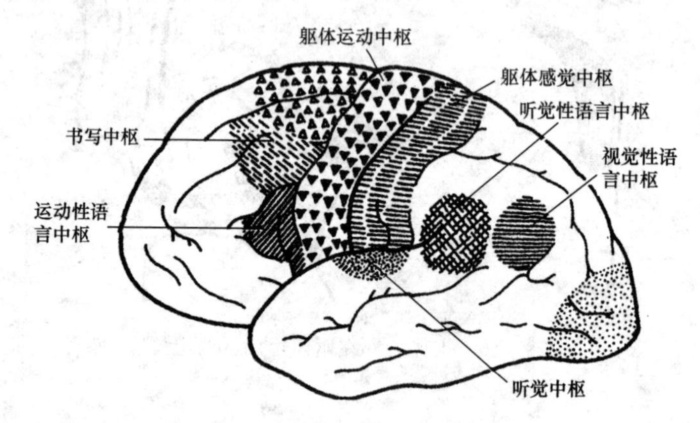

图8-18　左侧大脑半脑的语言中枢

4. 大脑白质　又称大脑髓质，由大量的神经纤维构成，按其位置、长短和方向的不同，可分为联络、连合和投射三种纤维。

（1）联络纤维　是联系同侧半球内各部分皮质的纤维。

（2）连合纤维　是联系左右两侧大脑半球皮质的纤维，包括胼胝体（corpus callosum）、前连合和穹窿连合（图8-19）。

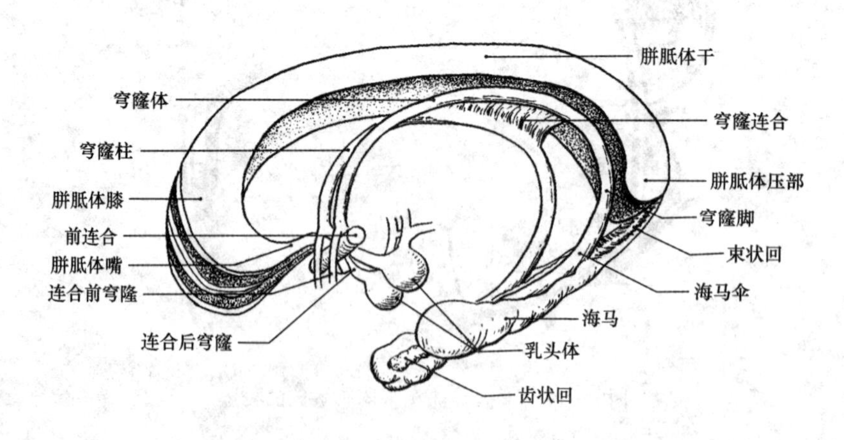

图8-19　大脑半球的连合纤维

（3）投射纤维　是联系大脑皮质与皮质下结构的上、下行纤维，它们绝大部分经过内囊

(图 8－20)。内囊(internal capsule)为一宽厚的白质纤维板，位于尾状核、背侧丘脑与豆状核之间。在端脑水平切面上，内囊呈开口向外的“V”形，可分为 3 部：①内囊前肢，位于豆状核与尾状核之间，内含丘脑前辐射和额桥束；②内囊后肢，位于背侧丘脑与豆状核之间，内有皮质脊髓束、丘脑中央辐射(由丘脑腹后核投射至中央后回的纤维)、顶枕颞桥束、皮质红核束、视辐射和听辐射通过；③内囊膝，为内囊前、后肢交汇处，有皮质核束通过。

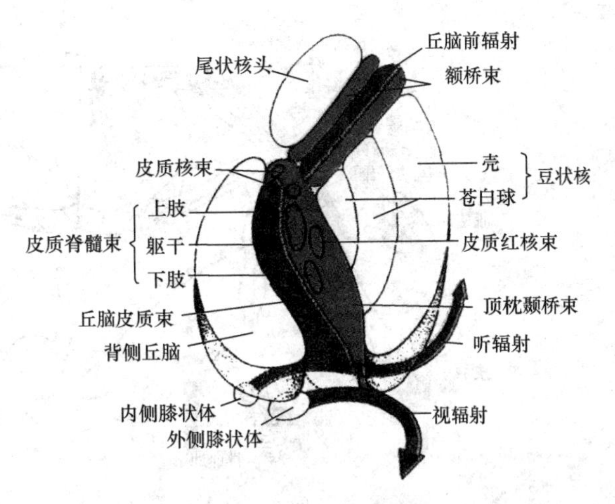

图 8－20 内囊的水平切面示意图

知识链接

脑中风

通常我们所说的脑中风即为内囊处出血导致的损伤。由于内囊内有许多重要传导束通过，故内囊损伤可导致“三偏综合征”，即对侧偏身感觉丧失(丘脑中央辐射受损)、对侧偏瘫(皮质脊髓束和皮质核束受损)和双眼视野对侧偏盲(视辐射受损)。

第三节 周围神经系统

一、脊神经

脊神经(spinal nerve)共 31 对，包括颈神经 8 对、胸神经 12 对、腰神经 5 对、骶神经 5 对以及尾神经 1 对。每对脊神经连于一个脊髓节段，由前根和后根组成(图 8－21)。一般前根由运动神经纤维组成，后根由感觉神经纤维组成，两者在椎间孔处汇合为一条脊神经。脊神经后根在近椎间孔处有一梭形膨大，称脊神经节(spinal ganglion)，由感觉神经元(假单极神经元)的胞体组成。脊神经节细胞的中枢突组成后根进入脊髓，周围突加入脊神经。脊神经的运动纤维由脊髓前角、侧角和骶副交感核的运动神经元轴突组成。

脊神经的纤维成分根据其分布和功能不同分为 4 种：躯体感觉纤维分布于躯干和四肢的皮肤、骨骼肌、肌腱和关节，将来自皮肤的浅感觉(痛、温觉和触觉)以及来自骨骼肌、腱和关节的深感觉(运动觉和位置觉)信号传入脊髓；内脏感觉纤维分布于内脏、心血管和腺体，将来自这些器官的内脏感觉冲动传入脊髓；躯体运动纤维分布于躯干和四肢的骨骼肌，支配其随意运动；内脏运动纤维分布于内脏、心血管和腺体的效应器，支配心肌和平滑肌的运动及控制腺体的分泌活动。

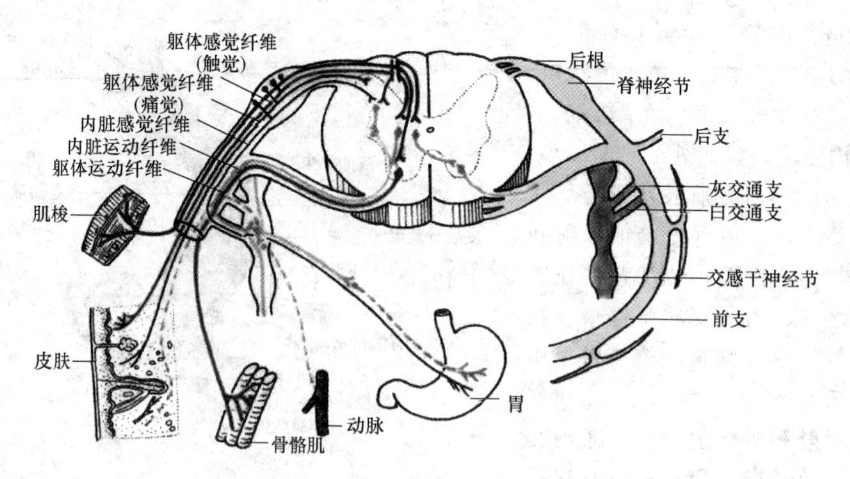

图 8－21　脊神经组成、分支、分布示意图

脊神经干较短，出椎间孔后立即分为前支、后支、脊膜支和交通支等 4 支。

1. 前支　粗大，混合性，分布于躯干前外侧和四肢的肌肉及皮肤。除第 2～12 对胸神经的前支保持明显的节段性，直接分布于躯干以外，其余的脊神经前支形成 4 个神经丛，即颈丛、臂丛、腰丛和骶丛，由这些丛发出神经分支分布到颈部、部分腹壁、会阴和四肢的皮肤以及肌肉（图 8－22、图 8－23）。

2. 后支　为混合性神经，较前支细小，向躯干背面走行，呈节段性分布于项部、背部、腰骶部以及臀部的皮肤、肌肉和关节等部位。

3. 脊膜支　为一细小分支，分出后又经椎间孔返回椎管，分布于脊髓被膜、脊柱的韧带和椎间盘等处。

4. 交通支　为连于脊神经和交感干之间的细支，属于交感神经系统的结构。可分为两类：白交通支由发自脊神经进入交感干的有髓神经纤维构成，属于交感神经节前纤维；灰交通支由发自交感干返回脊神经的无髓神经纤维构成，属于交感神经节后纤维。

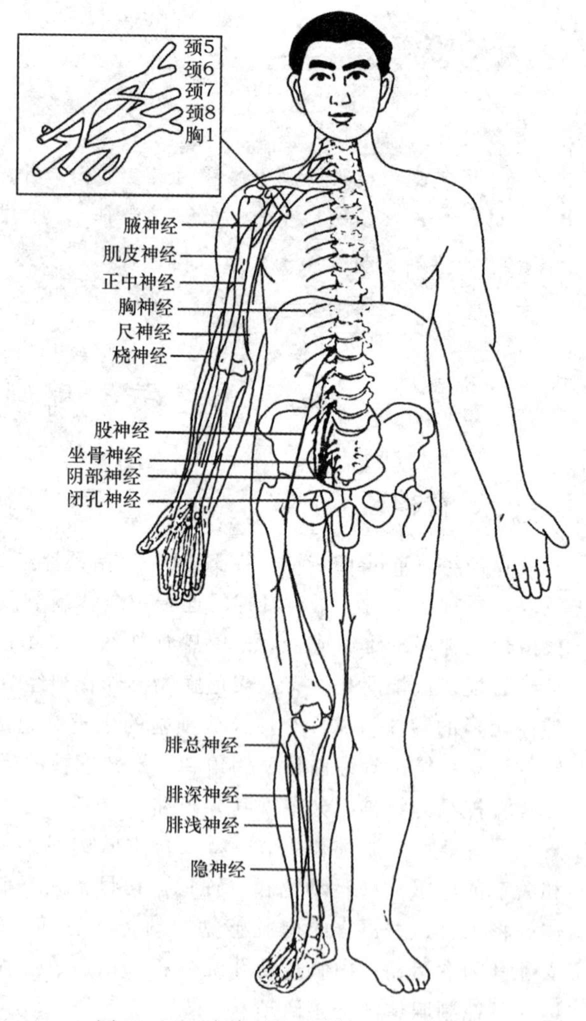

图 8－22　全身的主要神经（前面）

（一）颈丛

颈丛（cervical plexus）由第 1～4 颈神

经的前支组成，位于颈侧部胸锁乳突肌上部的深面，发出皮支与肌支。皮支由胸锁乳突肌后缘中点附近穿出至浅筋膜，呈放射状分布，其分支有枕小神经、耳大神经、颈横神经和锁骨上神经，主要分布至枕部、耳廓、颈前部、肩部及胸上部等相应部位皮肤；肌支分布于颈部深层肌、舌骨下肌群和膈肌，主要分支为膈神经。膈神经（phrenic nerve）是颈丛的重要分支，由第3～5颈神经前支组成，属混合性神经。膈神经发出后沿前斜角肌前面下行，经胸廓上口入胸腔，越过肺根的前方，在纵隔胸膜与心包之间下行达膈肌，其运动纤维支配膈肌，感觉纤维分布于心包、纵隔胸膜、膈胸膜和膈下面中央部的腹膜。右膈神经的感觉纤维还分布于肝和肝外胆道的腹膜。

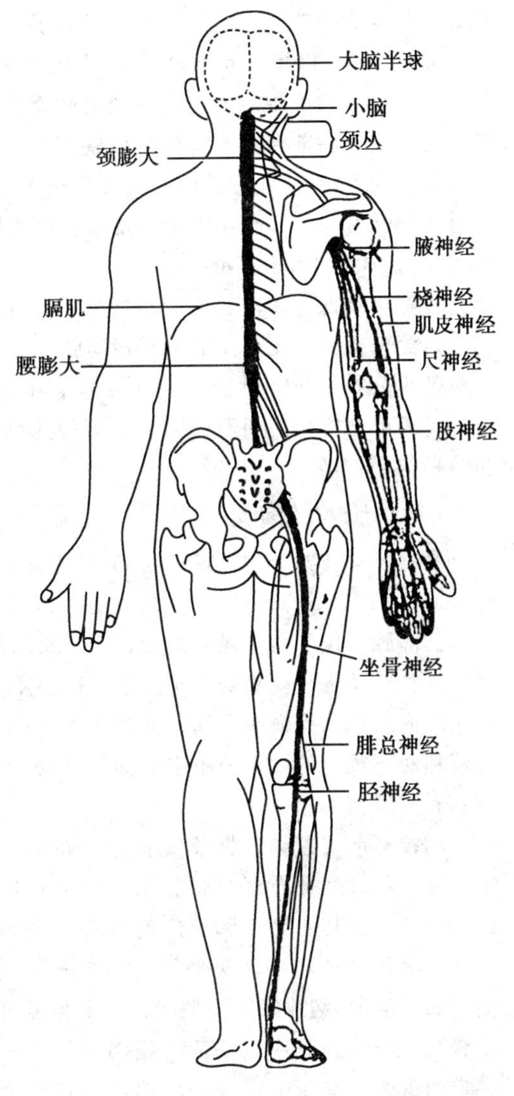

图8－23　全身的主要神经（后面）

（二）臂丛

臂丛（brachial plexus）由第5～8颈神经的前支和第1胸神经前支的大部分纤维组成（图8－22、图8－23）。各神经在锁骨后方互相交织成丛，于锁骨后方行向外下进入腋窝。组成臂丛的5条脊神经前支经过反复分支、组合后，分别从内侧、外侧和后方包绕腋动脉形成内侧束、外侧束和后束。主要分支有：

1. 腋神经（axillary nerve）　发自后束，向后外绕肱骨外科颈至三角肌深面，发出肌支支配三角肌和小圆肌，皮支分布于肩部和臂外侧区上部的皮肤。肱骨外科颈骨折、肩关节脱位或使用腋杖不当所致的重压，都可能损伤腋神经而导致三角肌瘫痪，表现为臂不能外展，三角肌区皮肤感觉障碍，进而三角肌萎缩，肩部圆隆的外形消失。

2. 肌皮神经（musculocutaneous nerve）　发自外侧束，向外侧斜穿臂肌前群，并发出分支支配该肌群。终支在肘关节稍下方，从肱二头肌下端穿出，称前臂外侧皮神经，分布于前臂外侧皮肤。肱骨骨折和肩关节损伤时易伴发肌皮神经损伤，表现为屈肘无力及前臂外侧皮肤感觉减弱。由于前臂外侧皮神经周围有手背静脉网，故在前臂远端或手背部做静脉注射时，可能会刺激皮神经而出现疼痛、麻木等感觉。

3. 正中神经（median nerve）　由分别发自臂丛内、外侧束的内、外侧根汇合而成，沿肱二头肌内侧下降至肘窝。在肘窝，正中神经居肱动脉内侧，向下经腕管入手掌。正中神经在臂部无分支，在肘部和前臂发出肌支，支配大部分前臂肌前群及附近关节，在手掌部支配除拇收肌以外的鱼际肌和第1、2蚓状肌。其皮支管理手掌桡侧2/3、桡侧三个半指的掌面以及背面中、远节皮肤的感觉。正中神经在前臂和腕部外伤时易被损伤。在腕管内，周围结构的炎症、肿胀和关节病变也使正中神经易于受压，出现腕管综合征。

4. 尺神经（ulnar nerve） 发自内侧束，在肱二头肌内侧随肱动脉下行，在臂中部转向后下，经肱骨内上髁后方的尺神经沟转至前臂内侧，沿尺动脉的内侧下行达腕部。尺神经在臂部无分支，在前臂分支支配尺侧腕屈肌、指深屈肌尺侧半。在手掌，发出肌支支配小鱼际肌、骨间肌和第3、4蚓状肌；皮支分布于小鱼际和尺侧1个半手指的皮肤，在手背，分布于手背尺侧半和尺侧2个半手指的皮肤。肱骨髁上骨折时易损伤尺神经。

5. 桡神经（radial nerve） 发自后束，在腋窝位于腋动脉后方，伴肱深动脉向下外行，沿桡神经沟绕肱骨中段背侧旋行向外下，在肱骨外上髁上方穿过外侧肌间隔至肘窝前面，分为浅、深两支。浅支为皮支，沿桡动脉外侧下行至前臂中、下1/3处转向背侧，继续下行至手背部，分布于前臂背面、手背桡侧半和桡侧2个半手指的手背面皮肤。深支主要为肌支，在桡骨颈外侧穿旋后肌至前臂后面下行达腕关节背面，支配臂部和前臂部伸肌群。肱骨干骨折易损伤桡神经。

（三）胸神经前支

胸神经前支共12对，第1~11对各自走行于相应的肋间隙中，称为肋间神经（intercostal nerves），第12对行于第12肋的下方，故名肋下神经（subcostal nerves）。肋间神经伴随肋间后动、静脉，位于肋下缘肋沟中，行经肋间内、外肌之间，在腋前线附近发出外侧皮支。上6对肋间神经达胸骨侧缘处穿至皮下，称前皮支。下5对肋间神经远侧部和肋下神经斜向下内，行于腹内斜肌与腹横肌之间，并进入腹直肌鞘，至腹白线附近穿至皮下，终为前皮支。肋间神经和肋下神经的肌支分布于肋间肌和腹肌前外侧群，皮支分布于胸、腹壁皮肤及相应的壁胸膜和壁腹膜。

胸神经前支在胸、腹壁皮肤的分布有明显的节段性，各神经分布区呈带状由上而下依次排列（图8－24），其中第2胸神经的分布区平胸骨角平面，第4胸神经平乳头平面，第6胸神经平剑突平面，第10胸神经平脐平面，肋下神经分布于耻骨联合与脐连线中点平面。相邻神经分布区有一定的重叠，临床中可根据皮肤出现感觉障碍的部位，作出脊神经或脊髓损伤的定位诊断。

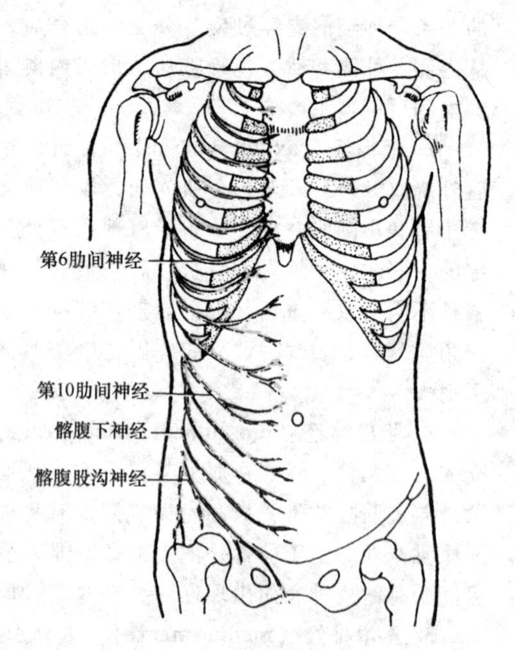

图8－24　躯干皮神经的节段性分布

（四）腰丛

腰丛（lumbar plexus）由第12胸神经前支的小部分，第1~3腰神经前支和第4腰神经前支的大部分组成，位于腰大肌深面。该丛支配附近的髂腰肌和腰方肌，并发出分支分布于腹股沟区、大腿前部和大腿内侧部。主要分支如下。

1. 髂腹下神经 自腰大肌外侧缘穿出，经髂嵴上方进入腹肌之间前行，在腹股沟浅环上方3cm处穿腹外斜肌腱膜达皮下，沿途分支分布于腹壁诸肌，并发出皮支分布于臀外侧区、腹股沟区及下腹部的皮肤。

2. 髂腹股沟神经 行于髂腹下神经下方，穿经腹股沟管，伴精索或子宫圆韧带自腹股沟管浅环穿出。肌支分布于附近的腹壁肌，皮支则分布于腹股沟区、阴囊或大阴唇的皮肤。

3. 股外侧皮神经 从腰大肌外侧缘穿出后，向前外侧走行进入股部，分布于大腿前外侧部的皮肤。

4. 股神经（femoral nerve） 自腰大肌外侧缘穿出，行于腰大肌与髂肌之间，经腹股沟韧带中点的深面，于股动脉外侧进入股三角。股神经的肌支主要支配股前群肌，皮支除分布于股前部皮肤外，还分出隐神经（saphenous nerve），伴股动脉、股静脉入收肌管下行，于缝匠肌下段后方浅出，再与大隐静脉伴行至足的内侧缘，分布于小腿内侧面及足前内侧皮肤（图 8－25）。在踝部大隐静脉做静脉注射时，如药物外漏可刺激隐神经。股神经损伤主要表现为屈髋无力，行走困难，步履细小，不能奔跑跳跃，膝反射消失，大腿前面和小腿内侧面皮肤感觉障碍。

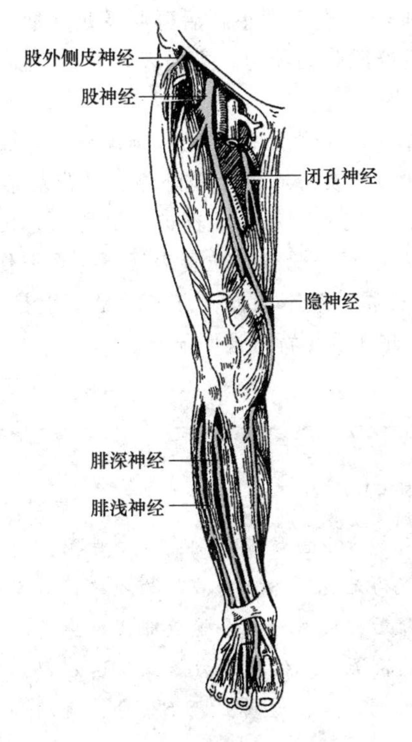

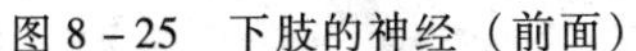
图 8－25 下肢的神经（前面）

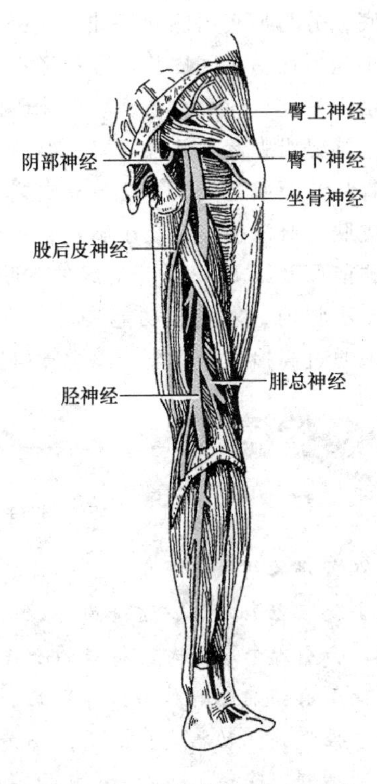

图 8－26 下肢的神经（后面）

5. 闭孔神经（obturator nerve） 自腰大肌外侧缘穿出，沿盆侧壁，穿闭膜管出盆腔至大腿内侧区，分布于股内侧肌群、股内侧面皮肤及髋关节。骨盆骨折时易伤及闭孔神经，表现为股内侧肌群瘫痪，站立和行走受限，患肢不能交叉到健侧下肢上。

6. 生殖股神经 自腰大肌前面穿出后，斜越输尿管的后方行至腹股沟区，分为生殖支和股支。生殖支穿入腹股沟管深环分布于提睾肌和阴囊（男性）或大阴唇（女性）。股支分布于股三角区的皮肤。

（五）骶丛

骶丛（sacral plexus）由第 4 腰神经前支的小部分、第 5 腰神经前支及全部骶神经及尾神经的前支组成，位于骨盆侧壁。主要分支如下（图 8－25、图 8－26）。

1. 臀上神经 经梨状肌上孔出盆腔，行于臀中、小肌之间，支配臀中肌、臀小肌和阔筋膜张肌。

2. 臀下神经 经梨状肌下孔出盆腔至臀部，支配臀大肌。

3. 股后皮神经 与臀下神经相伴行，在臀大肌深面下行穿出至股后区，分布于臀区、股后区和腘窝的皮肤。

4. 阴部神经（pudendal nerve） 经梨状肌下孔出盆腔，绕坐骨棘经坐骨小孔进入坐骨直肠窝，分布于会阴、外生殖器和肛门周围的肌肉和皮肤。

5. 坐骨神经（sciatic nerve） 是全身最长、最粗大的神经，经梨状肌下孔出盆腔，在臀大肌深面下行，经坐骨结节与股骨大转子之间下行至股后区，在股二头肌长头的深面下行，达腘窝上方分为胫神经和腓总神经（图 8－26）。坐骨神经主干分支分布于髋关节和股后群肌。

胫神经为坐骨神经的直接延续，在小腿后区比目鱼肌深面伴胫后动脉下行，经内踝后方进入足底，分为足底内侧神经和足底外侧神经。胫神经肌支支配小腿后群肌及足底肌，皮支分布于小腿后面和足底皮肤。胫神经损伤后致小腿后群肌收缩无力，主要表现为足不能跖屈，不能以足尖站立，内翻力弱，感觉障碍以足底皮肤最明显。

腓总神经沿腘窝外侧缘下降，绕腓骨颈外侧向前下，分为腓浅神经和腓深神经。腓浅神经在腓骨长、短肌之间下行，分支支配小腿外侧群肌，皮支分布于小腿外侧、足背及第 2～5 趾背的皮肤。腓深神经穿经小腿前群肌深面至足背，分支支配小腿肌前群、足背肌，皮支分布于小腿前面及第 1、2 趾相对缘的皮肤。腓总神经在绕经腓骨颈处位置表浅，易受损伤，损伤后由于小腿前、外侧肌功能丧失，表现为足不能背屈，趾不能伸，行走时足下垂且内翻，患者必须通过高抬足以代偿，感觉障碍以小腿前、外侧面及足背区最明显。

知识拓展

麻醉药的作用机制

在激烈的足球比赛中，运动员受到轻伤时，用复方氯乙烷喷雾剂向伤口喷射，运动员马上就可以奔跑了，这是为什么呢？氯乙烷外观为无色气体，易液化为液体，挥发得很快，会引起急剧冷却。持续的冷作用皮肤感受器后，使神经传导速度减慢，感觉敏感性降低而有镇痛麻醉作用；可影响 α－运动神经元的活动，使肌张力降低而达到解痉并减痉挛性疼痛。动物实验证明，冷冻使轴突反射减弱，当温度降低至 6℃时，运动神经即受到抑制；降至 1℃时，感觉神经也被抑制。

二、脑神经

脑神经（cranial nerve）共 12 对，按其与脑相连部位由前向后依次排序，用罗马数字作为其序号依次为：Ⅰ嗅神经、Ⅱ视神经、Ⅲ动眼神经、Ⅳ滑车神经、Ⅴ三叉神经、Ⅵ展神经、Ⅶ面神经、Ⅷ前庭蜗神经、Ⅸ舌咽神经、Ⅹ迷走神经、Ⅺ副神经、Ⅻ舌下神经（图 8－27）。脑神经中的纤维成分按其分布和功能可概括分为 4 种。

1. 躯体感觉纤维 除视觉纤维外，其他躯体感觉纤维均起始于脑神经上的感觉神经节。神经细胞的周围支分布于头部的皮肤、黏膜、角膜、牙、骨膜、肌、腱、关节和前庭蜗器，中枢支进入脑干，终止于躯体感觉核。

2. 内脏感觉纤维 除嗅觉纤维外，其他内脏感觉纤维也均起始于脑神经上的感觉神经节。

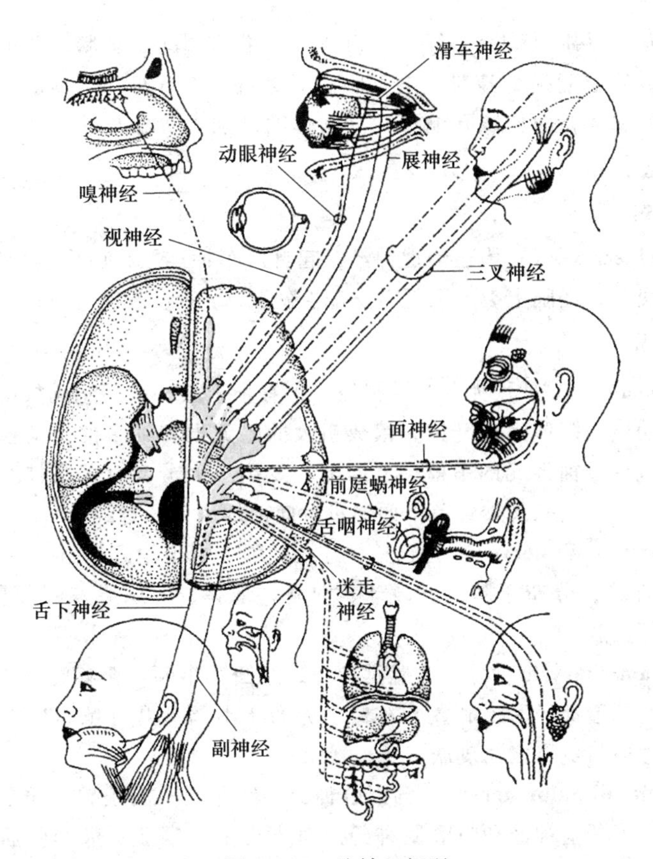

图 8－27　脑神经概况

其周围支分布于舌的味蕾、颈部及胸腹腔脏器、心血管、腺体，中枢支进入脑干，终止于孤束核。

3. 躯体运动纤维　起于脑干的躯体运动核，支配头颈部骨骼肌运动。

4. 内脏运动纤维　即副交感神经纤维，起始于脑干的内脏运动核，分布于头颈部及胸腹部器官，在器官附近或器官壁内的副交感神经节换神经元，神经节细胞发出的节后神经纤维支配这些器官的平滑肌、心肌运动或腺体分泌。

各对脑神经所含神经纤维种类不同，据此可将 12 对脑神经分为 3 类：第Ⅰ、Ⅱ、Ⅷ对是感觉神经；第Ⅲ、Ⅳ、Ⅵ、Ⅺ、Ⅻ对是运动神经；第Ⅴ、Ⅶ、Ⅸ、Ⅹ对是混合神经。

（一）嗅神经

嗅神经（olfactory nerve）为感觉性神经，由嗅细胞中枢突聚集而成 20 多条嗅丝，穿鼻顶壁的筛孔入颅前窝连于嗅球，传导嗅觉。

（二）视神经

视神经（optic nerve）为感觉性神经，由视网膜内的节细胞轴突聚合形成视神经盘，穿出眼球巩膜构成视神经。视神经向后内行经视神经管入颅腔，将视觉冲动传向大脑皮质的视觉中枢，传导视觉冲动。

（三）动眼神经

动眼神经（oculomotor nerve）为运动性神经，由动眼神经核发出的躯体运动纤维和动眼神经副核发出的内脏运动纤维（副交感纤维）组成，从中脑脚间窝出脑，向前穿眶上裂进入眼眶。其中躯体运动纤维支配提上睑肌、上直肌、下直肌、内直肌和下斜肌；副交感纤维支配瞳孔括约肌和睫状肌，兴奋时使瞳孔缩小和晶状体屈度加大，参与瞳孔对光反射和眼的调节反射。

（四）滑车神经

滑车神经（trochlear nerve）为运动性神经，起自滑车神经核，由中脑背侧下丘下方出脑，绕大脑脚外侧走向腹侧，经眶上裂入眼眶，支配上斜肌。

（五）三叉神经

三叉神经（trigeminal nerve）为混合性神经，含有止于三叉神经感觉核群的躯体感觉纤维和发自三叉神经运动核的躯体运动纤维，组成粗大的感觉根和细小的运动根。躯体感觉纤维来自三叉神经节内假单极神经元的中枢突，周围突发出三大分支，即眼神经、上颌神经和下颌神经。三叉神经运动根从三叉神经节下面通过，向前加入下颌神经。

1. 眼神经（ophthalmic nerve） 为感觉神经，经眶上裂出颅入眶内，主要分支有额神经、泪腺神经以及鼻睫神经，分布于眶内、眼球、泪腺、结膜、硬脑膜、部分鼻和鼻旁窦黏膜、上睑、鼻背及额顶部皮肤。

2. 上颌神经（maxillary nerve） 为感觉神经，经圆孔出颅，至翼腭窝内，主要分支有眶下神经、颧神经、上牙槽神经后支和翼腭神经，分布于上颌牙和牙龈、口腔顶和鼻腔及上颌窦黏膜、硬脑膜、睑裂与口裂之间皮肤。

3. 下颌神经（mandibular nerve） 为混合神经，经卵圆孔出颅后至颞下窝，主要分支有耳颞神经、舌神经、下牙槽神经和咀嚼肌神经。肌支支配咀嚼肌、鼓膜张肌、腭帆张肌、下颌舌骨肌以及二腹肌前腹，感觉支分布于硬脑膜、下颌牙及牙龈、舌前2/3及口腔侧部及口腔底的黏膜、耳颞区及口裂以下的皮肤。

（六）展神经

展神经（abducent nerve）为运动性神经，起于展神经核，从延髓脑桥沟中部出脑，穿海绵窦前行，经眶上裂入眶，支配外直肌。

（七）面神经

面神经（facial nerve）为混合性神经，含三种纤维成分：躯体运动纤维起于面神经核；内脏运动纤维起于上泌涎核；内脏感觉纤维终于孤束核。面神经在延髓脑桥沟外侧出脑后进入内耳门，经内耳道入面神经管，最后出茎乳孔出颅，向前穿入腮腺深面，于腮腺内分为数支并交织成丛，自腮腺前缘呈放射状发出五支，即颞支、颧支、颊支、下颌缘支和颈支，支配面部表情肌。面神经在面神经管内发出3个分支：①鼓索，在茎乳孔上方发出，穿经鼓室至颞下窝加入舌神经，含内脏感觉纤维和内脏运动纤维，其内脏感觉纤维支配舌前2/3味觉，内脏运动纤维支配下颌下腺和舌下腺的分泌；②岩大神经，出岩大神经裂孔前行，穿破裂孔出颅底入翼腭窝，含内脏运动纤维，支配泪腺、鼻、腭部的腺体分泌；③镫骨肌神经，由鼓室处发出，支配鼓室内的镫骨肌。

（八）前庭蜗神经

前庭蜗神经（vestibulocochlear nerve）为感觉性神经，由前庭神经和蜗神经组成。前庭神经经内耳门入颅，经延髓脑桥沟外侧入脑，终于前庭神经核，传导平衡觉冲动。蜗神经伴前庭神经入脑，终于蜗神经核，传导听觉冲动。

（九）舌咽神经

舌咽神经（glossophryngeal nerve）为混合性神经，含4种纤维成分：躯体运动纤维起于疑核；躯体感觉纤维终于三叉神经脊束核；内脏运动纤维起于下泌涎核；内脏感觉纤维终于孤束核。舌咽神经于延髓橄榄后沟上部出脑，经颈静脉孔出入颅腔，向前达舌根，主要分支有：①鼓室神经，经颅底外面进入鼓室，分支分布于鼓室、乳突小房和咽鼓管黏膜，传导内脏感觉，其终支为岩小神经，支配腮腺分泌；②舌支，分布于舌后1/3黏膜和味蕾，支配一般感觉和味觉；③咽支，分布于咽侧壁，支配咽的感觉和运动；④颈动脉窦支，分布于颈动脉窦和颈动脉小球，能感受颈动脉壁的压力变化和血液内二氧化碳浓度的变化，反射性调节血压和呼吸。

（十）迷走神经

迷走神经（vagus nerve）为混合性神经，是行程最长、分布最广的脑神经，含4种纤维成分：内脏运动纤维起于迷走神经背核；内脏感觉纤维终于孤束核；躯体运动纤维起于疑核；躯体感觉纤维终于三叉神经脊束核。迷走神经于延髓橄榄后沟中部出脑，经颈静脉孔出颅，向下穿过颈部，经胸廓上口入胸腔，伴食管一起穿膈肌食管裂孔进入腹腔，分布于胃的前、后壁，其终支为肝支和腹腔支，参与构成肝丛和腹腔丛。

迷走神经在颈部发出脑膜支、耳支、咽支、颈心支，分布于硬脑膜、外耳道及耳廓后皮肤、咽部和心。其发出的重要分支主要为喉上神经，与喉返神经共同支配喉的感觉和运动。

在胸部发出支气管支、食管支、胸心支，分别加入肺丛、食管丛和心丛。另一重要分支为喉返神经，沿气管与食管之间的外侧上行，其终末支在甲状腺侧叶深面入喉，又称喉下神经。

左迷走神经在食管下段延续为迷走神经前干，进入腹腔后分胃前支和肝支，右迷走神经延续为迷走神经后干，入腹腔后分胃后支和腹腔支。腹部的分支分布于胃、肝、胆、胰、脾、肾及结肠左曲以上消化管，支配其感觉和运动。

（十一）副神经

副神经（accessory nerve）为运动性神经，纤维起于疑核和副神经核，于橄榄后沟下部出脑，经颈静脉孔出颅，支配咽喉肌、胸锁乳突肌和斜方肌的运动。

（十二）舌下神经

舌下神经（hypoglossal nerve）为运动性神经，纤维起自舌下神经核，于延髓锥体与橄榄之间出脑，经舌下神经管出颅，分支进入舌内，支配舌肌的运动。

12对脑神经的分布区及其主要功能（表8－2）。

表8－2　脑神经的分布及功能

名称	性质	核的位置	连接部位	分布	损伤后主要表现
嗅神经（Ⅰ）	感觉	嗅球	端脑	鼻腔上部黏膜	嗅觉障碍
视神经（Ⅱ）	感觉	间脑	间脑	视网膜	视觉障碍
动眼神经（Ⅲ）	运动	中脑上丘	中脑	眼的上、下、内直肌和下斜肌，上睑提肌，瞳孔括约肌，睫状肌	眼外斜视、上睑下垂、对光反射消失
滑车神经（Ⅳ）	运动	中脑下丘	中脑	眼上斜肌	眼不能向外下斜视

续表

名称	性质	核的位置	连接部位	分布	损伤后主要表现
三叉神经（Ⅴ）	混合	脑桥中部	脑桥	咀嚼肌、头面部皮肤、鼻腔、口腔黏膜、牙龈、角膜	面部感觉障碍、角膜反射消失、咀嚼肌瘫痪、张口时下颌偏向患侧
展神经（Ⅵ）	运动	脑桥中下部	脑桥	眼外直肌	眼内斜视
面神经（Ⅶ）	混合	脑桥中下部	脑桥	面部表情肌、舌前2/3味蕾、泪腺、下颌下腺、舌下腺	额纹消失、眼不能闭合、口角歪向健侧、鼻唇沟变浅、味觉障碍、腺体分泌障碍
前庭蜗神经（Ⅷ）	感觉	脑桥及延髓	延髓及脑桥	螺旋器、椭圆囊斑、球囊斑、壶腹嵴	听力障碍、眩晕、眼球震颤等
舌咽神经（Ⅸ）	混合	延髓	延髓	咽肌，腮腺、咽部黏膜、舌后1/3黏膜和味蕾、颈动脉窦、颈动脉小球、耳后皮肤	腮腺分泌障碍、咽和舌后1/3感觉障碍、咽反射消失、舌后1/3味觉障碍
迷走神经（Ⅹ）	混合	延髓	延髓	咽喉肌、颈部及胸腹腔脏器、心血管、腺体、耳廓、外耳道皮肤及硬脑膜	心动过速、内脏活动障碍、腺体分泌障碍、发音困难、声音嘶哑、吞咽障碍、内脏感觉障碍、耳及外耳道皮肤感觉障碍
副神经（Ⅺ）	运动	延髓	延髓	胸锁乳突肌、斜方肌	脸不能转向健侧、不能上提患侧肩胛骨
舌下神经（Ⅻ）	运动	延髓	延髓	舌肌	舌肌瘫痪、伸舌时舌尖偏向患侧

三、内脏神经系统

内脏神经系统（visceral nervous system）按照分布部位的不同，可分为中枢部和周围部。内脏神经按照纤维的性质，可分为运动性神经和感觉性神经。其中内脏运动神经管理内脏、平滑肌、心肌的运动和腺体的分泌，通常不受人的意志支配，故称为自主神经系统（autonomic nervous system），又因为它主要控制和调节动、植物共有的新陈代谢活动，也称为植物神经系统（vegetative nervous system）。内脏感觉神经和躯体感觉神经一样，其初级神经元为假单极神经元，胞体主要位于脑神经节和脊神经节内，周围突分布于内脏和心血管等处的感受器，中枢突经脊神经或脑神经进入中枢。

（一）内脏运动神经

内脏运动神经（visceral motor nerve）与躯体运动神经一样，都受大脑皮质和皮质下各级中枢的控制和调节，两者之间在功能上互相依存、互相协调，以维持机体内、外环境的相对平衡，但两者在形态结构、功能及分布范围上有很大的差别。

支配的器官不同：躯体运动神经支配骨骼肌，受意志的控制；而内脏运动神经则支配平滑肌、心肌和腺体，不受意志的控制。

神经元数目不同：躯体运动神经自其低级中枢至骨骼肌只有一个神经元。而内脏运动神经自其低级中枢到所支配的器官有两个神经元。内脏运动神经自其低级中枢发出后，需要在内脏运动神经节内更换神经元，由节内神经元再发出纤维到达效应器。第一个神经元称节前神经元，胞体位于脑干或脊髓内，其轴突称节前纤维。第二个神经元称节后神经元，胞体位于周围部的内脏运动神经节内，其轴突称节后纤维（图 8－28）。

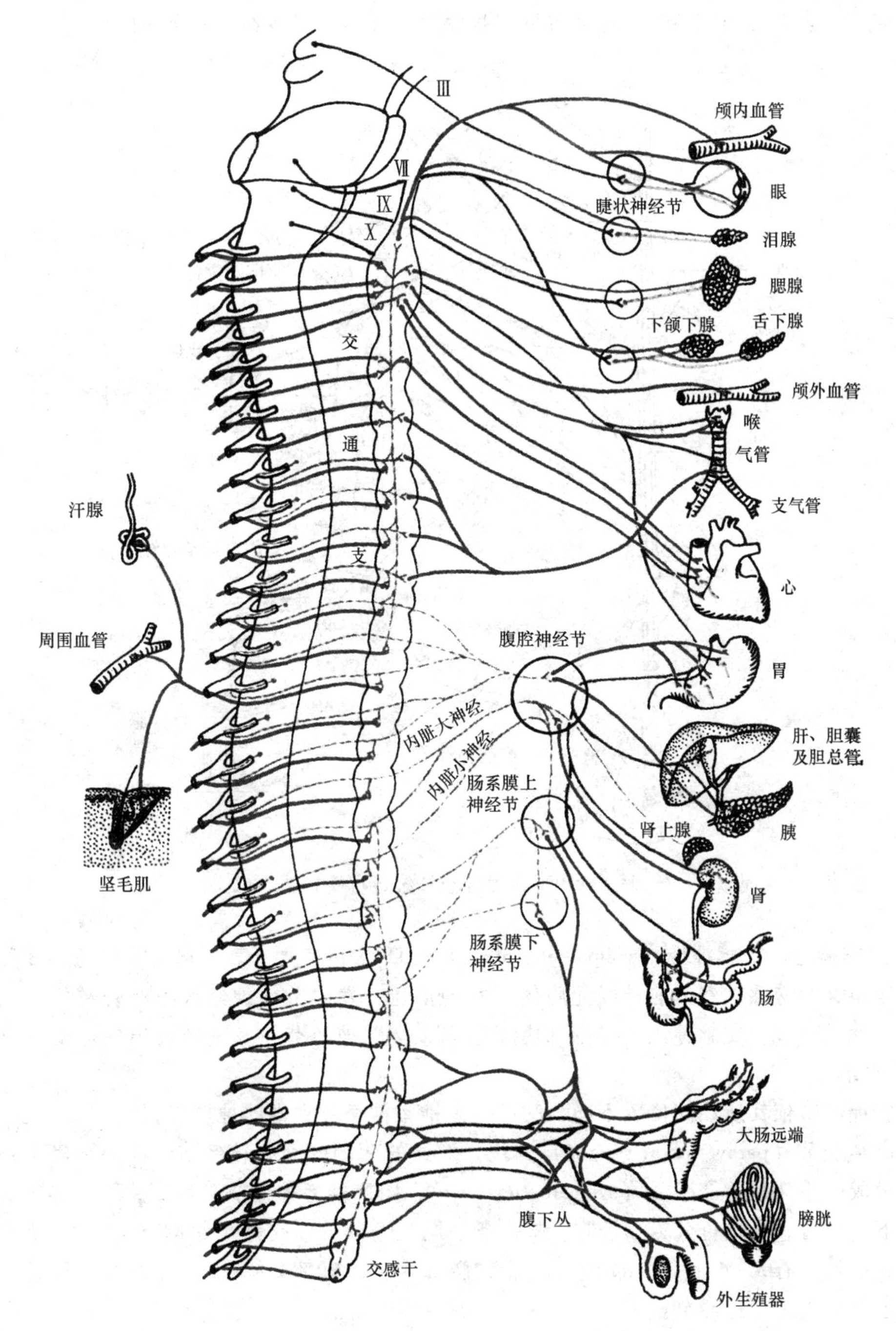

图 8－28　内脏运动神经概况示意图

节后纤维分布形式不同：躯体运动神经纤维多以神经干的形式分布，而内脏运动神经的节后纤维则常攀附于脏器或血管，形成神经丛，再由丛发分支至效应器（图 8－29）。

纤维粗细不同：躯体运动神经纤维一般是较粗的有髓纤维，而内脏运动神经纤维则为细纤维，节前纤维多是薄髓纤维，节后纤维多为无髓纤维。

纤维成分不同：躯体运动神经仅有一种纤维成分，而内脏运动神经则有交感和副交感两种纤维成分，多数的内脏器官、腺体等同时接受交感和副交感神经的双重支配。

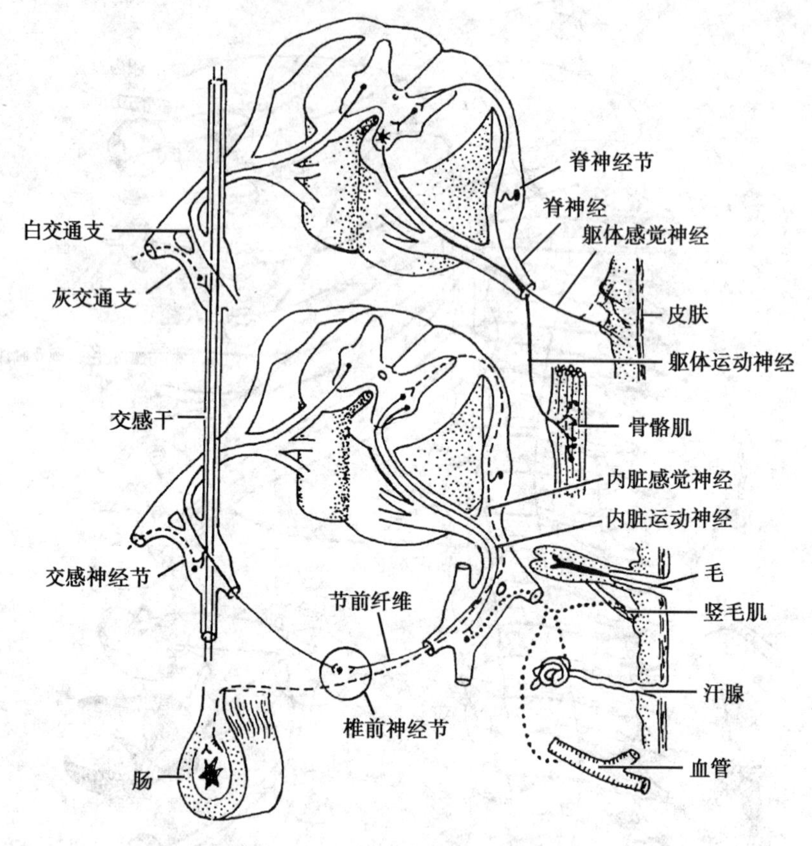

图 8－29　交感神经纤维走行模式图

1. 交感神经　交感神经（sympathetic nerve）的低级中枢位于第 1 胸髓节段至第 3 腰髓节段灰质侧角，为交感神经节前神经元胞体所在的部位，发出节前神经纤维经脊神经前根和前支到达交感神经节。交感神经的周围部由交感干、交感神经节以及由节发出的分支和交感神经丛等组成。

交感神经节依其所在的位置不同，又可分为椎旁神经节和椎前神经节。

椎旁神经节（paravertebral ganglia）为位于脊柱的两侧的交感神经节。椎旁神经节借节间支连接形成一串珠状的交感干（sympathetic trunk），因此椎旁神经节又称交感干神经节，上达颅底，下至尾骨，全长可分为颈、胸、腰、骶、尾五个部分。交感干每侧有 19 ~ 24 个交感神经节，其中颈部有 3 ~ 4 个，胸部 10 ~ 12 个，腰部 4 个，骶部 2 ~ 3 个，左右交感干下端在尾骨前面汇合成 1 个奇神经节。

椎前神经节（prevertebral ganglia）位于脊柱前方，呈不规则的结节状团块，因位于脊柱前方故称椎前神经节。椎前神经节包括腹腔神经节、主动脉肾神经节、肠系膜上神经节和肠系膜下神经节等，分别位于同名动脉的根部。

每一个交感干神经节与相应的脊神经之间有交通支（communication branch）相连，分白交通支和灰交通支两种。白交通支主要由有髓鞘的节前神经纤维组成，呈白色，节前神经元胞体仅存在于第1胸髓~第3腰髓的脊髓侧角，发出纤维连于相应的交感干神经节，共有15对。灰交通支连于交感干与31对脊神经前支之间，主要含有椎旁节内的节后神经元胞体发出的节后神经纤维，一般无髓鞘，因色泽灰暗而得名，共有31对。

交感神经节前纤维的行程：节前纤维自脊髓侧角发出后，经脊神经前根加入脊神经，随脊神经穿出椎间孔以后，即离开脊神经以白交通支进入交感干，而后有3种去向：①终止于相应的椎旁神经节，并交换神经元。②在交感干内上升或下降，终止于上方或下方的椎旁神经节并交换神经元。③穿过椎旁神经节，至椎前神经节内交换神经元，例如：由第5~12胸髓节段的侧角神经元发出的节前纤维，穿过交感干神经节后，组成内脏大、小神经，下行至腹腔神经节和肠系膜上神经节换元。

交感神经节后纤维的行程：节后纤维也有3种去向：①发自椎旁神经节的节后神经纤维经灰交通支返回脊神经，随脊神经分布至头颈部、躯干和四肢的血管、汗腺和竖毛肌等。31对脊神经与交感干之间都有灰交通支联系，脊神经的分支一般都含有交感神经节后纤维。②由交感神经节发出分支直接分布到所支配的器官。③攀附在动脉周围形成神经丛（如颈内、外动脉丛，腹腔丛和肠系膜上丛等），并随动脉分布到所支配的器官（图8-29）。

交感神经节前和节后神经纤维的分布有一定规律。来自第1~5胸髓节段侧角的节前神经纤维，更换神经元后，其节后神经纤维支配头、颈、胸腔器官和上肢的血管、汗腺和竖毛肌；来自第5~12胸髓节段侧角的节前神经纤维，更换神经元后，其节后神经纤维支配肝、脾、胰、肾等实质性器官和结肠左曲以上的消化管；来自脊髓上腰段侧角的节前神经纤维，更换神经元后，其节后神经纤维支配结肠左曲以下的消化管、盆腔器官和下肢的血管、汗腺和竖毛肌。

2. 副交感神经 副交感神经（parasympathetic nerve）的低级中枢位于脑干内的副交感神经核和第2~4骶髓节段的骶副交感核，是副交感神经的节前神经元胞体所在的部位。周围部的副交感神经节位于器官的周围或器官的壁内，称器官旁节和器官内节。副交感神经的节前纤维随相应的脑神经、骶神经行走，在副交感神经节内换神经元，发出节后纤维分布于心肌、内脏平滑肌和腺体。

（1）颅部的副交感神经

1）随动眼神经行走的副交感节前纤维，入眶后到达睫状神经节内换神经元，其节后纤维进入眼球壁，支配瞳孔括约肌和睫状肌。

2）随面神经行走的副交感节前纤维，一部分至翼腭窝内的翼腭神经节交换神经元，节后纤维分布至泪腺、鼻腔、口腔及腭部黏膜的腺体。另一部分节前纤维经鼓索和舌神经至下颌下神经节交换神经元，其节后纤维支配下颌下腺和舌下腺的分泌。

3）随舌咽神经行走的副交感节前纤维，经鼓室神经至卵圆孔下方的耳神经节交换神经元，节后纤维分布于腮腺，管理腮腺的分泌活动。

4）随迷走神经行走的副交感节前纤维，随迷走神经的分支至颈、胸、腹腔脏器附近或壁内的副交感神经节，交换神经元后，节后纤维分布于胸、腹腔内脏器（结肠左曲以下的消化管及盆腔脏器等除外）。

（2）骶部副交感神经 第2~4骶髓节段的骶副交感核发出的节前纤维，随骶神经的前支出骶前孔，然后从骶神经分出，组成盆内脏神经加入盆丛，随盆丛分支分布至盆部脏器附近或脏器壁内的副交感神经节，交换神经元后，节后纤维支配结肠左曲以下的消化管和盆腔脏器。

交感神经和副交感神经都是内脏运动神经，常共同支配一个器官，形成对内脏器官功能的双重神经支配，但是交感神经与副交感神经的作用往往是拮抗的，并且两者在来源、形态结构及分布范围等方面各有其特点（表8－3）。

表8－3　交感神经与副交感神经的比较

	交感神经	副交感神经
低级中枢	第1胸髓节段至第3腰髓节段的侧角	脑干内的副交感神经核和第2～4骶髓节段的骶副交感核
神经节	椎旁节和椎前节	器官旁节和器官内节
节前、节后纤维	节前神经纤维短，节后神经纤维长	节前神经纤维长，节后神经纤维短
节前、节后神经元的比例	一个交感节前神经元的轴突可以与许多节后神经元建立突触联系	一个副交感节前神经元的轴突与较少的节后神经元建立突触联系
分布范围	交感神经较广泛地分布于全身血管、胸、腹、盆腔脏器的平滑肌、心肌、腺体及竖毛肌，瞳孔开大肌	副交感神经分布于胸、腹、盆腔脏器的平滑肌、心肌、瞳孔括约肌和睫状肌等，一般认为汗腺、竖毛肌、肾上腺髓质和大部分血管无副交感神经支配

交感与副交感神经的活动接受脑的较高级中枢，特别是下丘脑和大脑边缘叶的调控，对同一器官的作用既互相拮抗又是相互统一的。例如：当机体运动时，交感神经兴奋性增强，副交感神经兴奋性减弱、相对抑制，于是机体心跳加快、血压升高、支气管扩张、瞳孔开大、而消化活动受抑制等，表明此时机体的代谢加强，能量消耗加快，从而适应环境的剧烈变化。而当机体处于安静或睡眠状态时，副交感神经兴奋加强，交感神经相对抑制，因而心跳减慢、血压下降、支气管收缩、瞳孔缩小、同时消化活动增强等，有利于体力的恢复和能量储存。

（二）内脏感觉神经

人体各内脏器官除有交感和副交感神经支配外，也有感觉神经分布。内脏感受器接受内脏器官的各种刺激，并将其转变为神经冲动，经内脏感觉神经（visceral sensory nerve）将其传入至中枢，中枢可直接通过内脏运动神经或间接通过体液调节各内脏器官的活动。

内脏感觉神经元的胞体位于脑神经节和脊神经节内，周围突随舌咽神经、迷走神经、交感神经和骶部副交感神经分布于内脏器官，中枢突一部分随舌咽神经和迷走神经进入脑干；另一部分随同交感神经及盆内脏神经进入脊髓，终于脊髓后角。在中枢内，内脏感觉纤维一方面直接或经中间神经元与内脏运动神经元联系，完成内脏－内脏反射，或与躯体运动神经元联系，完成内脏－躯体反射。另一方面则通过较复杂的传导途径传入大脑皮质，产生内脏感觉。内脏感觉的特点：

1. 痛阈较高　内脏感觉纤维因数目较少，多为细纤维，故痛域较高，一般强度的刺激不引起主观感觉。手术中切割、缝合或烧灼内脏时，病人并不感觉疼痛，但脏器如受牵拉或在痉挛、膨胀、缺血或有病变时，可引起疼痛、饥饿或胀满感。一般认为，传导内脏痛觉的纤维多与交感神经伴行进入脊髓。

2. 弥散的内脏痛　内脏感觉传入途径比较分散，同一脏器的感觉冲动可经不同途径传入中枢不同部位，而同一中枢部位又可以接受不同脏器的传入冲动，因此内脏感觉比较弥散模糊，难以准确定位。

（三）牵涉性痛

当某些脏器发生病变时，常在体表的一定区域产生感觉过敏或疼痛，这种现象称为牵涉性痛（referred pain）。感觉过敏或疼痛可以发生在病变脏器邻近的皮肤区，有时也发生在距病变脏器较远的皮肤区，例如心绞痛时，常在胸前区及左臂内侧皮肤感到疼痛，而肝胆疾病时，常在右肩部感到疼痛等（图 8－30）。关于牵涉性痛的发生机制，目前认为牵涉性痛的体表部位与病变脏器往往受同一节段脊神经支配，其感觉神经进入同一脊髓节段，并在脊髓后角内密切联系。因此，来自病变脏器的冲动可以扩散或影响到邻近的躯体感觉神经元，而产生牵涉性痛。也有研究表明，脊神经节中有神经元的周围突分叉到躯体部和内脏器官，并认为这是牵涉性痛机制的形态学基础。

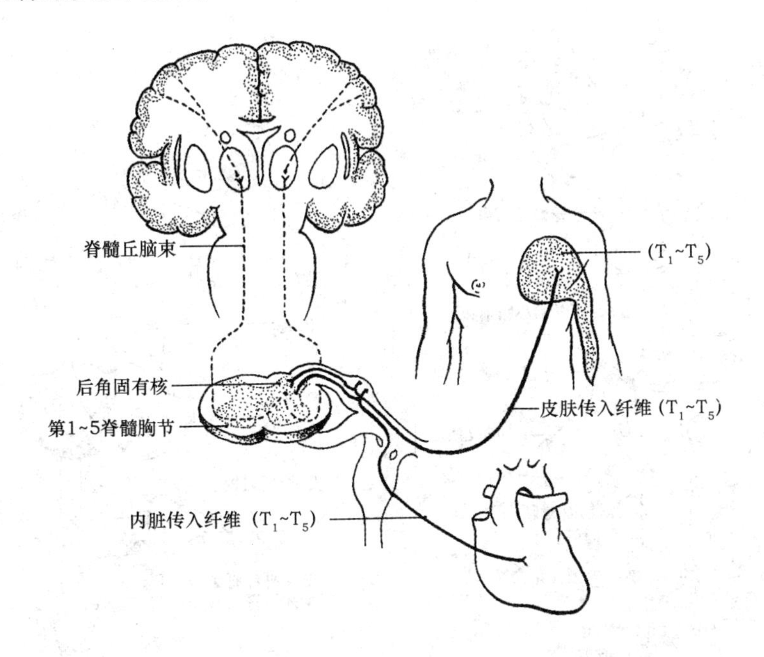

图 8－30　牵涉性痛的示意图

第四节　神经系统的传导通路

一般将由感受器到脑的神经通路称为上行（感觉）传导通路，将由脑到效应器的神经通路称为下行（运动）传导通路。从总体上说，它们分别是反射弧组成中的传入和传出部，而不经过大脑皮质的上、下行传导通路称为反射通路。

一、感觉传导通路

（一）本体感觉和精细触觉传导通路

本体感觉又称深部感觉，指来自骨骼肌、腱、关节等处的位置觉、运动觉和振动觉。传导深部感觉冲动至大脑的传导通路，同时也传导精细触觉（如辨别两点间的距离、感受物体的性状及纹理粗细等）冲动。该通路由 3 级神经元组成。躯干、四肢的本体感觉和精细触觉传导通路的第 1 级神经元的胞体位于脊神经节内，其周围突分布于肌、腱、关节的本体感受器和皮肤的精细触觉感受器，中枢突经后根进入脊髓后索，形成薄束和楔束，向上分别终止于延髓的薄束核和楔束核（第 2 级神经元的胞体所在）。两核发出第 2 级纤维在中线交叉到对侧，形成内侧丘系交叉，交叉后的纤维折转上行为内侧丘系，向上止于背侧丘脑腹后外侧核（第3级神经元的胞体所在）。腹后外侧核发出第3级纤维，参与组成丘脑中央辐射，经内囊后肢投射到大脑皮质中央后回和中央旁小叶后部，产生相应的深感觉意识（图8－31）。

（二）痛温觉、粗触觉和压觉传导通路

该通路又称浅感觉传导通路，由3级神经元组成（图8－32）。

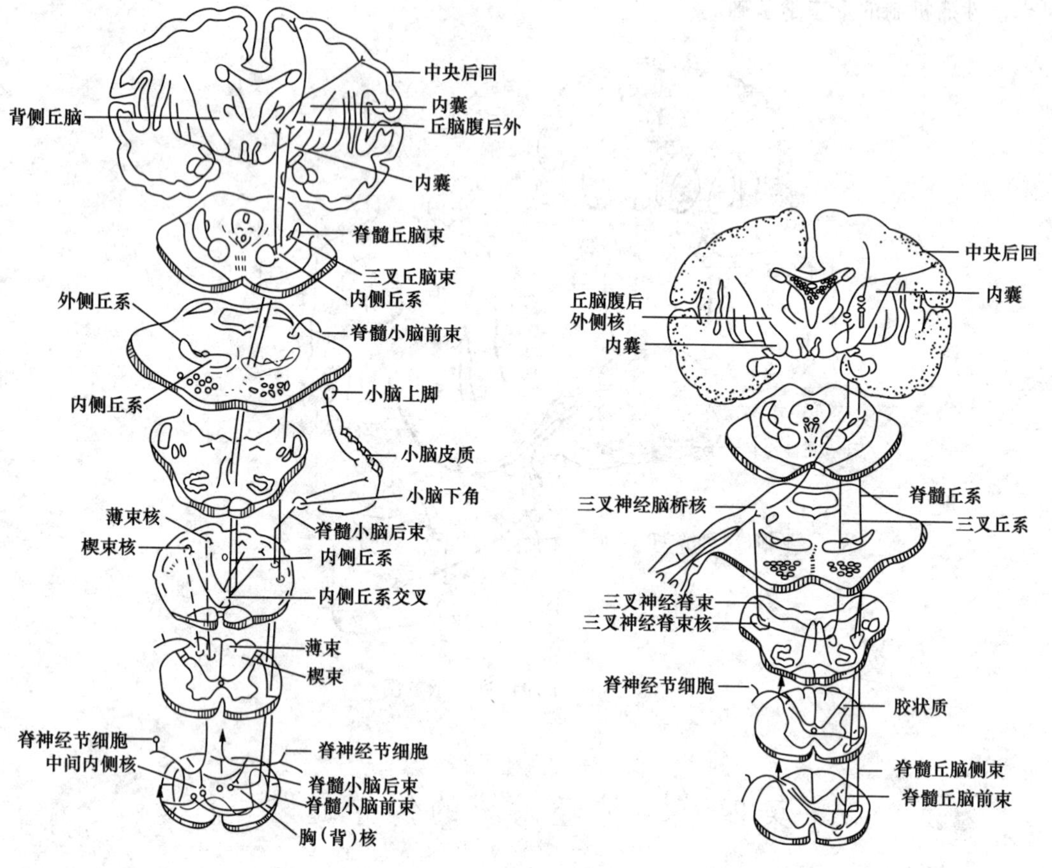

图8－31　本体感觉和精细触觉传导通路　　图8－32　痛温觉、粗触觉和压觉传导通路

1. 躯干、四肢的痛温觉、粗触觉和压觉传导通路　第1级神经元胞体位于脊神经节内，周围突分布于皮肤的浅感受器，中枢突经后根进入脊髓，在脊髓上升1～2个节段后，止于脊髓灰质后角（第2级神经元的胞体所在）。由此发出的第2级纤维交叉至对侧的外侧索和前索，组成脊髓丘脑侧束（传导温、痛觉）和脊髓丘脑前束（传导粗触觉、压觉），上行到达间脑，止于背侧丘脑腹后外侧核（第3级神经元的胞体所在）。在此水平可形成对躯体浅感觉特别是痛觉的粗略感知。腹后外侧核发出第3级纤维参与组成丘脑中央辐射，经内囊后肢投射到中央后回和中央旁小叶后部，引起清晰的浅感觉意识。

2. 头面部温觉、痛觉、触觉和压觉传导通路　第1级神经元是三叉神经节细胞，其周围突经三叉神经分布于头面部皮肤、口、鼻腔黏膜和眶内结构的相应感受器，中枢突组成三叉神经感觉根入脑，触觉和压觉纤维主要终止于三叉神经脑桥核；温觉、痛觉纤维终止于三叉

神经脊束核（两核为第 2 级神经元的胞体所在）。两核发出的第 2 级纤维交叉到对侧组成三叉丘系，上行止于背侧丘脑腹后内侧核（第 3 级神经元的胞体所在）。腹后内侧核发出的第 3 级纤维加入丘脑中央辐射，经内囊后肢投射到中央后回。

（三）视觉传导通路和瞳孔对光反射通路

1. 视觉传导通路 视觉传导通路（visual pathway）由三级神经元组成。眼球视网膜的感光细胞接受光线刺激，经双极细胞（第 1 级神经元）传至节细胞（第 2 级神经元），节细胞的轴突在视神经盘处集合成视神经，经视神经管入颅腔，形成视交叉后，延为视束。在视交叉处，来自两眼视网膜鼻侧半的纤维交叉到对侧，参与构成对侧的视束，来自视网膜颞侧半的纤维不交叉，参与构成同侧的视束。因此，左侧视束含有来自两眼视网膜左侧半的纤维，右侧视束含有来自两眼视网膜右侧半的纤维。视束主要终止于外侧膝状体（第 3 级神经元胞体所在处），由外侧膝状体发出纤维组成视辐射，经内囊后肢投射到距状沟上下的视皮质（图 8－33）。

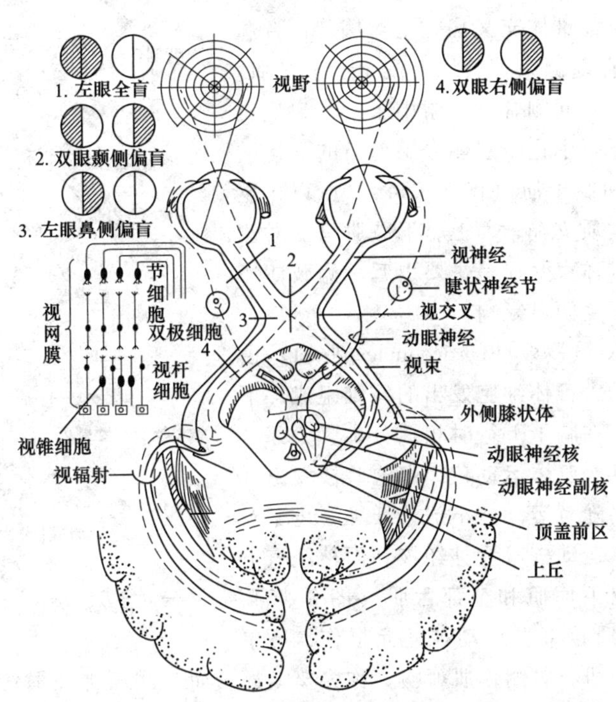

图 8－33　视觉传导通路和瞳孔对光反射通路

2. 瞳孔对光反射通路 光照一侧瞳孔，引起两眼瞳孔缩小的反应，称为瞳孔对光反射（pupillary light reflex）。光照侧的反应为直接对光反射，无光照侧的反应称为间接对光反射。瞳孔对光反射的通路如下：视网膜→视神经→视交叉→两侧视束→顶盖前区→两侧动眼神经副核→动眼神经→瞳孔括约肌收缩→两侧瞳孔缩小（图 8－33）。

当一侧视神经受损时，由于信息传入中断，光照患侧瞳孔，两侧瞳孔均不反应；但光照健侧瞳孔，则两眼对光反射均存在（即患侧直接对光反射消失，间接对光反射存在）。当一侧动眼神经受损时，传出信息中断，患侧瞳孔直接和间接对光反射都消失，但健侧瞳孔直接和间接对光反射都存在。

二、运动传导通路

运动传导通路是指从大脑皮质至躯体运动和内脏活动效应器的神经联系，可分为锥体系和锥体外系。

（一）锥体系

锥体系（pyramidal system）是大脑皮质下行控制躯体运动的最直接途径，由上、下两级神经元组成，上运动神经元胞体位于大脑皮质，发出的纤维组成锥体束，其中下行至脊髓的称皮质脊髓束，而下行至脑神经躯体运动核的称皮质核束。下运动神经元为脑神经运动核和脊髓前角运动神经元，发出纤维随脑神经或脊神经支配相应的骨骼肌。

1. 皮质脊髓束 皮质脊髓束（corticospinal tract）主要由中央前回和中央旁小叶前部等处的大锥体细胞发出的纤维组成，下行经内囊后肢、延髓锥体至锥体下端，绝大部分纤维经锥体交叉穿越至对侧，在脊髓外侧索中组成皮质脊髓侧束下行，支配上、下肢肌。少数未交叉的纤维，在同侧脊髓前索中下行，为皮质脊髓前束，此束在下行中止于双侧脊髓前角的下运动神经元，支配膈肌和躯干肌（图 8－34）。所以，躯干肌是受双侧大脑皮质支配，而上、下肢肌只受对侧大脑皮质支配，故锥体束受损是主要引起一侧肢体瘫痪，但躯干肌运动不受明显影响。

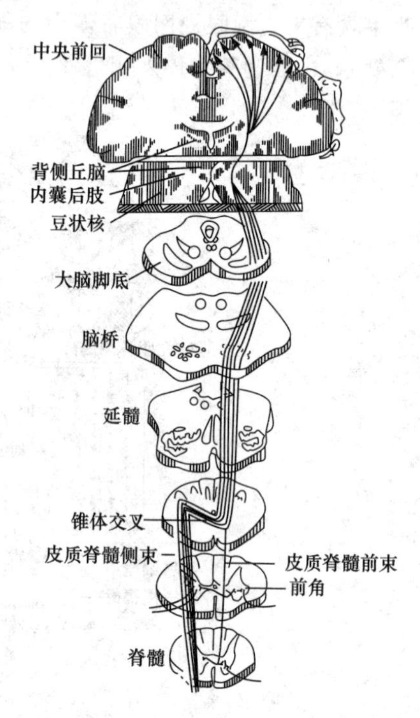

图 8－34 锥体系中的皮质脊髓束

2. 皮质核束 皮质核束（corticonuclear tract）由中央前回下部等处的大锥体细胞发出的纤维组成，下行经内囊膝至延髓，在脑干下行时相继分出，大部分纤维终止于双侧脑神经躯体运动核，由这些核发出纤维支配相应骨骼肌的随意运动。小部分纤维终止于对侧一个半脑神经躯体运动核（舌神经核和面神经核下半部），支配睑裂以下面肌和全部舌肌（图 8－34，35）。因此，一侧皮质核束上运动神经元损伤，可单只对侧眼裂以下的面肌和对侧舌肌瘫痪，称为核上瘫。而一侧面神经损伤可导致病灶侧所有面肌瘫痪，一侧舌下神经核损伤可导致病灶侧舌肌瘫痪，两者均为下运动神经元损伤，称为核下瘫。

（二）锥体外系

锥体外系（extrapyramidal system）指锥体系以外控制骨骼肌运动的下行传导通路。人类锥体外系的主要功能是调节肌张力、协调肌肉运动、维持体态姿势和习惯性动作（如走路时双臂自然协调地摆动）等。锥体系和锥体外系在运动功能上是互相依赖不可分割的一个整体，只有在锥体外系保持肌张力稳定协调的前提下，锥体系才能完成一切精确的随意运动。锥体外系是由中枢内许多结构共同组成的复杂的多级神经元链，包括大脑皮质、纹状体、背侧丘脑、小脑、红核、黑质、脑桥核、网状核、前庭神经核及其相关的纤维束等。锥体外系主要有纹状体系和小脑系。

1. 纹状体系 起于大脑皮质广泛区域，发出纤维到纹状体，由此大部分纤维会聚上行至

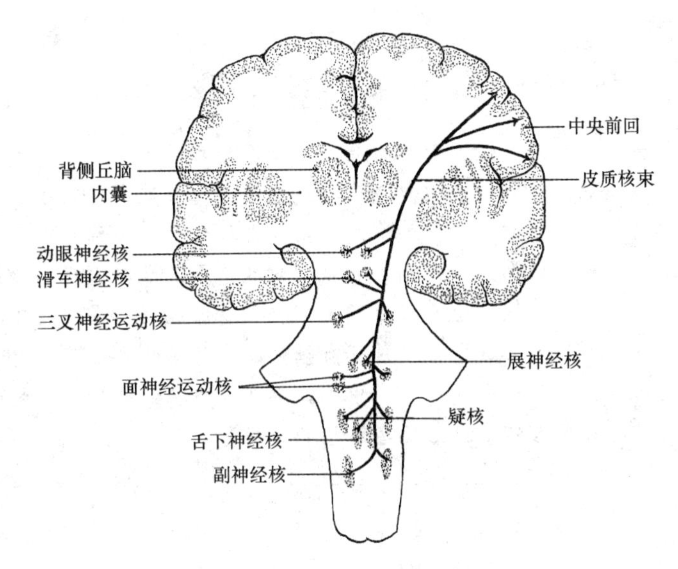

图 8 - 35 锥体系中的皮质核束

背侧丘脑，反馈到大脑皮质；一部分纤维至黑质，黑质与纹状体之间有往返的纤维联系，黑质合成的多巴胺向纹状体输送。当黑质细胞变性时，可使纹状体多巴胺下降，与帕金森病的发生有关；另有部分纤维至红核、网状结构等处中继后，到达脊髓前角运动神经元，调节骨骼肌的活动。

2. 小脑系 起自大脑皮质的额叶、顶叶、颞叶和枕叶，发出的纤维到脑桥核，脑桥核发出纤维横越中线，进入小脑皮质。小脑皮质发出纤维经小脑齿状核（小脑深部的核团）返回大脑皮质，影响皮质运动区的活动，或经齿状核至红核，再下行至脊髓前角运动神经元，调节骨骼肌的活动。

三、神经系统的化学通路

神经系统各种活动的本质是化学物质的传递，化学通路传递的化学物质种类繁多，分布广泛。

胆碱能通路以乙酰胆碱为神经递质，在神经元胞体内合成的乙酰胆碱，经轴浆运输至末梢，贮存于突触囊泡，释放后作用于靶细胞，其通路的分布十分广泛。

胺能通路含有胺类神经递质，包括儿茶酚胺、5 - 羟色胺及组胺。单胺类包括儿茶酚胺和5 - 羟色胺，其主要通路为去甲肾上腺素能通路、肾上腺素能通路、多巴胺能通路及5 - 羟色胺能通路。

氨基酸能通路中参与神经传导的氨基酸有兴奋性和抑制性两类，前者包括天冬氨酸、谷氨酸；后者包括 γ - 氨基丁酸、甘氨酸和牛磺酸，其中以 γ - 氨基丁酸能通路分布最为广泛。

肽能通路中的多种肽类物质广泛分布于中枢和周围神经系统内，执行着神经递质或调质的功能。研究较多的为 P 物质能通路、生长抑素能通路、后叶加压素和缩宫素能通路等。

知识拓展

镇痛研究

机体受到伤害性刺激时，往往产生痛觉，长期而剧烈的疼痛还伴有不愉快的情绪反应，并影响食欲和睡眠。痛觉的中枢神经通路，不像其他感觉那样明确，和痛觉有关的神经通路是很弥散的，这是痛觉特殊的地方。用微电极记录神经细胞电反应，可以找到只对伤害性刺激发生反应的细胞，例如在脊髓背角的第Ⅰ层就有这样的细胞，表现为长而持续的放电，潜伏期长，缺少适应性（反应不随反复刺激而减弱），可以被吗啡所取消或减弱，称为痛敏神经元。脑内存在着具有镇痛功能的结构，如用弱电流刺激脑干中央导水管周围灰质和位于脑干中线一带的中缝核群，可以有效地抑制动物的痛反应和人的痛觉，吗啡的镇痛作用可能是激活这些结构的结果。

第五节　脑和脊髓的被膜、血管和脑脊液

一、脑和脊髓的被膜

脑和脊髓外面均有三层被膜，由外向内依次为硬膜、蛛网膜、软膜。三层被膜在枕骨大孔处互相移行。它们有保护和支持脑及脊髓的作用。硬膜厚而坚韧，蛛网膜薄而透明，软膜紧贴脑和脊髓表面，并伸入脊髓和脑的沟裂之中。

（一）脊髓的被膜

脊髓的被膜由硬脊膜、脊髓蛛网膜和软脊膜组成（图 8－36）。

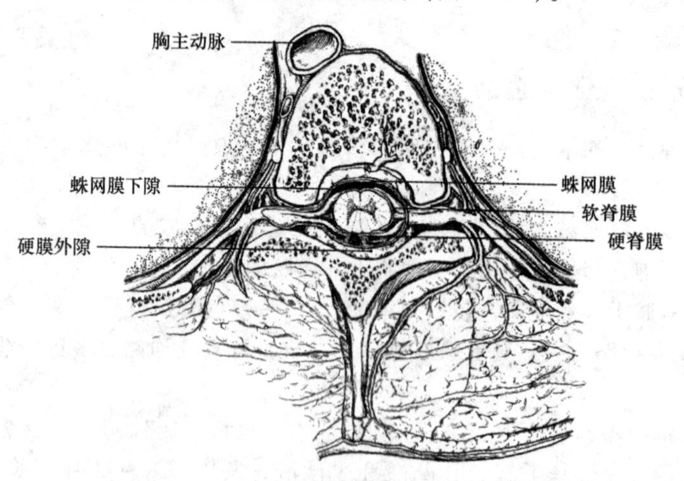

图 8－36　脊髓的被膜

硬脊膜（spinal dura mater）呈管状包裹脊髓，上端附于枕骨大孔的边缘并与硬脑膜相续，下端包裹马尾及终丝附于尾骨上。在两侧脊神经根穿椎间孔处，硬脊膜延续为脊神经外膜。硬脊膜与椎管之间的间隙称硬膜外隙，内有椎内静脉丛、淋巴管、疏松结缔组织、脊神经根等。硬膜外隙略呈负压，当手术麻醉时，将麻药注入此间隙，阻断脊神经的传导，称硬膜外麻醉。

脊髓蛛网膜（arachnoid mater）位于硬脊膜与软脊膜之间，是一薄层透明的结缔组织膜。上端与脑蛛网膜直接延续，下端也包裹脊髓和马尾达第二骶椎水平。其内面有许多结缔组织小梁与软脊膜相连。蛛网膜与软脊膜之间有较宽的间隙称蛛网膜下隙，其内充满脑脊液。此隙下部，自脊髓下端至第2骶椎平面之间扩大为终池，内有马尾而无脊髓。故临床上抽取脑脊液，常常在第3、4或4、5腰椎之间进针，避免损伤脊髓。

软脊膜（spinal pia mater）紧贴脊髓的富含血管的薄膜，在脊髓两侧，脊神经根之间形成齿状韧带，附于硬脊膜上固定脊髓。

（二）脑的被膜

硬脑膜（cerebral dura mater）坚韧而有光泽，由两层膜构成（图8-37）。外层相当于颅骨内面的骨膜。不同部位硬脑膜与颅骨的粘着紧密程度不同。一般与颅顶骨结合较松，当颅骨受外力打击时，硬脑膜与颅骨分离，形成硬膜外血肿；与颅底粘着紧密，当颅底骨折时，硬脑膜及蛛网膜一并撕裂，形成脑脊液漏。硬脑膜在某些部位两层分开，内面衬以内皮细胞，形成硬脑膜窦，构成颅内特殊的静脉管道。硬脑膜褶叠形成特殊的结构，分隔并承托脑。呈矢状位伸入左右大脑半球之间的镰刀状突起，称大脑镰（cerebral falx）。呈新月状伸入大脑与小脑之间的突起呈水平位，称小脑幕（tentorium of cerebellum）。

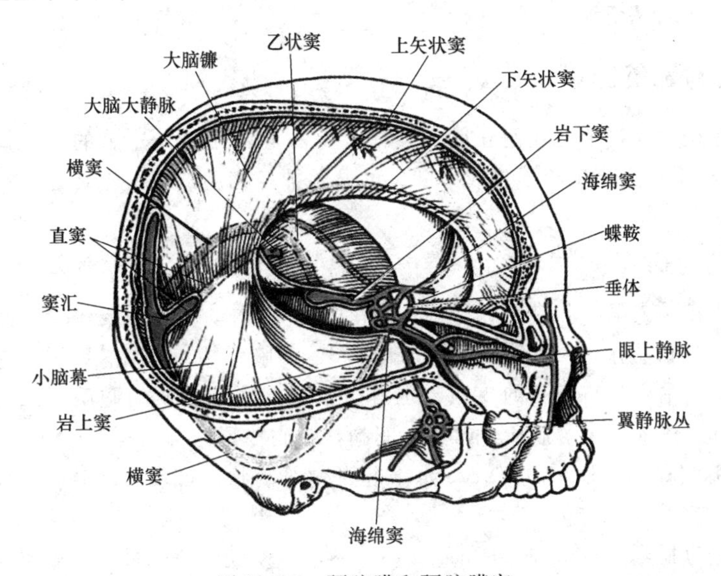

图8-37 硬脑膜和硬脑膜窦

硬脑膜内、外两层分离处的间隙，内面衬以内皮细胞构成硬脑膜窦。窦内含有静脉血，但无平滑肌。当硬脑膜损伤时，窦壁无法收缩，故出血较多。最后经颈静脉出颅，与颈内静脉相续。主要的硬脑膜窦有：上矢状窦、下矢状窦和海绵窦等。

上矢状窦（superior sagittlal sinus）：位于大脑镰的上缘，自前向后汇入窦汇。

海绵窦（cavernous sinus）位于蝶鞍两侧，由硬脑膜两层间形成的腔隙，似海绵状（图8-38）。海绵窦向后借岩上窦通入横窦，借岩下窦通入乙状窦或颈内静脉。向前借眼静脉与面静脉交通。向下借卵圆孔与翼静脉丛相交通。窦内有颈内动脉和展神经通过。面部感染引起海绵窦炎时，常常波及窦内的结构，产生神经痛，眼肌瘫痪，眼睑下垂等症状。

脑蛛网膜：与脊髓蛛网膜延续，它与软脑膜之间为蛛网膜下腔，充满脑脊液。第四脑室

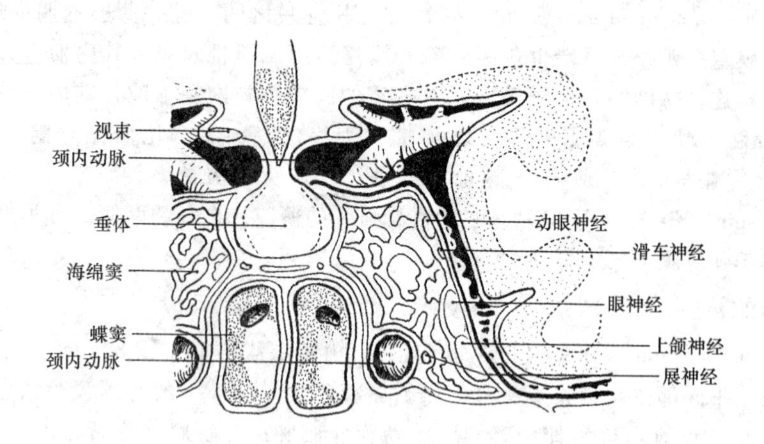

图 8－38　海绵窦

的脑脊液流入该腔，再经上矢状窦处的蛛网颗粒渗入硬脑膜窦。

软脑膜：紧贴脑表面并伸入沟回内，含有丰富的血管。在脑室附近，软脑膜、毛细血管、室管膜上皮构成脉络丛组织。

二、脑和脊髓的血管

中枢神经系统功能复杂，代谢旺盛，其耗氧量占全身的 20%，脑的血流量占心搏出量的 1/6。若中枢神经系统血流供给不足或中断，可导致神经细胞缺氧甚至坏死，造成严重的神经精神障碍。

（一）脑的动脉

脑的动脉来自颈内动脉和椎动脉系（图 8－39）。颈内动脉系主要供给大脑半球前 2/3 和间脑前部。椎－基底动脉主要供给大脑半球后 1/3、间脑后部、小脑、脑干。它们的分支分两类：一是皮质支，主要分布于脑的皮质，也有少数分支入近皮质的髓质。二是中央支，主要分布于脑的深部，进入深层的髓质、内囊、间脑、基底核等处。

1. 颈内动脉（internal carotid artery） 起自颈总动脉，自颈内动脉管入颅。颈内动脉的主要分支有：

（1）大脑前动脉（anterior cerebral artery）　斜经视交叉上方，进入大脑纵裂内，沿胼胝体上面向后走行。分布于顶枕沟以前的大脑内侧面和额、顶叶的上外侧面的上部。其中央支经前穿质入深面，供应尾状核和豆状核的前部及内囊前肢。两大脑前动脉之间有前交通动脉相连。

（2）大脑中动脉（middle cerebral artery）　是颈内动脉的直接延续，向外侧走行入大脑外侧沟，沿外侧沟向后上行，分布于顶枕沟以前的大脑上外侧面和岛叶。该供血区有躯体运动、躯体感觉和语言中枢等重要中枢。中央支细长，分布于尾状核、豆状核、背侧丘脑和内囊后肢等处。临床上这些动脉在脑动脉硬化的病人极易出血，形成脑溢血，导致严重的功能障碍。

（3）后交通动脉　自颈内动脉发出向后与大脑后动脉吻合。

（4）眼动脉　经视神经管入眶，分布于眼球和其周围的结构。

2. 椎－基底动脉　椎动脉发自锁骨下动脉，上行穿第 6 至第 1 颈椎横突孔，向内弯曲入枕骨大孔。椎动脉的主要分支有：脊髓前动脉、脊髓后动脉和小脑下后动脉。两侧椎动脉在脑桥、延髓交界处合并为基底动脉，沿脑桥基底沟上行，至脑桥的上缘分为左、右大脑后动脉（posterior cerebral artery），是基底动脉的终末支，向后绕过大脑脚，沿脑底面向后行至颞叶和枕叶的内面。皮质支分布于颞叶和枕叶的底面及内面。中央支经脚间窝入脑，分布于丘枕、内外侧膝状体、丘脑后部、下丘脑、底丘脑。

3. 脑底动脉环 又称 Willis 环，由前交通动脉、大脑前动脉、颈内动脉、后交通动脉、大脑后动脉互相连结而成（图 8－39）。此环围绕在视交叉、灰结节、乳头体周围，形成一个潜在的侧支循环，保证两半球的供血。

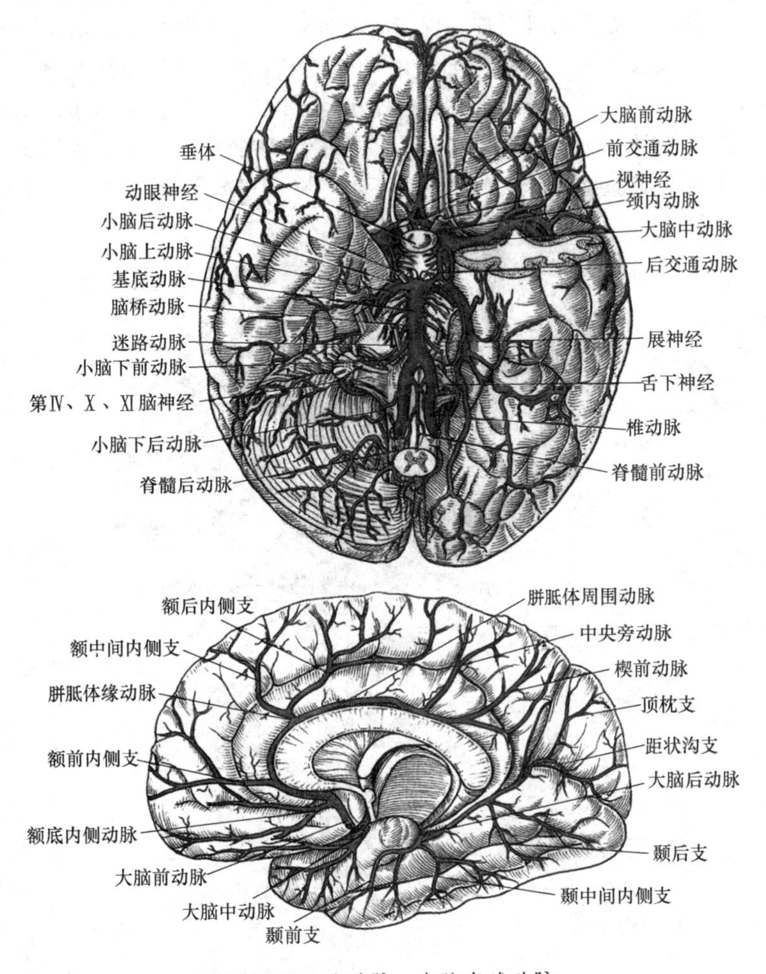

图 8－39 脑动脉、大脑半球动脉

（二）脑的静脉

脑的静脉不与动脉伴行，可分为浅、深静脉两种。浅静脉位于脑的表面，管壁很薄且无瓣膜，收集脑皮质和皮质下髓质的静脉血。深静脉收集脑深部的静脉血，最后在胼胝体下方汇合成一条大脑大静脉（Galen 静脉）向后注入直窦。

（三）脊髓的血管

脊髓的动脉有两个来源，即椎动脉和阶段性动脉。椎动脉发出脊髓前、后动脉各两条，脊髓前动脉在起始处合成一条，沿前正中裂下行；两条脊髓后动脉分别沿后外侧沟下降，在脊髓颈段中部合成一条。阶段性动脉主要为颈升动脉、肋间后动脉和腰动脉，进入椎管与脊髓前、后动脉吻合。在脊髓的第 1～4 胸节（特别是第 4 胸节）、第 1 腰节处，是两个来源动脉吻合的过渡带，血液供应不充分，易发生脊髓的横断性缺血坏死，称“危险区”。

脊髓的静脉分布大致和动脉相同。回收的静脉血注入硬膜外隙的椎内静脉丛，再转入椎外静脉丛返回心。

三、脑脊液及循环

脑脊液（cerebral spinal fluid）是充满脑室系统和蛛网膜下隙的无色透明的液体，成人约150ml左右。它对中枢神经系统起缓冲、保护、营养、运输代谢产物及维持正常颅内压的作用。脑脊液正常时呈动态平衡，它的循环途径是：侧脑室产生的脑脊液经室间孔流入第三脑室，与第三脑室产生的脑脊液汇合，经中脑水管流入第四脑室，再会同第四脑室的脑脊液经第四脑室正中孔和外侧孔流入蛛网膜下隙。在脑和脊髓外的蛛网膜下隙内流动，再经蛛网膜颗粒渗透至上矢状窦，通过横窦、乙状窦流入颈内静脉（图8-40）。

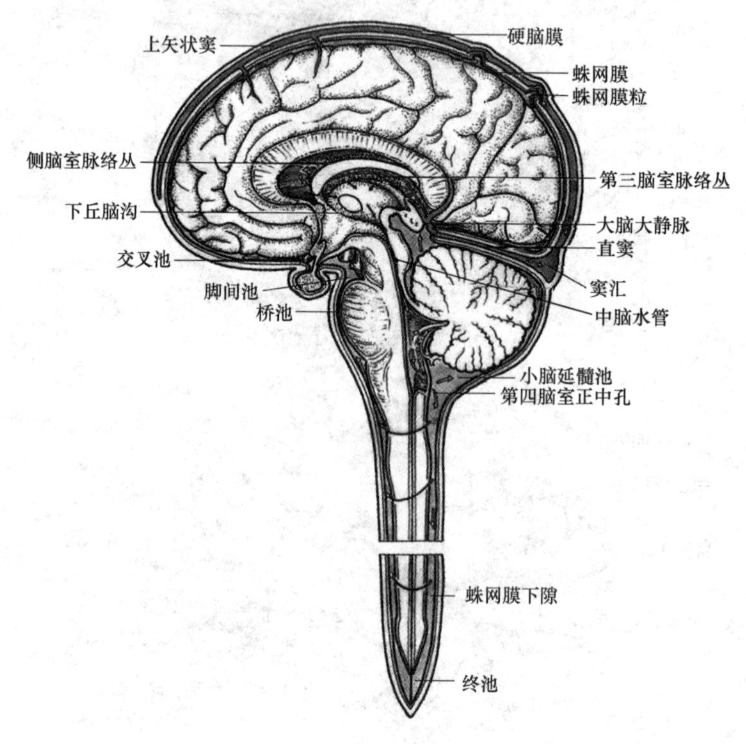

图8-40　脑脊液循环模式

四、脑屏障

神经细胞的功能活动的正常进行，要求其周围的微环境保持一定的稳定性。微环境内各种成分的变化，如pH、氧、有机物和无机离子浓度的变化，都能影响神经元的功能活动。与此相适应，在结构上表现为血液和脑脊液中的物质在进入脑组织时要受到一定的限制，这就是脑屏障（Brain Barrier）。

（一）血-脑屏障

血-脑屏障（Blood-brain barrier，BBB）位于血液与脑、脊髓的神经元之间，其结构基础：①内皮细胞之间的紧密连接；②毛细血管基膜；③毛细血管基膜外的星形胶质细胞终足。故仅允许水和某些离子通过而限制大分子通过。

（二）血－脑脊液屏障

血－脑脊液屏障（Blood－cerebral spinal fluid barrier）位于脑室脉络丛上皮细胞之间有闭锁小带相连，但脉络丛的毛细血管内皮细胞上有窗孔，故仍具有一定的通透性。

（三）脑脊液－脑屏障

脑脊液－脑屏障（Cerebral spinal fluid－brain barrier）位于脑室和蛛网膜下隙的脑脊液与脑、脊髓的神经元之间，其结构基础为室管膜上皮、软脑膜和软膜下胶质膜。

脑屏障的功能意义：在正常情况下，使脑和脊髓不致受到内、外环境各种物理、化学因素的影响而维持相对稳定的状态；在脑屏障受到损伤时，脑屏障的通透性增高或降低，使脑和脊髓的神经细胞直接受到各种致病因素的攻击，将导致脑水肿、脑出血、免疫异常和使原有病情加重等严重后果。

案例解析

案例：男，65岁，六周前中风倒地，经治疗后意识恢复但左半身偏瘫。体检：左侧上、下肢呈痉挛性瘫痪，肌张力增强，腱反射亢进，舌伸出时偏向左侧，但舌肌没有萎缩。额纹存在，左侧眼裂以下面肌瘫痪。身体左半感觉障碍，但左侧痛觉尚存。双眼视野左半完全看不见物体。

解析：该患者为典型的内囊出血症状，①丘脑中央辐射损伤导致偏身感觉障碍，皮质脊髓束、皮质核束损伤导致偏瘫，视辐射损伤导致双眼视野偏盲。②根据左右支配的原则，该病变位于右侧内囊。

本章小结

神经系统由脊髓、脑和周围神经系统组成。神经细胞是神经系统的结构和功能单位，由胞体及其突起组成。

脊髓位于椎管内，全长粗细不等，有反射和传导功能，可分为31个节段，连接31对脊神经，包括8对颈神经、12对胸神经、5对腰神经、5对骶神经和1对尾神经。

脑位于颅腔内，包括端脑、间脑、中脑、脑桥、延髓和小脑六个部分。中脑、脑桥和延髓三部分合称为脑干。端脑为最高级中枢，间脑位于中脑和端脑之间，大部分被大脑半球所包绕，可分为背侧丘脑、后丘脑、上丘脑、底丘脑和下丘脑五部分。

脑和脊髓外面均有三层被膜，由外向内依次为硬膜、蛛网膜和软膜。脑脊液是各脑室的脉络丛产生，充满脑室系统和蛛网膜下隙内。

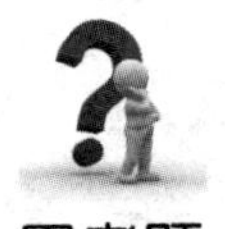

思考题

1. 进行腰椎穿刺时，应选择何处作为进针的部位？。
2. 端脑分为哪几叶，何为新、旧纹状体？
3. 内囊位于何处？分为几部分，各部有哪些主要纤维束通过？如果供给内囊膝部和内囊后肢血管栓塞（或破裂出血），可能出现什么临床症状和体征，为什么？
4. 脑脊液的产生和循环途径如何？

（马志健　刘曾旭）

第二篇

生 理 学

第九章　人体生理学基础

学习导引

知识要求

1. **掌握**　内环境及稳态的概念；正、负反馈的概念及其生理意义；人体生理功能调节的基本方式；细胞膜的物质转运方式；静息电位和动作电位的概念、特点及其产生的离子机制；阈值、阈电位的概念；神经－肌接头兴奋传递过程。

2. **熟悉**　局部电位及其特点；动作电位传导机制；骨骼肌兴奋－收缩偶联；骨骼肌细胞收缩的机制、收缩形式；影响肌肉收缩的因素。

3. **了解**　细胞间的信息传递；钠、钾通道对静息电位和动作电位的影响；粗、细肌丝的分子组成。

第一节　正常生命活动的必备条件——内环境稳态

一、内环境及内环境稳态的概念

整个机体生活在外界环境中，而构成机体最基本的结构和功能单位的细胞生活在细胞外液当中，并不断与细胞外液进行物质交换，才能进行正常生命活动。为使组织细胞生活的环境与整个机体生活的外界环境有所区别，Claude 将细胞生活的环境即细胞外液称为内环境（internal environment）。在正常情况下，内环境的理化特性和化学成分始终在一个较小的范围内保持相对稳定即动态平衡，Cannon 称之为内环境稳态（homeostasis）。

二、内环境稳态的变动及维持

内环境稳态有两个方面的含义，一是细胞外液的理化因素在一定水平上是恒定的；另一方面是这个恒定状态并不是固定不变的，它是一个动态平衡，在微小波动中保持相对恒定。

内环境稳态的维持是在神经体液调节机制下，通过各器官系统的活动而实现的。其意义是维持细胞、器官、系统乃至整体的正常功能及生命活动的必要条件。只有维持内环境的相对稳定，机体才能进行正常生命活动。若破坏内环境稳态，机体将发生疾病，严重时危及生命。

知识链接

内环境中温度、pH、血钾与血钙浓度变动范围

正常人体体温在37℃上下波动，24小时波动幅度不超过1℃；血浆pH在7.35～7.45之间波动；血浆K^{+}浓度在3.5～5.5mmol/L之间波动；血浆Ca^{2+}浓度在2.25～2.75mmol/L之间的较小范围内波动。温度、pH、血钾浓度、血钙浓度等变化，对机体生命活动具有重要影响。

第二节　生理功能调节概述

人体是由多个系统、器官、组织和细胞以一定形式组织起来的，并且各组成部分之间相互协调、密切配合，形成一个有序统一的整体。在不同的生理状态下，机体可通过体内的各种调节系统和控制系统对体内、外环境变化做出适应性反应，以维持内环境稳态。

一、人体生理功能调节的基本方式

人体生理功能调节的基本方式主要有神经调节（neuroregulation）、体液调节（humoral regulation）和自身调节（autoregulation）。

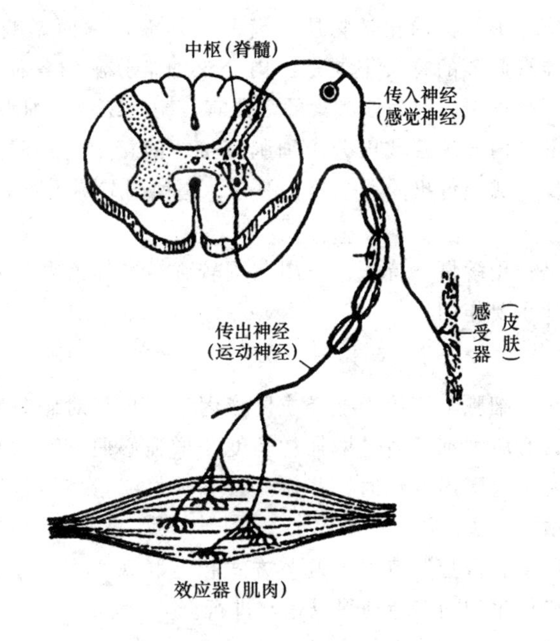

图9－1　反射弧的结构示意图

（一）神经调节

机体的生理功能多数是通过神经系统的活动来进行调节的，此调节方式称为神经调节。神经调节的基本方式是反射（reflex）。反射是指在中枢神经系统的参与下，机体对内、外环境刺激作出的规律性应答反应。如手被尖锐物刺痛后会立即产生缩手反应，就是通过反射来完成的。反射的结构基础是反射弧（reflex arc），它是由感受器、传入神经、神经中枢、传出神经和效应器五个部分组成（图9－1）。机体若完成反射，必须保持反射弧在结构和功能上的完整性。神经反射的特点是反应迅速、准确，持续时间较短，作用范围局限。

知识链接

反射分类

反射可分为非条件反射和条件反射两大类。非条件反射是先天遗传的，是一种初级神经活动，其反射弧比较固定，多与维持生命的本能活动有关。如婴儿的吸吮反射。条件反射是建立在非条件反射基础上，通过后天学习获得的，是一种高级的神经活动。如进食前给予铃声引起狗的唾液分泌。食物进入口腔而引起唾液分泌，这是非条件反射；铃声不能刺激唾液分泌，故称为无关刺激。但是，如果在狗进食前给予铃声刺激，经过若干次铃声与食物反复结合后，单纯用铃声也能引起狗的唾液分泌，此时无关刺激成为条件刺激，这样条件反射就在非条件反射的基础上建立起来。条件反射比非条件反射更具有适应性意义。

（二）体液调节

体内某些细胞合成分泌的特殊化学物质，借助于体液运输而影响生理功能的调节方式，称为体液调节。参与体液调节的物质主要是由内分泌细胞分泌的各种激素（hormone）。接受激素调节的器官、组织、细胞，称为该激素的靶器官、靶组织、靶细胞。

人体内有相当一部分内分泌腺或内分泌细胞直接或间接地受神经系统的调节。此时，体液调节成为神经调节反射弧上传出的一个延长部分，这种调节称为神经－体液调节（neurohumoral regulation）。

体液调节的特点是作用缓慢、持久，作用范围较弥散。体液调节对机体生命活动的调节和内环境稳态的维持起重要作用。

（三）自身调节

自身调节是指组织、细胞不依赖于神经或体液因素，自身对刺激发生的一种适应性反应过程。如正常情况下，心肌细胞可通过增加初长度来增强心肌细胞的收缩力，进而提高心脏搏出量；动脉血压在一定范围内变动时，肾血流量和脑血流量基本保持稳定。自身调节的幅度较小，也不十分灵敏。

神经调节、体液调节和自身调节三种调节方式相互联系、密切配合，共同协同来维持内环境的稳态，以保证机体生理功能活动得以正常进行。

二、细胞间的信息传递

生命活动过程中，细胞生长、发育、增殖分化、遗传、变异、凋亡、迁移及癌变等都与细胞间的信息传递有关，细胞间信息传递过程的异常会导致细胞生长、分化、代谢和生物学行为障碍，进而引起各种疾病的发生。参与细胞间信息传递的物质包括激素、神经递质、细胞因子等，根据它们作用方式的不同，可分为两类，一类是亲水性的信号分子，通过作用于细胞膜上的受体（receptor），再经跨膜信号转导和细胞内的信号转导调控细胞的功能，产生生物学效应；另一类是疏水性的类固醇激素、维生素D和甲状腺激素等，以单纯扩散的形式通过细胞膜进入细胞，与胞内或核内受体结合发挥生物学效应。此外，一些物理信号如机械刺激、光刺激、电刺激也能通过膜受体或膜上具有特殊功能的离子通道，产生生物学效应。

根据膜受体的结构和功能特性，细胞间的信息传递路径可分为三类，即离子通道型受体介导的信号转导、G蛋白耦联受体介导的信号转导和酶联型受体介导的信号转导。

（一）离子通道型受体介导的信号转导

离子通道型受体（ion channel receptor）是一种同时具有受体和离子通道功能的蛋白质分子，属于化学门控通道，它接受的化学物质大多数是神经递质，所以又称递质门控通道。各种化学物质作用于细胞膜上的离子通道型受体，使通道打开或关闭，引起通道介导的离子电流发生变化，进而导致膜电位变化，故又称促离子型受体（ionotropic receptor）。离子通道型受体介导的信号转导是一种快速的信号转导。如神经－肌肉接头处骨骼肌终板上的N型乙酰胆碱门控通道可以被乙酰胆碱（acetylcholine，ACh）激活，形成终板电位，通过电位总和达到阈电位触发骨骼肌细胞产生动作电位实现信息传递。

由于各种离子在细胞代谢中发挥重要作用，离子的跨膜移动和细胞内各种离子浓度的相对稳定对于细胞正常的生理活动十分重要。当离子通道结构变异或者调控开关的机制出现紊乱时，往往造成比较严重的疾病。

知识链接

机械门控通道

电压门控通道和机械门控通道通常不称为受体，但也参与完成细胞间的信息传递功能。如在耳蜗基底膜上分布的毛细胞，其顶部膜上的机械门控通道可以感受内耳淋巴液的震动，该通道激活后，通过介导离子电流产生感受器电位；心肌细胞横管膜上的L型钙通道是一种电压门控通道，当心肌细胞兴奋时，横管膜的去极化激活L型钙通道，引起Ca^{2+}的内流，内流的Ca^{2+}又作为细胞内信号激活连接肌质网（终池）膜上的钙释放通道，促进终池释放Ca^{2+}，引起胞质内Ca^{2+}浓度升高和肌细胞收缩，完成信息传递。

（二）G蛋白耦联受体介导的信号转导

G蛋白耦联受体（G protein－coupled receptors，GPCRs）本身不具备通道结构，也无酶活性，它是通过与脂质双分子层中以及膜内侧存在的包括G蛋白等一系列信号蛋白质分子之间级联式复杂的相互作用来完成信号跨膜转导（图9－2），故又称为促代谢型受体。

1. G蛋白耦联受体 G蛋白耦联受体分布于所有的真核生物，种类繁多，其配体种类也很多，包括去甲肾上腺素、多巴胺、组胺、5－羟色胺等生物胺，缓激肽、促甲状腺激素、黄体生成素、甲状旁腺激素等多肽和蛋白类激素等。所有G蛋白耦联受体分子都由一条包含7次跨膜α螺旋的肽链构成，N端在胞外侧，C端在胞质侧。受体蛋白的胞外侧有配体结合部位，胞质侧有G蛋白结合部位。受体与配体结合后，其分子发生构象变化，引起对G蛋白的结合和激活。

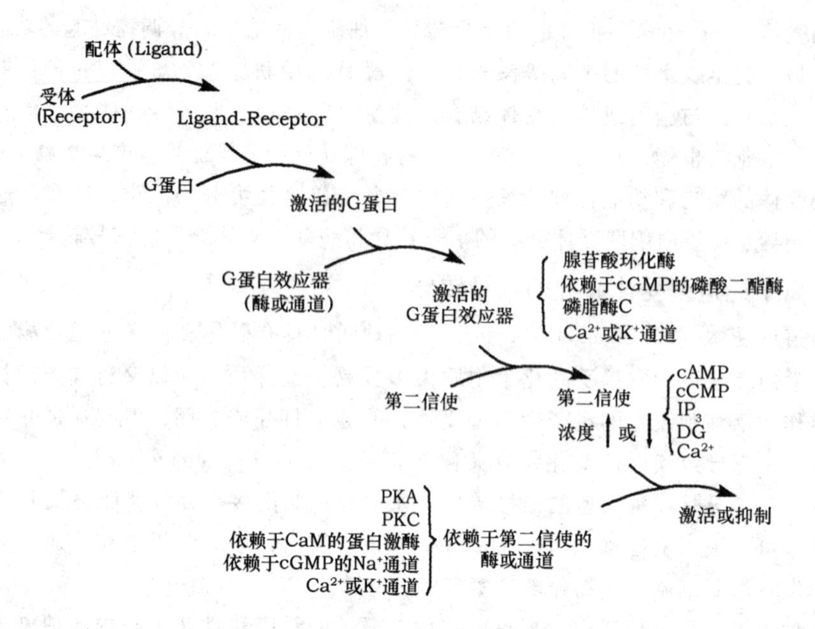

图 9－2　G 蛋白耦联受体跨膜信号转导途径

知识拓展

肾上腺素受体

肾上腺素可以使血压升高，心率加快，科学家们曾推测细胞表面含有肾上腺素的受体。1968 年，罗伯特·莱夫科维茨成功地采用碘同位素标记了 β－肾上腺素受体。20 世纪 80 年代，Brian Kobilka 从人类基因库中克隆出 β－肾上腺素能受体基因，并发现来自视网膜中感受光线的蛋白质结构竟然和 β－肾上腺素能受体结构类似。这一家族后来被称为 G 蛋白耦联受体。人体大约有 1000 种 G 蛋白耦联受体，它们是人体细胞感受光、气味、肾上腺素、组胺、多巴胺和 5－羟色胺等的重要受体。临床上大约 50% 的药物直接或间接通过 G 蛋白耦联受体发挥作用。2011 年 Kobilka 和他的研究小组获得 β－肾上腺素能受体被激素激活时的结构。罗伯特·莱夫科维茨和 Brian Kobilka 的研究揭示了 G 蛋白耦联受体家族的作用机制，并于 2012 年获得诺贝尔化学奖。

2. G 蛋白　鸟苷酸结合蛋白（guanine nucleotide binding protein）简称 G 蛋白（G Protein），是耦联膜受体与下游效应器（酶或离子通道）的膜蛋白，有 α、β、γ 三个亚单位，根据 α 亚单位基因序列的同源性，G 蛋白分为 Gs、Gi/Go、Gq、G_{12} 四类，每类又分为若干亚型。

G 蛋白具有结合 GTP 或 GDP 的能力和 ATP 酶的活性，分子构象有结合 GDP 的失活状态和结合 ATP 的激活状态两种。G 蛋白耦联受体与配体结合后发生构象变化，使 G 蛋白的 α 亚基与 β、γ 亚基分离，G 蛋白变为激活状态，进一步激活下游的效应器（酶或离子通道），把信号转导致细胞内部。G 蛋白在回到失活状态后，信号转导即终止。

3. G 蛋白效应器　G 蛋白效应器（G protein effector）包括酶和离子通道两类。主要的效应器酶有腺苷酸环化酶（AC）、鸟苷酸环化酶（GC）、磷脂酶 C（PLC）、磷酸酶 A_2（PLA_2）

和磷酸二酯酶（PDE）等，它们催化或分解生成第二信使物质，将信号转导至细胞内。此外，某些离子通道也可接受G蛋白直接或间接（通过第二信使）的调控。

4. 第二信使 第二信使是指由胞外第一信使如激素、递质、细胞因子等作用于细胞后产生的细胞内信号分子。第二信使的种类较多，包括环-磷酸腺苷（cAMP）、环-磷酸鸟苷（cGMP）、二酰甘油（DG）、三磷酸肌醇（IP_3）、Ca^{2+}等。

5. 主要的G蛋白耦联受体信号转导途径

（1）受体-G蛋白-AC途径 参与这一信号转导途径的G蛋白属于G_s和G_i家族。如去甲肾上腺素与肾上腺素能β_1受体结合后，激活细胞膜上的G_s蛋白，进一步激活AC，AC催化细胞内的ATP生成cAMP，cAMP进一步激活蛋白激酶A（PKA），PKA通过催化底物蛋白的磷酸化而使功能蛋白质发挥生理作用。在心肌细胞，PKA使Ca^{2+}通道蛋白磷酸化，增加Ca^{2+}通道开放的数量，使Ca^{2+}内流，增强心肌的收缩力；在胃黏膜壁细胞，PKA激活可以促进胃酸的分泌；在肝细胞，PKA激活磷酸化酶激酶，进一步促使肝糖原分解。G_i蛋白也与腺苷酸环化酶耦联，但是抑制cAMP的形成和PKA的活性。

（2）受体-G蛋白-PLC途径 许多配体与受体结合后，可经G_i家族或G_q家族中的某些亚型激活磷脂酶C（PLC）。如去甲肾上腺素与肾上腺素能α_1受体结合后，激活细胞膜上的G_q蛋白，进一步激活PLC，PLC水解膜上二磷酸磷脂酰肌醇（PIP_2）生成IP_3和DG。IP_3进入胞质与肌浆网膜上受体结合，促使Ca^{2+}通道开放，肌浆网内Ca^{2+}释放，细胞内Ca^{2+}浓度升高；同时留在细胞膜上的DG激活胞浆中的蛋白激酶C（PKC）。PKC是脂质信使下游的靶分子，作为重要的信号转导分子，活化的PKC可使多种底物蛋白磷酸化，从而调节多种细胞功能，尤其在细胞生长分化的调控中起关键作用。因结构、底物特异性和亚细胞定位的不同，PKC至少有11种同工酶。Ca^{2+}作为第二信使物质，可以促进PKC的活化，或者Ca^{2+}与钙调蛋白（calmodulin，CaM）结合，激活Ca^{2+}·CaM依赖性蛋白激酶，磷酸化多种靶蛋白，如Ca^{2+}·CaM激活一氧化氮合酶（NOS），催化细胞内的精氨酸释放一氧化氮（NO）。另一方面，Ca^{2+}、DG依赖的PKC和Ca^{2+}·CaM作为第二信使激活立早基因（IEGs）如原癌基因Fos（c-fos）/原癌基因Jun（c-jun）转录、表达FOS/JUN等第三信使作用于靶基因特定位置，调节靶基因转录。

（三）酶联型受体介导的信号转导

酶联型受体介导的信号转导与细胞的代谢、生长、发育等有关。当配体与细胞膜酶联型受体结合后，激活与受体耦联的蛋白激酶，使功能蛋白发生磷酸化改变，从而产生生物学效应。

1. 酪氨酸激酶受体 酪氨酸激酶受体（tyrosine kinase receptor）由细胞外、跨膜及细胞内三部分组成，同时具有受体和激酶的功能。酪氨酸激酶受体的细胞外侧部分与配体结合，接受外部信息；细胞内侧部分则为酪氨酸激酶活性区域，能促进自身酪氨酸残基的磷酸化而增强此酶活性，再催化细胞内各种底物蛋白质磷酸化，从而将细胞外信息传递到细胞内。根据其细胞外区域结构的不同，该类受体主要有表皮生长因子受体、血小板源生长因子受体、血管内皮生长因子受体、成纤维细胞生长因子受体、肝细胞生长因子受体、胰岛素受体、神经细胞生长因子受体等。

2. 酪氨酸激酶结合型受体 酪氨酸激酶结合型受体（tyrosine kinase associated receptor）本身没有酪氨酸激酶活性，一旦与配体结合，即可在胞质侧结合并激活胞质内的酪氨酸激酶。这类受体主要有干扰素受体、白细胞介素受体、催乳素受体、促红细胞生成素受体等。

3. 鸟苷酸环化酶受体 鸟苷酸环化酶受体（guanylyl cyclase receptor）是一次性跨膜受体，胞外段是配体结合部位，胞内段为鸟苷酸环化酶催化结构域。受体的配体有心房肌细胞分泌的一组肽类激素心房利钠尿肽（atrial natriuretic peptides，ANP）和脑利钠尿肽（brain natriuretic peptides，BNP）。这种酶联受体的特点是受体本身就是鸟苷酸环化酶，可催化 GTP 生成 cGMP。

三、生理功能调节中的自动控制

人体内存在许多不同类型的控制系统，精密地对机体各种活动进行调节。甚至在一个细胞内也存在许多精细复杂的控制系统，调节细胞各种功能活动。

任何控制系统都主要由控制部分和受控部分组成。控制系统可分为非自动控制系统、反馈控制系统和前馈控制系统。非自动控制系统中的控制部分的活动不受受控部分活动的影响，是一个“开环”系统，在人体内极少见。

（一）反馈控制系统

反馈控制系统是一种“闭环”控制系统，由控制部分发出指令（信号），调节受控部分活动，而受控部分活动的信息可被感受器（监测装置）感受，后者再将受控部分的活动情况作为反馈信号回输到比较器（调定点），经比较器比较后，及时改变控制部分的活动，即调整控制部分对受控部分的指令，从而达到对受控部分活动的精细调控（图 9－3）。由受控部分发出的信息反过来影响控制部分的活动，称为反馈（feedback）。若经过反馈调节，受控部分的活动向与它原先活动相反的方向发生改变，称为负反馈（negative feedback）；反之，受控部分活动被进一步加强，称为正反馈（positive feedback）。

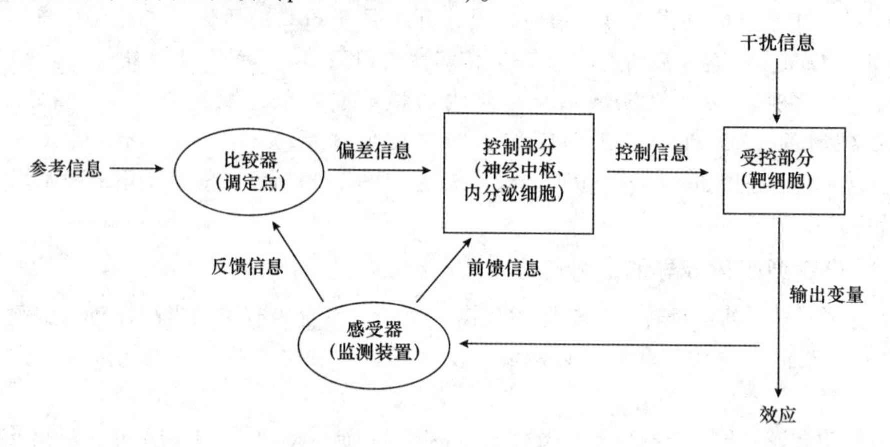

图 9－3 生理功能的自动控制系统示意图

1. 负反馈控制系统 当一个系统的活动处于某种平衡或稳定状态时，若外界或体内某种因素使该系统的受控部分活动减弱或增强，则该系统原先的平衡或稳定状态遭受破坏。由于机体存在有负反馈控制系统，当受控部分的活动减弱时，此信息可通过相应的感受装置反馈给控制部分，控制部分经分析后，发出指令使受控部分的活动增强，从而使原先的平衡状态得以恢复。反之，若受控部分的活动过强，则通过负反馈机制使其活动减弱，其结果也是向原先平衡状态的方向恢复。因此，负反馈控制系统的作用是使系统的功能活动保持稳定。

在正常生理情况下，体内的控制系统绝大多数是负反馈控制系统，它们对内环境稳态的维持起重要作用。例如，生理情况下，当人体动脉血压由于某种原因高出正常时，分布在主动脉弓和颈动脉窦的压力感受器就能感受到这一变化，将这一信息通过传入神经反馈到心血管中枢，经分析比较后，心血管中枢发出指令调节心脏和血管的活动，使血压回降，从而维持血压的相对稳定。

2. 正反馈控制系统 在正反馈控制系统中，控制部分与受控部分是相互促进的，即受控部分活动如果增强，通过感受装置将此信息反馈至控制部分，经控制部分分析后，发出指令使受控部分的活动进一步加强，从而使某一生理过程发挥最大效益或加速完成。与负反馈不同，正反馈不可能维持系统的平衡或稳态，而是失去原先的稳态。在正常人体内，正反馈系统很少。比较典型的正反馈调控有排尿过程、排便过程、分娩过程和血液凝固等。

（二）前馈控制系统

控制部分发出指令使受控部分进行某种活动的同时，又通过另一快捷途径向受控部分发出纠正信息（前馈信号），即控制部分在反馈信息尚未到达前已受到纠正信息的影响，及时纠正其指令可能出现的偏差，这种自动控制形式称为前馈（feed - forward）。其目的是使活动具有预判性和更加准确性，更具有适应性意义。机体的条件反射就是前馈调节。例如，运动员在跑道上听到裁判员喊“预备”时，全身肌肉开始轻度收缩，呼吸加深，心肌收缩力增强和心率加快等。所有的这些活动为即将进行的跑步运动提前做好准备，使机体能够尽快进入剧烈运动状态。再如，在进食前的食物感官刺激（食物的外观和气味等），使食物在未进入口腔之前就可以引起消化液的分泌和消化管的运动加强，从而促进消化活动。

与负反馈控制相比，前馈控制需要的时间较短，因为控制部分可以在受控部分活动明显偏离正常之前就发出前馈信号，及时调整受控部分的活动。但前馈控制引起的反应，有可能失误。例如动物见到食物后并没有吃到食物，则唾液分泌就是一种失误。在机体的调控过程中，前馈控制和反馈控制常常是相互配合的。

第三节　细胞膜的物质转运功能

细胞膜又称质膜，是将细胞生活的环境与细胞内成分分隔开来的一道天然屏障。细胞膜主要由脂质、蛋白质和少量糖类组成。1972 年，Singer 和 Nicolson 提出的液态镶嵌模型（fluid mosaic model）学说认为，细胞膜是以液态的脂质双分子层为基架，其中镶嵌着具有不同分子结构和生理功能的蛋白质。这些蛋白质可成为载体（或称转运体）、通道、离子泵或受体，在细胞膜的物质转运中具有重要作用。

细胞膜具有转运物质的能力，是细胞能进行正常生命活动和完成其生理功能的前提。一般来说，脂溶性的和少数小分子水溶性的物质能自由通过细胞膜，而大部分水溶性物质和所有的离子需要借助膜蛋白的介导才能进行跨膜转运，大分子物质或团块物质则以更复杂的入胞或出胞方式整装进出细胞。

一、单纯扩散

单纯扩散（simple diffusion）是指物质从高浓度一侧向低浓度一侧进行单纯的物理扩散，没有生物学转运机制参与。体内只有脂溶性物质和少数小分子水溶性物质以这种形式通过细胞膜，如 O_2、CO_2、N_2、乙醇、乙醚、尿素和甘油等。影响单纯扩散的主要因素是细胞膜两侧脂溶性物质的浓度梯度和膜对该物质的通透性。

二、易化扩散

易化扩散（facilitated diffusion）是指物质在膜蛋白的帮助下，顺浓度梯度和（或）电位梯度进行的跨膜转运过程。易化扩散是由膜蛋白介导的被动转运（passive transport），不需要额外消耗能量。影响易化扩散的因素与膜两侧的电位差、该物质的浓度差以及膜对该物质的通透性有关。根据介导易化扩散的物质和膜蛋白种类不同，又分为经载体介导的易化扩散和经通道介导的易化扩散。

（一）经载体介导的易化扩散

载体介导的易化扩散是指物质分子在特殊转运蛋白（载体）的帮助下顺浓度梯度和（或）电位梯度进行的跨膜转运。如葡萄糖、氨基酸、核苷酸等物质的转运。有些载体只能转运一种物质，而有些载体能转运两种或两种以上物质，如果转运的物质方向相同，则称为同向转运（cotransport），其载体称为同向转运体；如果方向相反，则称为逆向转运（counter-transport）或交换，其载体称为逆向转运体或交换体。载体介导的易化扩散有下列特性。

1. 特异性　某种载体只能特异性地转运某些物质，这是由于被转运物质要与载体上某一特异性的结合位点结合后，引起载体的构象改变，才能从膜的一侧转运到另一侧（图9-4a）。

2. 竞争性抑制　如果有两种结构相似的物质能被同一载体转运，则将发生竞争性抑制。载体促进物质跨膜转运的过程中，跨膜扩散速率与被转运底物浓度之间的关系曲线（图9-4b），其中 V_{max} 为最大扩散速率，反映某种载体蛋白构象转换的最大速率。K_m 为达到 V_{max} 一半时需要的底物浓度，反映载体对被转运物质分子的亲和力和转运效率。K_m 越小，表示亲和力和转运效率越高。K_m 较大或浓度较低的物质，其跨膜转运将被竞争性抑制。

3. 饱和现象　当被转运物浓度达到一定数值时，转运速度不再随着底物浓度的增加而增大，此时转运速度达最大值（V_{max}），出现饱和现象。

（二）经通道介导的易化扩散

经通道介导的物质几乎都是离子，所以通道也称为离子通道（ion channel）。离子通道是一类贯穿脂质双分子层、中央带有亲水性孔道的膜蛋白。当孔道开放时，离子可顺浓度梯度和（或）电位梯度经孔道跨膜流动，无需与脂质双层接触，从而使对脂质双层通透性很低的带电离子，能以极快的速度通过细胞膜。研究发现离子通道具有下列特性。

1. 离子选择性　除少数非选择性离子通道允许多种离子通透外，大多数离子通道都对离子具有选择性通透，即一种离子通道往往只允许一种或者少数几种离子通透。根据离子选择性，可将通道分为钠通道、钾通道、钙通道、氯通道等。

离子通道的选择性是由通道内部的空间结构和带电基团的分布情况决定的，如钾通道内

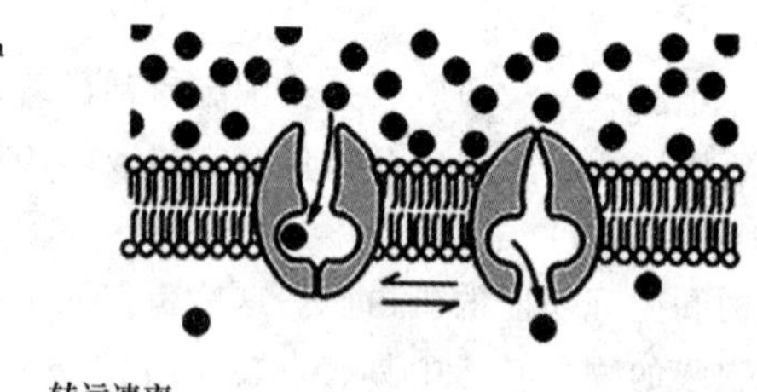

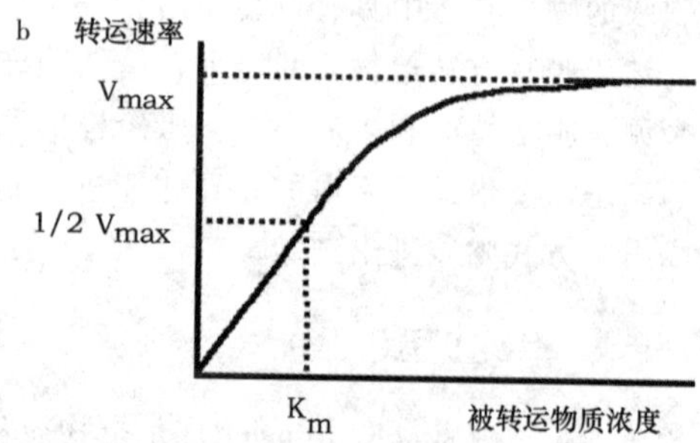

图9-4　经载体易化扩散的特性

a：经载体易化扩散示意图；b：经载体易化扩散的物质扩散速率与底物浓度之间的关系曲线

部存在 K^+ 结合位点，这些位点的空间结构与 K^+ 空间结构能够很好地吻合。此外，离子通道的选择性与其孔径也有一定关系，一定孔径的通道只能够允许特定大小的离子通透。如钙通道除了允许 Ca^{2+} 通透，也允许 Na^+，Mg^{2+}、Mn^{2+} 和 Ba^{2+} 通透，钾通道除了允许 K^+ 通透，还允许少量 Na^+ 通透。

2. 门控特性 通道蛋白分子内部有一些可以移动的结构或化学基团，在通道内起“闸门”作用。许多因素可刺激闸门运动，引起通道的开放或关闭，这一过程成为门控。在静息状态下，大多数离子通道处于关闭状态，只有受到刺激时才发生分子构象变化，引起通道开放。通道开放时间短暂，随后迅速关闭。

离子通道的开放和关闭受到多种因素的控制，根据引起通道蛋白开放和关闭的刺激敏感性不同，通道可分为三大类：

（1）电压门控通道（voltage - gated ion channel） 其门控机制因膜电位变化而开启和关闭，以最容易通过的离子命名，如 K^+、Na^+、Ca^{2+}、Cl^- 通道等。

（2）化学门控通道（chemically - gated ion channel） 又称配体门控通道（ligand - gated ion channel）。通道本身具有受体功能，其门控是由递质与通道蛋白结合而开启，因而通道以递质受体命名，如乙酰胆碱受体通道、门冬氨酸受体通道等。

（3）机械门控通道（mechanigated ion channel） 是一类感受细胞膜表面应力变化，实现胞外机械信号向胞内转导的通道。根据通透性分为离子选择性和非离子选择性通道，根据功能作用分为牵张激活性离子通道和牵张失活性离子通道。生物体生存的自然环境中，机械刺激包括身体位置改变、重力刺激、振动、渗透压的变化、静水压和液体的剪切力等，都可以引起细胞膜的振动或变形，从而激活牵张激活的离子通道，刺激消失后通道关闭。

此外，也有些通道始终是持续开放的，这类通道称为非门控通道，如细胞膜上的漏钾通道、缝隙连接通道等。

三、原发性主动转运

主动转运（active transport）是由膜蛋白介导，通过细胞本身的耗能将物质逆浓度梯度和（或）电位梯度进行的跨膜转运。这些膜蛋白是细胞膜上的离子泵或载体。主动转运所需的能量来源于 ATP 水解释放的能量。

原发性主动转运（primary active transport）是指离子泵利用分解 ATP 产生的能量将离子逆浓度梯度和（或）电位梯度进行跨膜转运的过程。1950 年，丹麦的科学家 Jens Skou 发现了钠 - 钾泵（sodium - potassium pump）。钠 - 钾泵简称钠泵，又称为 $Na^+ - K^+$ - ATP 酶，普遍存在于哺乳动物的细胞膜上。钠泵具有 ATP 酶的活性，通常情况下每分解 1 分子 ATP 可以将细胞内的 3 个 Na^+ 泵出胞外，细胞外的 2 个 K^+ 泵入胞内（图 9 - 5）。由于钠泵的活动，细胞内液的 K^+ 浓度约为细胞外液的 30 倍，细胞外液的 Na^+ 浓度为细胞内液的 10 倍左右。当细胞内的 Na^+ 浓度升高或细胞外的 K^+ 浓度升高时，都可使钠泵激活，以维持细胞内外的 Na^+、K^+ 浓度梯度。

Na^+ 泵的活动具有重要的生理意义：①Na^+ 泵的活动所建立的 Na^+ 和 K^+ 浓度梯度是生物电产生的物质基础；②细胞内高 K^+ 环境是胞质内许多代谢反应所必须的；③Na^+ 泵的活动可维持胞质渗透压和细胞容积的相对稳定；④Na^+ 泵活动形成的膜内、外 Na^+ 浓度梯度，对维持细胞内 pH 值的相对稳定起重要作用（代谢产生的 H^+ 需通过 $H^+ - Na^+$ 交换排出膜外）；⑤对维持细胞内 Ca^{2+} 浓度的稳定也起重要作用（Ca^{2+} 通过 $Na^+ - Ca^{2+}$ 交换排出膜外）；⑥膜内、外

Na^+浓度梯度是许多物质（葡萄糖、氨基酸等）继发性主动转运的动力；⑦$3Na^+$：$2K^+$的转运具有生电效应，对膜电位也有一定影响，故钠泵又称生电钠泵。

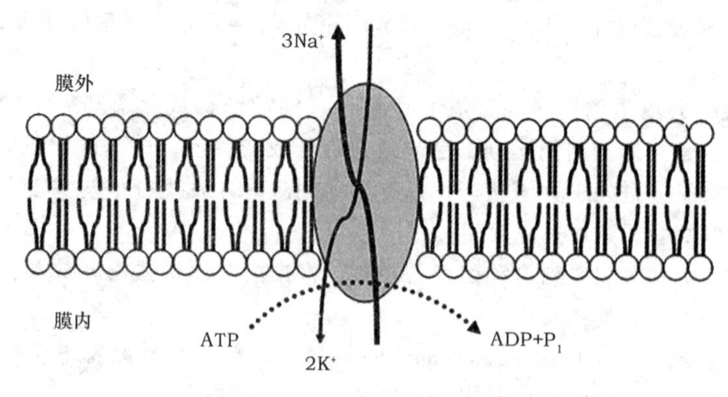

图 9－5　钠－钾泵示意图

除了钠泵以外，体内还有钙泵（Ca^{2+}－ATP 酶）、质子泵（H^+－ATP 酶或 H^+－K^+－ATP 酶）等。

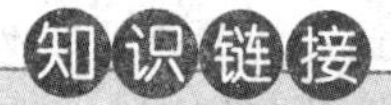

钙泵与质子泵

钙泵是 Ca^{2+}激活的 ATP 酶，质膜上钙泵每水解一分子 ATP，可将 1 个 Ca^{2+}转运到细胞外；内质网膜上钙泵每水解一分子 ATP，可将 2 个 Ca^{2+}转运到细胞外。当 Ca^{2+}内流或内质网释放的 Ca^{2+}使细胞内 Ca^{2+}浓度增加，钙泵可以将 Ca^{2+}泵出细胞或者泵入内质网，维持细胞内 Ca^{2+}浓度的稳态。通常细胞膜内 Ca^{2+}浓度为 0.1～0.2μmol/L，细胞外 Ca^{2+}浓度为 1～2mmol/L 左右。

质子泵是一种逆着膜两侧 H^+的电－化学梯度而主动运输 H^+的膜蛋白。有两种重要的质子泵，一种是分布于胃腺壁细胞膜和肾小管闰细胞膜上的 H^+－K^+－ATP 酶，主要功能是分泌 H^+；另一种是分布于各种细胞器上的 H^+－ATP 酶，可以将 H^+由胞质内转运到突触囊泡、内质网、溶酶体等细胞器内，维持细胞内 pH 稳态水平，同时建立细胞膜内外的 H^+浓度梯度，为依靠质子泵的继发性主动转运提供能量。

四、继发性主动转运

某种物质逆浓度梯度和（或）电位梯度进行跨膜转运时，其能量不是直接来自于 ATP 分解，而是由原发性主动转运所形成的离子浓度梯度提供，这种转运方式称为继发性主动转运（secondary active transport）。

继发性主动转运在体内广泛存在，如 Na^+－H^+交换、Na^+－Ca^{2+}交换、Na^+－K^+－$2Cl^-$同向转运、葡萄糖和氨基酸在小肠黏膜上皮细胞和肾小管上皮细胞的重吸收等。如图 9－6A 所示，在肾小管上皮细胞的基底侧膜上存在钠泵，由于钠泵分解 ATP 并不断地将细胞内的 Na^+泵入细胞间隙，造成细胞内 Na^+浓度低于小管液中 Na^+浓度，于是葡萄糖依靠 Na^+的浓度

梯度与 Na^+ 一道通过 Na^+ – 葡萄糖同向转运体逆浓度梯度进入上皮细胞，之后葡萄糖通过基底侧膜上的载体顺浓度梯度进入血液（图 9 – 6B）。因此，肾小管上皮细胞对葡萄糖主动转运所需的能量不是直接来自 ATP 的分解，而是来自钠泵活动建立的 Na^+ 浓度梯度。

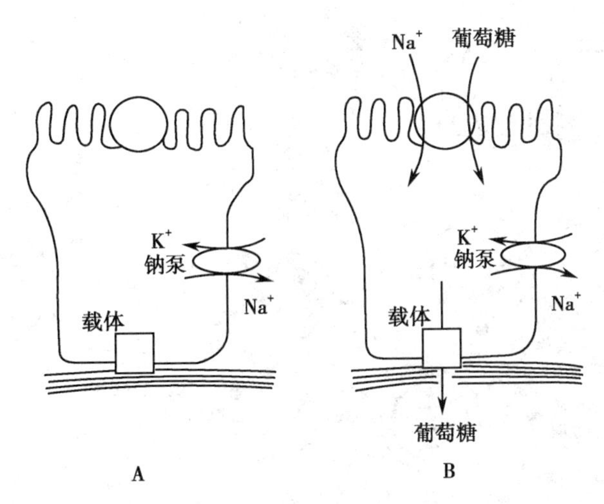

图 9 – 6　肾小管上皮细胞对葡萄糖的继发性主动转运模式图

在绝大多数情况下，溶质跨细胞膜转运的动力来自钠泵活动建立的 Na^+ 浓度梯度，但是溶质如果跨细胞器膜转运，所需的能量则来自于质子泵。

五、出胞和入胞

出胞（exocytosis），又称胞吐，是指胞质内的大分子物质以分泌囊泡的形式排出细胞的过程。出胞过程主要见于细胞的分泌活动，如轴突末梢释放神经递质、胰岛 B 细胞分泌胰岛素、垂体细胞分泌肽类激素、外分泌腺分泌酶原颗粒和黏液、肥大细胞脱颗粒等。各种蛋白类大分子物质首先在粗面内质网合成，在由内质网到高尔基复合体的输送过程中，这些物质逐渐被一层膜性结构包被，形成分泌囊泡。当分泌活动开始时，囊泡逐渐向质膜内侧移动，最后囊泡膜和质膜相互接触和融合，进而融合处破裂，将囊泡内容物排出。出胞过程由膜外的特殊化学信号或膜两侧电位改变触发，使膜上 Ca^{2+} 通道开放，Ca^{2+} 内流，进而触发囊泡的移动、融合和囊泡内容物的分泌排出。

入胞（endocytosis），又称胞吞，是指细胞外某些物质团块如细菌、病毒、异物、大分子营养物质等进入细胞的过程。入胞时，这些物质与细胞膜接触，引起质膜内陷，并包被这些物质，形成吞噬泡或吞饮泡，进入胞浆中。以吞噬泡和吞饮泡方式进入细胞的过程分别称为吞噬（phagocytosis）和吞饮（pinocytosis）。吞噬仅发生于一些特殊的细胞，如单核细胞，巨噬细胞和中性粒细胞等。吞饮可发生于体内几乎所有的细胞，又可分为液相入胞（fluid phase endocytosis）和受体介导式入胞（receptor mediated endocytosis）两种形式。液相入胞是指细胞外液及其所含的溶质以吞饮泡的形式连续不断地进入胞内。而一些特殊物质进入细胞，是通过被转运物质与膜表面的特殊受体相互作用引起的，称为受体介导式入胞（图 9 – 7）。

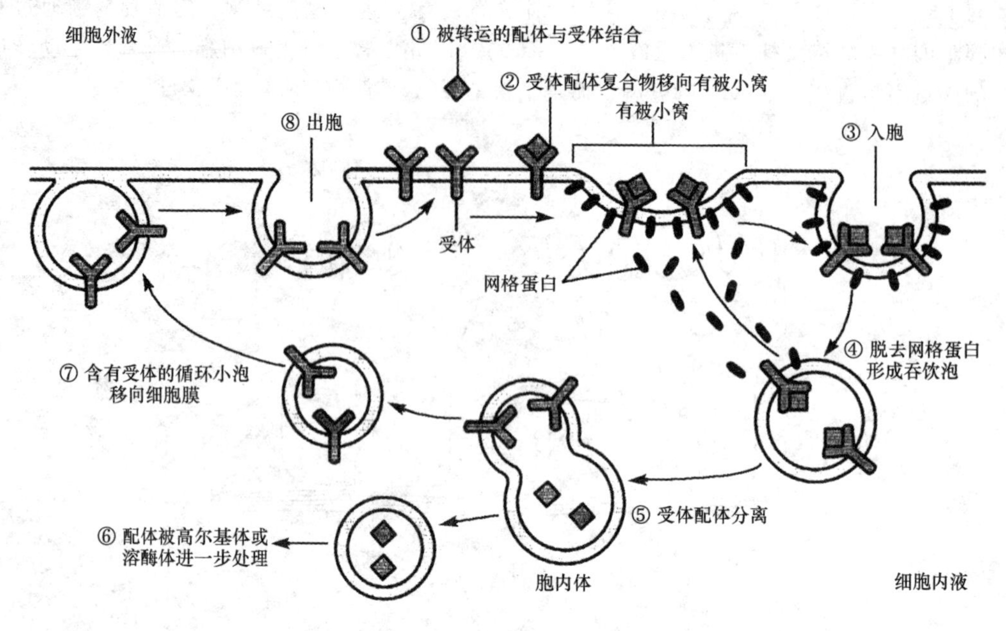

图 9－7　受体介导式入胞

知识拓展

丙型肝炎病毒的入胞

丙型肝炎病毒（hepatitis C virus，HCV）主要的靶细胞是肝细胞，病毒颗粒首先要通过肝细胞膜进入胞浆才能开始其生命周期。HCV 感染细胞的初始步骤即是病毒外膜与靶细胞膜相互作用的过程，包膜病毒完成与宿主表面特异性受体的结合后，接下来就是病毒外膜与细胞膜的融合过程。包膜病毒进入宿主细胞一般通过两种途径，一种是病毒包膜直接融合于细胞膜，这种融合不受 pH 值影响，属于受体介导式入胞。另一种是通过吞噬作用进入细胞，即病毒颗粒先进入由 clathrin 介导细胞膜内陷所形成的小凹，之后包绕病毒颗粒的膜成分完全与细胞膜脱离，形成内涵体进入细胞。

第四节　细胞的生物电

一、细胞的生物电现象

埃及史前古文字中记载了电鱼击人事件。比如电鳗，放电时电压最高可达 800 多伏，比较大的电鳐，放电时电压也有 220 伏左右。人们把这些会放电的鱼，称为电鱼。这是最早发现的存在于生物体内的电现象，这种电被称为“生物电”。人类对生物电的研究，是从 18 世纪末开始的。1786 年，意大利医生伽伐尼在解剖青蛙时，偶然发现挂在铜钩上的蛙腿肌肉每当碰到铁栅栏时，就猛烈地收缩一次。他认为，这是蛙腿带有生物电造成的。

生物电现象是一种普遍存在又十分重要的现象，它是生物体及其组织细胞的带电状态随功能活动而变化的现象。神经、肌肉等组织的细胞膜能产生快速变化的电信号，并且这些电信号可以沿着细胞膜传导。临床上，用放置于体表一定部位的电极将这种电信号引导并记录下来，就成为心电图、脑电图、肌电图等临床诊断用的体表电图。而把一个参考电极置于细胞外，另一个记录电极置于细胞内，即可测量出细胞膜内外两侧的电位差，这种记录生物电现象的方法称为细胞内记录，通过此方法可以记录细胞在静息状态下的静息电位和细胞受刺激后发生兴奋时的动作电位等膜电位（图9-8）。

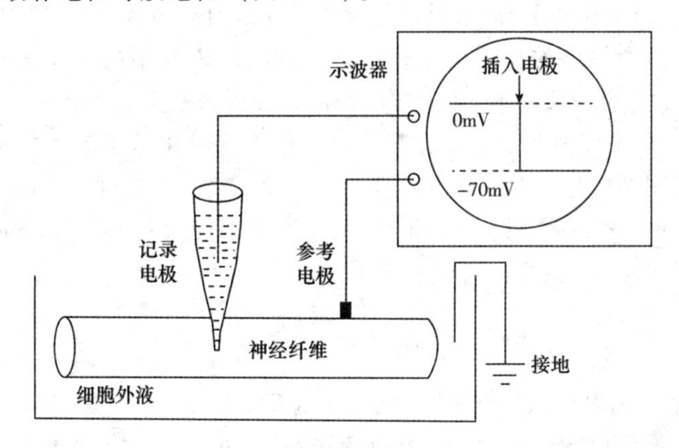

图9-8　神经纤维静息电位细胞内记录示意图

二、细胞生物电产生的机制

（一）静息电位及其产生机制

1. 静息电位的概念和数值　静息电位（resting potential，RP）是指细胞在静息状态下膜两侧的电位差。不同组织细胞静息电位的大小也不一样，如哺乳类动物的骨骼肌细胞静息电位约-90mV，神经细胞约-70mV，平滑肌细胞约-55mV，红细胞约-10mV。通常我们把细胞处于稳定时的静息电位，细胞膜电位外正内负的状态称为极化（polarization）；膜两侧电位差低于静息电位的状态称为去极化（depolarization）；膜两侧电位差高于静息电位的状态称为超极化（hyperpolarization）；细胞膜去极化后再恢复到极化的状态称为复极化（repolarization）。

2. 静息电位产生的机制　静息电位仅存在于细胞膜内、外表面之间。在细胞膜的内表面有一薄层负离子，外表面有一薄层正离子，每一离子层的厚度不足1nm，两层之间可形成很大的电位梯度。静息电位产生的条件有两个：一是钠泵的转运形成的膜内、外离子浓度梯度，即细胞内液的 K^+ 浓度约是细胞外液的30倍，细胞外液的 Na^+ 浓度是细胞内液的10倍左右（表9-1）；二是静息状态时膜对离子通透性大小不一样，主要是对 K^+ 的通透性较大（细胞膜对离子通透性的大小可用膜电导G来表示，通透性大，膜电导大）。

表9-1　哺乳动物神经元细胞内、外液中主要离子浓度（mmol/L）和静息状态下膜对离子的通透性

离子	细胞内液	细胞外液	膜内外浓度比值	膜对离子的通透性
K^+	150	5	30∶1	通透性大
Na^+	14	142	1∶10	通透性很小

续表

离子	细胞内液	细胞外液	膜内外浓度比值	膜对离子的通透性
Cl^-	7	120	1∶17	通透性次之
A^-	60	15	1∶4	几乎不通透

注：表中 A^- 为细胞内液带负电荷的蛋白质分子、磷酸根离子、硫酸根离子

由于静息状态时细胞膜对 K^+ 的通透性较大，且细胞内液的 K^+ 浓度比细胞外液的 K^+ 浓度高，细胞内的 K^+ 在浓度梯度的作用下向外扩散，而细胞内液中的负离子不能出去，出去的 K^+ 在细胞膜外建立的正电位又对 K^+ 产生排斥作用，反过来阻止 K^+ 的外流。因此，K^+ 的跨膜扩散有两个驱动力，即浓度差和电位差，其代数和称为电－化学驱动力（electrochemical driving force）。随着 K^+ 不断向外扩散，静电排斥力也越大，当二力达到平衡时，即电－化学驱动力为零，K^+ 的静通量为零，此时的跨膜电位为 K^+ 平衡电位（K^+ equilibrium potential）。利用 Nernst 公式可以计算此时 K^+ 的平衡电位（E_K）。

$$\text{Nernst 公式}: E_K = \frac{RT}{ZF}\ln\frac{[K^+]_o}{[K^+]_i}$$

式中 E_K 为 K^+ 的平衡电位。R 为气体常数，T 为绝对温度，Z 为原子价，F 为法拉第常数，$[K^+]_o$ 和 $[K^+]_i$ 分别为 K^+ 在细胞外液和细胞内液中的浓度。以哺乳类动物神经元为例，$[K^+]_i = 150$ mmol/L，$[K^+]_o = 5$ mmol/L，若体温 37℃，则

$$E_K = \frac{8.31 \times (37 + 273) \times 10^3}{1 \times 96500} \times 2.3\log\frac{[K^+]_o}{[K^+]_i}(\text{mV})$$

$$E_K = 61.4\log\frac{[K^+]_o}{[K^+]_i}(\text{mV})$$

$$E_K = -90\text{mV}$$

同样，我们可以利用 Nernst 公式计算出 Na^+ 平衡电位（E_{Na}）和 Cl^- 平衡电位（E_{Cl}）。在枪乌贼巨大神经纤维实验中，实际测得的静息电位为 -77mV，与 Nernst 公式计算的理论值 -90mV 基本符合，但实测值要比 K^+ 的平衡电位低。这是因为在静息状态下，细胞膜对 Na^+ 也有一定的通透性（大约是 K^+ 通透性的百分之一到十分之一），有少量 Na^+ 在静息状态时内流。

尽管 Cl^- 平衡电位更接近静息电位，但膜对 Cl^- 不存在原发性主动转运，Cl^- 在膜两侧的分布是被动的，是膜电位决定它在膜内的浓度，而它不能决定膜电位，故静息电位应是权重后的 E_K 和 E_{Na} 的代数和。

$$\text{膜电位（}E_m\text{）的计算公式}: E_m = \frac{G_K}{G_K + G_{Na}} \times E_K + \frac{G_{Na}}{G_K + G_{Na}} \times E_{Na}$$

式中 G_K 为钾电导，G_{Na} 为钠电导。由于细胞膜对 K^+ 的通透性显著大于对 Na^+ 的通透性，即 G_k 是 G_{Na} 的数十倍，所以，E_K 权重显著大于 E_{Na} 权重，静息电位非常接近于 E_K。因此，静息电位主要是细胞内液的 K^+ 向细胞外扩散建立的。

影响静息电位水平的因素有：①细胞内、外液中的 K^+ 浓度；②膜对 K^+ 和 Na^+ 的相对通透性；③生电 Na^+ 泵的活动水平等。

（二）动作电位及其产生机制

1. 动作电位的概念和形态 细胞受刺激发生兴奋时，在静息电位的基础上产生的可逆、可传播的膜电位变化，称为动作电位（action potential，AP）。不同细胞的动作电位具有不同的

形态。如神经细胞和骨骼肌细胞的动作电位呈尖峰状，时程短；而心室肌细胞的动作电位时程长，动作电位期间有平台期（见第十一章循环系统生理）。神经纤维动作电位示意图（图9-9），首先膜电位从-70mV迅速去极化至+30mV，形成动作电位的上升支，上升支中零电位线以上的部分称为超射（overshoot）；随后膜电位迅速复极至静息电位水平，形成动作电位的下降支。上升支与下降支形成的尖峰状的电位变化，称为锋电位（spike potential）。锋电位是动作电位的主要组成部分，持续约1ms，其后出现的低幅、缓慢波动的电位，称为后电位。后电位包括膜电位小于静息电位的负后电位（negative after-potential）和膜电位大于静息电位的正后电位（positive after-potential）。

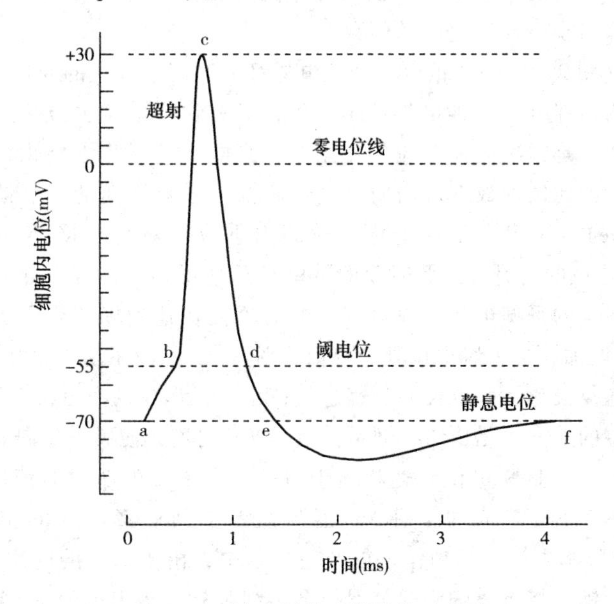

图9-9 神经纤维动作电位示意图

ab：膜电位去极化到阈电位水平；bc：动作电位上升支；cd：动作电位下降支；

bcd：锋电位；df：后电位；de：负后电位；ef：正后电位

2. 动作电位产生的机制 细胞受刺激发生膜电位波动的原因是离子跨膜流动引起的膜内、外表层电荷的改变。如果是正电荷内流，引起膜内负电位减小而发生去极化，此离子电流称为内向电流；反之，正电荷外流引起膜内负电位增大，发生复极化或超级化，则此离子电流称为外向电流。动作电位的上升支是内向电流形成的，下降支是外向电流形成的。引起离子跨膜流动的产生有两个因素，一个因素是离子在膜两侧存在电化学驱动力，另一个因素是膜对离子具有一定的通透性。

（1）电化学驱动力 电化学驱动力决定离子跨膜流动的方向和速度。静息状态时，E_m为-70mV，E_{Na}和E_k分别为+60mV和-90mV，此时Na^+的驱动力为：

$$E_m - E_{Na} = -70mV - (+60mV) = -130mV$$

则K^+的驱动力为：

$$E_m - E_K = -70mV - (-90mV) = +20mV$$

负值表示内向驱动力，产生内向电流；正值表示外向驱动力，产生外向电流。当膜去极化至+30mV水平时，Na^+的驱动力为：

$$E_m - E_{Na} = +30mV - (+60mV) = -30mV$$

而 K^+ 的驱动力为：

$$E_m - E_K = +30mV - (-90mV) = +120mV$$

因此，在静息状态下，Na^+ 有较强的内向驱动力；而在超射期间，K^+ 有较强的外向驱动力。并且在整个动作电位期间，由于膜电位的不断变化，离子每一瞬间的电化学驱动力也不断发生相应变化。

（2）动作电位期间膜电导的变化和动作电位产生过程　利用全细胞膜片钳记录技术（图9－10a）可以观察动作电位期间膜对离子通透性即膜电导变化的电压依赖性和时间依赖性。通常将膜电位钳制在不同的电压水平，记录膜电流的变化，利用欧姆定律公式，膜电流除以膜电压，就可以计算出膜电导（电阻的倒数）。

动作电位期间（图9－10b），钠电导和钾电导都有时间依赖性的变化，但由于在膜电位未达到阈电位水平之前，钾电导是钠电导的100倍，只有在膜电位去极化达到阈电位后，钠电导才能超过钾电导，于是在净内向电流的作用下，膜电位进一步去极化，并引起更大的钠电导和 Na^+ 内向电流，如此便形成 Na^+ 内向电流与膜的去极化之间的正反馈，即发生再生性循环（regenerative cycle），使膜在不到1ms的时间内迅速去极化到接近 Na^+ 平衡电位水平即＋30mV，形成动作电位的上升支。此时膜的钠电导迅速增高，但钾电导并未降低，所以动作电位的峰值达不到 Na^+ 的平衡电位。膜对 Na^+ 的通透性在达到峰值后便迅速下降，而此时膜对 K^+ 的通透性开始增加，加上膜电位处于峰值，对 K^+ 的外向驱动力很强，便产生很强的 K^+ 外向电流，使膜迅速复极化，膜电位回到静息电位水平，形成动作电位的下降支。

因此，动作电位的上升支是由 Na^+ 通道开放，Na^+ 内流，使膜电位向 Na^+ 平衡电位方向变化形成；动作电位下降支是膜电位到达相当于 Na^+ 平衡电位的超射峰值后，Na^+ 通道失活关闭，K^+ 通道开放，K^+ 外流形成的。用 Na^+ 通道阻断剂河豚毒素（tetrodotoxin，TTX）阻断 Na^+ 通道后，动作电位不再产生。动作电位产生过程中，由于 Na^+ 的内流和 K^+ 的外流，激活了细胞膜上的钠泵，钠泵将进入细胞内的 Na^+ 泵出细胞外，将出去的 K^+ 泵回到细胞内，以维持细胞内外钠钾浓度梯度。生电钠泵的转运是后电位形成的重要因素。

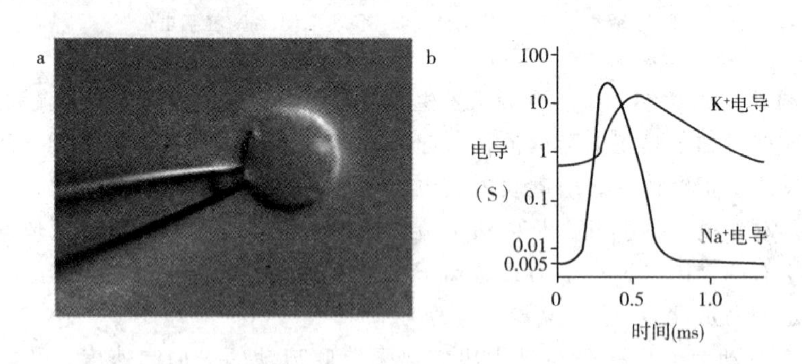

图9－10　全细胞膜片钳记录及膜电导分析

a：全细胞膜片钳记录电极与细胞；b：动作电位期间膜电导的时间依赖性

3. 动作电位的特点　动作电位具有“全或无”和不衰减性传播等特性。能引起细胞产生动作电位的最小刺激强度，称为阈强度（threshold intensity），简称阈值（threshold），它可以反映组织兴奋性的大小。刺激强度等于阈值的刺激称为阈刺激，大于阈值的刺激称为阈上刺激，小于阈值的刺激称为阈下刺激。阈下刺激一般不会引起细胞产生动作电位，只有阈刺激或阈上刺激能够引起细胞产生动作电位，并且产生的动作电位幅度保持恒定，不再随着刺激

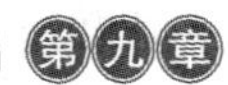

强度的增大或减小而发生变化，这一现象称为动作电位的“全或无”特性。动作电位产生后，并不局限于受刺激的局部，而是沿着整个细胞膜传导，使细胞膜各处依次产生动作电位，将电信号传遍整个细胞，这称为动作电位的可传播性，而且动作电位在同一细胞上的传播是不衰减性传播，其幅度和波形始终保持不变。此外，两个动作电位也不会发生融合。

4. 动作电位的引起 并不是所有的刺激都能触发动作电位，有的刺激如外正内负的电刺激使膜内外电位差加大，发生超极化，膜电位远离阈电位，细胞更不易发生兴奋。而较弱的外负内正的电刺激引起细胞膜产生去极化的电紧张电位，后者激活膜上少量的 Na^+ 通道，引起 Na^+ 内流使膜进一步去极化，但很快被因去极化而增强了驱动力的 K^+ 外流所对抗，不能进一步发展，逐使膜电位又复极到静息电位水平，如此形成的波动的膜电位称为局部电位(local potential)。只有刺激引起膜去极化达到某一临界值时，Na^+ 内向电流超过 K^+ 外向电流，Na^+ 通道大量开放（再生性循环），才会引起动作电位（图 9－11）。这种能使细胞膜去极化达到产生动作电位的临界膜电位数值称为阈电位（threshold potential）。阈刺激和阈上刺激均可引起膜电位去极化达到阈电位而产生动作电位，阈下刺激通常只能产生局部电位。

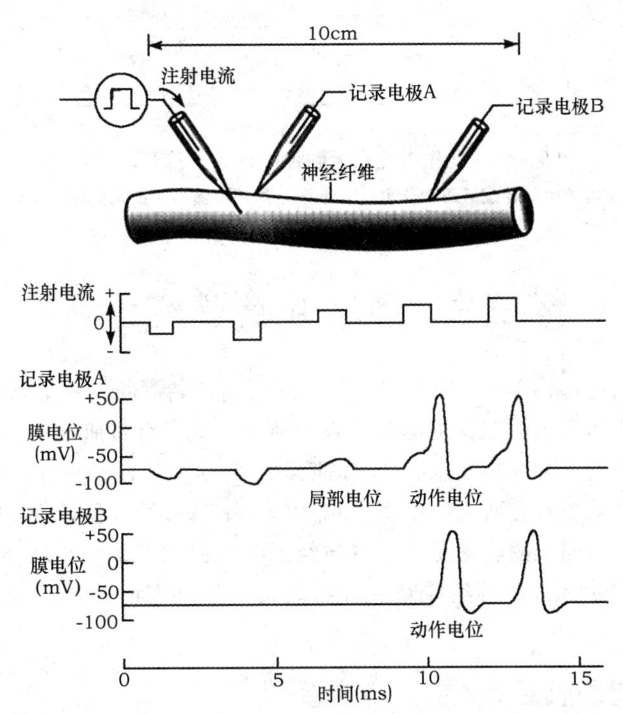

图 9－11　刺激强度与局部电位、动作电位产生和传播的关系示意图

局部电位的特点是：①没有“全或无”现象，其电位幅度是随着阈下刺激强度的加大而增大；②衰减性电紧张扩布，即电位幅度随传播距离的增加而逐渐减小或消失；③无不应期，可以发生空间总和和时间总和。

三、动作电位的传导

动作电位的传导是指动作电位在同一细胞上的传播过程。动作电位产生后，可以沿着细胞膜由已兴奋部位传导到未兴奋部位，形成可传输的电位变化。无论是在膜内还是在膜外，兴奋部位与相邻的未兴奋部位之间都存在电位差，即在膜内兴奋部位带正电、未兴奋部位带负电，在膜外兴奋部位带负电、未兴奋部位带正电，从而产生局部电流。局部电流的强度远远超过阈强度，使未兴奋部位的膜迅速去极化达到阈电位而产生动作电位（图 9－12）。兴奋在同一细胞上的传导，实际上是由局部电流引起的细胞膜依次兴奋过程。动作电位沿着细胞膜传导具有不衰减性和相对不疲劳性，传导方向具有双向性。有髓神经纤维由于髓鞘有绝缘性，局部电流不能穿越髓鞘，故只能在两个郎飞结之间传播，称为跳跃式传导（saltatory conduction）。跳跃式传导不仅速度快，而且耗能少，效率高。

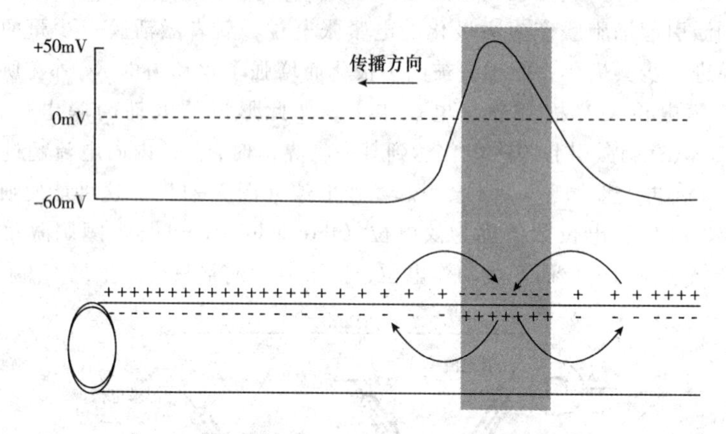

图 9－12　动作电位在无髓神经纤维中传导的示意图

上图为一个从右向左传播中的神经纤维动作电位；下图是局部电流形成的示意图，阴影部分为兴奋区。

第五节　肌细胞的收缩功能

人体各种形式的运动，主要是靠肌细胞的收缩活动来完成的。根据肌细胞的形态学特点，可将肌细胞分为横纹肌和平滑肌；根据肌细胞的神经支配，可将肌细胞分为躯体运动神经支配的随意肌和自主神经支配的不随意肌；根据肌细胞的功能特性，又可将肌细胞分为骨骼肌、心肌和平滑肌三种，其中骨骼肌大约占体重的 40%，平滑肌约占体重的 10%。三种肌细胞的收缩原理基本类似。骨骼肌的收缩是在中枢神经系统的控制下，由运动神经元兴奋通过轴突纤维传出冲动（动作电位），再经神经－骨骼肌接头处兴奋的传递，引起肌细胞的兴奋和收缩。

一、神经－骨骼肌接头处的兴奋传递

（一）神经－骨骼肌接头结构

运动神经纤维在接近支配的骨骼肌细胞处开始分支，并失去髓鞘，以裸露的轴突末梢镶嵌在肌细胞膜凹陷的突触沟槽中，形成神经－骨骼肌接头（图 9－13）。神经－骨骼肌接头是由接头前膜、接头间隙和接头后膜三部分组成。接头前膜是轴突末梢的细胞膜，其相对的肌细胞膜称为接头后膜，又称为终板膜，二者之间有间隔约 50nm 的接头间隙，其中充满细胞外液。接头前的轴突末梢中含有许多囊泡，囊泡内充满大量的 ACh，每个囊泡约有 1 万个 ACh 分子。接头后膜向细胞内凹陷，形成许多皱褶。在接头后膜上有与 ACh 特异性结合的 ACh 受体，即 N_2型 ACh 受体阳离子通道，其表面还分布有胆碱酯酶，后者分解 ACh 为胆碱和乙酸。

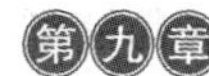

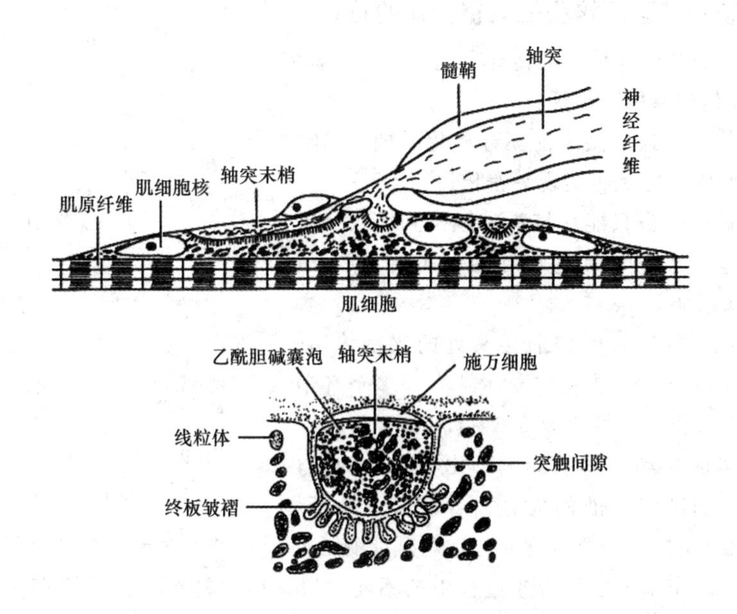

图 9-13 神经-骨骼肌接头结构模式图

(二) 神经-骨骼肌接头处兴奋传递的过程

当兴奋传到运动神经轴突末梢时，末梢细胞膜去极化，引起膜上电压门控 Ca^{2+} 通道开放，细胞间隙中 Ca^{2+} 进入轴突末梢，启动囊泡移动，囊泡与接头前膜融合，通过出胞作用，以囊泡为单位倾囊释放，也称为量子式释放（quantal release），将 ACh 释放到接头间隙中（图 9-14）。Ca^{2+} 的内流量决定着囊泡释放的数目。释放进入接头间隙中的 ACh，扩散到达终板膜表面，与终板膜上的 N_2 型 ACh 受体阳离子通道结合，于是通道开放，介导 Na^+、K^+ 跨膜转运。由于静息状态下 Na^+ 的内向驱动力远大于 K^+ 的外向驱动力，导致 Na^+ 的内流远大于 K^+ 的外流，使终板膜发生去极化，此去极化的电位变化称为终板电位（end-plate potential，EPP）（图 9-15）。终板电位具有局部电位的特征，即不表现“全或无”特性，其大小与接头前膜释放的 ACh 的量成正变关系，没有不应期，可发生总和，可进行电紧张性扩布。由于终板膜内不存在电压门控性 Na^+ 通道，因此终板电位不能在终板膜处总和形成可传导的动作电位；但由于终板电位的电紧张性扩布，可使终板膜邻近的肌细胞膜去极化达到阈电位，激活该处膜中的电压门控性 Na^+ 通道和 K^+ 通道，引发一次可沿整个肌细胞膜传导的动作电位。随后，ACh 被胆碱酯酶水解清除。

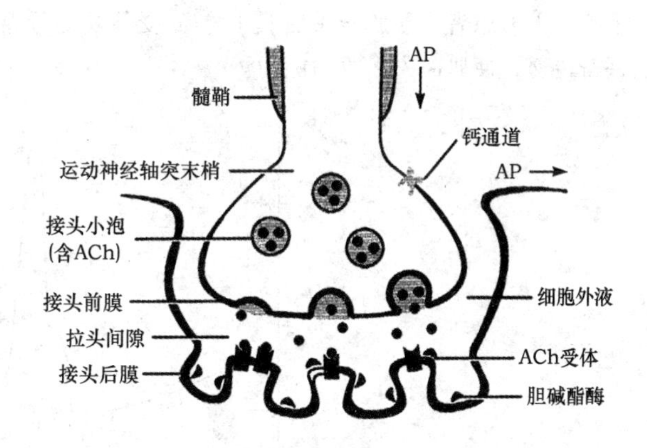

图 9-14 神经-骨骼肌接头传递示意图

（三）神经－骨骼肌接头处兴奋传递的特征

与动作电位在神经纤维上的传导不同，神经－骨骼肌接头处的兴奋传递有以下特征：

1. 化学性传递 通过接头前膜释放化学递质 ACh，作用于接头后膜特异性受体实现兴奋传递。

2. 单向传递 兴奋只能从接头前膜传到接头后膜，而不能逆向传递。这是因为递质由接头前膜释放，而受体分布在接头后膜。

3. 时间延搁 神经－骨骼肌接头处的兴奋传递过程须经过递质的释放、扩散及与受体结合等多个环节，耗时较长，一次兴奋传递约需要 0.5～1.0ms。

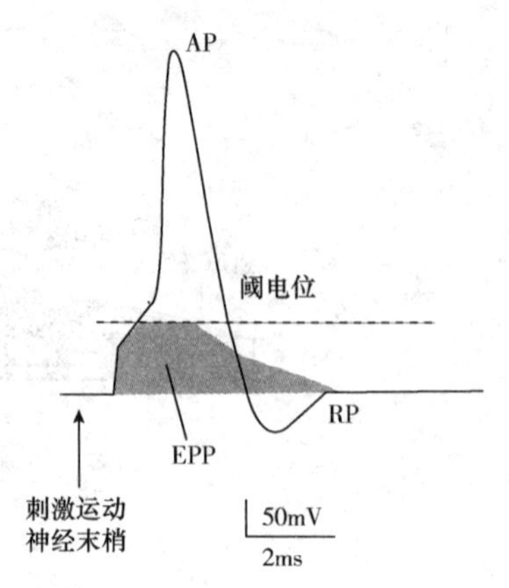

图 9－15 神经－骨骼肌接头处终板电位示意图

4. 易受环境因素和药物的影响 由于接头间隙内充满细胞外液，而细胞外液的成分极容易受内外环境因素的影响。如 Ca^{2+}、H^{+} 等浓度变化、胆碱酯酶活性、某些药物等，都可以影响兴奋传递过程。许多药物可以作用于接头传递过程中的不同阶段，影响神经－骨骼肌接头的正常传递功能。例如：美洲箭毒和 α－银环蛇毒可以同 ACh 竞争性地与终板膜上的 ACh 受体结合，阻断接头处的兴奋传递而使肌肉失去收缩能力；肉毒杆菌毒素可抑制 ACh 的释放，因而肉毒杆菌毒素中毒导致肌肉收缩无力（图 9－16）；有机磷农药和新斯的明对胆碱酯酶有选择性的抑制作用，阻止已释放的 ACh 的清除，可造成 ACh 在接头和其他突触部位的大量积聚，引起中毒症状；重症肌无力患者骨骼肌接头后膜上 ACh 受体功能异常，造成终板电位不能形成，从而阻断接头兴奋传递，使肌肉失去收缩能力。

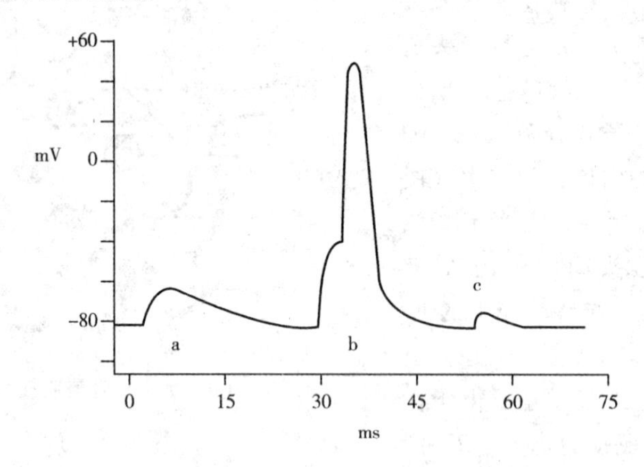

图 9－16 神经－肌接头处终板电位的形成及影响因素

a：箭毒处理的肌肉，终板电位减小，不能产生动作电位；b：正常的终板电位可以总和达到阈电位水平后产生动作电位；c：肉毒杆菌处理的肌肉终板电位被抑制，不能产生动作电位

5. 1∶1 的传递 即神经纤维兴奋一次，它所支配的肌纤维也发生一次兴奋。这是因为一次神经冲动释放的 ACh 所产生的终板电位大小，大约超过引起肌细胞产生动作电位所需阈值的 3～4 倍。

6. 易疲劳性 因神经末梢内储存的递质量有限，使神经－骨骼肌接头处兴奋的传递具有易疲劳特点。

二、骨骼肌细胞的兴奋－收缩耦联

（一）肌管系统

1. 横管 也称为T管（T tubule），是由肌膜向细胞内凹陷形成，走行方向与肌原纤维垂直，在明带和暗带交界处（骨骼肌）或Z线附近（心肌）形成环绕肌原纤维的管道（图9－17）。管腔与细胞外液相通，管腔膜上有电压门控的L型Ca^{2+}通道。

2. 纵管 即肌质网，走行方向与肌原纤维平行，在肌原纤维周围的肌质网称为纵行肌质网，其膜上有钙泵，可将胞质中的Ca^{2+}转运到肌质网内。肌质网在接近T管膜或肌膜（心肌）处末端膨大，成为连接肌质网即终池，连接肌质网膜上有钙释放通道。横管和两侧的终池形成三联管结构（心肌为二联管）。

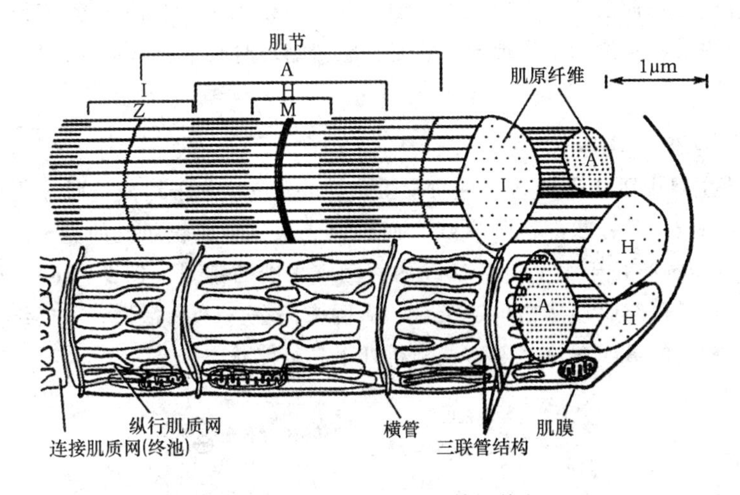

图9－17 骨骼肌的肌管系统

知识链接

钙释放通道

钙释放通道，又称Ryanodine受体（Ryanodine receptor，RYR），该通道能与生物碱Ryanodine进行高亲和性结合，是细胞内质网膜上介导Ca^{2+}跨膜转运的离子通道。该通道蛋白由4个相对分子质量为560000的相同亚单位组成，是目前所知的分子量最大的膜蛋白。根据Ca^{2+}释放通道最初纯化的时间和组织来源不同，分为3种不同的类型：RYR1即骨骼肌型；RYR2为心肌型；RYR3又称为脑型。在肌肉的兴奋－收缩耦联过程中，骨骼肌Ca^{2+}释放通道（RYR1）介导了肌质网内Ca^{2+}的快速释放。

（二）兴奋－收缩耦联的基本过程

将肌细胞膜电位变化为特征的兴奋与肌纤维机械变化为基础的收缩联系起来的中介机制，称为兴奋－收缩耦联（excitation－contraction coupling）。横管及其两侧的终池是兴奋－收缩耦联的结构基础，耦联的物质是Ca^{2+}。

兴奋-收缩耦联过程包括三个主要步骤：①动作电位通过横管膜传向肌细胞深处，并激活L型Ca^{2+}通道；②终池膜上的钙释放通道开放，Ca^{2+}顺浓度梯度进入肌浆，使肌浆中Ca^{2+}浓度升高，达到安静时的100倍左右；③Ca^{2+}触发肌细胞的收缩，随后，Ca^{2+}被纵行肌质网上的钙泵重新摄取回到肌质网中，肌肉舒张。

骨骼肌和心肌终池释放Ca^{2+}的机制并不完全相同。在心肌，当去极化使L型Ca^{2+}通道激活时，经通道内流的Ca^{2+}激活终池膜上的钙释放通道开放，引起终池内Ca^{2+}的释放，此为钙触发钙释放。而在骨骼肌，L型Ca^{2+}通道激活时，是通过构象变化直接触发终池膜上的钙释放通道开放，因此，胞质中增加的Ca^{2+}几乎全部来自终池。

三、骨骼肌细胞的收缩机制

肌丝滑行理论是目前公认的肌肉收缩机制，其主要依据是：肌肉的缩短和伸长是通过粗、细肌丝在肌小节内的相互滑动来实现的，表现在肌肉缩短时暗带长度不变，只有明带缩短，H带也相应变窄。

（一）肌丝的分子组成

1. 粗肌丝 主要由肌球蛋白（也称肌凝蛋白，myosin）分子组成。肌球蛋白分子由两条重链和两条轻链组成，其杆状部朝向M线方向集合成束，形成粗肌丝的主干，其球形的头部即横桥（cross-bridge）位于主干表面M线的两侧有规则的排列（图9-18）。横桥上有与肌动蛋白结合的位点，可与肌动蛋白可逆结合；横桥头部有ATP酶活性，并能结合ATP，当骨骼肌舒张时，横桥上的ATP被酶水解，使横桥处于高势能状态。

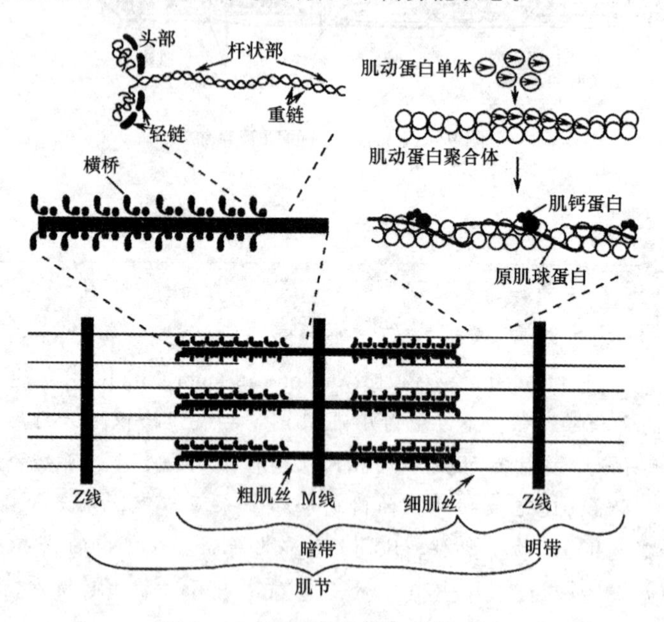

图9-18 肌丝的分子组成模式图

2. 细肌丝 由三种蛋白构成，肌动蛋白（也称肌纤蛋白，actin）、原肌球蛋白（也称原肌凝蛋白，tropomyosin）和肌钙蛋白（troponin）。肌动蛋白组成细肌丝主干，能够激活横桥上的ATP酶，横桥就可以与肌动蛋白结合并向M线方向扭动。原肌球蛋白阻止肌动蛋白与横桥结合。肌钙蛋白由3个亚单位组成，分别为肌钙蛋白T与原肌球蛋白结合，肌钙蛋白I与肌动蛋白结合，肌钙蛋白C与Ca^{2+}结合，调节肌肉收缩过程。

肌球蛋白和肌动蛋白是收缩蛋白质，原肌球蛋白和肌钙蛋白是调节蛋白质。

知识链接

骨骼肌肌纤维

骨骼肌的肌纤维细长，每条肌纤维的两端都通过肌腱同骨骼相连；肌纤维分快肌纤维和慢肌纤维两种。快肌纤维（fast fibers）是大的肌纤维，收缩力强。快肌纤维内含有的大量的肌浆网可快速释放Ca^{2+}启动收缩过程，还有大量的糖酵解酶通过糖酵解过程快速释放能量。对于快肌纤维来说，血液供应较少，线粒体也较少。慢肌纤维（slow fibers）是小的肌纤维，血管支配较多，可以提供充足的氧气。慢肌纤维中线粒体较多，可以达到较高的氧化代谢水平。慢肌纤维含有大量的肌红蛋白，这是一种类似于血红蛋白的含铁的蛋白质。肌红蛋白结合氧气并储存氧气，在肌肉需要时释放出来。肌红蛋白使慢肌纤维呈红色，因此称为红肌，而快肌纤维因缺乏肌红蛋白被称为白肌。

（二）肌细胞的收缩机制

依照肌丝滑行理论，肌肉收缩的基本过程是：肌细胞产生动作电位，引起肌浆中Ca^{2+}浓度升高，Ca^{2+}与肌钙蛋白C结合，肌钙蛋白发生构象变化，使肌钙蛋白I与肌动蛋白的结合减弱，原肌球蛋白发生构象改变，使肌动蛋白上的结合位点暴露，横桥与肌动蛋白结合，横桥发生扭动，将细肌丝往粗肌丝中央方向拖动。经过横桥与肌动蛋白的结合、扭动、解离和再结合、再扭动所构成的横桥循环过程，细肌丝不断滑行，肌小节缩短。肌肉收缩过程中能量来源于ATP水解释放的能量。

四、肌肉收缩的形式

（一）等张收缩与等长收缩

1. 等张收缩 是指肌肉收缩时，主要表现长度发生改变而张力基本不变的收缩形式。

2. 等长收缩 是指肌肉收缩时，主要表现张力发生变化而长度基本不变的收缩形式。

（二）单收缩和强直收缩

1. 单收缩 是指肌肉受到一次短促刺激后出现的一次收缩和舒张。收缩过程分为潜伏期、收缩期和舒张期三个时期（图9－19A）。

2. 强直收缩 是指肌肉受到连续刺激，当刺激频率达到一定程度时，后一次收缩落在前一次收缩的过程中发生收缩总和，出现强而持续的收缩。如果刺激频率较低，后一次收缩发生在前一次收缩过程的舒张期，称为不完全强直收缩（图9－19B），实验中描记到的是锯齿状的曲线。如果刺激频率较高，后一次收缩发生在前一次收缩过程的收缩期，称为完全强直收缩（图9－19C），描记到的是光滑的曲线。

在人体肌肉活动中，等张收缩与等长收缩两种收缩形式都存在。在神经系统的调节下，肌肉通过收缩的总和（summation）可快速调节收缩的强度。总和有两种形式：运动单位数量

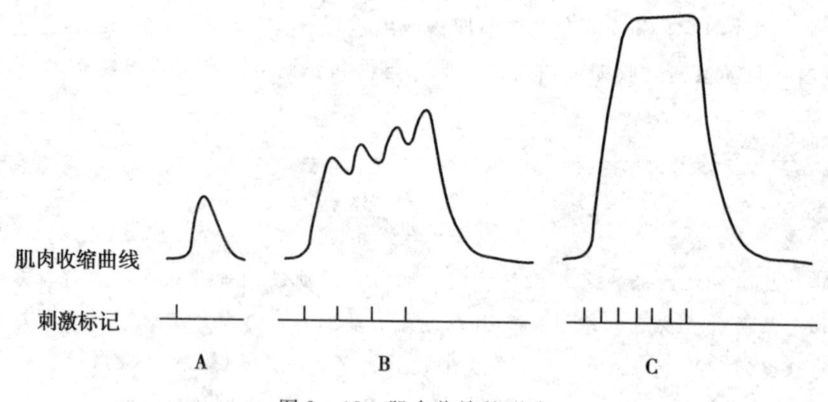

图 9－19　肌肉收缩的形式

A：单收缩；B：不完全强直收缩；C：完全强直收缩

的总和与频率效应的总和（即运动神经元发放冲动的频率可影响肌肉的收缩形式和收缩强度，如强直收缩）。

五、影响肌肉收缩效能的因素

肌肉收缩效能取决于肌肉收缩前或收缩时所承受的负荷、肌肉自身的收缩能力和总和效应等因素。

（一）前负荷

前负荷（preload）是指肌肉收缩前所承受的负荷，其大小可用肌肉收缩前的长度即初长度（initial length）表示。在等长收缩的条件下，通过测定在不同初长度下肌肉主动收缩产生的张力，可得到主动张力与肌肉初长度之间的关系曲线（图 9－20）。长度－张力曲线表明，初长度逐渐增加时，肌肉收缩产生的主动张力也相应增大；最适初长度时，肌肉收缩产生的主动张力最大；超过最适初长度时，再增加初长度反而使主动张力越来越小。最适初长度的肌小节长度为 2.0～2.2μm，此时，粗、细肌丝处于最适重叠状态，即所有的横桥都能与细肌丝上的肌动蛋白结合，肌肉收缩产生的张力最大。

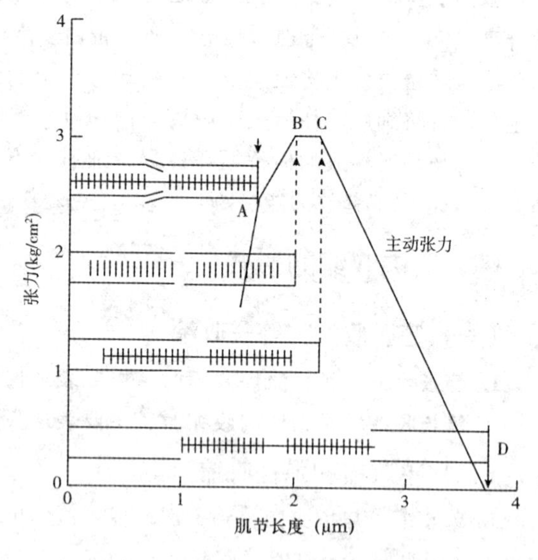

图 9－20　肌小节的长度－张力曲线

A：肌小节长度短于最适初长度，肌球蛋白与肌动蛋白过度重合，主动张力减小；B，C：肌小节长度为 2.0～2.2μm，为最适初长度，主动张力最大；D：肌小节过度拉伸，肌球蛋白与肌动蛋白不能互相重合，主动张力几乎为 0

（二）后负荷

后负荷（afterload）是指肌肉收缩过程中承受的负荷。在等张收缩的条件下，通过测定在不同后负荷的情况下肌肉收缩产生的张力和缩短的速度，可得到张力－速度曲线（图 9－21）。当后负荷为零时，肌肉缩短可达最大缩短速度；随着后负荷的增加，肌肉收缩张力增加而缩短速度减小。当后负荷增加到肌肉缩短速度为零时，肌肉产生最大等长收缩张力。肌肉的缩短速度取决于横桥周期的长短，而收缩张力取决于每瞬间与肌动蛋白结合的横桥数目。

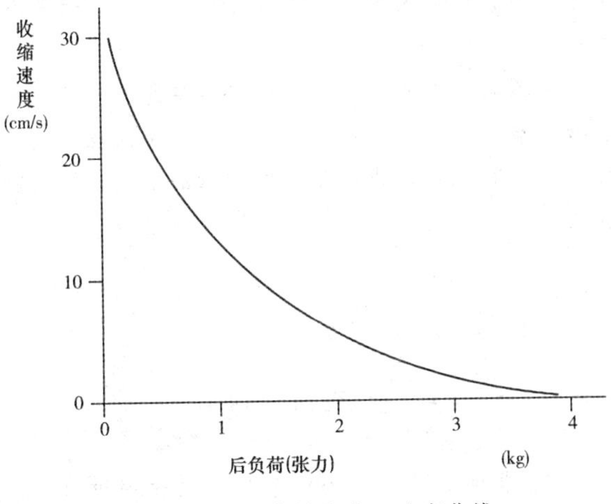

图9－21　肌肉的张力－速度曲线

（三）肌肉收缩能力

肌肉收缩能力（contractility）是指影响收缩效果的肌肉内部功能状态。它与负荷无关，主要取决于兴奋－收缩耦联过程中胞浆内的 Ca^{2+} 浓度、肌钙蛋白与 Ca^{2+} 的亲和力和横桥上的ATP酶活性。肌肉收缩能力提高，肌肉产生的张力大，缩短的程度大，缩短的速度快，此时长度－张力曲线上移、张力－速度曲线向右上方移动。一些神经和体液的因素可以影响肌肉收缩能力。当肌肉缺氧、酸中毒、能量供应减少时，肌肉收缩能力下降，而 Ca^{2+}、咖啡因、肾上腺素都可使肌肉收缩能力增强。

案例解析

案例1：患者，女，15岁，因全身散在出血性斑点3天入院。入院前2周有上呼吸道感染史。体格检查：体温37.0℃，脉搏85次/分，呼吸18次/分，意识清楚，其他均未见异常。血液检查：血红蛋白110g/L，红细胞 $3.8\times10^{12}/L$，血小板 $45\times10^{9}/L$，出血时间5分钟。诊断为急性原发性血小板减少性紫癜。入院后使用大剂量糖皮质激素治疗，病情好转，开始逐渐减量使用糖皮质激素。

解析：长期大量使用糖皮质激素类药物时，血液循环中糖皮质激素浓度升高。糖皮质激素可与腺垂体中特异性受体结合，通过负反馈抑制腺垂体分泌ACTH，并随后抑制其合成，它还可使腺垂体对下丘脑促肾上腺皮质激素释放激素（CRH）的反应性减弱。由于ACTH对肾上腺皮质束状带细胞的生长和分泌功能有促进作用，当ACTH分泌减少和停止，势必造成肾上腺皮质束状带逐渐萎缩，分泌减少。患者如果突然停药，必将因自身分泌不足而使血液中糖皮质激素水平突然降低，产生一系列皮质激素缺乏的症状，如血糖下降、血压下降、神经系统兴奋性降低和对损伤性刺激抵抗力降低等。

案例2：患儿，男，6岁，因误食含有有机磷农药的食物出现头晕、恶心、呕吐、多汗1小时入院。体格检查：体温37.9℃，脉搏65次/分，呼吸28次/分，瞳孔缩小，意识尚清楚。诊断为急性有机磷农药中毒（轻度）。入院后及时采用解磷定和阿托品进行治疗，病情开始好转。

解析：有机磷农药中毒时，进入体内的有机磷能够与胆碱酯酶结合，抑制胆碱酯酶的活性，导致乙酰胆碱不被分解，而在神经－骨骼肌接头间隙和其他部位大量聚集，引起肌肉震颤等中毒症状。药物解磷定能恢复胆碱酯酶的活性，将乙酰胆碱分解成胆碱和乙酸，及时清除由接头前释放的乙酰胆碱，发挥治疗作用。

本章小结

内环境稳态是机体进行正常生命活动的必要条件，机体通过神经、体液和自身调节等调节方式，共同维持内环境的稳态。

负反馈对于维持内环境稳态具有重要意义。

被动转运中，脂溶性的物质通过单纯扩散进行跨膜转运；非脂溶性的物质、离子借助于膜上的载体和通道经易化扩散进行跨膜转运。主动转运需要消耗能量，分为原发性主动转运和继发性主动转运。

静息电位主要是由K^+跨膜流动建立的平衡电位。动作电位的上升支是Na^+通道开放、Na^+内流形成，下降支是K^+通道开放、K^+外流形成。动作电位具有“全或无”、不衰减性传导等特性。

无髓神经纤维以局部电流的形式传导兴奋，有髓神经纤维跳跃式传导兴奋。

运动神经元发出传出性冲动，经神经－骨骼肌接头处兴奋的传递，引起骨骼肌细胞的兴奋和收缩。传递具有化学性传递、单向传递、时间延搁、易受环境因素和药物的影响、1：1的传递和易疲劳等特点。

兴奋－收缩耦联的结构基础是三联管，耦联物质是Ca^{2+}。肌肉收缩时，通过兴奋－收缩耦联机制，引起肌浆中Ca^{2+}浓度升高，触发细肌丝向粗肌丝内滑行，使肌小节、肌纤维缩短。

肌肉收缩的形式包括等张收缩与等长收缩，单收缩和强直收缩等。前负荷、后负荷、肌肉自身的收缩能力和总和效应等因素影响肌肉收缩的效能。

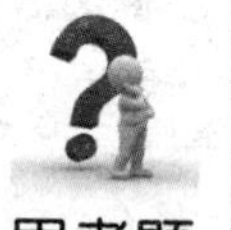

思考题

1. 机体功能活动的调节方式有哪些？各有何特点？
2. 机体内环境稳态是如何维持的？
3. 举例说明细胞膜跨膜物质转运方式的机制与特性。
4. 比较局部电位与动作电位各有何特点。
5. 试述刺激坐骨神经－腓肠肌标本的神经干，引起肌肉收缩的整个过程。
6. 有哪些因素影响肌肉的收缩效能？如何影响？

（梅仁彪）

第十章　血　液

学习导引

知识要求

1. 掌握　血细胞比容、血浆渗透压的概念和意义；红细胞的数量、功能、生理特性、生成与调节；生理性止血的概念与过程；血液凝固的概念、基本过程和特点；ABO血型的分型原理和血型鉴定；输血原则与交叉配血试验。

2. 熟悉　血液的组成、理化特性和血液的功能；白细胞与血小板的数量与功能；抗凝系统和纤溶系统。

3. 了解　血细胞发生的部位和过程；血细胞的破坏；ABO血型的遗传与分布。Rh血型的分型、特点和临床意义。

血液是位于心血管系统内的红色流体组织。血液中含有丰富的氧气、营养物质、细胞代谢产物、激素、酶和抗体等，主要功能有：

1. 运输功能　血液能够将从肺获取的氧气和从肠道吸收的各种营养物质运输到各器官、组织供其利用，同时又能够将代谢产生的二氧化碳和其他代谢产物运输到肺和肾脏等器官排出体外，以保证机体新陈代谢的正常进行。运输是血液的基本功能。

2. 参与体液调节　由内分泌细胞分泌的激素通过血液运输到达相应的靶细胞，调节机体的代谢、生长发育等过程。

3. 维持内环境稳态　血液中含有多种缓冲物质，可缓冲进入血液的酸性或碱性物质，从而维持pH的相对稳定；血液中的水分有较高的比热，可将组织器官代谢产生的热量带到体表散发而维持体温的相对恒定。因此，血液在维持机体内环境稳态中起着非常重要的作用。

4. 防御功能　血液中的白细胞、抗体及补体具有防御或消除伤害性刺激的能力，血小板和凝血因子参与生理性止血，对血管损伤起保护作用。

当血液总量或组织、器官的血流量不足时，可造成组织损伤，严重时甚至危及生命。很多疾病可导致血液的成分或性质发生特征性变化，故临床血液检查在医学诊断上有重要的价值。

第一节　血液的组成与理化特性

一、血液的组成

血液由血浆（plasma）和悬浮于其中的血细胞（blood cells）组成。

（一）血浆

血浆的基本成分为晶体物质溶液，包括水（约占血浆量的90%～92%）和溶解于其中的多种电解质、小分子有机化合物等。由于水和电解质很容易透过毛细血管壁，所以血浆与组织液中的电解质含量基本相同。

血浆和组织液的主要差别在于血浆中含有较多的血浆蛋白（约占血浆量的6.5%～8.5%）。用盐析法可将血浆蛋白分为白蛋白、球蛋白与纤维蛋白原三大类。用电泳法又将白蛋白区分为白蛋白和前白蛋白，将球蛋白进一步区分为α_1－球蛋白、α_2－球蛋白、β－球蛋白和γ－球蛋白等。正常成人血浆蛋白含量为65～85g/L，其中白蛋白为40～48g/L，球蛋白为15～30g/L。除γ－球蛋白来自浆细胞以外，白蛋白和绝大多数的球蛋白主要由肝脏产生。血浆蛋白具有以下几方面的功能：①营养功能；②运输功能；③形成血浆胶体渗透压，调节血管内外水的平衡；④参与血液凝固、抗凝及纤溶等生理过程；⑤参与形成缓冲对，维持血浆酸碱平衡；⑥参与机体的免疫。

（二）血细胞

血细胞可分为红细胞、白细胞和血小板三类。若将加有抗凝剂的血液置于比容管中，以每分钟3000转的速度离心30分钟，可将血细胞和血浆分开，上层淡黄色液体为血浆，下层深红色为红细胞，中间一灰白色薄层为白细胞和血小板（图10－1）。血细胞在血液中所占的容积百分比，称为血细胞比容（hematocrit value），正常成年男性血细胞比容为40%～50%，女性为37%～48%。由于血液中白细胞和血小板仅占总容积的0.15%～1%，故血细胞比容可反映血液中红细胞的相对浓度。

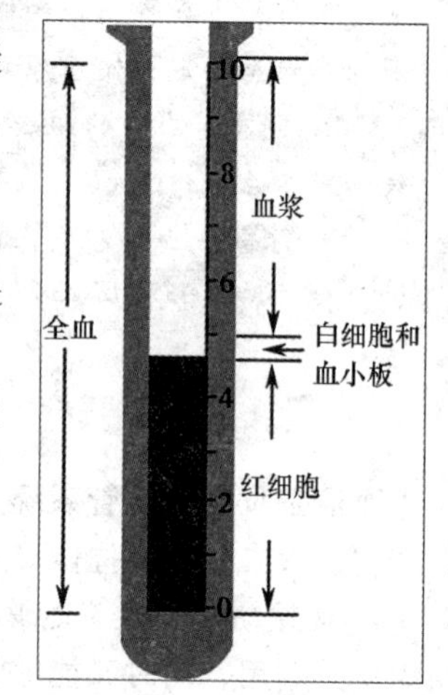

图10－1　血细胞比容

二、血液的理化特性

（一）血液的比重

正常人全血的比重为1.050～1.060，其大小主要取决于红细胞的数量；血浆的比重约为1.025～1.030，主要取决于血浆蛋白的含量；红细胞的比重为1.090～1.092，与红细胞内血红蛋白的含量呈正相关。

（二）血液的黏滞度

液体的黏滞度主要来源于液体分子内部或颗粒间的摩擦，即内摩擦。温度为37℃时，若以水的黏滞度为1，则全血的黏滞度为4～5，血浆的黏滞度为1.6～2.4。全血的黏滞度主要取决于红细胞数量，血浆的黏滞度主要取决于血浆蛋白的含量。全血的黏滞度还受血流切率的影响。水、酒精和血浆等液体的黏滞度是不随切率的改变而变化，称为牛顿液体。全血为非牛顿液体，在血流速度很快时（如在大动脉内）类似于牛顿液体，但当血流速度低于一定限度时，则黏滞度与切率呈反变关系，即切率较低时，血液的黏滞度增大。

（三）血浆渗透压

溶液渗透压（osmotic pressure）的大小取决于溶质颗粒数目的多少，与溶质的种类和颗粒的大小无关。血浆渗透压约为300mOsm/（kg·H_2O），相当于770kPa或5790mmHg。血浆的渗透压主要来自溶解于其中的晶体物质，由晶体物质所形成的渗透压称为晶体渗透压（crystal osmotic pressure），其中80%来自于Na^+和Cl^-。由蛋白质所形成的渗透压称为胶体渗透压

(colloid osmotic pressure)，血浆胶体渗透压甚小，约为1.3mOsm/（kg·H_2O），约相当于3.3kPa或25mmHg。在血浆蛋白中，由于白蛋白的分子量小、分子数量多，故血浆胶体渗透压的75%～80%来自白蛋白。若白蛋白明显减少，即使球蛋白增加而保持血浆蛋白总量不变，血浆胶体渗透压也将明显降低。

血浆蛋白一般不能透过毛细血管壁，因此血浆胶体渗透压对于维持血管内外水平衡和血浆容量具有重要作用。而细胞外液中的大部分晶体物质不易透过细胞膜，所以血浆晶体渗透压对于维持细胞内外水平衡，保持红细胞正常形态和功能极为重要。

知识链接

等渗溶液与等张溶液

在临床和生理实验中，将与血浆渗透压相等的溶液称为等渗溶液，如0.85% NaCl溶液、5%葡萄糖溶液和1.9%尿素溶液等。高于或低于血浆渗透压的溶液则分别被称为高渗溶液或低渗溶液。正常红细胞在等渗溶液中，细胞保持正常形态和大小；在低渗溶液中，红细胞逐渐膨大，甚至发生溶血。但并不是所有的等渗溶液都能使悬浮于其中的红细胞保持正常形态和大小，如将红细胞放置在1.9%尿素溶液中，由于尿素可自由通过红细胞膜而引起红细胞内渗透压升高，水渗透进入细胞，导致红细胞肿胀破裂而溶血。因此，将能够使悬浮于其中的红细胞保持正常形态和大小的溶液称为等张溶液，等张溶液是由不能自由通过细胞膜的溶质所形成的等渗溶液，如0.85% NaCl溶液。1.9%尿素溶液虽是等渗溶液，却不是等张溶液。

（四）血浆pH值

正常人血浆pH值约为7.35～7.45。血浆pH值主要取决于血浆内的缓冲物质以及肺和肾的功能。血浆内的缓冲物质主要包括$NaHCO_3/H_2CO_3$、蛋白质钠盐/蛋白质和Na_2HPO_4/NaH_2PO_4三个缓冲对，其中最重要的是$NaHCO_3/H_2CO_3$。红细胞内也有血红蛋白钾盐/血红蛋白、氧合血红蛋白钾盐/氧合血红蛋白、K_2HPO_4/KH_2PO_4、$KHCO_3/H_2CO_3$等缓冲对。当酸性或碱性物质进入血液时，由于血浆中缓冲物质的缓冲作用，以及肺和肾不断地排出体内过多的酸性或碱性物质，血浆pH值在极小的范围内波动并保持稳定。

第二节　血细胞的形态和生理功能

血细胞均起源于造血干细胞。在个体发育过程中，造血中心发生一系列的变迁，胚胎发育的早期，由卵黄囊造血；从胚胎第二个月开始，由肝、脾造血；胚胎发育到第四个月以后，肝、脾的造血活动逐渐减少，骨髓开始造血并逐渐增强；到婴儿出生时，几乎完全依靠骨髓造血。在造血需要增加时，肝、脾可再参与造血以补充骨髓功能的不足。因此，此时的骨髓外造血具有代偿作用。儿童4岁以后，骨髓腔的增长速度超过造血组织增长的速度，脂肪细胞逐渐填充多余的骨髓腔。到18岁左右，尽管只有脊椎骨、肋骨、胸骨、颅骨和长骨近端骨骺处才有造血骨髓，但足以进行正常造血。成年人如果出现骨髓外造血，已无代偿意义，而是造血功能紊乱的表现。

造血过程是各类血细胞发育成熟的过程，根据血细胞的功能与形态特征，可将造血过程分为三个阶段：第一阶段是造血干细胞（hemopoietic stem cells）阶段，这一阶段的造血干细胞既能通过自我复制以保持自身数量的稳定，又能多向分化形成各系定向祖细胞（committed progenitors）；第二阶段是定向祖细胞阶段，处于这个阶段的造血细胞，进一步分化的方向已经限定，它们可以区分为：红系祖细胞即红系集落形成细胞（CFU－E）、粒－单核系祖细胞（CFU－GM）、巨核系祖细胞（CFU－MK）和TB淋巴系祖细胞（CFU－TB）；第三阶段是形态可辨认的前体细胞（precursors）阶段，此时的造血细胞已经发育成为形态上可以辨认的各系幼稚细胞，并进一步成熟为具有特殊细胞功能的各类终末血细胞，然后释放进入血液循环。造血细胞在经历上述发育成熟过程中，细胞自我复制的能力逐渐降低，而分化、增殖的能力逐渐增强，细胞数量逐渐增多。

一、红细胞

（一）红细胞的数量和形态

血液中红细胞（erythrocyte）数量最多，通常用1L血液所含红细胞的个数来表示。我国成年男性红细胞数量为（4.0～5.5）$\times 10^{12}$/L，女性为（3.5～5.0）$\times 10^{12}$/L。红细胞内的蛋白质主要是血红蛋白，成年男性血红蛋白浓度为120～160g/L，女性为110～150g/L。正常人红细胞数量和血红蛋白浓度不仅有性别差异，还与年龄、生活环境以及个体功能状态有关。若血液中红细胞数量或血红蛋白浓度低于正常水平，则称为贫血（anemia）。

正常成熟的红细胞无细胞核，细胞呈双凹圆碟形，直径7～8μm。维持这种双凹圆碟形需要消耗能量，糖酵解是其获得能量的唯一途径。

（二）红细胞的生理特性

1. 可塑变形性 正常红细胞在外力作用下可发生变形，外力撤除后又能恢复其正常形态，红细胞的这种特性称为可塑变形性。这一特性有利于红细通过口径比其直径小的毛细血管和血窦间隙。红细胞的可塑变形性取决于红细胞的几何形状、红细胞内的黏度和红细胞膜的弹性。如果红细胞变成球形、细胞内黏度增加或膜的弹性下降，都会使其变形能力下降。

2. 悬浮稳定性 将盛有抗凝血的血沉管垂直静置一段时间，尽管红细胞的比重大于血浆，但红细胞下沉缓慢仍能相对稳定地悬浮于血浆中，这一特性称为悬浮稳定性。通常以红细胞在第一小时末下沉的距离来表示红细胞的沉降速度，称为红细胞沉降率（erythrocyte sedimentation rate，ESR），简称血沉。正常情况下，成年男性红细胞沉降率为0～15mm/h，成年女性红细胞沉降率为0～20mm/h，沉降率越快，表示红细胞的悬浮稳定性越小。血沉的快慢主要取决于红细胞是否容易发生叠连。通常血浆中白蛋白、卵磷脂含量增多时可抑制红细胞叠连，使红细胞沉降率减慢；而球蛋白、纤维蛋白原和胆固醇含量增多时，可加速红细胞叠连和沉降率。在活动性肺结核、风湿热等疾病情况下，红细胞沉降率会加快，这是因为红细胞彼此能较快地以凹面相贴，形成红细胞叠连。

3. 渗透脆性 红细胞在低渗盐溶液中发生膨胀破裂的特性称为红细胞渗透脆性，简称脆性。红细胞在等渗的0.85% NaCl溶液中可保持其正常大小和形态，而将其置于一系列浓度递减的低渗NaCl溶液中时，由于水渗透进入红细胞，导致红细胞逐渐膨大，当NaCl浓度降至0.42%时，部分红细胞开始破裂溶血，当NaCl浓度降至0.35%时，则全部红细胞发生溶血，这一现象表明红细胞对低渗溶液具有一定的抵抗力。生理情况下，衰老红细胞对低渗盐溶液抵抗力低，脆性高，而初成熟的红细胞对低渗盐溶液抵抗力高，脆性低。某些疾病可影响红细胞脆性，如遗传性球形红细胞增多症患者的红细胞脆性变大。

（三）红细胞的生理功能

红细胞的主要功能是运输 O_2 和 CO_2。血液中98.5%的 O_2 是与血红蛋白结合成氧合血红蛋白的形式进行运输，95%的 CO_2 是以碳酸氢盐（88%）和氨基甲酰血红蛋白（7%）的形式进行运输。溶血或血红蛋白功能的异常，都会影响 O_2 和 CO_2 的运输。

此外，红细胞内还含有多种缓冲对，能调节血液酸碱度；红细胞表面具有Ⅰ型补体的受体，具有免疫功能。

（四）红细胞的生成与调节

在成年人，骨髓是红细胞生成的唯一场所。红骨髓内的造血干细胞首先分化成为红系定向祖细胞，再经过原红细胞、早幼红细胞、中幼红细胞、晚幼红细胞和网织红细胞阶段，成为成熟的红细胞，从原红细胞发育到网织红细胞并释放入血，约历时6～7天。

1. 红细胞生成所需物质　红细胞内主要成分是血红蛋白，合成血红蛋白的主要原料是铁和蛋白质。正常成人体内共有铁3～4g，其中约67%存在于血红蛋白中。成人每天需要20～25mg的铁用于红细胞生成，但每天只需从食物中吸收1mg铁来补充排泄的铁，其余95%来自体内铁的再利用。衰老的红细胞被巨噬细胞吞噬后，血红蛋白被分解释放出的铁可用于血红蛋白的合成。长期慢性失血、铁的摄入不足或吸收障碍等因素导致机体缺铁时，可使血红蛋白合成减少，引起小细胞低色素性贫血，即缺铁性贫血。

叶酸和维生素 B_{12} 是合成DNA所需的重要辅酶。叶酸在体内需转化成四氢叶酸后，才能参与DNA的合成，叶酸的转化需要维生素 B_{12} 的参与。维生素 B_{12} 是含钴的有机化合物，多存在于动物性食物中，机体对维生素 B_{12} 的吸收需要内因子的协助。内因子是由胃腺的壁细胞所分泌的一种糖蛋白，可保护维生素 B_{12} 免遭小肠内蛋白水解酶的破坏，并促进维生素 B_{12} 在回肠内的吸收。

当维生素 B_{12} 缺乏时，叶酸的利用率下降，会引起叶酸的相对不足。因此，叶酸或维生素 B_{12} 缺乏时，DNA合成减少，致使红细胞的分裂和成熟障碍，红细胞数量减少，而体积增大，导致巨幼细胞贫血。当胃大部分切除、胃腺壁细胞受损伤或体内产生抗内因子的抗体时，可使机体缺乏内因子，发生维生素 B_{12} 吸收障碍，而导致巨幼细胞贫血。正常情况下，体内储存有1000～3000μg维生素 B_{12}，而红细胞每天生成仅需1～3μg，故当维生素 B_{12} 吸收障碍时，常在3～4年后才出现贫血。正常人体内叶酸的储存量为5～20mg，每天叶酸的需要量为200μg，当叶酸摄入不足或吸收障碍时，3～4月后就会发生巨幼细胞贫血。

此外，红细胞生成还需要氨基酸、维生素 B_1、维生素 B_6、维生素C、维生素E和微量元素铜、锰、钴和锌等。

2. 红细胞生成的调节　正常情况下，人体内红细胞数量能保持相对恒定，当环境或机体功能状态发生变化时，红细胞的生成量会随之进行调整。每个成年人体内约有 25×10^{12} 个红细胞，每昼夜有0.8%的红细胞进行更新，即每分钟约有 160×10^{6} 个红细胞生成。红细胞的生成主要受促红细胞生成素和雄激素的调节。

促红细胞生成素（erythropoietin，EPO）主要是由肾组织产生的一种糖蛋白，其主要作用是促进红系祖细胞增殖、分化及骨髓释放网织红细胞。当组织中氧分压降低时，促红细胞生成素生成增加，它可促使红系祖细胞向前体细胞分化，又加速这些细胞的增殖，使骨髓中能合成血红蛋白的幼红细胞数量增加，网织红细胞从骨髓释放加速，结果使红细胞生成增加，提高血液的运氧能力，以满足组织对氧的需要。例如长期从事体力劳动或体育锻炼的人、肺心病患者以及高原生活的人群，其红细胞数量较多，这是由于长期缺氧刺激使肾组织合成促红细胞生成素增加所致。严重肾疾病患者出现贫血，是由于促红细胞生成素减少所致。

雄激素主要作用于肾，促进促红细胞生成素的合成，使骨髓造血功能增强，血液中红细胞数量增多；还可直接刺激红骨髓，使红细胞生成增多，这也是青春期后男性红细胞数量多于女性的原因。

此外，甲状腺激素、生长激素和糖皮质激素，都可增强促红细胞生成素的生成，从而促进红细胞的生成。

（五）红细胞的破坏

正常人红细胞的平均寿命为120天，每天约有0.8%的衰老红细胞被破坏。由于红细胞衰老时变形能力减退，脆性增高，难以通过微小的孔隙，其中90%滞留于脾和骨髓而被巨噬细胞所吞噬，吞噬后释出的铁和氨基酸可重新被利用，胆红素转变为胆色素随粪或尿排出体外；剩余10%在血管中受机械冲击而破裂溶血，释放的血红蛋白与血浆中的触珠蛋白结合而被运输到肝脏，铁以铁黄素形式沉着于肝细胞中，而脱铁血红素被转变为胆色素排出。当严重溶血时，血红蛋白浓度超过血浆中触珠蛋白结合能力，未能与触珠蛋白结合的血红蛋白直接经肾排出，出现血红蛋白尿。

二、白细胞

（一）白细胞分类与正常值

白细胞（leukocyte）是一类无色、有核的血细胞，在血液中一般成球形，可分为中性粒细胞、嗜酸性粒细胞、嗜碱性粒细胞、单核细胞和淋巴细胞五类。前三类因胞质中含有嗜色颗粒，故统称为粒细胞。正常成年人白细胞总数是（4.0～10.0）$\times 10^9$/L，其中中性粒细胞占50%～70%，嗜酸性粒细胞占0.5%～5%，嗜碱性粒细胞占0%～1%，单核细胞占3%～8%，淋巴细胞占20%～40%。

正常人血液中的白细胞数目可随年龄和机体的状态不同而变化：新生儿白细胞总数较高，约为15×10^9/L，主要为中性粒细胞，以后随年龄增长，白细胞总数逐渐减少，中性粒细胞数量也逐渐下降，到青春期时与成人基本相同；有昼夜节律，下午白细胞数高于早晨；机体进食、疼痛、情绪激动和剧烈运动时，白细胞总数可明显升高；孕妇白细胞总数亦可增加，分娩时可高达34×10^9/L。

白细胞与红细胞和血小板一样都起源于骨髓中的造血干细胞，在细胞发育过程中又都经历定向祖细胞、前体细胞，而后成为具有各种功能的成熟白细胞。

（二）白细胞的生理功能

白细胞均参与机体的防御功能，抵御入侵异物。白细胞所具有的变形、游走、趋化、吞噬和分泌等特性是其执行防御功能的生理基础。除淋巴细胞外，所有的白细胞都能伸出伪足作变形运动，穿过血管壁到血管外，此过程称为白细胞渗出。渗出到血管外的白细胞可借助变形运动在组织内游走，在某些化学物质吸引下，可迁移到炎症或病灶区进行吞噬等生理作用。白细胞具有趋向某些化学物质游走的特性，称为趋化性。体内具有趋化作用的物质包括：细菌、毒素、细胞的降解产物以及抗原－抗体复合物等。白细胞把细菌异物等包围起来并吞入胞浆内的过程称为吞噬。

1. 中性粒细胞　中性粒细胞的胞核呈分叶状，故又称多形核白细胞。血管中的中性粒细胞约有一半随血液循环，称为循环池，通常白细胞计数只反映这部分中性粒细胞的数量；另一半滚动在小血管的内皮细胞上，称为边缘池。这两部分细胞可以相互交换，保持动态平衡。同时，骨髓中尚贮备了约 2.5×10^{12} 个成熟中性粒细胞，在机体需要时可立即动员这部分粒细胞进入循环血流。中性粒细胞在血管内停留数小时，很快穿过血管壁进入组织发挥作用。

知识链接

中性粒细胞吞噬功能

中性粒细胞是血液中主要的吞噬细胞，在机体的非特异性免疫中起着十分重要的作用。当炎症发生时，在趋化性物质吸引下，中性粒细胞渗出血管，游走并大量集中到炎症部位，进行吞噬活动。中性粒细胞内含有大量溶酶体酶，能将吞噬入细胞内的细菌和组织碎片水解，最后将残渣排出。当中性粒细胞破裂时，溶酶体和其中的酶可逸出细胞对正常组织产生溶解作用，死亡的中性粒细胞即脓细胞，与溶解的组织碎片及细菌一起形成脓液。炎症时，由于炎症产物的作用，可使骨髓内储存的中性粒细胞大量释放，导致外周血液中中性粒细胞数目显著升高。

2. 嗜酸性粒细胞　血液中嗜酸性粒细胞数目有明显的昼夜周期性波动，清晨细胞数减少，午夜时细胞数增多。这种周期性变化可能与糖皮质激素的昼夜节律有关。当血液中糖皮质激素浓度增高时，嗜酸性粒细胞数目减少。嗜酸性粒细胞的胞质内含有较大的椭圆形嗜酸性颗粒，但因缺乏溶菌酶，故这类白细胞仅具有吞噬功能，而无杀菌能力。嗜酸性粒细胞在体内可限制嗜碱性粒细胞和肥大细胞引起的过敏反应，还可参与对蠕虫的免疫反应。机体发生寄生虫感染、过敏反应等情况时，常伴有嗜酸性粒细胞的增多。

3. 嗜碱性粒细胞　嗜碱性粒细胞胞质中存在较大的碱性染色颗粒，颗粒内含有肝素、组织胺、过敏性慢反应物质和嗜酸性粒细胞趋化因子。当嗜碱性粒细胞被活化时，释放出的肝素具有抗凝血作用，有利于保持血管的通畅，使吞噬细胞能够到达抗原入侵部位而将其破坏；释放出的组胺和过敏性慢反应物质可使毛细血管壁通透性增加，支气管平滑肌收缩；释放出的嗜酸性粒细胞趋化因子可吸引嗜酸性粒细胞聚集于局部，限制嗜碱性粒细胞在过敏反应中的作用。嗜碱性粒细胞在被活化时还可合成释放白三烯和 IL－4 等细胞因子。

4. 单核细胞　从骨髓进入血液的单核细胞仍然是尚未成熟的细胞，在血液中停留 2～3 天后迁移到周围组织中，继续发育，细胞体积增大，直径可达 60～80μm，细胞内所含的溶酶体颗粒和线粒体的数目也增多，成为巨噬细胞，其吞噬能力更强。当细菌入侵时，组织中已经存在的巨噬细胞可立即发挥抗感染作用。巨噬细胞主要作用于细胞内致病物，如细菌、病毒、原虫等，还参与激活淋巴细胞的特异性免疫功能，识别并杀伤肿瘤细胞，清除衰老损伤的红细胞及血小板等。激活的单核－巨噬细胞能合成和释放多种细胞因子，如集落刺激因子、干扰素、肿瘤坏死因子和白细胞介素等，参与体内的防御机制。

5. 淋巴细胞　淋巴细胞在免疫应答过程中起着核心作用。根据细胞成长发育的过程和功能的不同，可将淋巴细胞分成三大类，即 T 淋巴细胞、B 淋巴细胞和自然杀伤细胞。T 淋巴细胞主要与细胞免疫有关，B 淋巴细胞主要与体液免疫有关，自然杀伤细胞主要是机体天然免疫的重要执行者。

（三）白细胞的破坏

白细胞主要在组织中发挥作用，淋巴细胞还可往返于血液、组织液和淋巴液之间，并能增殖分化，故白细胞的寿命难以准确判断。通常中性粒细胞在循环血液中停留6～8小时左右即进入组织，4～5天后衰老死亡或经消化道排出，若有细菌入侵，中性粒细胞在吞噬过量细菌后发生溶解，与破坏的细菌和组织碎片共同构成脓液。单核细胞在血液中停留2～3天，然后进入组织，并发育成巨噬细胞，在组织中可生存3个月左右。

三、血小板

（一）血小板的数量和功能

血小板（platelets）是由巨核细胞胞浆脱落形成的具有代谢能力的细胞，其体积小，无细胞核，呈梭形或椭圆形，直径约2～3μm。正常成年人血小板的数量为（100～300）$\times 10^9$/L，可有6%～10%的变动范围，通常午后较清晨高，冬季较春季高，剧烈运动后和妊娠中晚期升高。

血小板有助于维持血管壁的完整性。当血小板数量低于50×10^9/L时，患者的毛细血管脆性增高，微小创伤或仅血压增高即可使之破裂而出现出血点。此外，血小板还可释放血管内皮生长因子（vascular endothelial growth factor，VEGF）和血小板源生长因子（platelet - derived growth factor，PDGF），促进血管内皮细胞、平滑肌细胞和成纤维细胞的增殖，也有利于受损血管的修复。循环血液中的血小板一般处于"静止"状态。但当血管受损伤时，通过表面接触和某些凝血因子的作用，血小板可被激活参与生理止血过程。

（二）血小板的生理特性

1. 黏附 血小板与非血小板表面的附着称为血小板黏附（platelet adhesion）。血小板不能黏附于正常内皮细胞的表面，当血管内皮损伤暴露内膜下的胶原组织时，血小板才可黏附于内皮下组织。

2. 释放 血小板受刺激后将储存在致密体、α－颗粒或溶酶体内的物质排出的现象，称为血小板释放（platelet release）。从致密体释放的物质主要有ADP、ATP、5－羟色胺（5－HT）、Ca^{2+}；从α－颗粒释放的物质主要有β－血小板球蛋白、血小板因子4（PF_4）、vWF、纤维蛋白原和血小板因子V（PF_5）等。被释放的物质也可来自是临时合成并即时释放的物质，如血栓烷A_2（thromboxane A_2，TXA_2）。

3. 聚集 血小板与血小板之间的相互黏着，称为血小板聚集（platelet aggregation）。能够引起血小板聚集的因素统称为致聚剂，包括生理性致聚剂如ADP、肾上腺素、5－HT、胶原、凝血酶等和病理性致聚剂如细菌、病毒、药物、免疫复合物等。血小板聚集需要纤维蛋白原、Ca^{2+}和血小板膜上GP II_b/III_a的参与。在致聚剂的激活下，GP II_b/III_a分子上的纤维蛋白原受体暴露，在Ca^{2+}的作用下纤维蛋白原可与之结合，从而连接相邻的血小板，使血小板聚集成团。血小板聚集可分为两个时相：第一时相发生迅速，聚集后还可解聚，称为可逆聚集；第二时相发生缓慢，不能再解聚，称为不可逆聚集。血小板释放的TXA_2具有强烈的聚集血小板和缩血管作用。能引起血小板聚集的因素，多数能引起血小板释放反应，而且血小板的粘附、聚集与释放几乎同时发生。

4. 收缩 血小板具有收缩能力，这与血小板的收缩蛋白有关。收缩蛋白包括肌动蛋白、肌球蛋白、微管和各种相关蛋白。收缩蛋白发生收缩，使血凝块回缩和血栓硬化，有利于止血。

5. 吸附　血小板表面能够吸附许多凝血因子。当血管内皮破损时，血小板黏附和聚集在破损的局部，使受损局部凝血因子浓度显著升高，有利于血液凝固和生理止血。

（三）血小板的生成与调节

血小板是从骨髓中成熟的巨核细胞胞质裂解脱落下来的具有生物活性的小块胞质。造血干细胞首先分化生成巨核系祖细胞，然后分化为原始巨核细胞，经巨幼核细胞再发育为成熟巨核细胞。随着细胞的成熟，最后发展成网状，使胞质被分割成许多小区。当每个小区被完全隔开时即成为血小板，血小板通过静脉窦窦壁内皮间的空隙逐个从巨核细胞脱落进入血液中。每个巨核细胞可产生1000～6000个血小板。

血小板的生成受血小板生成素（thrombopoietin，TPO）的调节。TPO主要由肝实质细胞产生，肾也可少量产生。TPO为一种糖蛋白，其分子量为80000～90000。TPO能刺激造血干细胞向巨核系祖细胞分化，并特异地促进巨核祖细胞增殖、分化，以及巨核细胞的成熟与释放血小板。TPO是体内血小板生成调节最重要的生理性调节因子。

（四）血小板的破坏

血小板进入血液后，寿命为7～14天，但只在最初两天具有生理功能。血小板的破坏随血小板日龄的增高而增多。衰老的血小板在脾、肝和肺组织中被吞噬破坏。此外，在生理止血活动中，血小板聚集释放出全部活性物质后，其本身将解体而被消耗。

第三节　生理性止血

一、生理性止血的基本过程

生理性止血（physiological hemostasis）是指小血管损伤时，血液从小血管内流出，数分钟后出血自行停止的现象。用针刺破耳垂或指尖使血液自然流出，测定出血延续的时间，称为出血时间。正常出血时间为1～3分钟（Duke法）。出血时间的长短可以反映生理性止血功能的状态。生理性止血功能减退时，可有出血倾向；而功能增强时，则可导致血栓形成。

生理性止血过程包括三部分功能活动。首先是血管收缩：受损血管局部和附近的小血管收缩，使局部血流减少。若血管破损不大，可使血管破口封闭，从而制止出血。随后是血小板止血栓形成：由于内皮下胶原的暴露，1～2秒内即有少量的血小板黏附于内皮下的胶原上，通过血小板的黏附，使止血栓准确定位，局部受损红细胞释放的ADP和局部凝血过程中生成的凝血酶使血小板活化而释放内源性ADP和TXA_2，进而促使血小板发生不可逆聚集，形成血小板止血栓，从而将伤口堵塞，达到初步的止血作用。最后发生血液凝固：血管受损同时激活凝血因子，在局部迅速发生血液凝固，使血浆中可溶性的纤维蛋白原转变成不溶性的纤维蛋白，并交织成网，以加固止血栓。

生理性止血中血管收缩、血小板血栓形成和血液凝固三个过程，相继发生，相互重叠，彼此相互促进；而且血小板在生理性止血过程中具有重要作用。

二、血液凝固

血液凝固（blood coagulation）是指血液由流动的溶胶状态变成不能流动的凝胶状态的过程，简称为血凝。血凝中可溶性纤维蛋白原转变成不溶性的纤维蛋白，并交织成网，将血细胞和血液的其他成分网罗在内，形成血凝块。血液凝固是一系列复杂的酶促反应过程，需要多种凝血因子的参与。

血液凝固后1～2小时，血凝块发生回缩，并释出淡黄色的液体，此液体称为血清。血清与血浆的主要区别是血清中缺乏纤维蛋白原和其他部分凝血因子，增加了少量血凝时由血小板释放出来的物质。

（一）凝血因子

血浆与组织中直接参与血凝的物质，统称为凝血因子（blood coagulation factors）。已知的凝血因子中有12种已按发现的先后顺序用罗马数字编号（表10－1）。此外，还有前激肽释放酶、高分子激肽原和血小板磷脂等。除因子Ⅳ是Ca^{2+}外，其余的凝血因子都是蛋白质，而且因子Ⅱ、Ⅶ、Ⅸ、Ⅹ、Ⅺ、Ⅻ和前激肽释放酶都是丝氨酸蛋白酶，以无活性的酶原形式存在，必须通过其他酶的激活即有限水解，才能具有酶的活性。被激活的酶，在其右下角标“a”字来表示，如因子Ⅱa等。除因子Ⅲ以外，其他凝血因子均存在于新鲜血浆中，且多数是在肝脏合成，合成因子Ⅱ、Ⅶ、Ⅸ、Ⅹ需要维生素K参与。因此，肝功能损害或维生素K缺乏，都会导致凝血功能障碍。

表10－1　按国际命名法编号的凝血因子

编号	同义名	编号	同义名
因子Ⅰ	纤维蛋白原	因子Ⅷ	抗血友病因子
因子Ⅱ	凝血酶原	因子Ⅸ	血浆凝血活酶
因子Ⅲ	组织因子	因子Ⅹ	Stuart－Prower因子
因子Ⅳ	钙离子	因子Ⅺ	血浆凝血活酶前质
因子Ⅴ	前加速素	因子Ⅻ	接触因子
因子Ⅶ	前转变素	因子XIII	纤维蛋白稳定因子

（二）凝血过程

凝血过程是凝血因子按一定顺序相继激活的级联反应，最终导致纤维蛋白凝块的形成。这一过程可分为凝血酶原激活物的形成、凝血酶的形成和纤维蛋白的形成三个基本阶段（图10－2）。

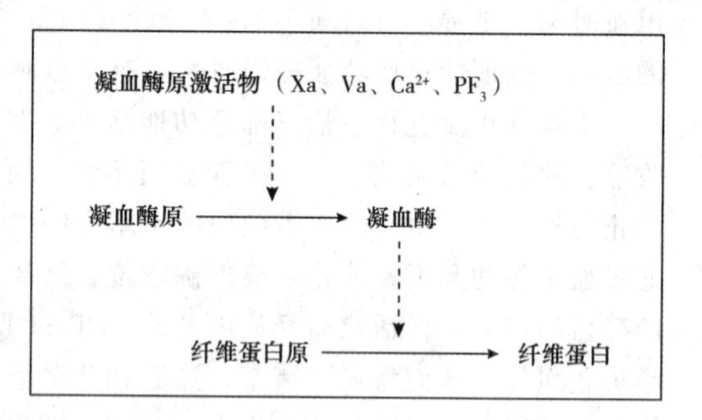

图10－2　凝血过程的三个阶段

1. 凝血酶原激活物的形成　凝血酶原激活物可通过内源性凝血和外源性凝血两条途径形成（图10－3）。两条途径的主要区别在于启动方式和参与的凝血因子不同，但两条途径中的某些凝血因子可相互激活，协同完成凝血过程。

内源性凝血是指参与凝血的因子全部来自血液。当血液与带负电荷的异物表面如血管内膜下组织特别是胶原纤维接触时，因子Ⅻ接触到异物表面，立即被激活成因子Ⅻa。因子Ⅻa可激活前激肽释放酶使之成为激肽释放酶，激肽释放酶反过来又能激活因子Ⅻ，形成正反馈，生成更多的因子Ⅻa。因子Ⅻa又激活因子Ⅺ生成因子Ⅺa。从因子Ⅻ激活到因子Ⅺa的形成过程，称为表面激活，这一过程还需有高分子激肽原参与。表面激活所生成的因子Ⅺa在Ca^{2+}存在的条件下激活因子Ⅸ生成因子Ⅸa，因子Ⅸa在Ca^{2+}的作用下与因子Ⅷa被结合在血小板3

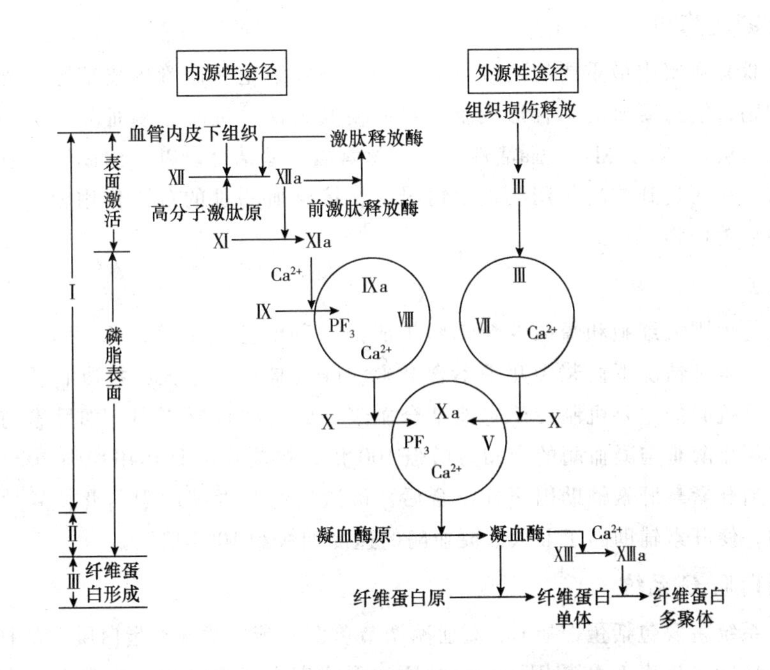

图 10－3 血液凝固的基本过程

Ⅰ：凝血酶原激活物的形成阶段；Ⅱ：凝血酶的形成阶段；Ⅲ：纤维蛋白的形成阶段

因子（PF_3）提供的磷脂表面上形成复合物（因子Ⅹ酶复合物），使因子Ⅹ激活为因子Ⅹa。随即因子Ⅹa与因子Ⅴ被 Ca^{2+} 连接在 PF_3 血小板磷脂表面上，形成凝血酶原激活物。在此过程中，因子Ⅷa作为辅助因子，可使因子Ⅸa对因子Ⅹ的激活速度提高20万倍。遗传性缺乏因子Ⅷ将发生甲型血友病，这时凝血过程非常慢，微小的创伤就会出血不止。

外源性凝血是指由血管外的因子Ⅲ（组织因子）进入血液而启动的凝血过程。因子Ⅲ存在于大多数组织细胞中，在组织损伤、血管破裂情况下因子Ⅲ释放，与血浆中的因子Ⅶ、Ca^{2+} 形成复合物，激活因子Ⅹ为因子Ⅹa，其后的反应与内源性凝血途径完全相同。

2. 凝血酶的形成 凝血酶原激活物可激活凝血酶原（因子Ⅱ），使之成为具有活性的凝血酶（因子Ⅱa）。凝血酶是一个多功能的凝血因子，其主要作用是分解纤维蛋白原。

3. 纤维蛋白的形成 凝血酶能迅速催化纤维蛋白原使之成为纤维蛋白单体。同时，在 Ca^{2+} 作用下，凝血酶能激活因子ⅩⅢ，使之成为因子ⅩⅢa，因子ⅩⅢa使纤维蛋白单体变为牢固的不溶性的纤维蛋白多聚体。后者交织成网，网罗血细胞形成血凝块。

在生理性止血过程中，内源性凝血途径和外源性凝血途径共同参与。外源性凝血途径较快，在凝血过程的启动中起关键作用，而内源性凝血途径较慢，在凝血过程的维持中起重要作用，组织因子被认为是凝血过程的启动因子。

三、抗凝系统

正常人在日常活动中常有轻微的血管损伤而发生低水平的凝血系统的激活，但循环血液保持流动状态而并不发生凝固，这除了与血管内膜光滑完整和血流较快有关外，还与血浆中存在的抗凝物质密切相关。主要的抗凝物质包括抗凝血酶Ⅲ、蛋白质C系统、组织因子途径抑制物和肝素等。

（一）抗凝血酶Ⅲ

抗凝血酶Ⅲ是血浆中最重要的抗凝物质之一，是肝细胞和血管内皮细胞分泌的一种丝氨酸蛋白酶抑制物，能与凝血酶结合形成复合物而使其失活。抗凝血酶Ⅲ分子上的精氨酸残基还能与因子Ⅶ、Ⅸa、Ⅹa、Ⅺa、Ⅻa活性中心的丝氨酸残基结合，以“封闭”这些酶的活性中心而使其失活，从而达到抗凝作用。正常情况下，抗凝血酶Ⅲ的抗凝作用较弱，但与肝素结合后抗凝作用显著增强。

（二）肝素

肝素主要是由肥大细胞和嗜碱性粒细胞生成的一种酸性黏多糖，肝、肺、心和肌肉等组织中含量丰富。生理情况下血浆中几乎不含肝素。肝素是一种很强的抗凝物质，在体内外都具有抗凝作用，抗凝的主要机制在于它能结合血浆中的一些抗凝蛋白。如肝素与抗凝血酶Ⅲ结合，可使抗凝血酶Ⅲ与凝血酶的亲和力增强100倍，抗凝血酶Ⅲ作用增强2000倍，使凝血酶立即失活。当肝素与肝素辅助因子Ⅱ结合后，被激活的肝素辅助因子Ⅱ特异性地与凝血酶结合成复合物，使肝素辅助因子Ⅱ灭活凝血酶的速度加快约1000倍。

（三）蛋白质C系统

蛋白质C系统主要包括蛋白质C、凝血酶调节蛋白、蛋白质S和蛋白质C的抑制物。蛋白质C是由肝合成的维生素K依赖因子，以酶原的形式存在于血浆中。当凝血酶离开损伤部位而与正常血管内皮细胞上的凝血酶调制蛋白结合后，可激活蛋白质C，激活的蛋白质C具有多方面的抗凝血、抗血栓形成的功能。主要的作用包括：①灭活凝血因子Ⅴa和Ⅷa；②限制因子Ⅹa与血小板结合；③增强纤维蛋白的溶解。

（四）组织因子途径抑制物

组织因子途径抑制物（TFPI）主要是由小血管内皮细胞产生的一种糖蛋白，是外源性凝血途径的特异性抑制物。目前认为，TFPI是体内主要的生理性抗凝物质。

知识链接

抗凝与促凝

①温度变化。当温度降低至10℃以下时，参与凝血过程的酶活性下降，可延缓血液凝固；温度升高（不超过42℃），可以加速酶的反应速度，从而促进血液凝固。②接触物表面光滑程度。光滑的表面，可减少血小板的聚集和解体，减弱对凝血过程的触发，延缓血液凝固；相反，粗糙的表面可以加速血液凝固。临床手术中采用温热生理盐水纱布压迫止血，就是通过提供粗糙的表面和提高手术野的温度，加速了血液凝固过程。③血浆中Ca^{2+}的含量。血液凝固过程中的多个环节都需要Ca^{2+}的参与，因此在体外向血液中加入枸橼酸钠等能与钙结合形成不易解离的络合物，可减少血浆中Ca^{2+}的含量，而起到抗凝作用。

四、纤维蛋白溶解

纤维蛋白在纤维蛋白溶解酶的作用下，被降解液化的过程称为纤维蛋白溶解（fibrinolysis)，简称纤溶。纤溶的作用是使生理止血过程中所产生的局部凝血块及时溶解，从而防止血栓形成，保证血流畅通。人体内的纤维蛋白溶解系统包括四种成分，即纤维蛋白溶解酶原（plasminogen，简称纤溶酶原）、纤维蛋白溶解酶（plasmin，简称纤溶酶）、纤溶酶原激活物（plasminogen activator）和纤溶抑制物。纤溶的基本过程可分两个阶段，即纤溶酶原的激活与纤维蛋白的降解（图 10－4）。

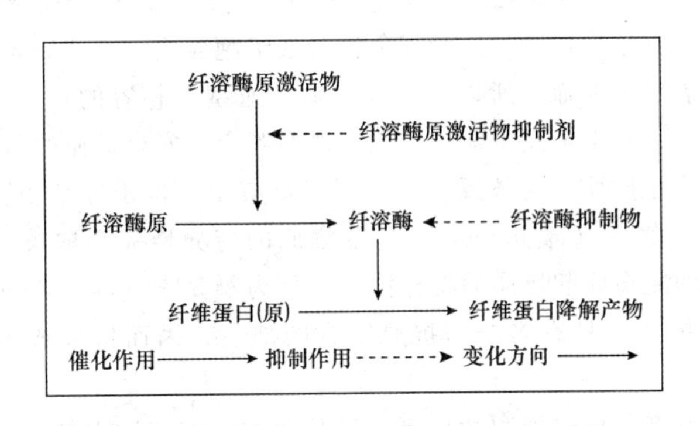

图 10－4　纤维蛋白溶解系统激活与抑制

（一）纤溶酶原的激活

纤溶酶原是一种蛋白质，可在肝、骨髓、肾等多种组织内合成，以血浆中的含量最高。纤溶酶原在激活物的作用下发生有限水解，脱下一段肽链而激活生成纤溶酶。纤溶酶原激活物可分为三类：第一类为血浆激活物，由小血管内皮细胞合成和释放。第二类为组织激活物，存在于组织中，尤其是以子宫、前列腺、肺、甲状腺等处较多，在组织损伤时可释放，因此上述器官手术时易发生术后渗血。月经血因含有这类激活物而不凝固。肾合成并释放的尿激酶是一种活性很强的组织激活物，已应用于临床治疗血栓病。第三类为依赖于凝血因子Ⅻ的激活物，如前激肽释放酶被Ⅻa 激活后生成的激肽释放酶就可激活纤溶酶原。

（二）纤维蛋白的降解

纤溶酶是血浆中活性很强的蛋白酶，可将纤维蛋白或纤维蛋白原逐步分解成很多可溶性的小肽，即纤维蛋白降解产物。纤维蛋白降解产物一般不再凝固，而且其中部分小肽有抗凝的作用。

正常情况下，血管内膜表面经常有低水平的纤溶活动，很可能血管内也经常有低水平的凝血过程，两者处于平衡状态。

（三）纤溶抑制物

体内有多种物质可抑制纤溶系统的活性，主要有两类纤溶抑制物：一类是 α_2－抗纤溶酶，它是由肝产生的一种球蛋白，能与纤溶酶结合形成复合物，从而使纤溶酶失去活性。另一类是纤溶酶原激活物的抑制物，如血浆中的 α_2－巨球蛋白，它能与尿激酶竞争而抑制纤溶酶的激活。

凝血与纤溶是两个既对立又统一的功能系统，它们之间的动态平衡，使人体在出血时既能有效地止血，又能防止血凝块堵塞血管，保持血流的通畅。

第四节 血型和输血

一、血型与红细胞凝集

血型（blood group）是指红细胞膜上特异性抗原的类型。当两个血型不相容的血液滴加在玻片上混合时，则红细胞聚集成簇，这种现象称为红细胞凝集（agglutination）。在补体的作用下，凝集的红细胞破裂发生溶血，所以当给人体输入血型不相容的血液时，在血管内可发生红细胞凝集和溶血反应，甚至危及生命。因此，血型鉴定是安全输血的前提。

红细胞凝集的本质是抗原－抗体反应。在凝集反应中，位于红细胞膜上的糖和多肽起着抗原的作用，称之为凝集原（agglutinogen），凝集原的特异性完全取决于这些特异性糖和多肽，能与红细胞膜上的凝集原起反应的特异抗体则称为凝集素（agglutinin）。当发生抗原－抗体反应时，由于每个抗体上具有多个与抗原结合的部位，因而抗体成为桥梁把红细胞聚集成簇。

虽然我们所说的血型是指红细胞的血型，但是存在于红细胞上的血型抗原也存在于白细胞、血小板和一般组织细胞上，此外在白细胞和血小板上还存在它们本身特有的抗原。

二、红细胞血型

根据红细胞膜上所含特异性凝集原的不同，可将人类的血液分为不同的血型系统。目前已发现的有 ABO、Rh、MNSs 等 30 个血型系统，其中与临床关系最为密切的是 ABO 血型系统和 Rh 血型系统。

（一）ABO 血型系统

1. ABO 血型的分型及判断 ABO 血型是根据红细胞膜上是否存在 A 凝集原和 B 凝集原，将血液分为四种类型：凡红细胞膜上只含 A 凝集原为 A 型，只含 B 凝集原为 B 型，A 与 B 两种凝集原都有为 AB 型，两种凝集原都没有为 O 型。不同血型人的血清中含有不同的凝集素。在 A 型人的血清中，只含有抗 B 凝集素；B 型人的血清中，只含有抗 A 凝集素；AB 型人的血清中既没有抗 A 也没有抗 B 凝集素；而 O 型人的血清中既含有抗 A 又含有抗 B 凝集素（表 10－2）。H 抗原是形成 A、B 抗原的结构基础，但其抗原性很弱，因此血清中不含有抗 H 抗体。

表 10－2 ABO 血型系统中的凝集原和凝集素

血型	红细胞膜上的凝集原	血清中的凝集素
A	A	抗 B
B	B	抗 A
AB	A 和 B	无
O	无	抗 A 和抗 B

临床上鉴定 ABO 血型的方法是用已知的标准 A 型血清（含抗 B 凝集素）和 B 型血清（含抗 A 凝集素），分别与被鉴定人的红细胞悬液相混合，依其发生红细胞凝集反应的结果，判定被鉴定人红细胞膜上所含的凝集原，来确定血型。研究发现，ABO 血型系统还有几种亚型，

其中最为重要的亚型是 A 型中的 A_1 和 A_2 亚型。在 A_1 亚型的红细胞膜上含有 A 和 A_1 凝集原，而 A_2 型红细胞膜上仅含有 A 凝集原。相应的在 A_1 型血清中只有抗 B 凝集素，而 A_2 型血清中除抗 B 凝集素之外，还含有抗 A_1 凝集素。因此当将 A_1 型的血液输给 A_2 型的人时，A_2 型人血清中的抗 A_1 凝集素可与 A_1 型人红细胞膜上的 A_1 凝集原结合产生凝集反应。据调查，我国汉族人中 A_2 型和 A_2B 型分别不超过 A 型和 AB 型人群的 1%，即使如此，在输血时仍应注意到 A_2 和 A_2B 亚型存在的重要性。

2. 血型的遗传学特征 ABO 血型系统中控制 A、B、H 抗原生成的基因为位于第 9 号染色体的等位基因上。在染色体二倍体上只可能出现两个等位基因，其中一个来自父体，另一个来自母体，这两个等位基因决定了子代血型的基因型。A 基因和 B 基因是显性基因，O 基因则为隐性基因。ABO 血型系统中决定每种血型表现型的可能基因型（表 10－3），表现型为 O 型血的人，其基因只能来自两个 O 基因，而表现型 A 或 B 由于可能分别来自 AO 和 BO 基因型，因而 A 型或 B 型的父母完全可能生下 O 型的子女。知道了血型的遗传规律，就可以从子女的血型表现型来推断亲子关系。例如，AB 型的人决不可能是 O 型子女的父母。但必须注意的是，法医学上需要依据血型表现型来判断亲子关系时，只能作为否定的参考依据，而不能据此作出肯定的判断。由于红细胞有许多种血型系统，测定血型的种类愈多，那么作出否定性判断的可靠性也愈高。

表 10－3 ABO 血型系统的表现型和基因型

表现型	基因型
A	AA，AO
B	BB，BO
AB	AB
O	OO

ABO 血型系统的抗体为天然抗体。新生儿的血液中不具有 ABO 血型系统的抗体，出生后的 2～8 个月开始产生，8～10 岁时达到高峰。这类天然抗体多属 IgM，分子量大，不能通过胎盘。因此，孕妇与胎儿血型不合时，母亲体内的天然抗体一般不能通过胎盘到达胎儿体内，引起胎儿红细胞发生凝集反应。若母体内有免疫性抗体（IgG）时，胎儿与母亲 ABO 血型不合，母体免疫性抗体可通过胎盘屏障进入胎儿体内，发生新生儿溶血病。

血型抗原在人群中的分布，在不同地域不同民族中有差异。在中欧地区人群中，40% 以上为 A 型，近 40% 为 O 型，10% 左右为 B 型，6% 左右为 AB 型；而在美洲土著民族中则 90% 属 O 型；在我国各族人群中 ABO 血型的分布也不尽相同。各民族的血型分布规律，将有助于人类学研究各民族的来源和相互关系。

（二）Rh 血型系统

1. Rh 血型系统的发现和分布 在寻找新血型物质的探索中，当把恒河猴（Rhesus monkey）的红细胞反复注射入家兔体内时，可引起免疫反应，此时在家兔血清中产生抗恒河猴红细胞的抗体。将含这种抗体的血清与人的红细胞混合，发现在白种人中约有 85% 的人红细胞可被这种血清凝集，表明人的红细胞上具有与恒河猴同样的抗原，故将这种血型称为 Rh 阳性血型；其余的人红细胞不被这种血清凝集，称为 Rh 阴性血型。在我国汉族和其他大部分少数民族人群中，Rh 阳性的人约占 99%，Rh 阴性的人只占 1% 左右。而在苗族和塔塔尔族中，Rh

阴性的人较多，分别占12.3%和15.8%。

2. Rh血型系统的基因型及其表达 利用血清试验发现人类Rh血型系统红细胞膜上的抗原有5种，分别为C、c、D、E、e。从理论上推断，有3对等位基因Cc、Dd和Ee控制着6种抗原。但实际上未发现单一的抗d血清，因而认为d是“静止基因”，在红细胞表面不表达d抗原。在5种抗原中，D抗原的抗原性最强。因此，凡是红细胞膜上含有D抗原的，称为Rh阳性；没有D抗原的，称为Rh阴性。

3. Rh血型的特点及临床意义 Rh血型与ABO血型系统不同的是，在人的血清中一直存在着ABO系统的天然抗体，而不存在抗Rh的天然抗体，只有当Rh阴性的人接受Rh阳性的血液后，通过体液免疫产生抗Rh的免疫性抗体。因此，第一次输血后一般不会产生明显的输血不合反应，但在第二次或多次输入Rh阳性血液时就会发生抗原-抗体反应，使输入的Rh阳性红细胞发生凝集。

此外，当Rh阴性的母亲怀有Rh阳性的胎儿时，Rh阳性胎儿的红细胞或D抗原可以进入母体，通过免疫反应，在母体的血液中产生抗D抗体，这种抗体是不完全抗体IgG，能透过胎盘，进入胎儿的血液，而使胎儿的红细胞发生凝集和溶解，造成新生儿溶血性贫血，严重时可致胎儿死亡。但一般只有在分娩时才有较大量的胎儿红细胞进入母体，而母体血液中的抗体浓度是缓慢增加的，一般需要数月的时间，因此，第一次妊娠常不产生严重反应。如果Rh阴性母亲再次怀有Rh阳性胎儿时，此时母体血液中高浓度的抗D抗体将会透过胎盘，进入胎儿的血液，使胎儿红细胞发生凝集，导致胎儿死亡。因此，对于多次怀孕均成死胎的Rh阴性孕妇，应引起医务人员高度重视。

三、输血的原则

输血（blood transfusion）措施是治疗某些疾病、抢救大失血或保证大手术顺利进行的重要措施。输血的基本原则是保证供血者的红细胞不被受血者血浆中的凝集素所凝集，即供血者红细胞膜上的凝集原不与受血者血浆中的凝集素发生凝集反应。因此，输血前必须进行交叉配血试验，即供血者的红细胞混悬液与受血者的血清相混合，称为交叉配血主侧，而受血者的红细胞混悬液与供血者的血清相混合，称为交叉配血次侧（图10-5）。如果交叉配血试验两侧均无凝集反应，称为配血相合，可以输血；如果主侧有凝集反应，不论次侧是否凝集，均为配血不合，绝对不能输血；如果主侧不发生凝集反应而次侧发生凝集，一般不宜进行输血，除非迫不得已时才进行输血，并应按下文所述输入O型血的原则慎重处理。进行交叉配血试验，可以避免由于亚型和血型不同等原因而引起的输血凝集反应。

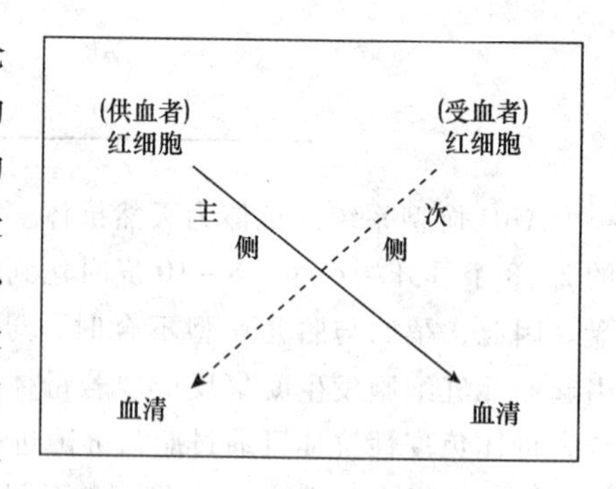

图10-5 交叉配血试验

ABO血型的输血原则为：①同型血相输。即只有在ABO血型相同时才能进行输血。因为输同型血时，受血者血浆中不含与供血者红细胞膜上凝集原发生特异性结合的凝集素。②O型血可以少量输给其他血型的人。这是在无法得到同型血液的情况下，才考虑将O型血输给其他血型的人，但输血量要少（<200ml），速度要慢，并避免反复输入。这是因为O型血红细胞膜上虽然不含任何凝集原，不被任何血型的血浆所凝集，但O型血的血浆中含有抗A、抗B两种凝集素，所以当O型血的血浆输入到A型、B型或AB型受血者血液中时，可以与受

血者的红细胞发生凝集反应。但由于输血量较小，速度缓慢，随红细胞一道进入受血者血液中的凝集素迅速被稀释、冲散，从而达不到产生凝集反应的浓度，故受血者的红细胞不被凝集。相反，大量、快速地输入O型血，输入到受血者血浆中的凝集素不能很快被稀释或冲散，就有可能导致受血者红细胞发生凝集反应。所以以往把O型血的人称为“万能供血者”是不科学的。③AB型的人可以接受少量其他血型的血液。这是因为AB型血浆中不含凝集素，所以可以接受A型、B型或O型的血液。但同样要保证少量、缓慢、避免反复输入的原则。

输血时因血型不合会产生严重的溶血反应，导致休克、血管内凝血以及肾功能损伤，严重时可发生死亡。因此，即便是同型血液输血，输血前也必须常规进行交叉配血试验。

案例解析

案例1：患儿，男，5个月。因2天前发热、呕吐、每天腹泻水样便十余次入院。体格检查：体温40.1℃，嗜睡，醒后烦躁，烦渴，皮肤干热，弹性欠佳，流涕，咽红，明显腹胀。大便水样，无黏液、脓血及腥臭味，镜下偶见少量脓细胞。诊断为病毒性肠炎伴高渗性脱水。临床采取抗病毒治疗，并进行输液，补充的水分多于电解质。

解析：由于患者发热、呕吐、腹泻丢失的水分多于电解质，加之饮水不足，导致血浆晶体渗透压升高，形成高渗性脱水。因此，临床上在纠正水电解质平衡的时候，补充的水分应多于电解质。

案例2：患儿，女，20天，足月妊娠，体重4.2kg，因便血24小时入院。入院前2周有上呼吸道感染史。体格检查：体温37.4℃，脉搏130次/分，呼吸36次/分，意识清楚，全身散在出血性斑点，其他均未见异常。血液检查：血红蛋白80g/L，红细胞2.8×10^{12}/L，血小板20×10^{9}/L，出血时间5分钟。诊断为急性原发性血小板减少性紫癜。

解析：由于患者血小板数量显著减少，引起毛细血管壁的通透性增加，红细胞渗出血管外，在皮下出现出血性斑点，严重时出现胃肠道大出血等。同时，血小板数量减少，导致出血时间延长（正常出血时间为1～3分钟）。

本章小结

血液由血浆和血细胞组成，具有运输、参与体液调节、维持内环境稳态和防御功能。

血细胞分为红细胞、白细胞和血小板三类。

红细胞具有可塑变形性、悬浮稳定性和渗透脆性等生理特性，主要功能是运输O_2和CO_2。红细胞生成的主要原料是铁和蛋白质，成熟因子是叶酸和维生素B_{12}。红细胞的生成主要受促红细胞生成素和雄激素的调节。

白细胞分为中性粒细胞、嗜酸性粒细胞、嗜碱性粒细胞、单核细胞和淋巴细胞五类，具有变形、游走、趋化、吞噬和分泌等特性，参与机体免疫与防御功能。

血小板主要功能是参与生理性止血，维持血管壁的完整性。

生理性止血包括血管收缩、血小板止血栓形成和血液凝固三个过程。

血液凝固分为凝血酶原激活物的形成、凝血酶的形成和纤维蛋白的形成三个阶段，有内源性凝血和外源性凝血两条途径。参与内源性凝血的因子全部来自血液，外源性凝血是由组织因子进入血液启动。

主要的抗凝物质有抗凝血酶Ⅲ、肝素、蛋白质C系统、组织因子途径抑制物等。

纤维蛋白溶解分为纤溶酶原的激活与纤维蛋白的降解两个阶段。

与临床输血最为密切的是ABO血型系统和Rh血型系统。输血的基本原则是保证供血者的红细胞不被受血者血浆中的凝集素所凝集，输血前必须进行交叉配血试验。

思考题

1. 试述血液的组成及其生理功能。
2. 试述血浆渗透压的类型及功能。
3. 简述血液凝固的基本过程与特点。
4. 临床输血时，为什么要进行交叉配血试验？输血有哪些基本原则？

（梅仁彪）

第十一章　血液循环

学习导引

知识要求

1. **掌握**　心肌生物电现象产生原理；心肌生理特性及其影响因素；掌握心脏泵血过程；心脏泵血功能的评价及调节；动脉血压形成原理和影响因素；组织液生成与回流原理及影响因素；心血管活动的神经调节（压力感受性反射、化学感受性反射、心肺感受性反射）和体液调节（血管紧张素Ⅱ、肾上腺素与去甲肾上腺素、血管升压素、心房钠尿肽）；冠脉循环特点及其调节。

2. **熟悉**　心音的组成和意义；心电图各波段的意义；静脉血压及影响静脉回流的因素。

3. **了解**　各类血管的结构、功能特点；其他心血管反射；肺循环；脑循环。

循环系统是由心脏和血管组成的封闭管道系统。在循环系统中心脏作为动力器官，通过其节律性收缩和舒张，推动循环系统中充盈的血液按单一方向、周而复始地循环流动，称为血液循环。血液循环的基本功能是运输各种物质，以满足细胞新陈代谢和生理功能的正常进行，协助实现体液调节功能及防御功能。

在正常机体，心血管活动受神经、体液因素的调节，使心血管活动满足机体对内外环境变化适应的需求。

第一节　心脏生理

在循环系统中，心脏推动血液流动时，其活动表现在以下方面：①心肌细胞产生生物电活动。②在生物电基础上触发心脏节律性收缩与舒张，实现心脏泵血功能。③心肌舒缩、瓣膜关闭、血液流动产生心音。

心肌细胞分为两大类：一类是普通心肌细胞，包括心房肌细胞和心室肌细胞，此类细胞含有丰富肌原纤维，具有收缩功能，又称为工作细胞。此外此类细胞还具有兴奋性和传导性。另一类是特殊分化的心肌细胞，此类细胞存在于心脏特殊传导系统中，主要包括窦房结的P细胞和浦肯野细胞，具有自动产生节律性兴奋的能力，还具有兴奋性、传导性，但是没有收缩功能，又称为自律细胞。特殊分化的心肌细胞起着产生和传导兴奋的作用，控制心脏节律性活动。

一、心肌细胞的生物电现象

在心脏各类心肌细胞由于其生物电产生机制不同（图 11－1），决定了它们在心脏功能活动中所处地位，并且在生物电产生的基础上出现的电生理特性，影响心肌功能活动的进行。下面以窦房结细胞、普氏细胞、心室肌细胞为例，介绍生物电活动产生机制。

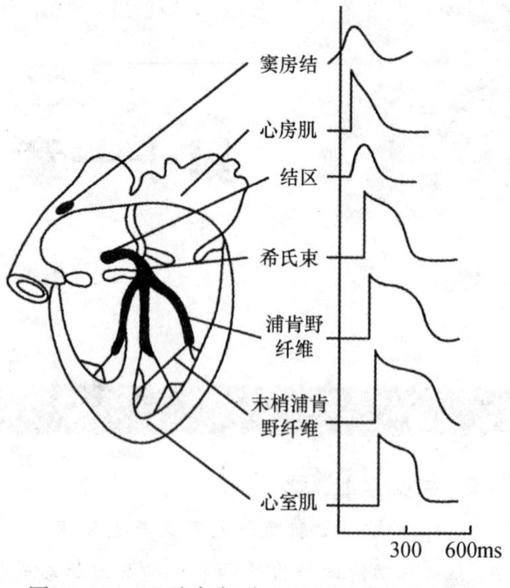

图 11－1　心脏各部分心肌细胞的跨膜电位

（一）心室肌细胞的跨膜电位及其形成机制

1. 静息电位　心室肌细胞静息电位形成机制与神经纤维相同，主要是静息状态下细胞膜上 K^+ 通道开放，K^+ 外流，使膜电位接近 K^+ 平衡电位，并呈现外正内负的极化状态。

2. 动作电位　心室肌细胞动作电位形成机制比较复杂，动作电位升支与降支不对称，降支持续时间长。动作电位分为去极化的 0 期和复极化的 1 期、2 期、3 期，及静息期的 4 期共 5 个时相（图 11－2）。

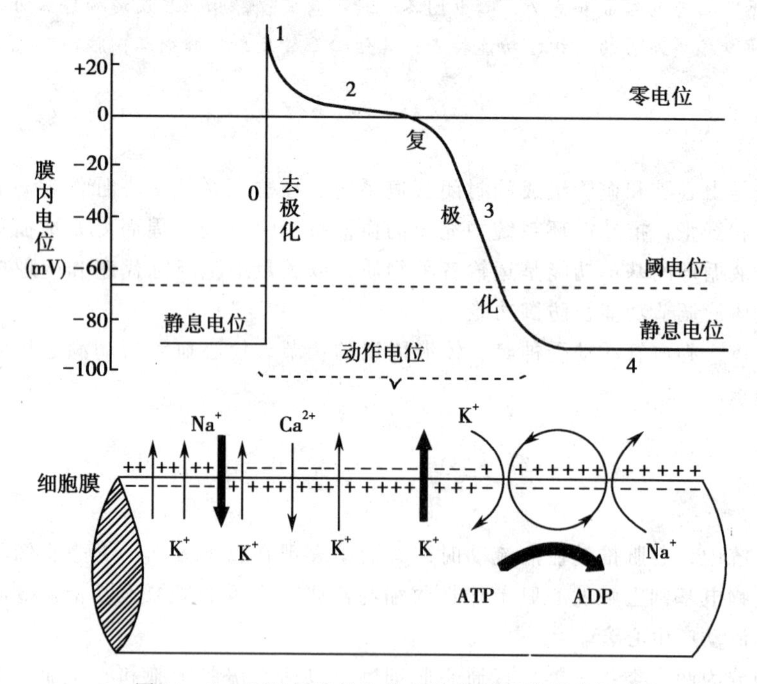

图 11－2　心肌细胞的生物电与离子活动示意图

（1）去极化过程　又称为 0 期，是心室肌细胞接受刺激发生兴奋的反映。此期膜电位由 －90mV 上升至 ＋30mV，其中超过 0mV 以上部分称为超射。当心肌细胞受到适宜刺激作用，使膜去极化达到阈电位时，Na^+ 通道被大量激活而开放，膜对 Na^+ 通透性增高，Na^+ 出现再生性内流，膜电位迅速由静息状态的 －90mV 上升到 ＋30mV 左右，膜由极化状态通过去极化、反极化至接近 Na^+ 平衡电位水平，形成动作电位升支。Na^+ 通道的激活与失活十分迅速，所以心室肌细胞 0 期除极时间短（1～2ms），速度快（200～400V/s），幅度高（可达 120mV）。当膜除极至 0mV 左右时，Na^+ 通道开始失活关闭，Na^+ 内流逐渐终止，故 Na^+ 通道称为快通道。

快 Na^+ 通道的阻断剂为河豚毒素，但心肌细胞快 Na^+ 通道对河豚毒素的敏感性低，仅为神经纤维和骨骼肌细胞的 1/100～1/1000。临床常用的Ⅰ类抗心律失常药物就是通过阻断快 Na^+ 通道发挥治疗心律失常作用。

（2）复极化过程　在 0 期去极结束后，由于 Na^+ 通道失活关闭，细胞除极结束，开始复极。复极过程分为 3 期。

1）1 期（快速复极期）：膜电位迅速由 +30mV 下降到 0mV 左右，约需 10ms。1 期产生机制主要是细胞膜上 K^+ 通道激活开放，K^+ 外流引起。与 1 期复极有关的 K^+ 通道可被 4－氨基吡啶阻断。

0 期去极和 1 期复极膜电位变化速度快，持续时间短，形成锋电位。

2）2 期（平台期）：在 2 期，膜复极速度极为缓慢，几乎停滞在 0mV 水平，约需 100～150ms，形成平台期。平台期是心肌细胞动作电位的主要特征，也是心肌细胞动作电位持续时间较长的主要原因。2 期产生机制主要是 Ca^{2+} 的缓慢内流和 K^+ 外流形成。心肌细胞膜上 Ca^{2+} 通道具有电压依从性和时间依从性，在 0 期去极达 −40mV 时缓慢激活，至 2 期开始时完全激活，引起 Ca^{2+} 缓慢内流。2 期开始时 Ca^{2+} 内流与 K^+ 外流所携带的跨膜电荷量基本相同，所以膜电位保持在 0mV 左右。在 2 期随着时间推移，Ca^{2+} 通道逐渐失活，K^+ 通道激活逐渐增多，至平台晚期 Ca^{2+} 通道失活关闭，Ca^{2+} 内流停止，K^+ 外流的复极化作用占优势，使膜转入 3 期复极。Ca^{2+} 通道的激活需要几毫秒，失活需要几百毫秒，故称慢通道。

Ca^{2+} 通道的阻断剂为维拉帕米，临床常用的Ⅲ类抗心律失常药物就是通过阻断 Ca^{2+} 通道发挥治疗心律失常作用。

3）3 期（快速复极末期）：平台期结束后，复极过程加速，膜电位由 0mV 下降至 −90mV，约需 100～150ms，完成复极过程。

3 期形成的机制主要是由于 Ca^{2+} 通道失活关闭，而膜对 K^+ 通透性增高，随着时间推移，K^+ 外流增多，使膜复极加快，直至复极完成。

（3）4 期（完全复极期）又称静息期，4 期膜电位维持在静息电位水平，是动作电位复极完毕后的时期。由于动作电位产生期间有 Na^+、Ca^{2+} 内流，K^+ 外流，导致细胞膜内外离子分布状态改变。而这种改变激活细胞膜上钠泵的主动转运，每消耗 1 个 ATP 可排出 3 个 Na^+ 和摄入 2 个 K^+，以保持心肌细胞正常兴奋性。而通过 Na^+－Ca^{2+} 交换体的继发性主动转运，使 3 个 Na^+ 进入细胞的同时将细胞内的 1 个 Ca^{2+} 排出。此外细胞膜上钙泵（又称为 Ca^{2+}－ATP 酶）可将细胞内少量 Ca^{2+} 排出细胞。

（二）普肯野细胞的跨膜电位及其形成机制

普肯野细胞动作电位 0 期至 3 期的形态与产生机制与心室肌细胞基本相同，但是普肯野细胞在 3 期复极结束达最大复极电位后，开始缓慢、自动的去极化，称为 4 期自动去极化（图 11－3），去极化达阈电位，即可产生动作电位，故具有 4 期自动去极化特征的细胞称为自律细胞。

浦肯野细胞 4 期自动去极化主要是 Na^+ 内流随时间推移而逐渐增多引起，此外还有 K^+ 外流随时间推移的逐渐减少。与浦肯野细胞 4 期自动去极化有关的 Na^+ 通道又称为 I_f 通道，I_f 通道在动作电位3期复极达-60mV左右时开始激活，至膜电位复极至-100mV充分激活。故随着膜复极程度逐渐加强，I_f通道激活开放数量逐渐增多，Na^+内流逐步增加，使细胞膜出现去极化，如果达到阈电位水平，即能产生动作电位。浦肯野细胞4期自动去极化速度约为0.02V/s。I_f通道的阻断剂为铯（Cs）。

心室肌细胞和普肯野细胞的0期去极都是由细胞膜上快Na^+通道开放，Na^+内流引起，产生快速除极过程，这种细胞称为快反应细胞。心室肌细胞为快反应非自律细胞，普肯野细胞为快反应自律细胞。

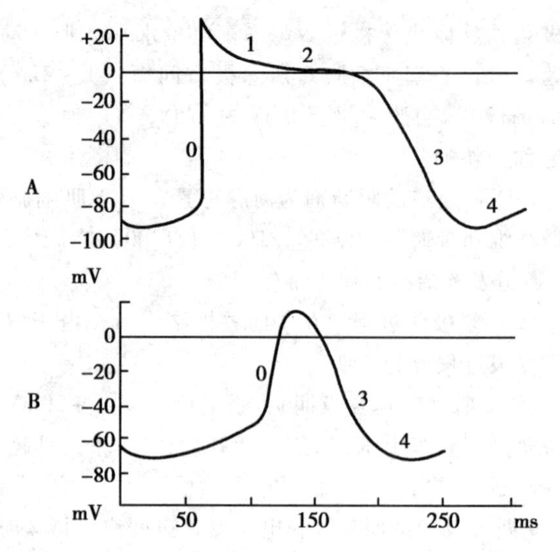

图11-3　普肯野细胞、窦房结P细胞动作电位示意图
A：普肯野细胞　B：窦房结P细胞

（三）窦房结P细胞的跨膜电位及其形成机制

窦房结P细胞也是自律细胞，但是其动作电位形态、形成机制与浦肯野细胞相差很大（图11-3）。窦房结细胞动作电位的特点有：①最大复极电位为-70 mV，阈电位为-40mV；②0期去极幅度低（约70mV）、速度慢（约10V/s）、时间长（约需7ms）；③无明显的复极1期和2期；④4期自动去极化速度快（约0.1 V/s）。

窦房结P细胞动作电位0期去极是膜上Ca^{2+}通道激活，Ca^{2+}内流引起。3期复极是膜上K^+通道激活，K^+外流引起。

窦房结P细胞4期自动去极是K^+外流随时间推移自动逐渐减少引起。除此之外还有少量的Na^+内流和Ca^{2+}内流。

窦房结P细胞和房室交界细胞的0期去极都是由细胞膜上Ca^{2+}通道缓慢开放，Ca^{2+}内流产生缓慢除极过程，这种细胞称为慢反应细胞。窦房结P细胞、房室交界的房结区与结希区细胞为慢反应自律细胞，房室交界的结区细胞为慢反应非自律细胞。

二、心肌的生理特性

心肌细胞的生理特性有兴奋性、自律性、传导性和收缩性，其中兴奋性、自律性和传导性是以细胞膜的生物电活动为基础，称为电生理特性。收缩性与心脏泵血密切相关，称为机械特性。

（一）心肌的兴奋性

兴奋性是指心肌细胞接受刺激发生反应的能力。兴奋性的高低可以用阈值来衡量。

1. 影响兴奋性因素

（1）静息电位或最大复极电位水平与阈电位水平　如果阈电位不变，静息电位或最大复极电位上移，则膜电位与阈电位之间差距减小，兴奋性提高。反之兴奋性降低。如果静息电位或最大复极电位不变，阈电位下移，静息电位与阈电位之间差距减小，兴奋性提高。反之兴奋性降低。

（2）引起0期除极离子通道状态　快反应细胞0期除极由快 Na^+ 通道激活开放引起，慢反应细胞0期除极由慢 Ca^{2+} 通道激活开放引起，无论是快 Na^+ 通道还是慢 Ca^{2+} 通道都有备用、激活、失活三种状态。在细胞一次兴奋过程中，由于膜电位的变化使 Na^+ 通道、Ca^{2+} 通道状态产生周期性变化，而通道状态的周期性变化决定了细胞有无兴奋性及兴奋性的高低。以快 Na^+ 通道为例，当膜处于静息电位水平时，Na^+ 通道处于备用状态，此时 Na^+ 通道是关闭的，但是有开放的能力。当膜去极化达到阈电位时，大量 Na^+ 通道由备用状态转变为激活状态，并且产生再生性的激活过程，引起 Na^+ 内流，膜产生去极化，心肌细胞具有兴奋性。随后 Na^+ 通道迅速进入失活状态，失活 Na^+ 通道处于关闭状态，且失去接受刺激再次激活的能力，心肌细胞无兴奋性。只有膜复极化到 -55mV 时，部分失活的 Na^+ 通道开始转变为备用状态，随着膜复极化的不断进行，转变为备用状态的 Na^+ 通道数量逐渐增多，Na^+ 通道激活的速度也逐渐加快，故心肌细胞兴奋性由低增高，并逐渐恢复正常。因此 Na^+ 通道处于备用状态是心肌细胞具有兴奋性的前提，这是心肌细胞一次兴奋过程中细胞兴奋性出现周期性变化的原因。

2. 兴奋性的周期性变化

（1）有效不应期　从动作电位0期除极开始到3期复极至 -55mV 期间，Na^+ 通道处于失活状态，此期给予细胞任何强度的刺激，细胞都不能产生兴奋，即无兴奋性，称为绝对不应期（absolute refractory period，ARP）。膜电位从 -55 ~ -60mV 期间，极少量 Na^+ 通道转变为备用状态，细胞能产生局部兴奋，称为局部反应期（local respone period）。所以从0期除极开始至3期复极至 -60 mV 期间，任何强度的刺激都不能使细胞产生兴奋，称为有效不应期（effective refractory period，ERP）。

（2）相对不应期　有效不应期后，膜电位从 -60mV 复极至 -80mV 期间，此期部分 Na^+ 通道功能刚开始恢复，开放速度较慢，必须给予细胞阈上刺激，方可产生兴奋，故兴奋性较低，称为相对不应期（relative refractory period，RRP）。

（3）超常期　相对不应期后，膜电位由 -80mV 复极到 -90mV 期间，在此期大部分 Na^+ 通道功能恢复，开放速度加快，此时膜电位靠近阈电位，可在阈下刺激作用下产生兴奋，故兴奋性较高，称为超常期（supranormal period，SNP）。

3. 兴奋性周期性变化与收缩的关系　心肌细胞在接受适宜刺激作用产生兴奋时，其兴奋性发生周期性变化，但与神经、骨骼肌细胞相比，心肌细胞的有效不应期特别长，相当于心肌的收缩期加上舒张早期（图11－4）。所以在心肌收缩开始至舒张早期的时段内给予刺激，心肌细胞不会发生兴奋和收缩，这一特点使心肌不会出现完全强直收缩，始终保持交替收缩和舒张，从而保证心脏泵血功能的正常进行。

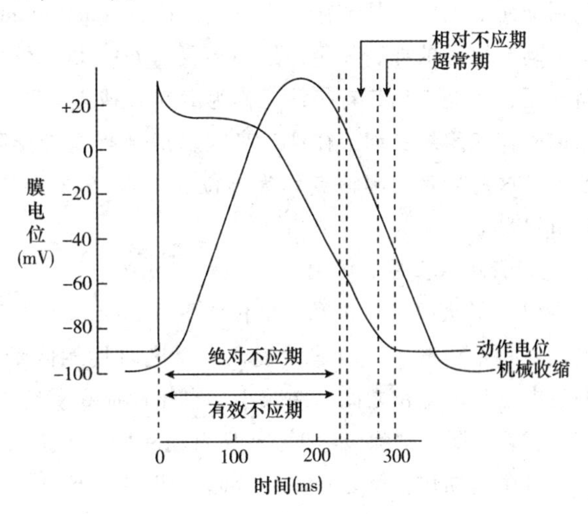

图11－4　心室肌细胞兴奋性周期性变化及其与收缩之间的关系

在心肌舒张早期以后（相当于有效不应期后），下一次窦房结兴奋到达之前，给予心肌细胞额外或病理的有效刺激，可使心肌细胞产生一次提前的兴奋和收缩，称为期前兴奋（premature excitation）和期前收缩（premature systole）。紧接期前兴奋之后的正常窦房结兴奋传来时，如果恰好落在期前兴奋的有效不应期，则出现窦房结兴奋的一次“脱失”，需待新的一次窦房结兴奋传来才能引起心肌兴奋和收缩，所以心肌期前收缩后往往出现一段较长的舒张期称为代偿间歇（compensatory pause）（图 11－5）。

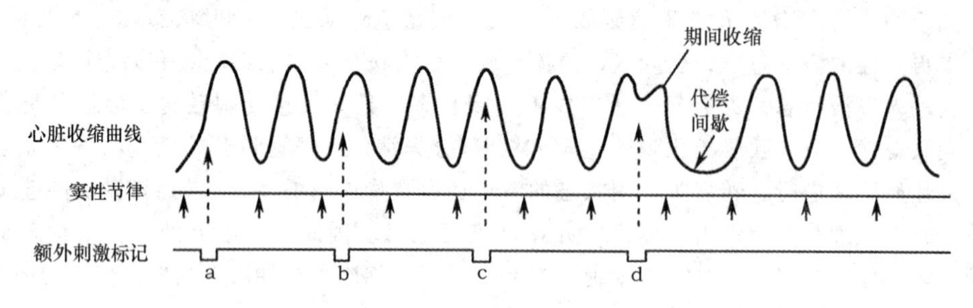

图 11－5 期前收缩与代偿间歇

额外刺激 a、b、c 落在有效不应期，无兴奋和收缩产生；额外刺激 d 落在相对不应期时，可以产生期前收缩和代偿间歇

（二）自动节律性

自动节律性（autorhythmicity）是指心肌细胞在没有外来刺激作用的条件下，自动地产生节律性兴奋的能力。自动节律性高低可用发生兴奋的频率来衡量。

1. 心脏的起搏点 心脏内具有自动节律性的细胞存在于特殊传导系统中，在特殊传导系统由上到下自动节律性逐渐降低，其中窦房结细胞自动节律性最高，约为 100 次/分，房室交界次之，约为 40～60 次/分，浦肯野细胞最低，约为 30 次/分。在正常情况下，由于窦房结的自动节律性最高，其发出兴奋经心房肌、房室交界、房室束、左右束支、普肯野纤维网传至心室肌，控制整个心脏的兴奋和收缩，因此窦房结为正常起搏点（normal pacemaker）。由窦房结活动而形成的心脏节律称为窦性心律（sinus rhythm）。正常人安静时，由于迷走神经对窦房结自动节律性的抑制作用，故心率仅有 60～80 次/分。心脏其他自律细胞仅起传导窦房结兴奋作用，不能表现其自律性，称为潜在起搏点（latent pacemaker）。在病理情况下，如果窦房结以外自律组织自动节律性升高或窦房结兴奋传导阻滞，心脏按自律性最高组织发出兴奋而活动，这些异常的起搏点称为异位起搏点（ectopic pacemaker），由异位起搏点兴奋控制的心脏节律性活动称为异位节律。

2. 影响自律性的因素

（1）最大复极电位和阈电位水平 如果阈电位不变，最大复极电位上移，则膜电位与阈电位之间差距减小，自律性提高。反之自律性降低。如果最大复极电位不变，阈电位下移，静息电位与阈电位之间差距减小，自律性提高。反之自律性降低。

（2）4 期自动除极速度 4 期自动除极速度加快，从最大复极电位除极到阈电位的时间缩短，自律性加快。反之自律性降低（图 11－6）。

（三）传导性

传导性（conductivity）指心肌细胞传导兴奋的能力。传导性的高低可以用传导速度来衡量。

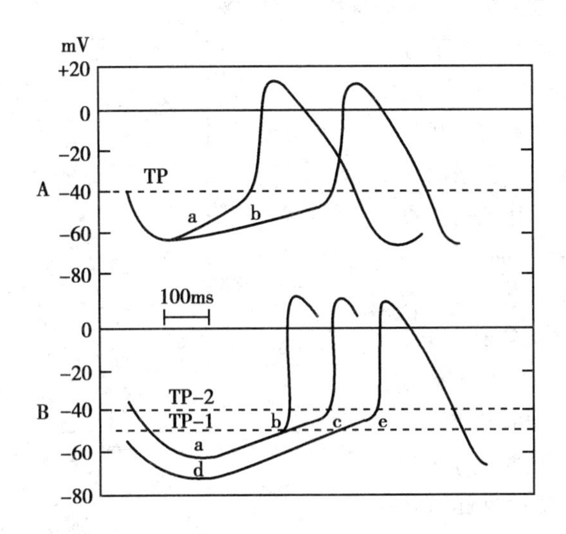

图 11－6 影响自律性的因素

A. 起搏电位斜率由 a 减小到 b 时，自律性降低；B. 最大复极电位水平由 a 达到 d，或阈电位由 TP－1 升到 TP－2 时，自律性均降低 TP：阈电位

1. 心脏内兴奋的传导途径和特点 心肌细胞之间以闰盘相连，闰盘是细胞之间的低电阻通道，使动作电位能从一个心肌细胞快速传到相邻的心肌细胞，保证心肌细胞同步收缩的实现。

在正常情况下，窦房结产生的兴奋先直接传导至左、右心房肌，引起心房收缩。同时，窦房结的兴奋通过心房肌细胞组成的“优势传导通路”迅速传到房室交界区，而后经过房室束、左束支和右束支、浦肯野纤维网传至心室肌，首先引起内膜侧心室肌兴奋，而后向外膜侧扩布，最终引起整个心室肌的兴奋。

不同心肌细胞的结构和功能特性不同，兴奋传导速度差异较大，如窦房结细胞传导速度约为 0.05m/s，心房肌细胞传导速度约为 0.4m/s（优势传导通路约为 1.0～1.2m/s），房室交界的传导速度很慢，其中结区的传导速度仅为 0.02m/s，浦肯野纤维的传导速度最快，可达 4m/s。由于房室交界的兴奋传导速度最慢，且此处是心房兴奋传向心室的必经之路，所以兴奋通过房室交界需延误一段时间，称为房室延搁（atrioventricular delay）。房室延搁的生理意义在于保证在心房收缩完毕后心室才收缩，使心房和心室的收缩活动交替进行，有利于心室的充盈和射血。

2. 影响传导性的因素

（1）结构因素 心肌细胞直径越粗，兴奋传导速度越快，反之，传导速度越慢。在心脏房室交界结区细胞直径最细，约 3μm，窦房结 P 细胞直径 5～10μm，普肯野细胞直径约 70μm，所以结区细胞兴奋传导速度最慢。

（2）生理因素 是影响传导性的主要因素。

1）0 期去极的幅度和速度：兴奋在细胞上的传导是通过形成局部电流而实现的，0 期去极化幅度大、速度快，则局部电流形成的速度快、电流强，使未兴奋部位去极化达到阈电位所需时间短，兴奋传导速度快。反之，兴奋传导速度慢。

心肌0期去极化速度和幅度取决于Na^+通道开放的数量和开放的速度，后者取决于膜电位水平的变化，这种现象称为Na^+通道效率的电压依赖性。如果以静息电位为横坐标，0期最大去极速度为纵坐标作图，则可绘出膜反应曲线（membrane responsiveness curve）（图11－7）。从曲线上可见膜电位低于－55mV时，Na^+通道失活关闭，0期去极速度几乎为零。膜电位在－55～－90mV期间，Na^+通道效率随膜电位的加大而逐渐提高，0期去极速度和幅度也逐渐升高。膜电位在正常静息电位水平（－90mV）时，膜受刺激去极化达到阈电位时，Na^+通道开放的数量多，开放的速度快（Na^+通道效率高），使0期去极速度可达400～500mV/s。若膜电位大于正常膜电位水平，0期去极最大速度基本不变，说明Na^+通道效率已达极限。故正常静息电位水平时，Na^+通道处于最佳状态。某些药物可以影响离子通道状态，改变0期去极速度、幅度，从而影响传导速度，如苯妥英钠可提高膜反应性（促进Na^+内流），使膜反应曲线左上移，0期去极速度加快，兴奋传导加快。奎尼丁能降低膜反应性（抑制Na^+内流），使膜反应曲线右下移，0期去极速度减慢，兴奋传导减慢。

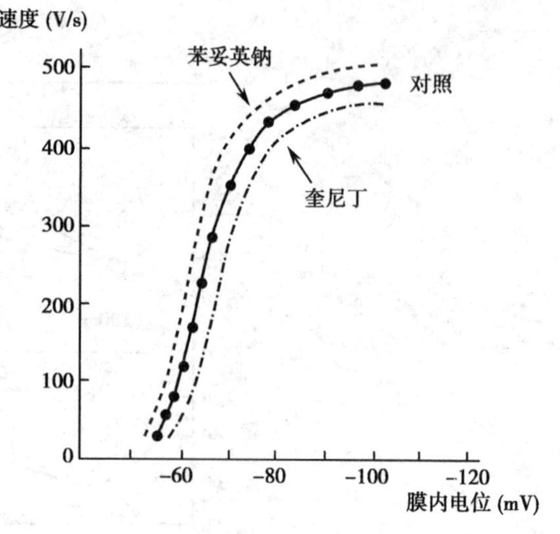

图11－7　膜反应曲线

2）邻近未兴奋部位膜的兴奋性：兴奋的传导是细胞膜兴奋部位与邻近未兴奋部位间存在电位差，产生局部电流，使邻近未兴奋部位去极化达到阈电位发生兴奋的过程，最终细胞膜依次发生兴奋，故而邻近未兴奋部位膜的兴奋性也会影响兴奋的传导。如果未兴奋部位膜处于有效不应期，则导致传导阻滞，如果处于相对不应期，则产生0期除极缓慢、幅度小的动作电位，导致兴奋传导速度减慢。但是如果静息电位下移或阈电位上移，二者之间距离加大，膜由静息电位除极到阈电位所需时间延长，兴奋传导速度也减慢。

（四）收缩性

在动作电位的触发下，心肌细胞发生收缩的特性称为收缩性。有以下三个特点。

1. 对细胞外液Ca^{2+}依赖性较强　心肌细胞与骨骼肌细胞相比，其肌浆网很不发达，贮存钙的量较骨骼肌少，因此维持正常收缩需依赖细胞外液Ca^{2+}的进入。在动作电位平台期中内流的Ca^{2+}一方面使胞浆中Ca^{2+}浓度升高10%～20%，另一方面促进了肌浆网储存Ca^{2+}的释放（钙触发钙释放）。胞浆中Ca^{2+}浓度在一定范围内升高，可加强心肌收缩力。

2. 同步收缩　心肌细胞间存在闰盘结构，使心房肌之间或心室肌之间成为一功能合胞体，保证心房或心室产生同步收缩，有利于心脏产生有效的射血过程。

3. 不发生强直收缩　心肌细胞的有效不应期特别长，相当于收缩期加舒张早期，使心肌不会产生完全强直收缩，始终保持交替收缩与舒张，这对维持心脏正常泵血功能十分重要。

案例解析

案例： 某人遇车祸后送医，查体可见病人神志模糊、感觉异常、肢体软弱无力，收缩压 80mmHg，舒张压 50mmHg，X 线检查可见股骨干上 1/3 粉碎性骨折，测血钠 142 mmol/L，血钾 7.5mmol/L，病人很快出现严重的心律失常，继而心脏停搏，试分析病人心脏活动障碍的可能机制。

解析： 车祸碾压使骨骼肌细胞大量破坏，细胞内的 K^+ 大量释放，导致血 K^+ 浓度明显升高，使细胞内外 K^+ 浓度差减小，心肌细胞膜对 K^+ 通透性升高，导致心肌细胞 4 期自动去极化速度减慢，心率减慢；静息电位减小，使心肌细胞兴奋性升高；Na^+ 通道活性降低，动作电位 0 期去极速度慢、幅度低，易发兴奋传导阻滞，甚至心搏骤停；同时动作电位复极加快，使有效不应期缩短，易形成兴奋折返，引起严重心律失常；复极化加速，平台期 Ca^{2+} 内流减少，使心肌细胞内 Ca^{2+} 浓度降低，故心肌收缩力降低。

三、心脏的泵血功能

心脏是推动血液流动的动力器官，心脏舒张时将静脉内血液抽吸回心脏，心脏收缩时将血液射入动脉，一方面形成动脉血压，一方面推动血液流动，以维持组织器官的血液灌流，保证组织器官正常的代谢和功能。

（一）心动周期

心房或心室的一次收缩和舒张，称为一个心动周期（cardiac cycle），分为收缩期和舒张期。由于在心脏功能活动中，心室起主要作用，所以心动周期常指心室的活动周期。

每分钟心脏跳动的次数称为心率。正常成人安静状态下的心率为 60～100 次/分，平均约为 75 次/分。每个心动周期平均持续时间为 0.8s，在一个心动周期中，心房和心室的活动按一定顺序先后进行，先是左右心房同步收缩 0.1s，舒张 0.7s；待心房收缩结束转入舒张期时，左右心室进入同步收缩期，持续约 0.3s，舒张 0.5s（图 11－8）。在心室舒张的前 0.4s，心房也处于舒张状态，此段时间称为全心舒张期。无论心房或心室，收缩期都较舒张期短。心率加快，心动周期缩短，收缩期和舒张期都缩短，但舒张期缩短更明显，这影响心室的充分充盈，对心室泵血功能造成不利影响。

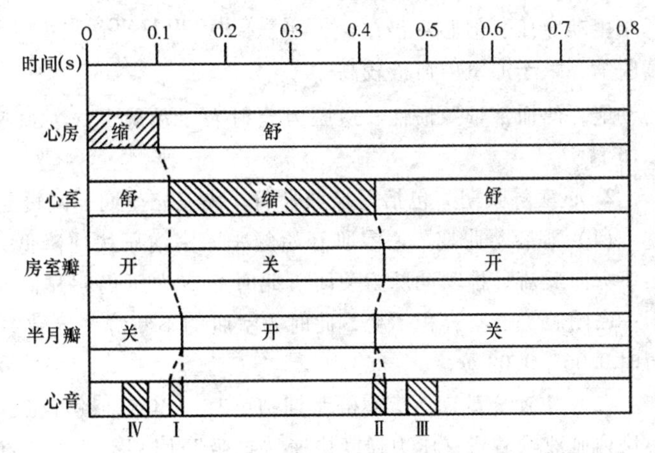

图 11－8　心动周期中心房和心室活动的顺序和时间关系

（二）心脏的泵血过程

在心脏泵血过程中，心室节律性收缩和舒张形成的室内压变化是推动血液流动的动力（图 11－9），在瓣膜活动的配合下，使血液只能向单一方向流动，血液流动导致心室容积变化。下面以左心室为例，说明心脏泵血过程和机制。

1. 心室收缩期 包括等容收缩期、快速射血期、减慢射血期。

（1）等容收缩期 心室开始收缩后，室内压快速升高，当心室内压高于心房内压时，心室内血液向心房反流，推动房室瓣关闭，阻止血液流入心房。此时室内压仍低于主动脉压，动脉瓣处于关闭状态，心室为一封闭腔，其容积未变。此时心室肌的强烈收缩导致室内压急剧升高，称为等容收缩期，历时0.05秒。

（2）快速射血期 等容收缩期结束时，心室内压升高超过主动脉压，推动动脉瓣开放，血液快速射入主动脉，射血量占总射血量的2/3，心室容积快速明显缩小，但室内压继续上升至峰值，故称为快速射血期，历时0.10秒。

（3）减慢射血期 快速射血期后，由于心室内血液大量进入主动脉及心肌收缩力减弱，心室内压开始下降，且低于主动脉压，但心室仍在继续收缩，赋予心室内血液较高的动能，使血液依照惯性、逆压力差射入主动脉，故射血速度变慢，称为减慢射血期，历时0.15秒。

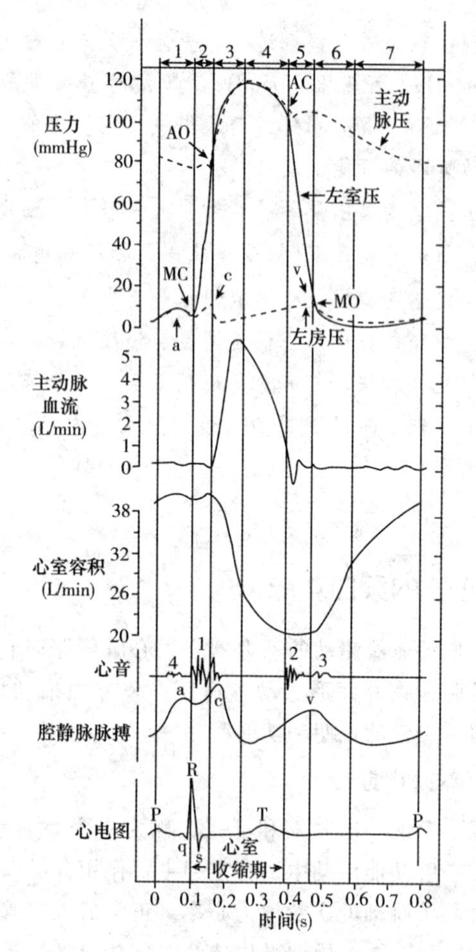

图11-9 心动周期各期中，左心内压力、容积、瓣膜活动变

1. 心房收缩期；2. 等容收缩期；3. 快速射血期；4. 减慢射血期；5. 等容舒张期；6. 快速充盈期；7. 减慢充盈期；AO和AC分别表示主动脉瓣开启和关闭，MO和MC分别表示二尖瓣开启和关闭

2. 心室舒张期 包括等容舒张期、快速充盈期、减慢充盈期、心房收缩期。

（1）等容舒张期 心室肌开始舒张，室内压快速降低，低于主动脉压，主动脉内血液向心室方向反流，推动动脉瓣关闭。此时心室内压仍明显高于房内压，故房室瓣关闭，心室成为一密闭腔，心室容积不变，此时心室肌的不断舒张导致室内压急剧降低，称为等容舒张期。历时0.06~0.08秒。

（2）快速充盈期 等容舒张期结束时，心室继续舒张，室内压低于房内压，房室瓣开放，心房内血液顺着房室压力梯度快速“抽吸”回心室，心室容积快速增大，故称为快速充盈期，历时0.11秒。此期心室充盈血量约为总充盈量的2/3。此时心脏处于全心舒张期，房内压、室内压接近于零，低于静脉压，静脉血经心房流入心室。

(3) 减慢充盈期　随着血液不断流入心室，室内压开始升高，心房和心室、心房和大静脉之间压力差减小，血液流入心室的速度减慢，心室容积进一步增大，称减慢充盈期，历时0.22秒。

(4) 心房收缩期　在心室舒张期的最后0.1秒，进入心房收缩期。心房收缩，心房内压稍上升，促进心室在舒张期前期充盈的基础上进一步充盈。此期充盈量约占总充盈量的10%～30%。历时0.10秒。

(三) 心音

在一个心动周期中，心肌收缩、瓣膜启闭、血液流动等形成的机械振动所产生的声音称为心音。用听诊器放在胸壁某些部位即可听到。如果用换能器将机械振动转换为电信号纪录下来，称为心音图。心音产生于心动周期某些特定时间，音调和持续时间有一定特征，在一次心搏过程中可以产生第一心音、第二心音、第三心音、第四心音，使用听诊器通常可以听到第一心音、第二心音。某些健康儿童和青年有时可以听到第三心音，40岁以上的人可以产生第四心音。

1. 第一心音　发生于心室收缩期，标志心室收缩期的开始。第一心音音调低、持续时间长，约为0.12～0.14秒。第一心音产生的原因主要是心室肌收缩，导致房室瓣突然关闭的振动，其次是心室射血冲击主动脉根部及大血管扩张形成血液涡流产生的振动。第一心音强弱可反映心室肌收缩力和房室瓣的功能状态。

2. 第二心音　发生于心室舒张期，标志心室舒张期的开始。第二心音音调高、持续时间短，约为0.08～0.10秒。第二心音产生的原因主要是心室舒张，导致动脉瓣突然关闭的振动，其次是动脉内血液返流撞击主动脉根部及心室壁产生的振动。第二心音可反映动脉压的高低和动脉瓣的功能状态。

3. 第三心音　发生于心室快速充盈末期，是一种音调低、振幅低的振动，可能是心室充盈突然减慢产生的振动。

4. 第四心音　发生于心房收缩晚期，是心房强烈收缩，驱使血液流入顺应性降低的心室产生的振动。

(四) 心脏泵血功能的评价

1. 心脏的输出量

(1) 每搏输出量和射血分数　一侧心室每次收缩时射出的血液量，称为每搏输出量(stroke volumn)，简称搏出量。通常左、右两心室的搏出量大致相等。正常成人安静状态下，左心室舒张末期容积约为125ml，收缩末期容积约为50ml，二者之差为搏出量，约为70ml(60～80ml)。可见，心室每次收缩射血时，并未将心室内血液全部射出。搏出量占心室舒张末期容积的百分比，称为射血分数(ejection fraction)。健康成年人射血分数为55%～65%，反映了心室射血的效率。心肌收缩力增强，射血分数增大。正常情况下，搏出量与心室舒张末期容积变化成正比，使射血分数基本不变。在临床上，某些心室功能减退，心室异常扩大的病人，搏出量可能正常，但与增大了的心室舒张末期容积不相适应，射血分数明显减小。所以计算射血分数对发现早期泵血功能异常具有重要意义。

(2) 每分输出量和心指数　一侧心室每分钟射出的血液量，称每分输出量(minute volumn)，又称为心输出量(cardiac output)，等于搏出量与心率的乘积。左右两侧心室的心输出量基本相同。健康成年男性安静状态下，心率平均为75次/分，搏出量约为70ml，心输出量约为5L/min左右，女性比男性低约10%。心输出量与机体新陈代谢水平呈正相关，受性别、年龄及不同生理状态的影响。青年时期心输出量高于老年时期，剧烈运动时心输出量可达25～35L/min，麻醉状态下心输出量可低至2.5L/min。

不同个体的心输出量差别较大，实验证明，心输出量与体表面积呈正比，而与体重无关。每平方米体表面积的心输出量称为心指数（cardiac index）。安静和空腹状态下的心指数，称为静息心指数。中等身材的成年人体表面积约为1.6～1.7m^2，静息心指数为3.0～3.5L/（min·m^2）。计算心指数可用于比较不同个体的心脏功能。同一个体在不同年龄段的代谢水平不同，心指数不同，10岁左右儿童，静息心指数可达4L/(min·m^2)，以后随年龄增长而逐渐下降，到80岁时，静息心指数可低至2L/(min·m^2)。肌肉运动、妊娠、情绪激动和进食时，心指数有不同程度增高。

2. 心脏做功 心脏收缩做功的目的是通过提高室内压，克服动脉血压对射血的阻力，完成射血过程，推动血液流动。

心脏收缩释放的能量表现为两方面，一是动能，推动血液流动；二是势能，即通过推动血液流动，携带心脏释放能量至大动脉，并以压强能的形式暂时贮存在扩张的动脉壁内，待心室舒张期，贮存的压强能转变为动能，推动血液继续流向外周。因此心室一次收缩所做的功称为每搏功，简称搏功。每搏功=搏出量×左心室射血压力+血液动能。由于静息状态下，血液动能仅占1%，可忽略不计，故每搏功=搏出量×左心室射血压力。心室收缩形成的射血压力等于收缩期室内压与舒张期室内压之差，由于左心室收缩期压力接近主动脉平均压，舒张期室内压接近左心房压，故可用平均主动脉压代替收缩期左心室内压，平均左心房压代替左心室舒张期压力，因此

每搏功=搏出量（L）×(平均主动脉压－平均左心房压)(mmHg)×13.6×9.807×(1/1000)

每分功=每搏功×心率

右心室搏出量与左心室基本相等，但肺动脉平均压仅为主动脉平均压的1/6左右，故右心室做功量只有左心室的1/6。所以，用心脏做功量评价动脉血压不同个体心脏射血功能较单纯用心输出量更有意义。

（五）心脏泵血功能的调节

机体通过调节心输出量，使心脏射血功能适应机体代谢的需要。心输出量等于搏出量和心率的乘积，故凡能影响搏出量和心率的因素都可以影响心输出量。

1. 每搏输出量的调节 肌肉收缩效能即心肌收缩力和缩短速度决定搏出量，而肌肉收缩效能取决于肌肉在收缩前或收缩后所承受的负荷及肌肉本身的收缩能力。

（1）异长自身调节（前负荷的影响） 前负荷指肌肉收缩前所承受的负荷。对心肌而言，前负荷指心室舒张末期容积。由于心室舒张末期容积与心室舒张末期压力在一定范围内呈正相关，且心室舒张末期压力易于测量，故常用心室舒张末期压力反映前负荷大小。以心室舒张末期压力为横坐标，以每搏功为纵坐标，可绘出心室功能曲线（图11－10）。实验表明，若维持动脉血压不变，在一定范围内增加心室充盈血量，使心室舒张末期压力提高，心肌初长度增加，则心肌收缩产生张力增加，搏出量增加。这种通过改变前负荷即初长度来调节心肌收缩力的方式又称为异长自身调节。

通常状态下，成人心室舒张末期充盈压为5～6mmHg，而最适前负荷为12～15mmHg（初长度为2.0～2.2μm），所以心室舒张末期充盈血量增加时，通过异长自身调节，可以提高心肌收缩力，使搏出量增加。但是前负荷超过一定限度时，心室功能曲线不会出现明显下降的

趋势，这是由于心肌抗张能力强，使肌小节长度很少超过2.30μm，这对保证心脏泵血功能非常重要。只有在慢性扩张的病理心脏，心肌组织结构与功能发生病变，增加前负荷可以出现搏出量的下降。

异长自身调节的生理意义是对搏出量的微小变化进行精细调节，使心室射血量与静脉回心血量保持动态平衡。

心室舒张末期容积是收缩末期容积与静脉回心血量之和，但主要受静脉回心血量的影响。当静脉血回流速度加快或回流时间延长，可使心室舒张末期容积增加，心肌初长度增加，通过异长自身调节，使搏出量增加。反之，搏出量减少。

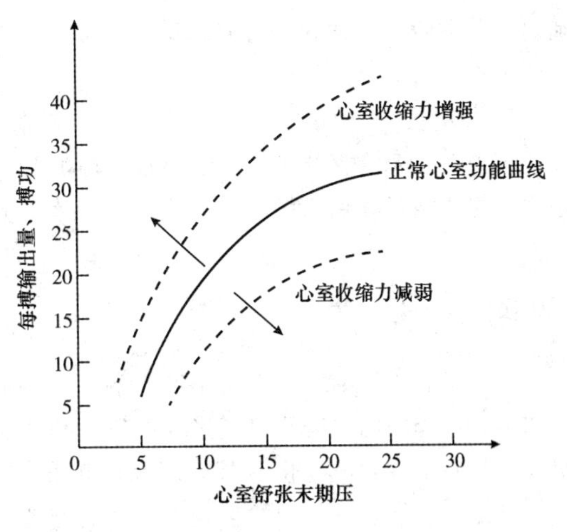

图 11－10　心室功能曲线

（2）等长调节（心肌收缩力的影响）　心肌收缩力指心肌不依赖前后负荷而改变其力学活动的内在特性。心肌收缩力增强时，心室功能曲线左上移位，说明在同样的前后负荷作用下，心肌收缩产生的张力增加，心肌缩短速度加快，这种与心肌细胞的初长度无关，由心肌本身收缩强度和速度的改变而引起搏出量的调节称为等长调节。凡能影响心肌兴奋－收缩耦联各环节及肌凝蛋白ATP酶活性的因素都能改变心肌收缩能力。例如，心交感神经兴奋，节后纤维末梢释放去甲肾上腺素，与心肌膜上 β_1 肾上腺素能受体结合，激活肌膜和肌浆网膜 Ca^{2+} 通道，导致胞浆 Ca^{2+} 浓度升高；钙增敏剂（如茶碱）可使肌钙蛋白与 Ca^{2+} 亲和力增高；甲状腺激素可使横桥ATP酶活性增强；上述三因素均可使心肌活化横桥数增多，导致心肌收缩能力增强。

（3）后负荷的影响　后负荷指肌肉收缩开始后遇到的负荷。心室肌的后负荷就是大动脉血压。在心率、心肌初长度和收缩能力不变时，动脉血压增高，等容收缩期延长，射血期缩短，射血期心室肌纤维缩短的程度和速度均减小，搏出量因而减少。在正常情况下，动脉血压增高引起的搏出量减少，如果此时静脉回心血量不变时，可继发引起异长自身调节，增加心肌收缩能力，使搏出量恢复到正常水平。如果动脉血压长期维持较高水平（如高血压病），心室肌长期收缩加强而逐渐出现代偿性肥厚及供血不足，最终将导致心脏泵血功能减退，严重时可出现心力衰竭。

2. 心率的影响　正常机体在不同状态下，心率变化较大。正常成年人在安静状态下，心率为60～100次/分。劳动、运动、情绪激动等时，交感神经兴奋，心率加快。在一定范围内心率加快，心输出量增多，如果心率超过160～180次/分，由于心室舒张期明显缩短，心室充盈血量减少，心输出量减少。反之当心率低于40次/分，虽然心室舒张期延长，但是心室充盈已接近极限，虽然搏出量有所增加，但心率过慢，心输出量仍会减少。

（六）心脏泵血功能的储备

心输出量随机体代谢需要而增长的能力称为心力储备。分为搏出量储备和心率储备。

1. 搏出量储备　搏出量等于心室舒张末期容积减去心室收缩末期容积，正常成人安静状态下心室舒张末期容积为125ml，最大充盈时可达140ml，通过异长自身调节，可使心室搏出量增加15ml，称为舒张期储备。正常成人安静状态下心室收缩末期容积55ml，当心肌最强收缩时，心室收缩末期容积可减小至 15～20ml，通过等长调节，可使搏出量增加 35～40ml，称为收缩期储备。

2. 心率储备 如果搏出量保持不变，心率在一定范围内加快，可使心输出量增加。心率加快至 160～180 次/分时，心输出量可增加 2～2.5 倍。剧烈运动时，交感－肾上腺髓质活动增强，主要通过动用收缩期储备和心率储备，使心输出量增加，以满足机体新陈代谢增强的需要。

四、体表心电图

在一个心动周期中，窦房结产生的兴奋经心脏特殊传导组织传向心房和心室，在兴奋产生和传导过程中的电变化可通过周围组织和体液传至体表。将引导电极放置于身体一定部位，纪录出的心脏综合电变化图形，称为心电图（electrocardiogram，ECG）。心电图反映心脏兴奋产生、传导和恢复过程中的生物电变化，与心脏的机械收缩活动无关。临床工作中检查心电图对于诊断心律失常、心肌缺血及某些电解质紊乱等具有重要意义。以标准Ⅱ导联为例（图 11－11），介绍心电图各波段及其生理意义。

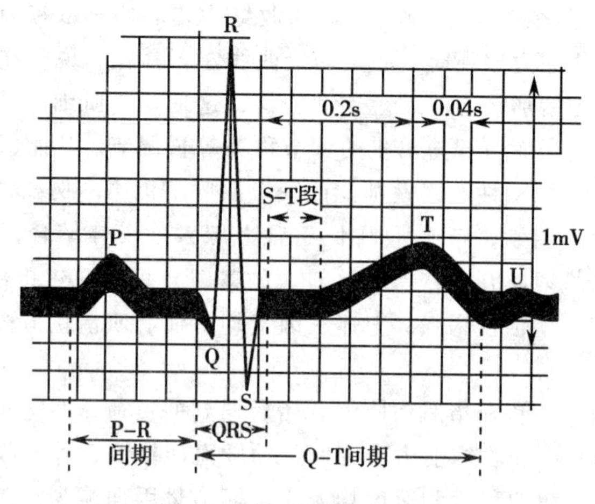

图 11－11　正常人心电图

1. P 波 反映左右两心房兴奋去极化过程中产生的电变化。P 波波形小而圆钝，时间一般不超过 0. 11 秒，波幅不超过 0. 25mV。

2. QRS 波群 反映左右两心室兴奋去极化过程中产生的电变化。典型的 QRS 波群包括三个紧密相连的波。第一个向下的是 Q 波，其后是高耸向上的 R 波，最后是向下的 S 波。QRS 波群时间 0. 06～0. 1 秒。

3. T 波 代表左右两心室复极过程中产生的电位变化。T 波时间 0. 05～0. 25 秒，波幅约为0. 1～0. 8mV。T 波方向应与 QRS 波群的主波方向相同，意味着心室先兴奋的部位后复极，后兴奋的部位先复极。并且 T 波波幅不低于 R 波的 1/10。心肌缺血、炎症、电解质失调或药物引起心肌损伤时，T 波可出现低平，双向或倒置。

4. U 波 T 波后 0. 02～0. 04 秒出现的宽而低的波。时间 0. 1～0. 3 秒，波幅小于 0. 05mV，方向一般与 T 波一致。低血 K^+、应用治疗剂量的奎尼丁时常见 U 波加大。

5. PR 间期（或 PQ 间期） 指从 P 波起点到 QRS 波起点之间的时间。一般为 0. 12～0. 20 秒。反映窦房结产生兴奋经心房传至心室所需要的时间。房室传导阻滞或心房传导阻滞时 PR

间期延长。

6. ST 段 指从 QRS 波群终点到 T 波起点之间的水平线。正常时，ST 段与基线平齐，表示心室肌各部均处于去极化状态，无电位差。心肌损伤、缺血时，ST 段出现压低或抬高，偏离基线水平。

7. QT 间期 指从 QRS 波起点到 T 波终点间的时间，反映左右心室开始兴奋到兴奋完全恢复的时间，即去极化到完全复极的时间。QT 间期时间与心率呈反比，心率加快，QT 间期缩短。慢性心肌缺血和电解质代谢紊乱时 QT 期间延长。

第二节　血管生理

心脏推动血液在血管中流动，实现运输营养物质功能，保证组织细胞新陈代谢和功能活动的正常进行。

一、各类血管的结构与功能特点

血管分为动脉、毛细血管和静脉三大类。按生理功能可将血管分为以下几类。

（一）弹性储器血管

指主动脉、肺动脉及其大分支，其管壁厚，含有丰富的弹性纤维，可扩张性及弹性很大，称为弹性储器血管。其作用是缓冲血压波动，并使心脏间断射血转变为血管中持续血流。

（二）分配血管

指中动脉及其分支，其作用是将血液分配至各组织器官。

（三）阻力血管

指小动脉和微动脉，其管壁富含平滑肌，通过平滑肌的舒缩活动，改变血管的口径，影响对血流的阻力和所在器官的血流量。

（四）交换血管

指毛细血管，其由单层内皮细胞组成，管壁薄、通透性高、数量多，是血液与组织进行物质交换的场所，故又称为交换血管。

（五）容量血管

静脉数量多、管壁薄、管腔大，管壁平滑肌较少，故其可扩张性大，称为容量血管。正常安静状态下，静脉容纳 60%～70% 左右的循环血量，故称为容量血管。当静脉管壁平滑肌收缩时，可调节有效循环血量。

二、血流量、血流阻力和血压

血液在心血管系统中流动的物理现象称为血流动力学。血流动力学是研究血流量、血流阻力与血压之间相互关系的科学。

（一）血流量

血流量是指单位时间内流过血管某一截面的血液量，也称为容积速度，通常以 L/min 或

ml/min 表示。血流量（Q）与血管两端压力差（ΔP）成正比，与管道对血流的阻力（R）成反比。

$$Q = \frac{\Delta P}{R} \tag{1}$$

根据泊肃叶定律知血流量等于
$$Q = \frac{\pi \Delta P r^4}{8\eta L} \tag{2}$$

式中 η 为血液黏滞度，L 为血管长度，r 为血管半径。在封闭的心血管系统中，每一截面的血流量均等于心输出量，所以体循环血流量 =（主动脉压 - 右心房压）/血流阻力。某一器官血流量等于该器官动脉压与静脉压之差除以该器官对血流的阻力。

（二）血流阻力

血流阻力（blood resistance）指血液流经血管时遇到的阻力。血流阻力来自血液与血管壁之间的摩擦及血液质点之间的摩擦，结合前述（1）式和（2）式，可得计算血流阻力公式为

$$R = \frac{8\eta L}{\pi r^4}$$

式中 R 为血流阻力，从该式可知血流阻力与血管半径的四次方成反比，与血管长度、血液黏滞度成正比。血液黏滞度主要取决于血液中的红细胞数，红细胞数愈多，则血液黏滞度愈高。一般情况下血管长度与血液黏滞度变化不大，故血流阻力主要取决于血管口径。体循环中微动脉阻力占总外周阻力的 47%，是形成外周阻力的主要部位。

（三）血压

血压（blood pressure）是指血管内流动的血液对血管壁的侧压力或压强。常以毫米汞柱（mmHg）或千帕（kPa）表示，大静脉血压较低，常以厘米水柱（cmH_2O）表示，1mmHg = 0.133kPa = 1.36cmH_2O。血压分为动脉压、毛细血管压和静脉压。血压是推动血液克服血流阻力流动的动力，其最终转变为热能，故血液流经主动脉、毛细血管、静脉时，因不断克服血管阻力，故血压逐渐降低。正常人主动脉平均压约为 100mmHg，毛细血管近动脉端压力约为 30mmHg，毛细血管近静脉端压力约为 12mmHg，至右心房时，血压接近于零。

三、动脉血压

动脉血压（arterial blood pressure）是指动脉血管内流动的血液对血管壁的侧压力或压强。正常动脉血压是维持组织器官血液供应的动力。

（一）动脉血压的正常值

在心动周期中，心室收缩使动脉血压达到的最高值称为收缩压（systolic pressure）；心室舒张时，动脉血压的最低值称为舒张压（diastolic pressure）。收缩压与舒张压的差值称为脉压（pulse pressure）。通常多用肱动脉血压代表动脉血压。一个心动周期中每一瞬间动脉血压的平均值称为平均动脉压（mean arterial pressure）。我国健康青年人在安静时血压的正常值为：收缩压 100 ~ 120mmHg，舒张压 60 ~ 80mmHg，脉压 30 ~ 40mmHg，平均动脉压 100 mmHg 左右。正常人的血压随性别、年龄、生理状态而异，成年男性动脉血压高于女性（更年期前），女性更年期后与同龄男性基本相同，老年高于幼年，劳动、运动、情绪激动、精神紧张时动脉血

压升高。

知识链接

动脉血压的测量机制及方法

临床常用间接法测量动脉血压。通常血液在血管内流动时并不产生声音，人工体外加压血管，使血管受压变窄，当血液流过狭窄的血管时形成涡流，产生声音。测量血压的方法是给束于上臂肱动脉外的袖带内充气，当袖带内压力高于收缩压时，肱动脉被完全阻断，此时位于肱动脉下方肘窝内侧处的听诊器听不到任何声音。随后以每秒2～3mmHg的速度缓慢放气，当袖带内压力稍低于收缩压时，血液通过狭窄的肱动脉形成涡流冲击肱动脉壁，此时听诊器听到第一次响声时对应的血压计读数（就是袖带内的压力）即为收缩压。当袖带内压力稍低于舒张压时，血流恢复通畅，此时听诊器听到声音突然减弱或声音消失，此时对应的血压计读数即为舒张压。

（二）动脉血压的形成机制

1. 心血管系统中有足够的血液充盈 是形成动脉血压的前提条件。循环系统中的血液充盈程度可用体循环系统平均充盈压来衡量。在动物实验中，使全身麻醉狗的心脏暂时停止搏动，血流停止，此时全身各处血管内的血压很快达到一致，经测量约为7mmHg，人的体循环平均充盈压接近此值。体循环系统平均充盈压的高低取决于血容量与血管容积的比值，如果血容量减少，而血管容积不变或血容量不变，而血管容积增加，体循环系统平均充盈压降低。反之则增高。

2. 心脏射血和外周阻力 是形成动脉血压的基本条件。心室收缩释放的能量表现为两方面，一是动能，推动搏出量的1/3血液流向外周，二是势能即压强能，由于外周阻力（主要在小动脉和微动脉处）的作用，使搏出量的2/3血液存留在大动脉中，导致大动脉扩张，形成势能储备。在心室舒张时，大动脉管壁发生弹性回缩，使势能转变为动能，推动动脉内剩余的2/3血液克服外周阻力，继续流向外周。

3. 大动脉的弹性储器作用 心室收缩射血时，大动脉管壁扩张，储存心室射血能量，同时使收缩压不致过高。心室舒张时，大动脉管壁弹性回缩，储存势能转变为动能，推动血液继续流向外周，同时使舒张压不致过低，故大动脉的弹性储器作用起缓冲动脉血压变化作用，并且使心脏间断射血转变为动脉持续血流。

（三）影响动脉血压的因素

1. 搏出量 在心率和外周阻力不变时，搏出量增加，对动脉管壁形成的压强增大，收缩压明显升高。动脉血压升高，血液外流速度加快，到舒张期末，大动脉内存留的血液较之前增加不很多，故舒张压升高幅度较小，脉压加大。反之，搏出量减少，主要表现为收缩压降低，脉压减小。所以收缩压主要反映搏出量变化。

2. 心率 在搏出量和外周阻力不变时，心率加快，心室舒张期缩短，心室舒张期动脉内血液外流减少，至舒张期末大动脉内存留血液增多，舒张压明显升高。在此基础上，心室收缩射血，收缩压升高，推动血液快速外流，使收缩压升高不如舒张压升高明显，脉压减小。反之，心率减慢，主要表现为舒张压降低，脉压加大。

3. 外周阻力 在心输出量不变时，外周阻力增加，心舒期中血液外流速度减慢，心舒期末动脉内存留的血液增多，使舒张压明显升高。在心缩期，因动脉血压升高使血液外流速度加快，故收缩压升高不如舒张压升高明显，脉压减小。反之，当外周阻力减小时，舒张压的降低比收缩压明显，故脉压加大。所以舒张压主要反映外周阻力的变化。原发性高血压，常是由于小动脉痉挛或硬化，导致外周阻力加大引起。临床许多治疗高血压药物就是通过舒张小动脉管壁平滑肌，使小动脉口径扩大，外周阻力降低而使血压下降。

4. 大动脉管壁弹性 大动脉管壁弹性具有缓冲动脉血压变化作用。但老年时，大动脉硬化，管壁弹性降低，缓冲动脉血压变化作用减弱，致使收缩压明显升高，舒张压较低，脉压增大。

5. 循环血量与血管系统容量的比值 正常时循环血量与血管系统容量保持合适比例，才能使血管足够充盈，使体循环平均充盈压维持在 7mmHg 水平。如果循环血量减少（如大出血），而血管系统容量不变，或者循环血量不变，而血管系统容量增加（如过敏性休克），则体循环平均充盈压降低，使血压下降。

四、静脉血压与血流

静脉是血液回流入心脏的通道，静脉管壁薄、管腔大、易扩张，故其储存血液量大。静脉的收缩或舒张，可以有效地调节静脉回心血量和心输出量，使血液循环功能满足机体不同功能状态的需要。

（一）静脉血压

体循环血液流经微动脉、毛细血管时，需要消耗很多能量用于克服较大阻力，故血液流至静脉时血压降至 15～20mmHg，血液回流至右心房时，压力下降接近 0mmHg。

1. 中心静脉压 右心房和胸腔大静脉内血压称为中心静脉压（central venous pressure，CVP）。正常人 CVP 约为 4～12cmH_2O，可以反映心脏射血功能和静脉回心血量。心脏射血功能强，对静脉血回流的抽吸作用强，CVP 低。反之，心脏射血功能减弱或静脉回心血量增多，则 CVP 升高。临床工作中可以通过测量 CVP 指导输液。如果 CVP 偏低，常提示血容量不足，静脉回心血量较少，此时可加快输液速度。若 CVP 偏高，常提示血容量过多或心脏射血功能减弱，此时应减慢输液速度。

2. 外周静脉压 各器官静脉的血压称为外周静脉压。正常人平卧时，肘正中静脉压约为 4～10cmH_2O。如果心脏射血功能减弱，CVP 升高，阻碍外周静脉血回流，引起外周静脉压也升高，故外周静脉压也是反映心血管功能的指标之一。

（二）影响静脉血回流的因素

静脉血回流的动力是外周静脉压与 CVP 之间的压力差。在压力差作用下，血液克服静脉血管对血流的阻力，回流至心脏。因此，凡能影响外周静脉压与 CVP 之间的压力差及静脉阻力的因素，均会影响静脉血回流。

1. 体循环平均充盈压 血容量增加或血管收缩，体循环平均充盈压升高，说明血管系统内血液充盈程度高，静脉回心血量增多。反之，静脉回心血量减少。

2. 心肌收缩能力 心肌收缩力强，搏出量多，收缩末期心室容积小，心室舒张时室内压低，对心房及大静脉内血液抽吸作用强，静脉回流加速，静脉回流量增多。反之，静脉回流量减少。右心衰竭时静脉回流量减少导致体循环静脉淤血（颈静脉怒张、下肢水肿、肝脾充血肿大），左心衰竭时静脉回流量减少导致肺循环静脉淤血（肺淤血、肺水肿）。

3. 骨骼肌的挤压作用 静脉管壁薄，容易受周围组织压迫的影响。当骨骼肌收缩时，挤压肌肉内和肌肉间静脉，促进静脉血流向心脏。当骨骼肌舒张时，静脉血管扩张，由于静脉血管中瓣膜的作用，静脉内的血液不能倒流，静脉压降低，促进毛细血管血液流入静脉而使静脉充盈。

4. 呼吸运动 吸气时，胸膜腔负压值加大，使胸腔大静脉、淋巴管和心房更加扩张，CVP 降低，促进外周静脉中的血液回流入心脏，心输出量增加。呼气时，胸膜腔负压值减小，外周静脉中的血液回流入心脏减少，心输出量减少。

5. 体位 静脉管壁较薄，可扩张性大，压力低，易受地球重力场作用的影响。当人体平卧时，全身各处静脉大致与心脏处于同一水平面上，重力对静脉血回流的影响不大。当人体直立时，血液由于重力作用大量积滞于心脏以下的血管中（较卧位时增加容纳 400 ~ 600ml），使静脉回心血量减少，心输出量减少，导致脑供血不足，产生头晕、眼花甚至晕厥症状，称为体位性低血压。正常机体通过神经－体液调节，能迅速改善上述症状。长期卧床病人，若突然由平卧位转为直立时，更易出现体位性低血压症状，在临床工作中应予以注意。

五、微循环

微循环（microcirculation）指微动脉到微静脉之间的血液循环。微循环的主要作用是实现血液与组织间的物质交换，保证组织细胞新陈代谢和生理功能的正常进行。

（一）微循环的组成与通路

微循环结构因组织器官结构、功能的不同而异。典型的微循环由微动脉、后微动脉、毛细血管前括约肌、真毛细血管，通血毛细血管、动静脉吻合支和微静脉组成（图 11－12）。形成结构和功能不同的三条血流通路。

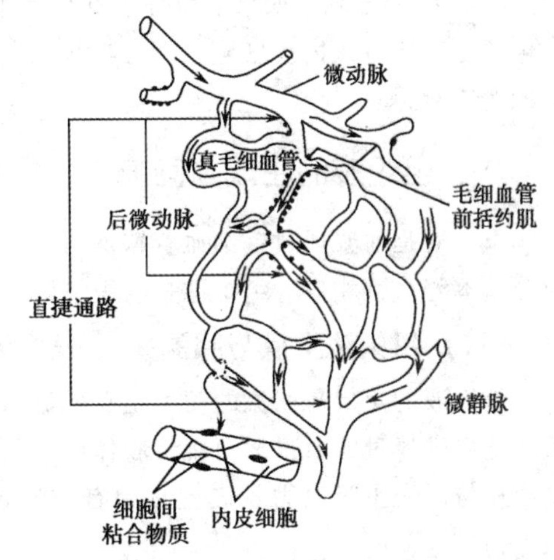

图 11－12 微循环组成模式图

1. 迂回通路 迂回通路由微动脉、后微动脉、毛细血管前括约肌、真毛细血管、微静脉组成。真毛细血管迂回穿插于组织细胞之间，其管壁薄、通透性大、数量多、血流缓慢，是血液和组织液之间进行物质交换的场所，故此通路又称为营养性通路。

2. 直捷通路 直捷通路由微动脉、后微动脉、通血毛细血管、微静脉组成。通血毛细血管是微动脉的直接延伸，其管径一般比真毛细血管稍粗，经常处于开放状态，血流速度较快。此通路在骨骼肌中常见，其作用是使血液能迅速通过微循环进入静脉，从而保证静脉回心血量。

3. 动－静脉短路 动－静脉短路由微动脉、动－静脉吻合支、微静脉组成。动－静脉吻合支管壁较厚，血流速度快，故几乎不能进行物质交换。此通路主要分布于皮肤处，如果环境温度升高，动－静脉吻合支开放，皮肤血流量增加，使皮肤温度升高，导致机体散热加强。反之，可以减少机体热量丢失，有利于保存热量。故动－静脉短路有调节体温作用。

（二）微循环的调节

在体内，真毛细血管处于轮流交替的开放状态，如安静状态下骨骼肌在同一时间内仅有 20% ~35% 的真毛细血管处于开放状态，每分钟出现 5 ~ 10 次的开放与关闭交替，这种现象由血管舒缩活动引起，所谓血管舒缩活动是由局部代谢产物浓度变化引起后微动脉和毛细血管前括约肌交替性的收缩和舒张现象。后微动脉和毛细血管前括约肌在交感神经末梢释放去甲肾上腺素作用下收缩时，其后的真毛细血管关闭，当真毛细血管关闭一段时间后，局部组织中的代谢产物如乳酸、二氧化碳和组胺等聚积增多，使后微动脉和毛细血管前括约肌舒张，其后的真毛细血管开放，血流通畅将局部组织中积聚的代谢产物运走。随后后微动脉和毛细血管前括约肌又恢复对交感神经的反应而收缩，使真毛细血管又关闭，如此周而复始形成真毛细血管的交替开放关闭。通过血管舒缩活动调节毛细血管血流量，使组织总血流量与组织代谢水平相适应。

（三）血液和组织液的物质交换

血液通过组织液与组织细胞进行物质交换。血液和组织液之间的物质交换主要通过以下三种方式。

1. 扩散 是血液与组织液进行物质交换的主要方式。脂溶性物质如 O_2 和 CO_2 等、直径小于毛细血管裂隙的水溶性物质如 Na^+、Cl^-、葡萄糖、氨基酸等可在浓度差驱动下直接跨过毛细血管壁，完成物质交换。

2. 滤过和重吸收 滤过是指在毛细血管两侧静水压和胶体渗透压作用下，液体由毛细血管向组织间隙移动的过程。反之液体由组织间隙移向毛细血管内的过程称为重吸收。此种物质交换方式仅占物质交换总量的很小部分，但在组织液的生成与回流中起重要作用。

3. 入胞和出胞 如果溶质分子直径大于毛细血管壁的裂隙时，如血浆蛋白，在毛细血管一侧通过入胞进入内皮细胞，而在毛细血管另一侧通过出胞将其排出细胞，完成跨毛细血管壁的物质转运。

六、组织液的生成与回流

组织液是血浆通过毛细血管壁滤过到组织间隙形成，组织液除蛋白质含量较少外，其他成分基本与血浆相似。组织液是组织细胞与血液进行物质交换的中介，是细胞生活的内环境。

（一）组织液生成与回流

组织液的生成与回流的动力是有效滤过压，有效滤过压中毛细血管血压与组织液胶体渗透压是促进滤过的力量，而血浆胶体渗透压和组织液静水压则是促进重吸收的力量。促进滤过力量与促进重吸收力量之差称为有效滤过压（effective filtration pressure，EFP），可用下式表示：

有效滤过压 =（毛细血管血压 + 组织液胶体渗透压）-（组织液静水压 + 血浆胶体渗透压）

按上式计算，如果有效滤过压为正值，则血浆由毛细血管滤出至组织间隙生成组织液。如果有效滤过压为负值，则组织间隙液体重吸收回毛细血管，产生组织液回流。一般情况下，流经毛细血管的血浆约有0.5% ~2%在毛细血管动脉端滤出生成组织液，其中约90%组织液在毛细血管静脉端重吸收回血液，另外10%组织液进入毛细淋巴管形成淋巴液（图11 -13），经淋巴循环最终进入体循环。

（二）影响组织液生成的因素

正常情况下，组织液的生成和回流保持动态平衡，使血液量和组织液量保持相对稳定。如果动态平衡破坏，组织间隙中潴留过多的液体称为水肿。影响组织液生成和回流动态平衡的因素主要有以下几种：

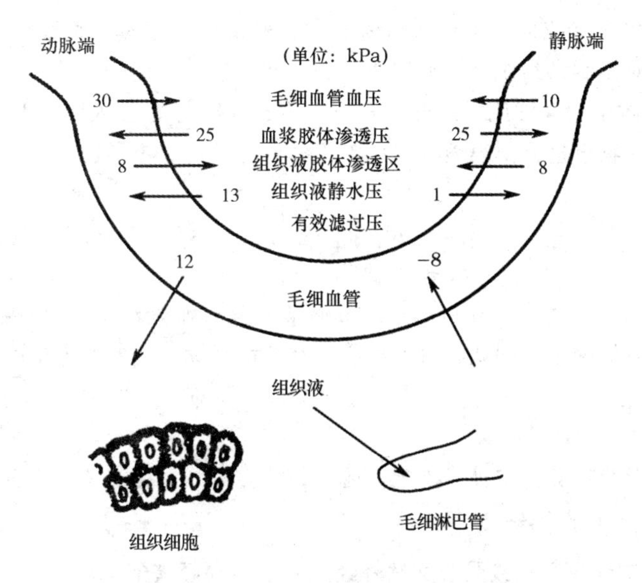

图 11－13　组织液生成与回流示意图

1. 毛细血管血压　是促进组织液生成的主要因素。例如机体局部发生炎症或心力衰竭时，使毛细血管血压升高，组织液生成的有效滤过压加大，组织液生成增多，出现局部或全身水肿。右心衰竭时，体循环毛细血管血压升高，出现全身水肿。左心衰竭时，肺毛细血管血压升高，出现肺淤血、肺水肿。

2. 血浆胶体渗透压　是促进组织液重吸收的主要因素。某些肾脏疾病，出现大量蛋白尿或营养不良，蛋白质摄入不足，使血浆蛋白含量减少，血浆胶体渗透压降低，有效滤过压加大，引起水肿。

3. 淋巴循环　是组织液回流的辅助通道。如果淋巴回流障碍，如丝虫病、淋巴管炎引起局部淋巴管阻塞，组织液回流障碍，可以出现局部水肿。

4. 毛细血管通透性　烧伤或过敏时，毛细血管壁通透性增加，血浆蛋白漏出，使血浆胶体渗透压降低，组织液胶体渗透压升高，有效滤过压加大，引起局部水肿。

七、淋巴液的生成和回流

（一）淋巴液生成与回流

淋巴循环是辅助组织液回流的通道。毛细淋巴管是由单层内皮细胞组成的袋状盲管，管壁无基膜，通透性高。毛细淋巴管起始端内皮细胞呈叠瓦状排列，形成向管腔开放的单向活瓣。当组织间隙液体积聚时，单向活瓣边缘被拉开，使组织液（包括其中的蛋白质、脂质、红细胞、细菌等）经毛细淋巴管吸收成为淋巴液，所以淋巴液生成的动力来源于组织液和毛细淋巴管内淋巴液之间的压力差。毛细淋巴管内淋巴液经集合淋巴管，最后汇聚至胸导管和右淋巴导管进入静脉，称为淋巴循环。正常成人安静状态下，每小时约有 120ml 淋巴液进入血液循环（胸导管 100ml，右淋巴管 20ml），每天生成 2～4L 淋巴液。

（二）淋巴液生成与回流的主要功能

1. 回收蛋白质、运输营养物质、调节体内液体平衡　淋巴液回流可将组织液中蛋白质回收至血液。每天约有 75～200g 蛋白质由淋巴液带回血液中，以维持血浆正常蛋白质含量。此外在小肠有80%~90%的脂肪经毛细淋巴管吸收，经淋巴循环进入血液。淋巴循环是辅助组织液回流的通道，对于维持组织液与血浆之间的动态平衡起一定作用。

2. 消除组织间隙中的红细胞、细菌、异物 毛细淋巴管的通透性较大，进入组织间隙中的红细胞、细菌、异物可进入淋巴液。淋巴液流经淋巴结时，被淋巴结中的巨噬细胞吞噬。

第三节 心血管活动的调节

机体通过神经调节、体液调节和自身调节调节心脏、血管活动，以维持一定水平的动脉血压，从而保证在人体处于不同状态时各组织器官功能活动改变对血流量的需求。

一、神经调节

心肌和血管平滑肌接受自主神经支配，通过各种心血管反射实现对心血管活动的调节。

（一）心脏和血管的神经支配

1. 心脏的神经支配 心脏接受心交感神经和心迷走神经支配。

（1）心交感神经及其作用 心交感神经通过末梢释放去甲肾上腺素，作用于窦房结、房室交界区、房室束、心房肌和心室肌细胞上肾上腺素能 β_1 受体，导致心率加快，房室传导加快，心肌收缩力加强，称为正性变时、正性变传导和正性变力作用。右侧心交感神经主要支配窦房结，左侧心交感神经主要支配房室交界和心室肌。

（2）心迷走神经及其作用 心迷走神经通过末梢释放 ACh，作用于窦房结、心房肌、房室交界、房室束及其分支上胆碱能 M 型受体，导致心率减慢，房室传导减慢，心房肌收缩力减弱，称为负性变时，负性变传导和负性变力作用。右侧迷走神经主要支配窦房结，左侧迷走神经主要支配房室交界。

在体内，心交感神经和心迷走神经对心脏的作用相互拮抗，正常状态下，心迷走神经活动占优势，但机体兴奋、劳动、运动时，心交感神经活动占优势。

2. 血管的神经支配

（1）交感缩血管神经 支配血管的交感神经通过末梢释放去甲肾上腺素，作用于血管平滑肌肾上腺素能 α 受体，使血管平滑肌收缩。作用于血管平滑肌肾上腺素能 β_2 受体，使血管平滑肌舒张。但是去甲肾上腺素与 α 受体亲和力大于 β 受体，故去甲肾上腺素主要产生收缩血管效应，称为交感缩血管神经。

体内几乎所有血管接受交感缩血管神经的支配，但在不同器官血管上交感神经的分布密度不同，以皮肤血管分布密度最高，其次为骨骼肌和内脏，脑血管和冠状血管分布密度最低。在同一器官，动脉分布密度高于静脉，微动脉分布密度最高，毛细血管前括约肌没有交感缩血管神经分布。

除真毛细血管外，体内多数血管仅接受交感缩血管神经的单一支配。安静时，交感神经持续发放1~10次/秒低频神经冲动，称为交感缩血管紧张。交感缩血管紧张增强，血管平滑肌收缩增强，血管口径减小，外周阻力升高和器官血流量减少。反之，交感缩血管紧张降低，血管平滑肌舒张，外周阻力降低和器官血流量增多。

（2）舒血管神经 包括交感舒血管神经和副交感舒血管神经。

1）交感舒血管神经：此神经安静状态下无紧张性活动，当机体情绪激动或产生防御反应时，交感舒血管神经兴奋，神经末梢释放乙酰胆碱，作用于骨骼肌血管胆碱能 M 受体，引起骨骼肌血管舒张，骨骼肌血流量增加，以适应骨骼肌活动增强对血流量的需要。

2）副交感舒血管神经：体内少数器官如脑膜、唾液腺，胃肠道消化腺和外生殖器等处血管，除接受交感神经支配外还接受副交感神经支配。副交感神经兴奋，神经末梢释放乙酰胆碱，作用于上述器官血管胆碱能 M 受体，引起血管舒张，器官血流量增加，但对循环系统总外周阻力影响不大。

知识拓展

支配心脏的交感神经节前纤维起源于脊髓胸段 1～5 节段中间外侧柱，在星状神经节、颈交感神经节换元，发出节后纤维，通过末梢释放去甲肾上腺素，作用于心肌细胞肾上腺素能 β_1 受体，使细胞膜对 Ca^{2+}、Na^+ 通透性增加，使窦房结自律性提高，心率加快；使房室结细胞 0 期去极速度、幅度增大，房室传导加快；平台期 Ca^{2+} 内流增加，钙触发钙释放增强，心肌收缩力加强。

支配心脏的迷走神经节前纤维起源于延髓的迷走背核和疑核，在心内神经节内换元，发出节后纤维，通过末梢释放 ACh，作用于窦房结、心房肌、房室交界、房室束及其分支上胆碱能 M 型受体，使细胞膜对 K^+ 的通透性升高、对 Na^+、Ca^{2+} 的通透性降低，使窦房结细胞最大复极电位加大、4 期自动去极速度减慢，心率减慢；房室结细胞 0 期去极速度减慢、幅度降低，房室传导减慢；平台期 Ca^{2+} 内流减少，心房肌收缩力减弱。

支配血管的交感神经起源于脊髓胸、腰段的中间外侧柱，在椎旁和椎前神经节内换元，发出节后纤维，通过末梢释放去甲肾上腺素，主要作用于血管平滑肌肾上腺素能 α 受体，使血管平滑肌收缩。作用于血管平滑肌肾上腺素能 β_2 受体，使血管舒张。但是去甲肾上腺素兴奋 α 受体作用强于 β 受体，故去甲肾上腺素主要产生收缩血管效应。

（二）心血管中枢

中枢神经系统内与调节心血管活动有关的神经元集中存在的部位称为心血管中枢（cardiovascular center）。心血管中枢分布在脊髓至大脑皮层各级水平，其中延髓是心血管的基本中枢。

1. 延髓

（1）心抑制区　位于延髓迷走神经背核和疑核，其中含有心迷走神经节前神经元。

（2）缩血管区　位于延髓头端腹外侧部，是产生、维持交感紧张性活动的重要部位，其下行纤维调节脊髓交感神经节前神经元活动，调控心肌和血管平滑肌活动。

（3）舒血管区　位于延髓尾端腹外侧部，其纤维投射至缩血管区，抑制缩血管区活动，使交感紧张性降低，血管舒张。

（4）传入神经接替站　位于孤束核，来自压力感受器、化学感受器和心肺感受器传入冲动兴奋孤束核神经元，引起迷走神经紧张性加强，交感神经紧张性减弱。

2. 延髓以上心血管中枢　位于脑干、小脑、下丘脑、大脑，其作用主要是完成心血管活动与机体其他功能活动的整合，使心血管活动适应机体不同功能活动的需要。

（三）心血管活动的反射性调节

1. 颈动脉窦和主动脉弓压力感受器反射 在颈总动脉分叉处和主动脉弓血管壁的外膜下，含有对血管壁紧张性改变敏感的传入神经末梢，分别称为颈动脉窦和主动脉弓压力感受器。压力感受器的功能特点有：①感受血管壁的被动牵张，在一定血压变化范围内（70～150mmHg），压力感受器发放神经冲动频率与血管壁被牵张程度呈正比。如果动脉血压升高，对血管壁的牵张作用增强，血管壁紧张性升高，压力感受器发放神经冲动增多。②在同一血压水平，压力感受器对搏动性血压变化更敏感。③在同一血压水平，颈动脉窦压力感受器较主动脉弓压力感受器更敏感。

颈动脉窦压力感受器的传入神经为窦神经，主动脉弓压力感受器的传入神经为主动脉神经，分别汇入舌咽神经和迷走神经，进入延髓，在孤束核换元后，与其他心血管中枢形成功能联系（图11－14）。

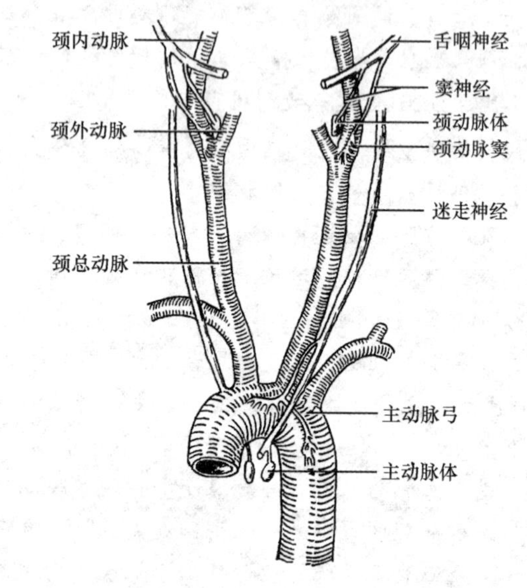

图11－14　颈动脉窦压力感受器和主动脉弓压力感受器

当动脉血压突然升高时，对血管壁的牵张刺激增强，压力感受器发放传入冲动增加，传入延髓，经中枢整合，引起压力感受性反射增强，使心迷走紧张性增强，心交感和交感缩血管紧张性减弱，导致心率变慢，心肌收缩力减弱，心输出量减少；血管平滑肌舒张，外周阻力降低，故而动脉血压回降至正常水平，所以这一反射又称为降压反射。反之，如果动脉血压突然降低，压力感受性反射减弱，导致心输出量增多，外周血管阻力升高，动脉血压升至正常水平。

压力感受器反射的特点：①属于负反馈调节，可对动脉血压的双向搏动性变化进行调节，且在动脉血压突然降低时的调节作用更为重要。②在正常动脉血压变化范围内，调节动脉血压搏动性变化。

压力感受器反射调节的生理意义是：在正常机体，压力感受器反射不断监视动脉血压变化，对动脉血压进行快速调节，保持动脉血压的相对稳定，使动脉血压不致发生过大的波动。

2. 心肺感受器反射 心肺感受器位于心房、心室和肺循环大血管壁，其传入神经走行于迷走神经干内。

心肺感受器的适宜刺激来自①血管壁的机械牵张：血容量增加或心房、心室、肺循环压力增高，对血管壁的机械牵张增强，引起心肺感受器兴奋。因其处于循环系统压力较低部位，又称为低压力感受器。生理状态下，心房壁的牵张主要来自血容量的增多，故心房壁的牵张感受器又称为容量感受器。②化学物质刺激：一些化学物质如前列腺素、缓激肽、腺苷等，一些药物如藜芦碱也可兴奋心肺感受器。

大多数心肺感受器兴奋时，经迷走神经传入中枢，中枢分析整合，引起交感神经抑制，迷走神经兴奋，使心率减慢，心肌收缩力减弱，心输出量减少；血管平滑肌舒张，外周阻力降低，故而血压下降。肾血管舒张，肾血流量增多，引起肾排水、排钠增多；抑制血管升压素、醛固酮释放，使远曲小管和集合管对钠、水重吸收减少，导致细胞外液容量减少，血容量减少。总之，心肺感受器引起的心血管反射在调节细胞外液容量及血容量中有重要意义。

3. 颈动脉体、主动脉体化学感受性反射 颈动脉体位于颈总动脉分叉处，主动脉体位于主动脉弓下方，它们的适宜刺激是血液中 PO_2、PCO_2、H^+浓度的变化。当血液中 PO_2降低、PCO_2升高、H^+升高时，化学感受器兴奋，冲动经窦神经、迷走神经传入延髓孤束核，使呼吸中枢兴奋，呼吸加深加快。后者又间接引起心率加快，心输出量增加，同时交感缩血管中枢兴奋，使骨骼肌血管、内脏血管收缩，外周阻力加大，故血压升高。

在正常情况下化学感受性反射主要是调节呼吸，对心血管活动无明显调节作用，仅在缺氧、酸中毒、大出血、动脉血压过低等时，才发挥调节心血管活动作用，使体内血液重新分布，以保证心、脑等重要器官血液供应。

二、体液调节

血液和组织液中一些化学物质可以调节心血管活动，称为心血管活动的体液调节。若化学物质通过血液携带调节心血管活动，称为全身性体液调节；而组织中形成的化学物质主要作用于局部血管，起调节局部组织血流量的作用，称为局部性体液调节。

（一）肾素-血管紧张素系统（renin-angiotensin-system，RAS）

当肾血流量减少，使肾动脉灌注压降低时，兴奋位于肾小球入球小动脉处的牵张感受器；或血浆中 Na^+浓度降低，兴奋远曲小管起始部的化学感受器致密斑；或交感神经兴奋，三因素均可刺激肾球旁细胞合成和分泌肾素。肾素是一种酸性蛋白酶，它可使血浆中的血管紧张素原生成血管紧素Ⅰ（AngⅠ，10 肽），AngⅠ在血管紧张素转换酶（ACE）作用下生成血管紧张素Ⅱ（AngⅡ，8 肽），后者在血浆和组织中经 ACE2、氨基肽酶、中性内切酶等水解，生成血管紧张素Ⅲ（AngⅢ，7 肽）。

对体内多数组织细胞来说，AngⅠ不具有生理活性。AngⅡ和 AngⅢ作用于血管平滑肌和肾上腺皮质球状带细胞的血管紧张素受体，引起相应的生理效应。其中最重要的是 AngⅡ。AngⅡ的作用有：①使全身微动脉平滑肌收缩，外周阻力增大；使静脉管壁平滑肌收缩，回心血量增多，心输出量增大，血压升高。②促进交感缩血管纤维末梢释放递质。③作用于中枢某些神经元上的血管紧张素受体，使交感缩血管紧张性加强。④强烈刺激肾上腺皮质球状带细胞合成和释放醛固酮，醛固酮可促进远曲小管、集合管对 Na^+的重吸收，使细胞外液量增加。⑤可引起或增强渴觉，并导致饮水行为。AngⅢ的缩血管效应仅为 AngⅡ的 10%～20%，但刺激肾上腺皮质合成和释放醛固酮的作用较强。

在生理状态下，血浆含有的微量血管紧张素可能对维持交感缩血管紧张性有关。在某些病理情况下，如失血、脱水时，RAS 的活动加强，对心血管活动和血容量的调节起重要作用。

（二）肾上腺素和去甲肾上腺素

肾上腺素（epinephrine，E 或 adrenaline）和去甲肾上腺素（norepinephrine，NE 或 noradrenaline，NA）在化学结构上都属于儿茶酚胺类。交感神经兴奋时，节后纤维末梢释放的 NE 有一小部分进入血液循环，循环血液中的肾上腺素和 NE 主要来自肾上腺髓质，其中肾上腺素约占 80%，NE 约占 20%。

血液中的肾上腺素和 NE 与肾上腺素能受体结合后发挥调节心血管活动作用，但二者与不同种类的肾上腺素能受体结合能力不同，因而对心脏和血管的调节作用有一定差异。肾上腺素与α受体和β受体结合能力均很强。在心脏，肾上腺素与β_1受体结合，引起心率加快，心肌收缩力加强，心输出量增加。肾上腺素对血管的作用取决于血管平滑肌上α受体和β受体分布情况。肾上腺素能使α受体占优势的皮肤、肾、胃肠血管平滑肌收缩；使β_2受体占优势的骨骼肌、肝脏血管舒张。小剂量的肾上腺素常以兴奋β_2受体的效应为主，大剂量时也可兴奋骨骼肌、肝脏血管上α受体，使骨骼肌、肝脏血管收缩。由于肾上腺素可以在不增加外周阻力时发挥兴奋心脏作用，故临床上肾上腺素常用作强心剂。

NE兴奋血管平滑肌上α受体作用较强，也可兴奋心肌的β_1受体，但兴奋血管平滑肌的β_2受体作用较弱。静脉注射NE，可使全身血管广泛收缩，引起外周阻力显著升高，导致动脉血压升高；血压升高使压力感受性反射调节作用加强，其对心脏的抑制效应超过去甲肾上腺素对心脏的兴奋效应，结果引起心率减慢，故临床上NE常用作升压剂。

（三）血管升压素（vasopressin，VP）

由下丘脑视上核和室旁核一部分神经元合成，合成的VP经下丘脑垂体束运送至神经垂体，并贮存于神经垂体，在特定条件下释放进入血液循环。VP的作用是：①兴奋肾脏远曲小管、集合管上V_2受体，使远曲小管、集合管对水的通透性增加，促进水的重吸收，故又称为抗利尿激素。②兴奋血管平滑肌上V_1受体，使血管平滑肌收缩。生理状态下，VP浓度升高，先出现抗利尿效应，当其血浆浓度明显高于正常时，引起血管平滑肌收缩，外周阻力升高。VP是目前已知最强的缩血管物质之一。在禁水、失水、失血时，VP释放增加，对维持细胞外液量稳定和动脉血压的稳定起重要作用。

（四）心房钠尿肽（natriuretic peptide，NP）

由心房肌合成、释放的肽类激素。当心房壁受到的牵张刺激增强时，NP释放增加。其生理作用有：①排钠利尿作用。NP能舒张肾动脉，使肾小球滤过率增加，抑制肾小管、集合管重吸收Na^+，抑制肾素、醛固酮、VP合成、释放，并对抗它们的作用，产生排钠利尿作用，调节循环血量。②降低血压作用。NP能使血管平滑肌舒张，搏出量减少，心率减慢，心输出量减少，故而出现血压降低。③对抗RAS、内皮素、NE等的缩血管作用。

（五）其他体液调节因素

具有扩张血管作用的物质主要有前列环素、内皮舒张因子（目前认为是NO）、激肽、组胺，以及组织的代谢产物等。具有收缩血管作用的物质主要有内皮素、前列腺素$F_{2\alpha}$等，内皮素是目前已知的最强缩血管物质。

第四节　器官循环

单位时间内流过某一器官的血液量，称为器官血流量。正常的器官血液灌注量是保证器官新陈代谢和功能正常进行的关键。在体内器官血流量与该器官动脉与静脉间压力差成正比，与该器官对血流的阻力成反比。体内各器官结构和生理功能不同，故器官内部的血管分布各有特征，因此它们的血流量调节有不同之处。

一、冠脉循环

（一）冠脉循环的解剖特点

冠脉循环由冠状动脉、毛细血管和冠状静脉组成。左右两支冠状动脉直接起源于主动脉根部，行走于心脏表面，其小分支常垂直进入心肌，在心内膜下形成网状结构，故冠脉血流极易受到心肌收缩的挤压而明显减少。心肌内的毛细血管极为丰富，心肌纤维与毛细血管数量的比例几乎为1∶1，在心肌横截面上，毛细血管数约为2500～3000根/mm^2，因此非常有利于心肌和冠脉循环之间物质交换的快速进行。心肌代偿性肥厚时，毛细血管数量无相应增加，易发生心肌缺血。

正常状态下冠状动脉之间吻合支细小，通过的血液量很少。若冠状动脉突然阻塞时，侧支循环难以快速建立，常导致心肌梗死。如果血管闭塞是逐渐形成的，则吻合支可逐渐扩张，起到一定的代偿作用。

（二）冠状循环的血流特点

1. 血流量大、耗氧量高 冠状动脉直接开口于主动脉，且冠状循环途径短，故冠状动脉血压高、血流速度快、血流量大。安静状态下，正常成人心脏仅占体重的0.5%，冠脉血流量为每100g组织60～80ml/min，冠脉血流总量为225ml/min，占心输出量的4%～5%。心肌的耗氧量高，其氧利用率可达65%～70%，而同等条件下，骨骼肌的氧利用率仅有25%，故冠脉循环氧储备量较少。心肌活动增强时，依赖增加摄取血液中氧的可能性较小，此时主要依赖冠脉血管扩张，使冠脉血流量增加，来满足心脏活动增强对氧的需要，故每100g组织的冠脉最大血流量可达300～400ml/min。充足的血液供应，保证了心脏射血功能的正常进行。

2. 冠脉血流量易受心肌收缩的影响 冠状动脉小分支垂直穿行于心肌组织中，心室收缩时，冠状血管受挤压，血流阻力增大，血流量减少。心室舒张时，冠状血管阻力减小，血流量加大，故心肌血液供应量明显受心肌舒缩的影响，且左心室肌对左冠状动脉血流量的影响尤为显著（图11－15）。一般情况下左心室收缩期的血流量仅有舒张期的20%～30%，因此，在整个心动周期中，左心室的血液供应主要来源于心脏舒张期，舒张期血压的高低和舒张期时间的长短决定冠状血管血流量的多少。

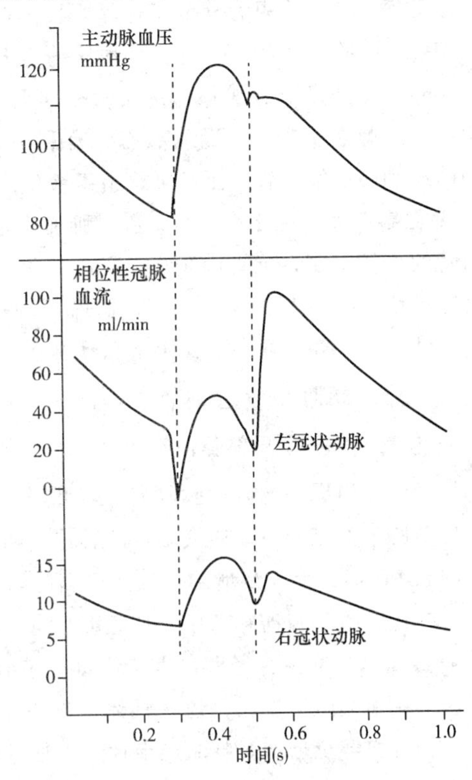

图11－15 一个心动周期中左、右冠状动脉血流变化

（三）冠脉血流量的调节

1. 心肌代谢水平对冠状血管活动的调节 心肌代谢水平是调节冠脉血流量最重要的因素，冠脉血流量与心肌代谢水平成正比。实验证明，心肌缺氧时冠脉血流量可增加5倍。目前认为心肌缺氧时，ATP分解，产生ADP、AMP，AMP经5′－核苷酶作用产生腺苷，腺苷具有强烈的舒张小动脉作用，尤其是引起冠脉舒张。此外心肌产生代谢产物增多，如H^+、CO_2、乳酸、缓激肽、前列腺素E增多，也具有舒张冠脉作用。

2. 神经调节 冠状血管接受交感和副交感神经支配。交感神经兴奋作用于血管平滑肌α受体引起冠脉血管收缩，但交感神经兴奋心肌β_1受体，使心脏活动增强，导致代谢产物增多，继发引起冠脉扩张。迷走神经兴奋，作用于血管平滑肌M受体引起冠脉血管舒张，但迷走神经使心脏活动抑制，继发引起冠状血管收缩。

3. 体液调节 肾上腺素、NE使心脏活动增强，代谢产物增多而间接使冠脉血管扩张，也可直接作用于血管平滑肌上α受体、β受体而使血管收缩或舒张，但作用不如代谢产物强。AngⅡ、大剂量VP可使冠状血管收缩，冠脉血流量减少。甲状腺激素增多时，心肌代谢加强，代谢产物增多，使冠脉扩张。

二、肺循环

肺循环指由肺动脉、肺毛细血管至肺静脉的血液循环，其功能是在血液流经肺泡时与肺泡气进行气体交换。由体循环的胸主动脉发出的支气管动脉营养肺组织，支气管静脉在肺泡附近与肺循环的肺小静脉汇合，使主动脉血中掺入1%~2%的静脉血。

（一）肺循环的生理特点

1. 血流阻力小、血压低 肺动脉及其分支短而粗，管壁薄，处于胸腔负压环境中，易于扩张，故肺循环的血流阻力远低于体循环。右心室收缩力远较左心室弱，肺动脉的收缩压约为22mmHg，舒张压约为8mmHg，平均压约为13mmHg，为主动脉压的1/6~1/5。肺毛细血管压约为7mmHg，低于血浆胶体渗透压，故肺毛细血管有效滤过压较低，肺组织基本上没有组织液生成，使肺泡保持“干燥”状态，有利于肺换气。左心衰竭时，肺静脉血回流障碍，导致肺静脉压和肺毛细血管血压升高，组织液生成增多，形成肺淤血、肺水肿。

2. 肺血容量大，变化也大 平静时肺血容量约为450ml，约占全身血量的9%。因肺组织和肺血管的可扩张性大，使肺部血管容量变动较大，用力呼气时肺血容量可减少至约200ml，深吸气时可增加到约1000ml，有“贮血库”的作用。在每一个呼吸周期中，肺循环的血容量发生周期性变化，并对左心室输出量和动脉血压发生影响。

（二）肺循环血流量的调节

1. 肺泡气氧分压 局部肺血管的舒缩活动接受肺泡气PO_2的调节。无论急性或慢性PO_2降低，均可导致肺泡周围的微动脉收缩，若此时伴有PCO_2升高，微动脉收缩更显著。这种效应有效地调整肺泡血流量，即通气不良的肺泡，由于PO_2降低，导致血流量减少，而通气良好的肺泡，则因PO_2高，血流量增加，从而提高肺换气效率。在高海拔地区，吸入气PO_2过低，肺动脉广泛收缩，引起肺动脉高压，长此以往可引发右心室肥厚。

2. 神经调节 交感神经和迷走神经可调节肺循环血管活动。刺激交感神经时，直接引起肺血管收缩和血流阻力增大；但在整体情况下，因体循环的血管收缩，将一部分血液挤入肺循环，肺循环血容量增加。刺激迷走神经可使肺血管轻度舒张，肺血流阻力稍下降。

3. 体液调节 肾上腺素、NE、AngⅡ、前列腺素$F_{2\alpha}$和血栓素A_2等，均可使肺循环的微动脉收缩；组胺、5-羟色胺等能使微循环的微静脉收缩，但在流经肺循环后，即分解失活。

三、脑循环

脑的血液供应来源于颈内动脉和椎动脉，脑静脉血进入乙状窦，经颈内静脉回流入上腔静脉。

（一）脑循环的特点

1. 血流量大、耗氧量多 在安静状态下，每100g脑组织的血流量为50～60ml/min，脑组织的总血流量约为750ml/min，约占心输出量的15%左右，而脑组织重量仅占体重的2%。每100g脑组织的耗氧量为3～3.5ml/min，脑的总耗氧量约为50ml/min，约占全身总耗氧量的20%。当每100g脑组织的血流量少于40ml/min时，即可出现脑缺氧症状，故脑对缺氧的耐受力很低。完全中断脑血液供应5～6min，脑组织即可发生不可逆的坏死。

2. 血流量变化小 脑位于容积固定不变的颅腔内，脑组织、脑脊液是不可被压缩的，所以脑血管的舒缩程度受到相当的限制，其血流量的变化也较小，增加脑组织血液供应只能依赖提高脑循环血流速度实现。

3. 存在血－脑脊液屏障和血－脑屏障 血－脑脊液屏障是指在毛细血管血液和脑脊液之间存在的有限制某些物质自由扩散的屏障。其组织学基础是无孔的毛细血管壁和脉络丛中运输各种物质的特殊载体系统。血－脑屏障是指血液和脑组织之间存在的屏障。血－脑屏障的组织学基础是毛细血管内皮细胞、内皮下基膜和星形胶质细胞。血－脑脊液屏障和血－脑屏障对水、O_2、CO_2、乙醇、麻醉剂等脂溶性物质及葡萄糖、氨基酸等水溶性物质通透性高，而对甘露醇、蔗糖和许多离子的通透性低。血－脑屏障和血－脑脊液屏障存在的生理意义在于，保持脑组织内环境的稳定及防止血液中的有害物质进入脑内。由于脑脊液中物质很容易通过室管膜或软脑膜进入脑组织，故临床治疗中常将一些不易通过血－脑屏障的药物直接注入脑脊液，使其尽快进入脑组织，以达到治疗目的。

（二）脑血流量的调节

1. 神经调节 脑血管接受交感神经和副交感神经的双重支配，但由于它们在脑血管的分布密度较低，故对正常脑血流量的调节作用不大。多种心血管反射调节进行时对脑血流量的影响也不大。

2. 体液调节 是调节脑血管活动的主要因素。当PO_2降低、PCO_2和H^+浓度升高时，可直接使脑血管扩张，脑血流量增加。例如人吸入气中CO_2达7%时，脑血流量增加2倍。而过度通气使PCO_2降低时，脑血流量减少，可导致头昏等症状。此外，脑组织代谢增强时，代谢产物K^+、腺苷、乳酸、丙酮酸等增加，也引起脑血管扩张，脑血流量增加，满足脑组织代谢率增加时对血流量的需要。

3. 自身调节 当平均动脉压在60～140mmHg的范围内变动时，脑血管通过自身调节机制，使脑血流量保持相对稳定。当平均动脉压低于60mmHg时，脑血流量显著减少，可引起脑功能障碍；反之，当平均动脉压超过140mmHg时，脑血流量会明显增加，可导致脑水肿。

（三）脑脊液的生成和回流

脑室、脑周围的脑池和蛛网膜下腔中充斥有脑脊液，其总量约为150ml，每天生成脑脊液约为800ml，主要来源于脑室脉络丛上皮细胞和室管膜细胞的分泌，少量来源于软脑膜血管和脑毛细血管的滤出液体。生成的脑脊液经侧脑室室间孔、第三脑室、中脑导水管、第四脑室、正中孔、外侧孔流入蛛网膜下腔，被蛛网膜绒毛吸收至硬膜窦，而后回归于颈内静脉。

脑脊液的作用有：①缓冲外力冲击，保护脑组织。②脑组织与血液间进行物质交换的中介。③回收蛋白质。

本章小结

推动血液流动的动力来自心脏。在一个心动周期中，心脏首先产生生物电活动，并触发心肌节律性收缩、舒张，以形成房室间及心室与动脉间压力差，从而改变瓣膜状态，推动血液单向流动。心输出量与搏出量、心率有关，搏出量受前负荷、后负荷、心肌收缩力的影响。不同心肌细胞生物电活动机制不同，使心肌具有自动节律性、不出现强直收缩、保持心房、心室顺序协调收缩，以保证心脏射血功能的正常进行。

动脉血压形成的前提条件是心血管系统有足够的血液充盈。基本条件是心脏射血和外周阻力。大动脉可缓冲心动周期中动脉血压的波动，并使心脏间断射血变为血管内的持续血流。影响动脉血压的因素有搏出量、心率、外周阻力、大动脉弹性、血容量与血管容积。微循环是血液与组织细胞进行物质交换的场所。动脉血经微循环后变成静脉血，流入静脉，回流到心脏。静脉回流的动力是静脉两端的压力差，此压力差的形成主要取决于心脏的射血功能，受肌肉收缩、呼吸运动、体位、血容量与血管容积比值的影响。

机体通过神经调节、体液调节、自身调节调节心血管活动及血容量，使心血管活动适应机体不同状态下代谢活动改变的需求。体内各器官的血管分布及血流情况各有其特征，并且能根据器官活动状态来调整其血流量。

思考题

1. 窦房结与浦氏细胞的起搏原理有何不同？窦房结为何能成为心脏的起搏点？
2. 心肌为何不出现完全强直收缩？心肌期前收缩后为何产生代偿间歇？
3. 静息电位或最大复极电位加大时，心肌的兴奋性、自律性、传导性有何改变？
4. 试述一个心动周期中室内压、心室容积、瓣膜状态、动脉血压有何变化？
5. 如何评价心脏射血功能？影响心脏射血功能的因素有哪些？
6. 何谓中心静脉压？临床上测定中心静脉压有何意义？
7. 试述动脉血压产生机制及其影响因素。
8. 引起局部性水肿和全身性水肿的原因有哪些？试述其作用机制？
9. 试述压力感受性反射调节过程。其生理意义是什么？
10. 哪些体液因素具有调节细胞外液容量作用？试述其调节机制。

（胡咏梅）

第十二章　呼　吸

学习导引

知识要求

1. **掌握**　呼吸过程的三个环节、呼吸运动的过程、胸膜腔内压的形成及意义；肺泡表面活性物质的作用及其意义；氧容量、氧含量、氧饱和度的概念。

2. **熟悉**　潮气量、肺活量与用力肺活量、第一秒用力呼气量的概念；氧解离曲线各段的特点及其影响因素；影响肺换气的因素；熟悉气体在血液中的运输形式。

3. **了解**　肺通气量与肺泡通气量的区别和生理意义；弹性阻力与顺应性的关系。

人体不断从外界环境中摄取 O_2，并将代谢产生的 CO_2 排出体外，以维持内环境的稳定和新陈代谢的正常进行。机体与外界环境之间进行气体交换的过程称为呼吸（respiration）。呼吸是维持机体生命活动必需的基本生理过程之一，一旦呼吸停止，生命也将终止。

在人体和高等动物，呼吸过程由外呼吸（external respiration）、气体在血液中的运输（gas transport）和内呼吸（internal respiration）三个环节组成（图 12－1）。外呼吸包括肺通气（pulmonary ventilation）和肺换气（gas exchange in lungs）两个过程，其中肺通气是指肺与外界环境之间的气体交换过程，肺换气是指肺泡与肺毛细血管血液之间的气体交换过程。气体在血液中的运输是指血液将 O_2 由肺运输到组织、将 CO_2 由组织运输到肺的转运过程。内呼吸亦称为组织换气，是指血液与组织细胞之间的气体交换过程，有时也将细胞内的氧化过程包括在内。

第一节　肺通气

完成肺通气的结构主要包括呼吸道、胸廓和肺泡等。呼吸道是气体进出肺的通道，呼吸道通过调节气道阻力调节进出肺的气体的量和速度，对吸入的气体进行加温、湿润、过滤和清洁等作用，还具有防御反射和免疫调节等保护功能。胸廓不仅容纳、保护气道和肺，还通过呼吸肌的运动为肺通气提供原动力。肺泡是与肺毛细血管血液之间进行气体交换的场所。

一、肺通气的原理

肺通气的实现取决于推动气体流动的动力和阻止气体流动的阻力两方面的因素，动力必须克服阻力，建立肺泡与外界环境之间的压力差，才能实现肺通气。

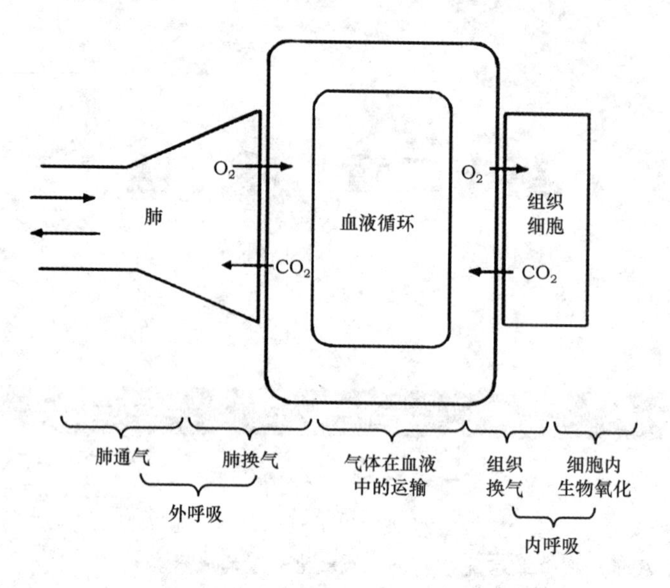

图 12－1　呼吸过程示意图

（一）肺通气的动力

气体沿着压力梯度运动，大气与肺泡之间的压力差是肺通气的直接动力。一定的海拔高度大气压是相对恒定的，因此自然呼吸情况下，肺的扩张和缩小所引起的肺内压的变化导致大气与肺泡之间产生压力差。但肺本身并不具有主动扩张和缩小的能力，呼吸肌的收缩和舒张引起的胸廓运动导致肺的扩张和缩小。可见，呼吸肌收缩和舒张引起的胸廓节律性呼吸运动是肺通气的原动力。

1. 呼吸运动　呼吸肌的收缩和舒张引起胸廓节律性的扩大和缩小称为呼吸运动（respiratory movement），包括胸廓扩大引起的吸气运动和胸廓缩小引起的呼气运动。参与呼吸运动的肌肉，称为呼吸肌，包括吸气肌、呼气肌和辅助呼吸肌。主要的吸气肌包括膈肌和肋间外肌；主要的呼气肌包括肋间内肌和腹肌。此外，还有一些辅助呼吸肌如斜角肌、胸锁乳突肌等只在用力呼吸时才参与呼吸运动。

（1）呼吸运动的过程　平静呼吸时，吸气运动（inspiratory movement）主要通过膈肌和肋间外肌的收缩实现，是一个主动过程。膈肌位于胸、腹腔之间，构成胸腔底部，静止时呈穹窿状向上隆起。收缩时，穹窿顶部下降，使胸腔上下径增大。膈顶每下降 1cm，胸腔容积可增大约 250ml。肋间外肌分布于相邻两肋骨之间，肌纤维起自上一肋骨的下缘，斜向前下方止于下一肋骨的上缘。由于脊椎的位置固定，而肋骨和胸骨可以上下移位，当肋间外肌收缩时，肋骨和胸骨上举，并使肋骨下缘向外侧偏转，从而增大胸腔的前后径和左右径。胸腔上下径、前后径和左右径均增大，引起胸腔和肺容积增大，肺内压降低至低于大气压，外界气体进入肺内形成吸气（inspiration）。平静呼吸时，呼气运动（expiratory movement）是一个被动过程，并不是由呼气肌收缩引起的，而是由膈肌和肋间外肌舒张所引起。膈肌和肋间外肌舒张时，肺依靠自身的回缩力而回位，并牵引胸廓使其缩小，从而引起胸腔和肺的容积缩小，肺内压增加至高于大气压时，气体从肺泡内流出，形成呼气（expiration）。

用力吸气时，除膈肌与肋间外肌加强收缩外，辅助吸气肌也参与收缩，胸腔与肺的容积进一步扩大，肺内压进一步降低，与大气压之间差值增大，吸入更多气体。用力呼气时，除吸气肌群舒张外，肋间内肌（其纤维走向与肋间外肌相反）和腹壁肌等呼气肌群也参与收缩，使胸腔的前后径、左右径和上下径进一步缩小，胸腔与肺的容积进一步缩小，肺内压增高，呼出更多气体。由此可见，用力呼吸时，吸气肌和呼气肌以及呼吸辅助肌都参与了呼吸活动，是主动过程。

（2）呼吸运动的型式

1）平静呼吸和用力呼吸：正常人在安静时进行平稳而均匀的自然呼吸，称为平静呼吸（eupnea），频率为12～18/min。平静呼吸时吸气是主动过程，呼气是被动过程。当进行运动或吸入气中CO_2含量增加或O_2含量减少时，或通气阻力增大时，呼吸运动将加深、加快，这种形式的呼吸运动称为用力呼吸（forced breathing）或深呼吸（deep breathing），此时吸气和呼气都是主动过程。在缺O_2或CO_2增多较严重的情况下，不仅呼吸大大加深，而且可出现鼻翼扇动体征及胸部困压的主观感觉，称为呼吸困难（dyspnea）。

2）腹式呼吸和胸式呼吸：以膈肌舒缩为主的呼吸运动引起腹腔内器官位移，腹壁起伏明显，称为腹式呼吸（abdominal breathing）；肋间外肌收缩和舒张主要表现为胸部起伏，称为胸式呼吸（thoracic breathing）。正常成年人呼吸大多是腹式呼吸和胸式呼吸同时存在。临床上，胸廓有病变的患者如胸膜炎，胸廓运动受限，常呈腹式呼吸；婴幼儿因肋骨倾斜度小，位置趋于水平，呼吸时不容易扩大胸廓的前后径和左右径，也以腹式呼吸为主。在妊娠后期、肥胖、腹腔炎症、胃肠道胀气、腹水等情况下，膈肌运动受阻，多呈胸式呼吸。

2. 肺内压和胸膜腔内压

（1）肺内压　肺泡内的压力称为肺内压（intrapulmonary pressure）。在呼吸运动过程中，肺内压随胸腔容积的变化而改变。吸气时，肺容积随胸廓的扩大而增加，肺内压逐渐下降至低于大气压，外界气体被吸入肺泡。随着肺内气体逐渐增多，肺内压逐渐升高，至吸气末，肺内压与大气压相等，气体停止流动，吸气结束。呼气时，肺容积随着胸廓缩小而减小，肺内压逐渐升高至高于大气压，气体由肺内呼出。随肺泡内气体逐渐减少，肺内压逐渐降低，至呼气末，肺内压与大气压相等，气体又停止流动，呼气结束（图12－2）。呼吸过程中，肺内压的变化与呼吸运动的深浅、缓急和呼吸道通畅程度有关。肺内压在平静呼吸时波动较小，吸气时为－1～－2mmHg，呼气时为1～2mmHg；用力呼吸或呼吸道不够通畅时，肺内压波动幅度显著增大，吸气时可低至－100～－30mmHg，呼气时可高达60～140mmHg。可见，在呼吸运动过程中，肺内压的周期性交替升降，造成肺内压与大气压之间的压力差，从而推动气体进出肺。

认识肺内压的变化是肺通气的直接动力有重要的临床意义，人工呼吸（artificial respiration）即采用人为的方法建立肺与大气之间的压力差，来暂时维持肺通气。人工呼吸的方法很多，简便易行的口对口人工呼吸为正压人工呼吸，节律性举臂压背或挤压胸廓为负压人工呼吸。值得注意的是，人工呼吸时首先要保持呼吸道通畅。

（2）胸膜腔内压　胸膜腔是覆盖在胸壁内面、膈上面和肺表面的一层浆膜，紧贴于肺表面的胸膜脏层和紧贴于胸壁内壁的壁层在肺根部相互移行，形成左、右两个封闭的腔隙，称为胸膜腔（pleural cavity）。实际上胸膜腔是潜在的腔隙，脏、壁层紧紧相贴，仅有一薄层浆液，厚约10μm。浆液一方面起润滑作用，减少呼吸运动中两层胸膜的摩擦，另一方面浆液分子的内聚力使胸膜腔的脏、壁层贴在一起，不易分开，使不具有主动张缩能力的肺可随胸廓的运动而扩大和缩小。

胸膜腔内的压力称为胸膜腔内压（intrapleural pressure），直接法用连接检压计的注射针头斜刺入胸膜腔内测定（图 12－2），间接法通过测定食管内压来间接反映胸膜腔内压力的变化。测量表明，胸膜腔内压通常低于大气压，为负压。平静呼气末胸膜腔内压为 －5 ~ －3mmHg，吸气末为 －10 ~ －5mmHg。平静呼吸过程中，胸膜腔内压始终是负压，习惯上称为胸膜腔负压，或简称胸内负压。

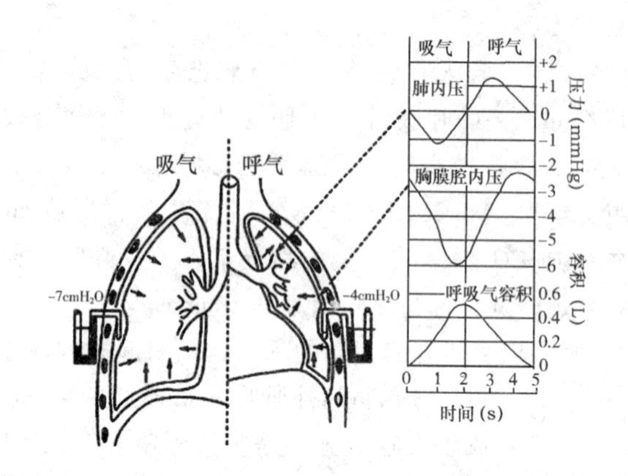

图 12－2　吸气和呼气时，肺内压和胸膜腔内压的变化

胸膜腔内负压的形成与肺和胸廓的自然容积不同有关。在人的生长发育过程中，由于胸廓发育比肺快，胸廓的自然容积大于肺的自然容积。胸膜腔密闭时，由于胸廓的自然容积比肺大，而脏、壁层胸膜紧贴在一起，所以从胎儿出生后第一次呼吸开始，肺即被牵引总是处于一定程度的被动扩张状态。因此，胸内负压的形成与作用于胸膜腔的两种力有关，一种是促使肺泡扩张的肺内压，另一种是促使肺泡缩小的肺弹性回缩力，胸膜腔内压力是这两种方向相反的力的代数和，可表示为：

胸膜腔内压 = 肺内压 － 肺弹性回缩力

在吸气末或呼气末，肺内压等于大气压，因而：

胸膜腔内压 = 大气压 － 肺弹性回缩力

若将大气压视为零，则：

胸膜腔内压 = －肺弹性回缩力

可见胸膜腔负压实际上是由肺弹性回缩力所决定的，故其值也随呼吸过程而变化。吸气时肺扩张程度增大，肺弹性回缩力增大，胸膜腔负压增大；呼气时，肺扩张程度减小，肺弹性回缩力降低，胸膜腔负压也减小。呼吸越强，胸膜腔负压的变化也越大。正常情况下，肺总是表现为回缩倾向，即使是最强呼气，肺泡也不可能完全被压缩。

胸膜腔负压的存在有重要生理意义。①维持肺的扩张状态：胸膜腔负压的牵拉作用使肺总是处于扩张状态，并使肺能随胸廓的扩大而扩张。②促使静脉血和淋巴液的回流：胸膜腔负压还加大了胸膜腔内一些壁薄扩张性大的管道（如腔静脉、胸导管等）的内外压力差，有利于静脉血和淋巴液的回流。由于胸膜腔的密闭性是胸膜腔负压形成的前提，因此，在外伤或疾病等原因导致胸壁或肺破裂时，胸膜腔与大气相通，气体将顺压力差进入胸膜腔而造成气胸（pneumothorax）。此时，胸膜腔负压减小，甚至消失，肺将因其本身的弹性回缩力而塌陷，造成肺不张，这时尽管呼吸运动仍在进行，肺却不能随胸廓的运动而舒缩，不但引起肺通气功能障碍，同时血液和淋巴回流减少，如不及时治疗，则将导致呼吸、循环功能衰竭而危及生命。

（二）肺通气的阻力

呼吸肌运动所产生的肺通气的动力必须克服肺通气的阻力，才能实现肺通气。肺通气的阻力可分为弹性阻力和非弹性阻力两类，弹性阻力包括肺的弹性阻力和胸廓的弹性阻力，平静呼吸时，弹性阻力是平静呼吸时的主要阻力，约占总通气阻力的70%；非弹性阻力包括气道阻力、惯性阻力和组织的黏滞阻力，约占总通气阻力的30%。

1. 弹性阻力　弹性物体对抗外力作用所引起的变形的力称为弹性阻力（elastic resistance）。弹性阻力大者不易变形，弹性阻力小者易变形。弹性阻力的大小可用顺应性的高低来度量。顺应性（compliance）是指弹性组织在外力作用下可扩张的难易程度。对空腔器官来说，顺应性反映了其可扩张性，顺应性越大，其可扩张性越大。顺应性可用单位跨壁压的变化（ΔP）所引起的容积变化（ΔV）来表示，单位是 L/cmH_2O，即

$$C = \frac{\Delta V}{\Delta P}(L/cmH_2O)$$

（1）肺弹性阻力和顺应性　肺扩张时可产生弹性阻力，对抗跨肺压引起的肺扩张，因而是吸气的阻力，呼气的动力。肺顺应性（compliance of lung，C_L）用单位跨肺压（ΔP）所导致的肺容积变化（ΔV）来衡量，即：

$$肺顺应性（C_L）= \frac{肺容积变化(\Delta V)}{跨肺压变化(\Delta P)}(L/cmH_2O)$$

式中的跨肺压是指肺内压与胸膜腔内压之差。

肺的静态顺应性曲线：在屏气并保持气道通畅的情况下测定肺容积和胸膜腔内压的变化，绘制成的压力－容积曲线，称为肺的静态顺应性曲线（图12－3）。测定肺顺应性时，可采用分步吸气（或打气入肺）或分步呼气（或从肺内抽气）的方法，每步吸气或呼气后，屏气，保持气道通畅，测定肺容积的变化和胸膜腔内压（因为这时呼吸道内没有气体流动，肺内压等于大气压，所以只需测定胸膜腔内压就可算出跨肺压）。曲线的斜率反映不同肺容量下顺应性或弹性阻力的大小。曲线斜率大，表示肺顺应性大，弹性阻力小；曲线斜率小，表示肺顺应性小，弹性阻力大。正常成年人在平静呼吸时，肺顺应性约为 $0.2L/cmH_2O$，且位于顺应性斜率最大的曲线中段，故平静呼吸时肺弹性阻力较小，呼吸比较省力。

肺顺应性大小受肺总量的影响。肺总量较大时，顺应性较大；肺总量较小时，顺应性较小。

（2）肺的弹性阻力来源　肺的弹性阻力来自于肺组织本身的弹性成分和肺泡表面张力。①肺的弹性成分：肺弹性阻力的弹性成分是指由肺的弹性纤维和胶原纤维等弹性成分所产生的阻力。这部分阻力随肺容积的增大而增加。在一定范围内，肺扩张程度愈大，肺弹性回缩力也愈大，即弹性阻力愈大。②肺泡表面张力：肺泡内壁覆盖着一薄层液体，与肺泡内气体形成液－气界面，产生使肺泡趋向于缩小的力即表面张力（surface tension），构成肺通气的阻力之一。在离体的动物肺脏，如果向肺泡内注入生理盐水以取消肺泡表面张力，则肺的弹性阻力明显减小。图12－4 显示的是分别用生理盐水和空气扩张离体肺时各自的顺应性曲线。可以看出，如将肺扩张到某一容量，用空气比用生理盐水扩张肺所需的跨肺压要大得多，前者约为后者的3倍。这是因为用空气扩张肺，肺泡表面的液体具有表面张力，使弹性阻力增大；而用生理盐水扩张肺，消除了肺泡内的液－气界面，此时肺回缩力完全来自肺本身的弹性组织，仅为空气扩张时的1/3。由此可见，肺泡表面张力所形成的弹性阻力占总弹性阻力的2/3左右。

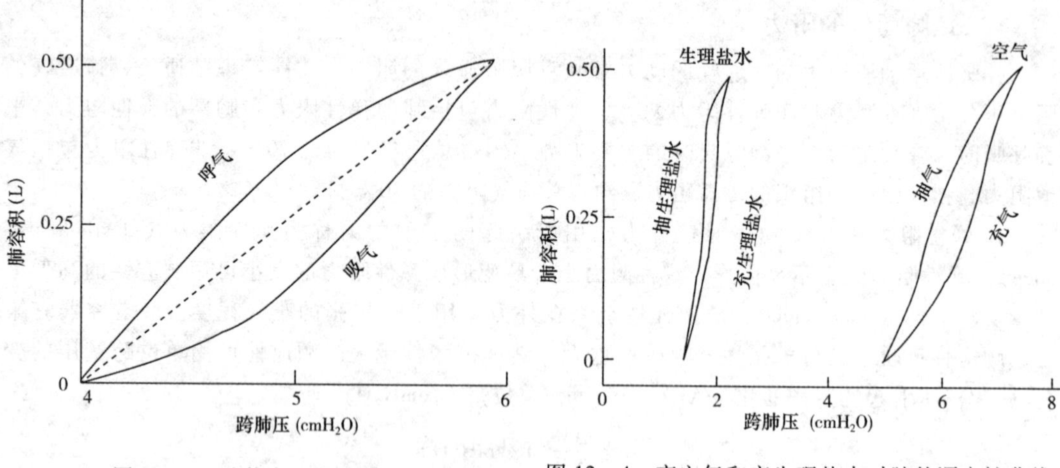

图 12－3　肺静态顺应性曲线　　图 12－4　充空气和充生理盐水时肺的顺应性曲线

（3）肺表面活性物质　肺表面活性物质（pulmonary surfactant）主要由肺泡Ⅱ型上皮细胞合成并释放，其主要作用是降低肺泡液－气表面张力。它是一种复杂的脂蛋白混合物。脂类约占表面活性物质总量的90%，其有效成分是二棕榈酰卵磷脂（dipalmitoyl phosphatidyl choline，DPPC），约占60%以上。蛋白成分约占表面活性物质总量的10%，包括血浆蛋白和四种表面活性蛋白 SP－A、SP－B、SP－C 和 SP－D。表面活性蛋白质可加强肺表面活性物质的功能并使其不易失活，在表面活性物质的分泌、清除、再利用等过程中具有重要意义。

DPPC 分子的一端是非极性疏水的脂肪酸，另一端具有极性，为亲水基团。DPPC 以单分子层的形式垂直排列在肺泡液－气界面，极性端插入液体层，非极性端朝向肺泡，从而减少液体分子之间的相互吸引，使肺泡液－气界面的表面张力大大降低，其密度随肺泡的张缩而改变。

肺表面活性物质降低肺泡表面张力作用具有重要的生理意义：①增强肺的顺应性，降低吸气阻力，减少吸气作功。②调整肺泡表面张力，维持大小肺泡的稳定性。肺内大小不等的肺泡其半径可相差 3～4 倍。根据 Laplace 公式计算：即 $P=\frac{2T}{r}$。式中 P 为肺泡液－气界面压强，T 为肺泡液－气界面的表面张力系数，r 为肺泡半径。如果表面张力系数不变，则肺泡的回缩力与肺泡半径成反比，即大肺泡回缩力小，小肺泡回缩力大。小肺泡内气体将进入大肺泡，出现小肺泡塌陷而大肺泡过度膨胀，使肺泡失去稳定性（图 12－5）。表面活性物质的密度可随肺泡表面积的变化而变化。在大肺泡或吸气时，表面活性物质密度减小，其降低表面张力的作用减弱，表面张力增加，回缩力增加，防止肺泡过度膨胀而破裂；在小肺泡或呼气时，表面活性物质密度增大，其降低表面张力的作用增强，表面张力减小，防止肺泡塌陷，也防止了气体从小肺泡流向大肺泡，维持了大小肺泡及肺内压的相对稳定。③减少肺间质和肺泡内的组织液生成，防止肺水肿的发生。肺泡表面张力指向肺泡腔内，对肺泡间质起“抽吸”作用，使肺间质内静水压降低，肺毛细血管有效滤过压增加，组织液生成增加，肺泡表面张力较高时导致肺间质和肺泡腔内水分潴留，发生肺水肿，妨碍气体交换。肺表面活性物质降低肺泡表面张力，减小肺回缩力，从而减弱对肺间质的抽吸作用，防止肺水肿的发生。

综上所述，肺组织本身的弹性回缩力和肺泡表面张力构成了通气过程中肺的弹性阻力。肺泡表面活性物质减少或肺组织纤维化可导致弹性阻力增大，顺应性降低，患者出现吸气困

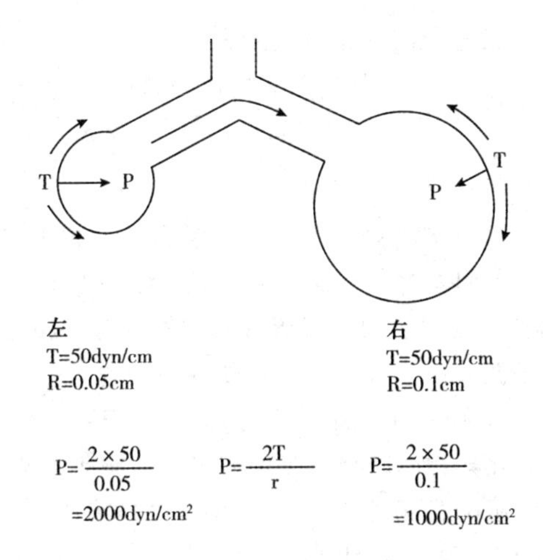

图 12－5　大小不同的肺泡内压及气流方向示意图

难。肺气肿时，肺组织弹性成分大量破坏，弹性阻力减小，顺应性增大，患者可出现呼气困难。

（4）胸廓的弹性阻力和顺应性　胸廓的弹性阻力来自于胸廓的弹性成分。胸廓处于自然位置（如平静吸气末），肺容量约为肺总量的67%，此时胸廓无变形，胸廓弹性阻力等于零；当胸廓小于自然位置（如平静呼气末）时，肺容量小于肺总量的67%，胸廓被牵引向内而缩小，其弹性阻力向外，构成吸气的动力，呼气的阻力；当胸廓大于自然位置（如深吸气状态）时，肺容量大于肺总量的67%，胸廓被牵引向外而扩大，其弹性阻力向内，成为吸气的阻力，呼气的动力。可见肺的弹性阻力永远是吸气的阻力，而胸廓的弹性阻力既可能是吸气或呼气的动力，也可能是吸气或呼气的阻力，视胸廓的位置而定。胸廓的弹性阻力可用胸廓的顺应性表示：

$$\text{胸廓的顺应性}\ (C_{chw}) = \frac{\text{胸腔容积变化}(\Delta V)}{\text{跨壁压变化}(\Delta P)}\ (L/cmH_2O)$$

式中跨壁压＝胸膜腔内压－胸壁外大气压

肺和胸廓呈串联排列，在吸气时遇到的总弹性阻力为两者的弹性阻力之和，即：

总弹性阻力＝肺弹性阻力＋胸廓弹性阻力

因为弹性阻力为顺应性的倒数，因此上式可写成：

$$\frac{1}{\text{总顺应性}} = \frac{1}{\text{肺顺应性}} = \frac{1}{\text{胸廓顺应性}}$$

正常成人的肺顺应性和胸廓顺应性均为 0.2L/cmH_2O，因此，肺和胸廓的总顺应性约为 0.1L/cmH_2O。临床上由于胸廓的弹性阻力增大引起肺通气障碍的情况较少，所以临床意义相对较小。

2. 非弹性阻力　非弹性阻力包括气道阻力、惯性阻力和黏滞阻力。惯性阻力是气流在发动、变速、换向时因气流和组织的惯性所产生的阻力。黏滞阻力是指呼吸时，组织相对移位发生摩擦形成的阻力。平静呼吸时，呼吸频率较低，气流速度较慢，惯性阻力和黏滞阻力均很小。非弹性阻力是在气体流动时产生的，并随流速加快而增加，故为动态阻力。

（1）气道阻力　气道阻力（airway resistance）是指气体流经呼吸道时，气体分子之间及气体分子与气道壁之间的摩擦力，是非弹性阻力的主要成分，约占80%～90%。气道阻力的大小可用维持单位时间内气体流量所需的压力差来表示：

$$气道阻力 = \frac{大气压与肺内压之差(cmH_2O)}{单位时间内气体流量(L/s)}$$

健康人平静呼吸时，总气道阻力约为 1 ~ 3cmH$_2$O/(L/s)，主要发生在鼻（约占总阻力50%）、声门（约25%）及气管和支气管（约15%）等部位，仅10%发生在口径小于2mm的细支气管。在某些呼吸道疾病如阻塞性肺病患者，总气道阻力可超过 3cmH$_2$O/(L/s)。

（2）影响气道阻力的因素　气道阻力受气流形式、气流速度和气道口径大小的影响。

气道阻力与气体流速呈正变关系，气流速度愈快，阻力愈大。气流形式包括层流和湍流，层流阻力小，湍流阻力大。气流太快和管道不规则易发生湍流。如气管内有黏液、渗出物或肿瘤、异物等，可用排痰、清除异物、减轻黏膜肿胀等方法减小湍流，降低阻力。

气道口径大小是影响气道阻力的最重要因素。气道口径减小时，气道阻力显著增大，层流时流体的阻力与管道半径的4次方成反比。

气道阻力在整个呼吸道分布是不均匀的。大气道（气道口径 >2mm）特别是主支气管以上的气道（鼻、咽、喉、气管），由于总横截面积小，气流速度快，且管道弯曲，形成湍流，是产生气道阻力的主要部位，约占总气道阻力的80%。故对某些严重通气不良患者作气管切开术，可大大减小气道阻力，从而有效地改善肺通气。小气道（气道口径 <2mm）的总横截面较大，气流速度慢，且以层流为主，故形成的阻力小，约占总气道阻力的10%左右。气道口径主要受以下四方面因素的影响。①跨壁压：跨壁压增大，气道管径扩大，气道阻力变小。②肺实质对气道壁的牵引：小气道的弹性纤维和胶原纤维与肺泡壁的纤维彼此穿插，对气道壁发挥牵引作用，保持没有软骨支持的细支气管的通畅。③自主神经的调节：呼吸道平滑肌受迷走神经和交感神经双重支配。迷走神经兴奋，使气道平滑肌收缩，气道口径缩小，气道阻力增大；交感神经兴奋，使平滑肌舒张，气道口径扩大，气道阻力减小。④化学因素的影响：除神经因素外，部分体液因子也影响气道平滑肌的舒缩。如儿茶酚胺使气道平滑肌舒张，气道阻力减小；组胺、5 - 羟色胺（5 - HT）、缓激肽等，则可引起呼吸道平滑肌强烈收缩，使气道阻力增加。超敏反应时，肺间质的肥大细胞脱颗粒，释放大量组胺、白三烯等介质，可引起气道狭窄，呼吸困难。

二、肺通气功能的评价

肺通气过程受呼吸肌的收缩活动、肺与胸廓的弹性及气道阻力等多因素影响。临床上常采用肺量计测定和评估患者的肺通气功能，鉴别肺通气功能降低的类型。

（一）肺容积和肺容量

1. 肺容积　肺容积（pulmonary volume）是指肺容纳气体的体积，随呼吸运动而变化。肺容积能在一定程度上反映呼吸功能。包括四种基本肺容积：潮气量、补吸气量、补呼气量及余气量（图12-6）。它们互不重叠，全部相加后等于肺总量。

（1）潮气量　每次呼吸时吸入或呼出的气体量称为潮气量（tidal volume，TV）。正常成年人平静呼吸时潮气量约为400 ~ 600ml，平均约为500ml。运动时，潮气量增大，最大可接近肺活量大小。

（2）补吸气量　平静吸气末再尽力吸气所能吸入的气体量称为补吸气量（inspiratory reserve volume，IRV）。补吸气量反映吸气的贮备。正常成年人约为1500 ~ 2000ml。

（3）补呼气量　平静呼气末再尽力呼气所能呼出的气体量称为补呼气量（expiratory re-

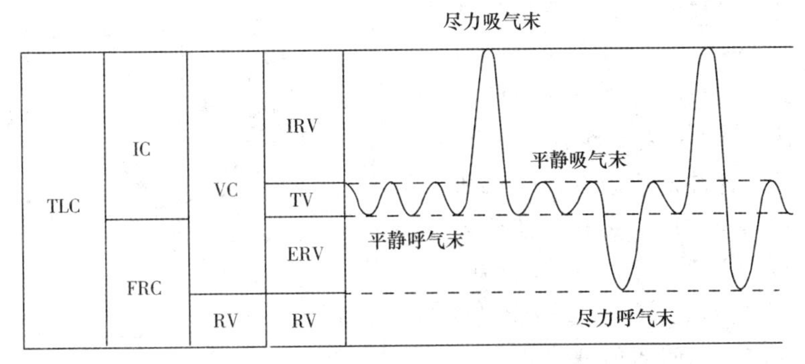

图 12－6　肺容积和肺容量示意图

TV：潮气量；IRV：补吸气量；ERV：补呼气量；RV：余气量；
FRC：功能余气量；VC：肺活容量；TLC：总肺容量；IC：深吸气量

serve volume，ERV）。补呼气量反映呼气的贮备。正常成年人约为 900～1200ml。

（4）余气量　最大呼气末尚存留在肺内不能呼出的气体量称为余气量（residual volume，RV）。正常成年人约为 1000～1500ml。余气量的存在可避免肺泡在低肺容积条件下发生塌陷。支气管哮喘和肺气肿患者余气量增加。

2. 肺容量　肺容量（pulmonary capacity）是肺容积中两项或两项以上的联合气体量。肺容量包括深吸气量、功能余气量、肺活量和肺总量（图 12－6）。

（1）深吸气量　平静呼气末做最大吸气所能吸入的气体量称为深吸气量（inspiratory capacity，IC），即潮气量与补吸气量之和，是衡量最大通气潜力的一个重要因素。胸廓、胸膜、肺组织和呼吸肌等的病变，均使深吸气量减少，最大通气潜力降低。

（2）功能余气量　平静呼气末肺内所余留的气体量称功能余气量（functional residual capacity，FRC），是补呼气量与余气量之和。正常成人约为 2500ml。功能余气量的存在具有重要的生理意义，它能缓冲呼吸过程中肺泡内 PO_2 和 PCO_2 的急剧变化，从而保证肺泡内和血液中的 PO_2 和 PCO_2 不会随呼吸运动而出现大幅度的波动，有利于肺换气。肺气肿患者，肺弹性回缩力降低，功能余气量增大；肺纤维化、肺实质变等肺弹性阻力增大病人，功能余气量减小。

（3）肺活量、用力肺活量和用力呼气量　尽力吸气后，从肺内所能呼出的最大气体量称为肺活量（vital capacity，VC），是潮气量、补吸气量和补呼气量三者之和。正常成人男性平均约为 3500ml，女性约为 2500ml。肺活量的大小反映一次呼吸的最大通气能力，是肺静态通气功能的一项重要指标。但肺活量个体差异较大，与性别、年龄、体表面积、呼吸肌强弱及肺和胸廓的弹性因素有关。

由于肺活量测定时不考虑呼气的时程和速度，因此，一些通气功能障碍的患者，在测定时可通过任意延长呼气时间，使测得的肺活量仍可能在正常范围内，不能充分反映通气功能的状况。用力肺活量和用力呼气量能更好地反映肺通气功能。用力肺活量（forced vital capacity，FVC）是指一次最大吸气后，尽力尽快呼气所能呼出的最大气量。正常时，用力肺活量小于在没有时间限制条件下测得的肺活量。用力呼气量（forced expiratory volume，FEV），过去也称为时间肺活量（timed vital capacity，TVC）是指尽力吸气后再尽力尽快呼气，在一定时间内所能呼出的气量，通常以它占用力肺活量的百分数表示（FEV_t/ FVC%），在 1 秒、2 秒、3 秒末呼出的气体量分别称为 1 秒、2 秒和 3 秒用力呼气量（FEV_1、FEV_2 和 FEV_3）。正常时

FEV_1/FVC、FEV_2/FVC 和 FEV_3/FVC 分别为 83%、96% 和 99%。在临床上 FEV_1/FVC 最为常用，以考核通气功能损害的程度和鉴别阻塞通气障碍和限制性通气障碍。在肺纤维化等限制性肺疾病患者，FEV_1 和 FVC 均下降，但 FEV_1/FVC 可正常甚至超过 83%；而在哮喘等阻塞性肺疾病患者，FEV_1 比 FVC 降低更明显，因而 FEV_1/FVC 降低，往往需要较长时间才能呼出相当于肺活量的气体（图 12-7）。

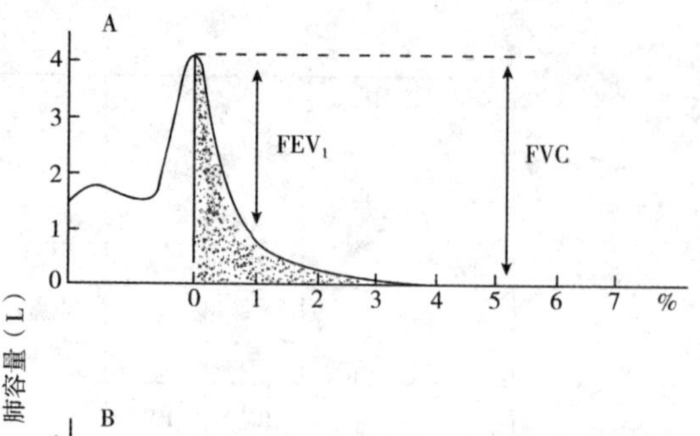

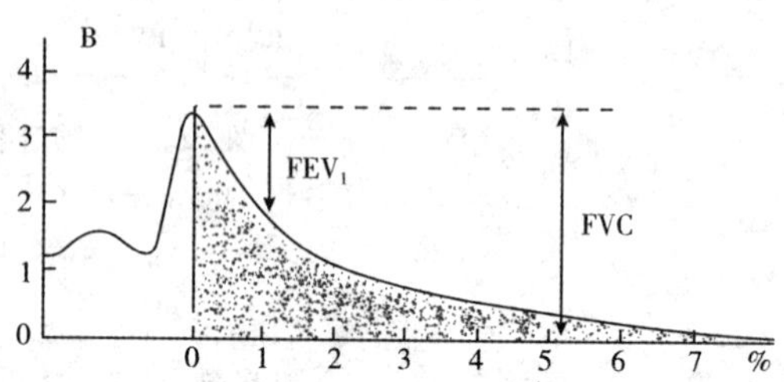

图 12-7　用力肺活量和用力呼气量示意图

A. 正常人；B. 气道狭窄患者

（4）肺总量　肺所容纳的最大气体量称肺总量（total lung capacity，TLC）。它是肺活量与余气量之和。其大小因性别、年龄、身材、运动锻炼和体位改变而异。成年男子平均约为 5000ml，女子约为 3500ml。

（二）肺通气量和肺泡通气量

1. 肺通气量　每分钟吸入或呼出肺的气体量称肺通气量（pulmonary ventilation），等于潮气量与呼吸频率的乘积。正常成人平静呼吸时，呼吸频率每分钟约为 12～18 次，潮气量约为 500ml，则肺通气量约为 6.0～9.0L。肺通气量随年龄、性别、身材和活动量的不同而异。为便于比较，应在基础状态下测定，以每平方米体表面积的通气量为单位来计算。

劳动或体育运动时，肺通气量增大。尽力作深快呼吸时，每分钟所能吸入或呼出的最大气量称最大通气量（maximal voluntary ventilation）。最大通气量能反映单位时间内呼吸器官发挥最大潜力所能达到的通气量，因此，是估计一个人能进行多大运动量的重要指标之一。测定时，一般只测量 10s 或 15s 的呼出或吸入气量，再换算出每分钟最大通气量，健康成人一般可达 150L/min。

最大通气量与平静呼吸时的肺通气量之差值，占最大通气量的百分数，称为通气贮量百分比，能反映通气功能的贮备能力。正常人等于或大于 93%，若小于 70%，表明通气贮备功能不良。任何降低肺或胸廓顺应性、降低呼吸肌收缩的力量或速度、增大气道阻力的因素，都可减小最大通气量。

$$\text{通气贮量百分比} = \frac{\text{最大通气量} - \text{每分平静通气量}}{\text{最大通气量}} \times 100\%$$

2. 无效腔与肺泡通气量　无效腔是指整个呼吸道中无气体交换功能的管腔，包括解剖无效腔（anatomical dead space）和肺泡无效腔（alveolar dead space），二者合称为生理无效腔（physiological dead space）。从鼻到终末细支气管不能与血液进行气体交换的腔道称为解剖无效腔，其容量在正常成年人较恒定，约为 150ml。进入肺泡的气体，也可因血流在肺内分布不均匀而不能与血液进行气体交换，未能发生气体交换的这一部分肺泡容积，称为肺泡无效腔。健康成人平卧时，肺泡无效腔接近于零。

每次吸气时，只有进入肺泡内的气体才能与血液进行交换。肺泡通气量（alveolar ventilation volume）指的是每分钟吸入肺泡的新鲜空气量。其计算方法为：

肺泡通气量 =（潮气量 - 无效腔气量）× 呼吸频率

平静呼吸时，潮气量为 500ml，解剖无效腔容积 150ml，每次吸入肺泡的新鲜空气约为 350ml，若功能余气量为 2500ml，则每次呼吸仅使肺泡气更新 14% 左右。潮气量和呼吸频率的改变对肺通气量和肺泡通气量有不同的影响。表 12 - 1 显示，当潮气量减半而呼吸频率加倍时，或是潮气量加倍而呼吸频率减半时，肺通气量不变，但肺泡通气量因无效腔的存在却发生明显的变化。因此，对肺换气而言，浅而快的呼吸是不利的。

表 12 - 1　不同呼吸频率和潮气量时的肺通气量和肺泡通气量

呼吸频率（次/分）	潮气量（ml）	肺通气量（ml/min）	肺泡通气量（ml/min）
8	1000	8000	6800
16	500	8000	5600
32	250	8000	3200

（三）呼吸功

呼吸过程中，呼吸肌克服通气阻力而实现肺通气所做的功称为呼吸功（work of breathing），以单位时间内跨壁压变化与肺容积变化的乘积来表示。正常人平静呼吸时，呼吸功很小，所消耗的能量仅占全身总能量消耗的 3% ~5%，用力呼吸时可升高 25 ~ 50 倍。病理情况下，弹性或非弹性阻力增大时，也可使呼吸功增大。

第二节　肺换气和组织换气

肺换气与肺通气过程伴随进行。肺通气过程中，进入肺泡内的新鲜空气与流经肺泡的毛细血管血液进行气体交换。肺换气和组织换气都是以单纯扩散的方式使得气体跨越呼吸膜和毛细血管壁进行转运。

一、气体交换的原理

气体分子从分压高处向分压低处移动，这一过程称为扩散（diffusion）。肺换气和组织换气都是以扩散方式进行的。单位时间内气体分子扩散的容积为气体扩散速率（diffusion rate），它受下列因素的影响：

（一）气体的分压差

混合气体中，某种气体所占有的压力称为该气体的分压（partial pressure）。混合气体中各组成气体分子扩散只与该气体的分压差有关，即从分压高处向分压低处扩散，而与总压力和其他气体的分压差无关。分压差越大，扩散速率也越大。

空气、肺泡、血液与组织中 O_2 和 CO_2 分压列表如下：

表 12 - 2　海平面空气、肺泡气、血液及组织中的 O_2 和 CO_2 的分压（mmHg）

	空气	肺泡气	动脉血	静脉血	组织
PO_2	159	104	97 ~ 100	40	30
PCO_2	0. 3	40	40	46	50

（二）气体的分子量和溶解度

气体扩散速率与气体分子量的平方根成反比。分子量越小，扩散速率越快。如果扩散发生于气相和液相之间，气体的扩散速率还与气体的溶解度有关。溶解度指的是某种气体在单位分压下溶解于单位容积液体中的毫升数。溶解度大，扩散速率大。溶解度与分子量的平方根之比称为扩散系数（diffusion coefficient），它取决于气体分子本身的特性。

此外，气体扩散速率还与温度、扩散面积和距离有关。扩散速率与温度成正比，温度越高，扩散越快，但人体体温相对恒定，所以一般不影响体内气体交换。气体的扩散速率与扩散距离成反比，与扩散面积成正比。

综上所述，气体扩散速率与上述因素的关系如下：

$$\text{气体扩散速率} \propto \frac{\text{分压差} \times \text{溶解度} \times \text{温度} \times \text{扩散面积}}{\text{扩散距离} \times \sqrt{\text{分子量}}}$$

二、肺换气

（一）肺换气过程

如图 12－8 所示，肺泡气的 PO_2 高于静脉血的 PO_2，而肺泡气的 PCO_2 低于静脉血的 PCO_2，故来自肺动脉的静脉血流经肺毛细血管时，在分压差的推动下，O_2 由肺泡扩散入血液，CO_2 则由静脉血扩散入肺泡，完成肺换气过程，使静脉血含 O_2 量增高、CO_2 含量降低，成为动脉血。正常情况下 O_2 和 CO_2 在血液和肺泡间的扩散极为迅速，不到 0.3s 即可达到平衡，而通常血液流经肺毛细血管的时间约 0.7s，可见当静脉血流经肺毛细血管时有足够的时间完成气体交换。

（二）影响肺换气的因素

前已述及，影响气体扩散速度的因素都可以影响气体交换的进行，除分压差外，扩散距离和扩散面积是影响气体交换的主要因素。肺换气过程还受通气/血流比值的影响。

1. 呼吸膜的厚度 呼吸膜（respiratory membrane）存在于肺泡腔与肺毛细血管腔之间，由六层结构组成（图 12－9），即含有肺泡表面活性物质的液体分子层、肺泡上皮细胞层、肺泡上皮基膜层、肺泡与毛细血管之间的基质层、毛细血管基膜层和毛细血管内皮细胞层。正常呼吸膜很薄，平均厚度约为 0.6μm，有的部位仅厚约 0.2μm，气体易于扩散通过。在肺水肿、肺纤维化等病理情况下，呼吸膜厚度增加，扩散距离增加，气体扩散量减少。

2. 呼吸膜的面积 正常成人有三亿多个肺泡，肺总扩散面积很大，达 50～100m^2。平静呼吸时，用于气体交换的呼吸膜面积约为 40m^2，因此有相当大的贮备面积。运动时，肺毛细血管开放数量和开放程度增加，参与气体交换的面积增大，保证了肺泡与血液间能迅速地进行气体交换。肺不张、肺实变、肺气肿、肺叶切除或肺毛细血管阻塞均使呼吸膜的面积减小，影响肺换气。

3. 通气/血流比值 通气/血流比值（ventilation/perfusion ratio，V_A/Q）是指每分钟肺泡通气量（V_A）与每分钟肺血流量（Q）之间的比值。正常成人安静状态下，每分钟肺泡通气量约为 4.2L，肺血流量即心输出量约为 5.0L/min，V_A/Q 约为 0.84。肺泡既要有充足的通气量，同时有足够的血流量供给，才能达到肺泡与血液之间高效率的气体交换。若 V_A/Q 比值增大，意味着肺通气过度或肺血流量不足，例如部分肺血管栓塞，部分肺泡气不能与足够的血液充分交换，肺泡无效腔增大，降低了肺换气的效率。V_A/Q 比值减小时，意味着肺通气不足或肺血流量过多，如支气管痉挛时，使相对过多的血流量流经通气不良的肺泡，不能充分进行气体交换，形成了功能性动－静脉短路，换气效率也降低。由此可见，V_A/Q 比值维持约 0.84 是适宜状态。V_A/Q 比值大于或小于 0.84，都会降低气体交换效率，引起机体缺 O_2 或 CO_2 潴留。肺气肿患者是临床上常见的换气功能障碍的疾病，细支气管的阻塞或肺泡壁的破损导致两种 V_A/Q 异常都可能存在，造成肺换气功能异常。

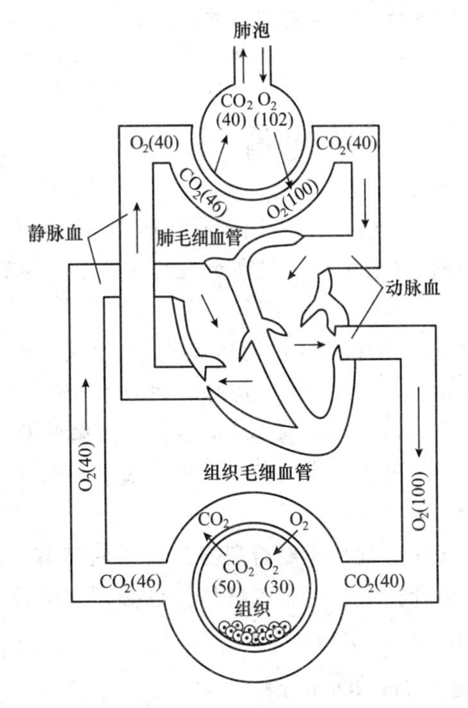

图 12－8　肺内气体交换和组织内气体交换

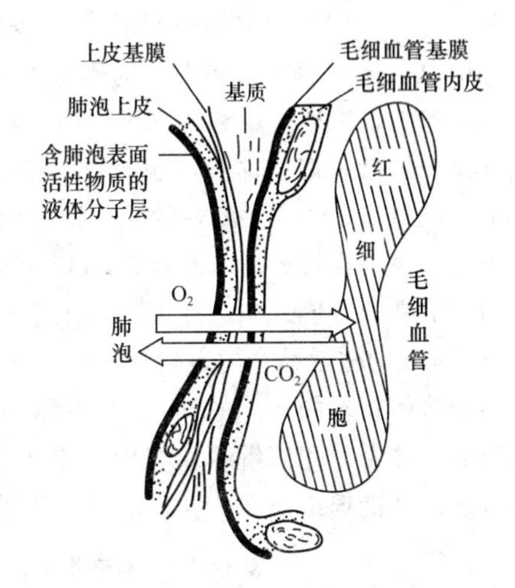

图 12－9　呼吸膜结构示意图

此外，由于肺的各部分肺泡通气量和肺毛细血管血流量是不均匀的，所以，在肺的各部分 V_A/Q 比值并不一样。如人在直立时，由于重力的作用是胸膜腔负压存在一个自上而下的梯度，使得肺尖部肺泡通气优于肺底部，同时，肺尖部血流量少于肺底部，所以肺尖部 V_A/Q 比值就偏大，高达 3.3，肺底部 V_A/Q 比值低至 0.63。但总体来说由于呼吸膜面积远远超出肺换气需要，并未影响 O_2 的摄取和 CO_2 的排出。

（三）肺扩散容量

气体在单位分压差作用下每分钟通过呼吸膜扩散的气体的 ml 数称为肺扩散容量（pulmonary diffusion capacity，D_L）。

$$\text{肺扩散容量}（D_L）=\frac{\text{通过肺泡膜的气体量}}{\text{肺泡内气体分压}-\text{肺毛细血管内气体分压}}$$

肺扩散容量是衡量呼吸气体通过呼吸膜能力的指标之一。正常成人安静状态下 O_2 的 D_L 约为 20ml/（min·mmHg），CO_2 的 D_L 是 O_2 的 20 倍。个体大小、体位改变和肌肉运动均可影响 D_L。肺部发生疾病时，肺扩散容量可因扩散距离增加或扩散面积减少而降低。

三、组织换气

组织换气完全在液相（血液、组织液、细胞内液）中完成，O_2 和 CO_2 的扩散方向与肺换气方向相反。在组织部位，由于组织细胞代谢不断消耗 O_2，产生 CO_2，CO_2 从组织细胞扩散入血液，O_2由血液扩散入组织细胞，完成组织换气。动脉血因失去O_2、得到CO_2成为静脉血。

组织细胞代谢活动增强时，耗O_2增加，CO_2产生量增多，使动脉血与组织间的O_2分压及CO_2分压差增大，气体交换增多。组织细胞与毛细血管之间的扩散距离也影响气体交换。如组织水肿时，细胞与毛细血管间的距离增大，气体交换减少，组织液积聚使组织液静水压增高，压迫毛细血管阻碍血流，将使气体交换进一步减少。

第三节　气体在血液中的运输

肺换气过程中血液摄取的O_2必须通过血液循环运送到各组织，由细胞代谢产生CO_2进入血液，由血液循环运送到肺泡，气体在血液中的运输，是实现肺换气和组织换气的中间环节。O_2和CO_2都是以物理溶解和化学结合两种形式存在于血液中。

气体在溶液中溶解的量与分压、溶解度成正比，和温度成反比。38℃时，1个大气压下O_2和CO_2在100ml血液中溶解的量分别是2.36ml和48ml。按此计算，静脉血PCO_2为46mmHg，则每100ml血液含溶解的CO_2为2.9ml；动脉血PO_2为100mmHg，每100ml血液含溶解的O_2为0.31ml。单靠溶解形式来运输O_2、CO_2不能适应机体代谢的需要。机体在进化过程中形成了O_2、CO_2有效的化学结合的运输形式（表12－3）。

物理溶解运输的O_2和CO_2气体量尽管很少，但却是实现化学结合所必需的中间环节。进入血液的气体必须先溶解于血浆中，才能进行化学结合；结合状态的气体，也必须先解离成溶解状态，才能逸出血液。物理溶解与化学结合两者之间处于动态平衡。

表12－3　血液中O_2和CO_2的含量（ml/100ml血液）

	动脉血			混合静脉血		
	物理溶解	化学结合	合计	物理溶解	化学结合	合计
O_2	0.31	20.0	20.31	0.11	15.2	15.31
CO_2	2.53	46.4	48.93	2.91	50.0	52.91

一、氧的运输

血液中以物理溶解形式存在的O_2量仅占血液总O_2含量的1.5%，化学结合是O_2的主要运输形式，绝大部分（98.5%）O_2进入红细胞，与血红蛋白（hemoglobin，Hb）结合，以氧合血红蛋白（oxyhemoglobin，HbO_2）的形式运输。Hb是红细胞内的色蛋白，其分子结构特征使之成为极有效的运输O_2的工具。Hb还参与CO_2的运输，所以在血液气体运输方面Hb有着极为重要的地位。

（一）Hb与O_2结合的特征

1. 快速可逆　Hb与O_2结合反应快，可逆，不需酶的催化，但受PO_2的影响。当血液流经PO_2较高的肺部时，Hb与O_2结合，形成HbO_2；当血液流经PO_2低的组织时，HbO_2迅速解离，释放O_2，成为去氧血红蛋白。

2. Hb与O_2结合的过程是氧合　Hb与氧的结合不改变铁离子价，仍是Fe^{2+}，所以是氧合，不是氧化。

3. Hb 与 O_2结合的量　1 摩尔 Hb 可结合 4 摩尔 O_2。成人 Hb 分子量为 64458，在 100% O_2 饱和状态下，1g Hb 可结合的最大氧气量为 1.39ml。正常时红细胞中存在着少量不能结合 O_2 的高铁血红蛋白，因此 1gHb 实际结合 O_2的量约为 1.34ml。100ml 血液中，Hb 所能结合的最大 O_2量称为 Hb 的氧容量。Hb 实际结合的 O_2量称为 Hb 的氧含量。Hb 氧含量和氧容量的百分比为 Hb 氧饱和度（oxygen saturation of Hb）。例如，血液中 Hb 浓度在 15g/100ml 时，Hb 的氧容量为 15 × 1.34 = 20.1ml/100ml 血液，如果 Hb 的氧含量是 20.1ml，则 Hb 氧饱和度是 100%。如果 Hb 氧含量实际是 15ml，则 Hb 氧饱和度为 15/20 × 100% = 75%。通常情况下，溶解的 O_2极少，可忽略不计，因此，Hb 氧容量、Hb 氧含量和 Hb 氧饱和度可分别视为血氧容量（oxygen capacity）、血氧含量（oxygen content）和血氧饱和度（oxygen saturation）。HbO_2吸收短波光谱（如蓝光）区域光线的能力强，而去氧 Hb 吸收长波光谱（如红光）区域光线的能力强，故含 HbO_2较多的动脉血呈鲜红色，而含去氧 Hb 较多的静脉血呈暗紫色。当体表表浅毛细血管床血液中去氧 Hb 含量达 5g/100ml 血液以上时，皮肤、黏膜呈暗紫色，称为发绀。发绀一般表示人体缺氧，但也有例外，如某些严重贫血患者，因其血液中 Hb 量大幅减少，人体虽有缺氧，但由于血液中去氧血红蛋白不到 5g/100ml，所以不出现发绀。反之，某些红细胞增多的人（如高原性红细胞增多症），血液中 Hb 含量大大增多，人体即使不缺氧，由于血液中去氧 Hb 可超过 5g/100ml，也可出现发绀。

4. Hb 与 O_2的结合或解离曲线呈 S 形　Hb 与 O_2的结合或解离曲线呈 S 形，与 Hb 的变构效应有关。Hb 有两种构型：去氧 Hb 为紧密型（tense form，T 型），氧合 Hb 为疏松型（relaxed form，R 型）。当 O_2与 Hb 的 Fe^{2+}结合后，盐键逐步断裂，Hb 分子逐步由 T 型变为 R 型，对 O_2的亲和力逐步增加，R 型的 O_2亲和力为 T 型的 500 倍。也就是说，Hb 的 4 个亚单位无论在结合 O_2或释放 O_2时，彼此间有协同效应，即 1 个亚单位与 O_2结合后，由于变构效应的结果，其他亚单位更易与 O_2结合；反之，当 HbO_2的 1 个亚单位释出 O_2后，其他亚单位更易释放 O_2。因此，Hb 氧离曲线呈 S 形。

（二）氧解离曲线

氧离曲线（oxygen dissociation curve）或氧合血红蛋白解离曲线是表示 PO_2与 Hb 氧结合量或 Hb 氧饱和度关系的曲线（图 12-10），以 PO_2为横坐标，Hb 氧饱和度为纵坐标。该曲线既表示在不同 PO_2下 O_2与 Hb 的结合情况，也反映在不同 PO_2下 O_2与 Hb 的解离情况。在一定范围内，血氧饱和度与 PO_2呈正相关，曲线呈 S 形，下面分析氧离曲线各段的特点及其功能意义。

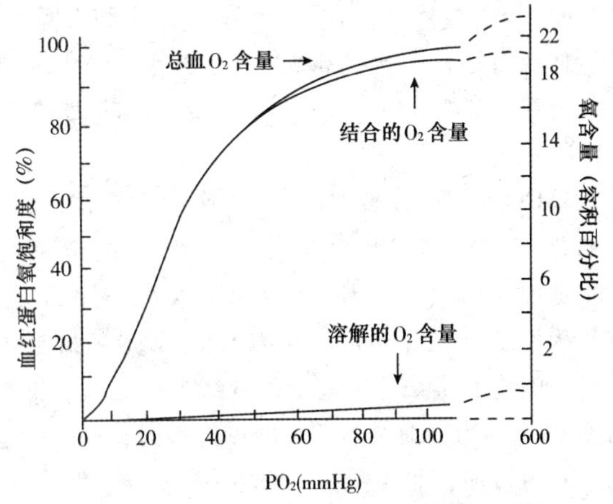

图 12-10　正常人体血红蛋白氧解离曲线

1. 氧离曲线的上段　相当于 PO_2在 60～100mmHg 之间时的 Hb 氧饱和度，反映 Hb 与 O_2结合的部分。这段曲线较平坦，表明 PO_2在 60 mmHg 水平以上变化时，对 Hb 氧饱和度和血氧含量影响不大。例如 PO_2为 100mmHg 时（相当于动脉血 PO_2），Hb 氧饱和度为 97.4%，血 O_2含量约为 19.4ml%；如将吸入气 PO_2提高到 150mmHg，Hb 氧饱和度为 100%，只增加了 2.6%，血液氧含量约为 20.1ml%，增加不到 1ml；反之，如使 PO_2下降到 70mmHg，

Hb 氧饱和度为94%，也不过只降低了3.4%。因此，在高原、高空或某些呼吸系统疾病时即使吸入气或肺泡气 PO_2 有所下降，只要 PO_2 不低于60mmHg，Hb 氧饱和度仍能保持在90%以上，血液仍可携带足够量的 O_2，不致发生明显的低氧血症。氧解离曲线的这一特性还说明，若吸入气中 PO_2 大于100mmHg，血氧饱和度变化却很小，提示此时仅靠提高吸入气中 PO_2 并无助于 O_2 的摄取。

2. 氧离曲线的中段 该段曲线较陡，相当于 PO_2 在40～60mmHg之间，反映 HbO_2 释放 O_2 的部分。PO_2 为40mmHg时，相当于混合静脉血的 PO_2，此时 Hb 氧饱和度约为75%，血 O_2 含量约14.4ml%，也即是每100ml 血液流过组织时释放了5mlO_2。血液流经组织液时释放的 O_2 容积占动脉血 O_2 含量的百分数称为 O_2 利用系数，安静时为25%左右。安静状态下以心输出量5L 计算，人体每分钟耗 O_2 量约为250ml。因此，氧离曲线中段反映了机体在安静状态下血液对组织的供 O_2 情况。

3. 氧离曲线的下段 相当于 PO_2 在15～40mmHg之间，反映 HbO_2 与 O_2 解离的部分。该段曲线特点是最陡，血中 PO_2 较小变化将引起 Hb 氧饱和度和血氧含量明显改变。组织活动加强时，PO_2 可降至15mmHg，HbO_2 进一步解离，Hb 氧饱和度降至更低的水平，血氧含量仅约4.4ml%，这样每100ml 血液能供给组织15mlO_2，O_2 的利用系数提高到75%，是安静时的3倍。可见该段曲线代表 O_2 的贮备。

氧离曲线的下段曲线还提示，当动脉血 PO_2 较低时，只要吸入少量的 O_2，就可以明显提高血氧饱和度和血氧含量。这就为慢性阻塞性呼吸系统疾病的低氧血症，进行低流量持续吸氧治疗提供了理论基础。

（三）影响氧解离曲线的因素

Hb 与 O_2 的结合和解离受多种因素影响，使氧解离曲线的位置偏移，Hb 对 O_2 的亲和力发生变化。通常用 P_{50} 表示 Hb 对 O_2 的亲和力。P_{50} 指使 Hb 氧饱和度达50%时的 PO_2，正常为26.5mmHg。P_{50} 增大，表明 Hb 对 O_2 的亲和力降低，需更高的 PO_2 才能达到50%的 Hb 氧饱和度，曲线右移；P_{50} 降低，表示 Hb 对 O_2 的亲和力增加，达50% Hb 氧饱和度所需的 PO_2 降低，曲线左移。影响 Hb 与 O_2 亲和力或 P_{50} 的因素有血液的 pH、PCO_2、温度和有机磷化物等（图12－11）。

1. CO_2 和 H^+ 浓度 pH 降低或 PCO_2 升高时，Hb 对 O_2 的亲和力降低，P_{50} 增大，氧解离曲线右移；pH 升高或 PCO_2 降低，Hb 对 O_2 的亲和力增加，P_{50} 降低，曲线左移。1904年 Bohr 首次报道了 pH 降低或 PCO_2 升高可降低 Hb 对 O_2 的亲和力，因此将酸度对 Hb 氧亲和力的这种影响称为波尔效应（Bohr effect）。波尔效应的机制与 pH 改变时 Hb 构型变化有关。酸度增加时，H^+ 与 Hb 多肽链某些氨基酸残基结合，促进盐键形成，使 Hb 分子构型变为 T 型，降低了 Hb 对 O_2 的亲和力，曲线右移；酸度降低时，则促使盐键断裂释放出 H^+，Hb 转变为 R 型，对 O_2 的亲和力增加，曲线左移。Hb 对 O_2 的亲和力也受 PCO_2 的影响，一方面 PCO_2 改变时，改变 pH 产生间接效应，另一方面也通过 CO_2 与 Hb 结合直接影响 Hb 与 O_2 的亲和力，不过后一效应极小。

波尔效应有重要的生理意义，它既可促进肺毛细血管的氧合，又有利于组织毛细血管血液释放 O_2。血液流经肺时，CO_2 从血液向肺泡扩散，血液 PCO_2 下降，H^+ 浓度也降低，均使 Hb 对 O_2 亲和力增大，曲线左移，促进 O_2 和 Hb 结合，血液运 O_2 量增加。血液流经组织时，CO_2 从组织扩散进入血液，血液 PCO_2 和 H^+ 浓度升高，Hb 对 O_2 的亲和力降低，曲线右移，促

进 HbO_2解离，向组织释放 O_2。

2. 温度 温度升高时氧解离曲线右移，促使 O_2释放；温度降低时曲线左移，不利于 O_2的释放。温度对氧解离曲线的影响，可能与温度影响了 H^+活度有关。温度升高，H^+活度增加，降低了 Hb 对 O_2的亲和力。组织代谢活动增强，产热量、CO_2生成量及酸性代谢产物均增多，均可使氧解离曲线右移，促使更多的 HbO_2解离，活动组织可获得更多的 O_2以适应其代谢的需要。

3. 2，3－二磷酸甘油酸 红细胞中含有丰富的磷酸盐，尤其是糖在红细胞内无氧酵解产生的2，3－二磷酸甘油酸（2.3－diphospoglyceric acid，2，3－DPG），在调节 Hb 和 O_2的亲和力中起重要作用。2，3－DPG 浓度升高时，Hb 对 O_2亲和力降低，氧解离曲线右移；2，3－DPG浓度降低时，Hb 对 O_2的亲和力增加，曲线左移。其机制可能与2，3－DPG与 Hbβ 链形成盐键，使 Hb 构型转变为 T 型有关。此外，2，3－DPG 难以透过细胞膜，在细胞内积聚时，可增加 H^+浓度，通过 Bohr 效应也使 Hb 对氧的亲和力降低，氧解离曲线右移。

在某些生理性和病理性缺氧时，通过改变红细胞中2，3－DPG浓度可调节组织的供氧量。如在高原缺氧、心肺功能不全或贫血时，糖酵解增加，2，3－DPG 生成增多，氧离曲线右移，在相同 PO_2下，组织毛细血管中 HbO_2可释放更多氧，改善缺氧状况。

在血库中用抗凝剂枸橼酸－葡萄糖液保存三周后的血液，由于糖酵解停止，细胞内2，3－DPG 浓度下降，Hb 对 O_2的亲和力增加，O_2不易释放。输入长时间保存的血液往往不能满足危重病人对氧的急需。在贮存的血液中加入肌苷，肌苷进入细胞内经一系列反应可以转变为2，3－DPG，阻止2，3－DPG的下降。

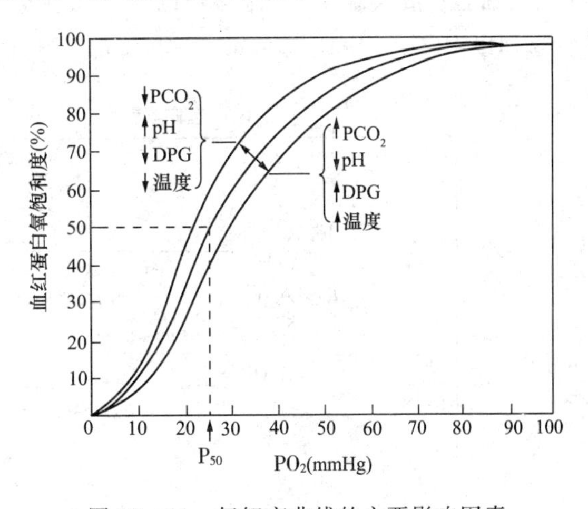

图 12－11 氧解离曲线的主要影响因素

4. Hb 自身性质的影响 除上述因素外，Hb 与 O_2的结合还受其自身性质的影响。如亚硝酸盐中毒时，Hb 的 Fe^{2+}氧化成 Fe^{3+}，失去运 O_2能力。胎儿 Hb 和 O_2的亲和力较大，有助于胎儿血液流经胎盘时从母体摄取 O_2。异常 Hb 也降低运 O_2功能。CO 与 Hb 的亲和力是 O_2的250倍，当 CO 与 Hb 结合时，占据 O_2的结合位点，HbO_2显著下降。此外，当 CO 与 Hb 分子中某个血红素结合后，增加其余3个血红素对 O_2的亲和力，使氧解离曲线左移，妨碍 O_2的解离。所以 CO 中毒既妨碍 Hb 与 O_2的结合，又妨碍 O_2的解离，危害极大。因 HbCO 呈樱桃红色，故一氧化碳中毒病人的皮肤黏膜呈樱桃红色；普通缺氧时因 HbO_2减少，皮肤黏膜呈青紫色。

二、二氧化碳的运输

（一）CO_2的运输形式

血液中物理溶解的 CO_2约占 CO_2总运输量的5%，其余95%以化学结合形式运输。化学结合的 CO_2主要是碳酸氢盐和氨基甲酰血红蛋白。从组织中扩散入血的 CO_2首先溶解于血浆，一小部分溶解的CO_2与水结合成H_2CO_3，再解离成HCO_3^-和H^+。血浆中因缺乏碳酸酐酶，此反应进行缓慢，生成的H_2CO_3量甚微。血浆中溶解的CO_2绝大部分扩散进入红细胞，在红细胞内生成碳酸氢盐和氨基甲酰血红蛋白。

1. 碳酸氢盐 以碳酸氢盐形式运输的CO_2，约占血液CO_2运输总量的88%。组织细胞生成进入血液的CO_2大部分在红细胞内碳酸酐酶的催化下与H_2O结合形成H_2CO_3，H_2CO_3又迅速解离成HCO_3^-和H^+。生成的HCO_3^-除一小部分与细胞内的K^+结合成$KHCO_3$外，大部分扩散入血浆与Na^+结合生成$NaHCO_3$，同时血浆中的Cl^-向细胞内转移，以保持红细胞内外电荷平衡，这一现象称为氯转移。在红细胞膜上有特异的HCO_3^-/Cl^-载体，介导红细胞内的HCO_3^-与血浆中的Cl^-跨膜交换，使HCO_3^-不会在红细胞内堆积，有利于CO_2的运输。由于红细胞膜对正离子通透性极小，在上述反应中解离出的H^+则与红细胞内的HbO_2结合，促进O_2释放。由此可见，进入血浆的CO_2最后主要以$NaHCO_3$形式在血浆中运输。

$$CO_2 + H_2O \xrightleftharpoons{\text{碳酸酐酶}} H_2CO_3 \rightleftharpoons HCO_3^- + H^+$$

在肺部，反应向相反方向进行。因为肺泡气PCO_2比静脉血中低，血浆中溶解的CO_2首先扩散入肺泡，红细胞内的HCO_3^-和H^+生成H_2CO_3，碳酸酐酶又催化H_2CO_3分解成CO_2和H_2O，CO_2从红细胞扩散入血浆，而血浆中的HCO_3^-便进入红细胞补充被消耗的HCO_3^-，Cl^-出红细胞。这样以HCO_3^-形式运输的CO_2，在肺部又转变成CO_2释出（图12-12）。

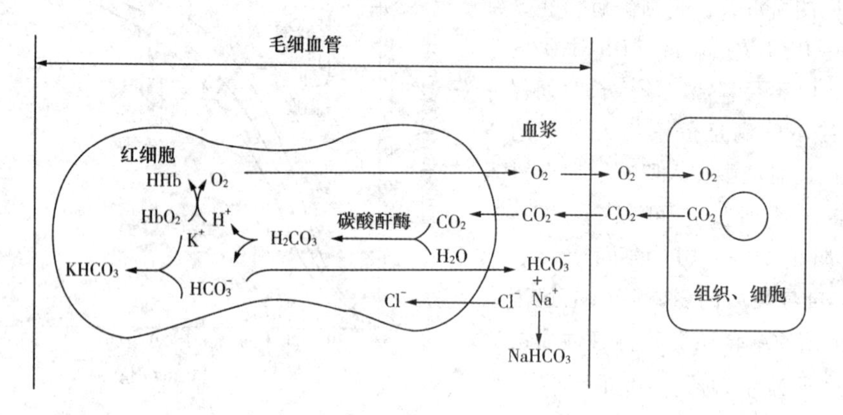

图12-12 CO_2在血液中的运输示意图

2. 氨基甲酰血红蛋白 以氨基甲酰血红蛋白形式运输的CO_2量，占CO_2运输总量的7%。进入红细胞中的CO_2能直接与Hb的氨基结合，形成氨基甲酰血红蛋白（carbaminohemoglobin，HHbNHCOOH）。这一反应无需酶的参与，反应迅速，可逆，调节这一反应的主要因素是氧合作用。当动脉血流经组织时，HbO_2释放出O_2成为Hb，与CO_2的结合力增加，形成大量的HHbNHCOOH；在肺部，由于HbO_2形成，促使HHbNHCOOH解离，CO_2扩散入肺泡。以HHbNHCOOH形式运输的CO_2量虽然只占7%，但在肺部排出的CO_2总量中，约有17.5%是由氨基甲酰血红蛋白所释放，可见这种形式的运输对CO_2的排出有重要意义。

$$HbNH_2O_2 + H^+ + CO_2 \xrightleftharpoons[\text{在组织}]{\text{在肺部}} HHbNHCOOH + O_2$$

（二）CO_2解离曲线

CO_2解离曲线（carbon dioxide dissociation curve）表示血液中CO_2含量与PCO_2关系的曲线（图12－13）。血液中CO_2含量随PCO_2升高而增加，无饱和点。因此，CO_2解离曲线的纵坐标不用饱和度而用CO_2含量表示。图中A点是静脉血PO_2为40mmHg、PCO_2为45mmHg时的CO_2含量，约为52ml%；B点是动脉血PO_2为100mmHg、PCO_2为40mmHg时的CO_2含量，约为48ml%。可见，每100ml血液流经肺时释出4ml CO_2。

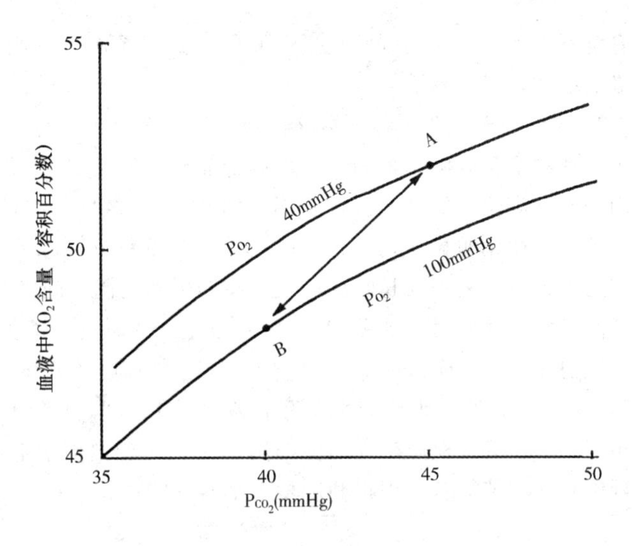

图12－13　CO_2解离曲线

A：静脉血；B：动脉血

（三）O_2与Hb的结合对CO_2运输的影响

相同的PCO_2下，动脉血携带的CO_2比静脉血少，去氧Hb携带CO_2的能力提高，而O_2与Hb结合可促使CO_2释放，这一现象称为何尔登效应（Haldane effect）。HbO_2酸性较强，而去氧Hb酸性较弱，所以去氧Hb易与CO_2结合生成HHbNHCOOH，也容易与H^+结合，使H_2CO_3解离过程中产生的H^+被及时中和，有利于血液运输CO_2。因此，在组织中，由于HbO_2释放出O_2而成为去氧Hb，何尔登效应可促使血液摄取并结合CO_2；在肺部，因Hb与O_2结合，促使CO_2释放。可见，O_2和CO_2的运输不是孤立进行的，而是相互影响的。CO_2通过波尔效应影响O_2的结合和释放，O_2又通过何尔登效应影响CO_2的结合和释放。

第四节　呼吸运动的调节

呼吸运动是一种由呼吸肌的节律性收缩、舒张所引起的胸廓的扩大和缩小的节律性活动，其节律性起源于呼吸中枢。呼吸运动的深度和频率随机体新陈代谢的改变而发生变化。如劳动或运动时，代谢增强，呼吸运动加深加快，摄取更多的O_2，排出更多的CO_2，与机体代谢水平相适应。

一、呼吸中枢与呼吸节律的形成

（一）呼吸中枢

呼吸中枢（respiratory center）指中枢神经系统内产生和调节呼吸运动的神经细胞群。呼吸中枢分布在大脑皮层、间脑、脑桥、延髓和脊髓等部位。脑的各级部位在呼吸节律产生和调节中发挥不同的作用。正常节律性的呼吸运动是在各级呼吸中枢的相互配合下进行的。

1. 脊髓　脊髓中支配呼吸肌的运动神经元位于第3～5颈段（支配膈肌）和胸段（支配肋间肌和腹肌等）前角。呼吸肌在相应脊髓前角运动神经元支配下发生节律性收缩、舒张，引起呼吸运动。动物实验中观察到在延髓和脊髓之间横断脊髓，呼吸运动立即停止，因此表明脊髓不能产生节律性呼吸运动。脊髓只是联系高位呼吸中枢和呼吸肌的中继站和整合某些呼吸反射的初级中枢。

2. 低位脑干 低位脑干指脑桥和延髓。横切脑干的实验表明，呼吸节律产生于低位脑干，呼吸运动的变化因脑干横断的平面高低而异。早在20世纪20年代，英国生理学家Lumsden对猫的脑干从高位到低位逐段进行横断（图12－14），发现在中脑和脑桥之间（水平A）横断时，呼吸节律无明显变化。在脑桥上、中部横断时（水平B），呼吸变深、变慢，此时再切断两侧迷走神经，表现为长吸式呼吸；在脑桥和延髓之间横切时（水平C），呈喘息样呼吸；而在延髓和脊髓横断时（水平D），呼吸停止。从而提出了所谓三级呼吸中枢理论，即在延髓内有“喘息中枢”（gasping center）产生最基本的呼吸节律；脑桥下部有“长吸中枢”（apneustic center），对吸气活动产生紧张性易化作用；脑桥前部有“呼吸调整中枢”（pneumotaxic center），对长吸中枢产生周期性抑制作用，三者共同引起正常的呼吸节律。后来的研究肯定了延髓有呼吸节律基本中枢和脑桥上部有呼吸调整中枢，但未能证实脑桥下部存在长吸中枢。

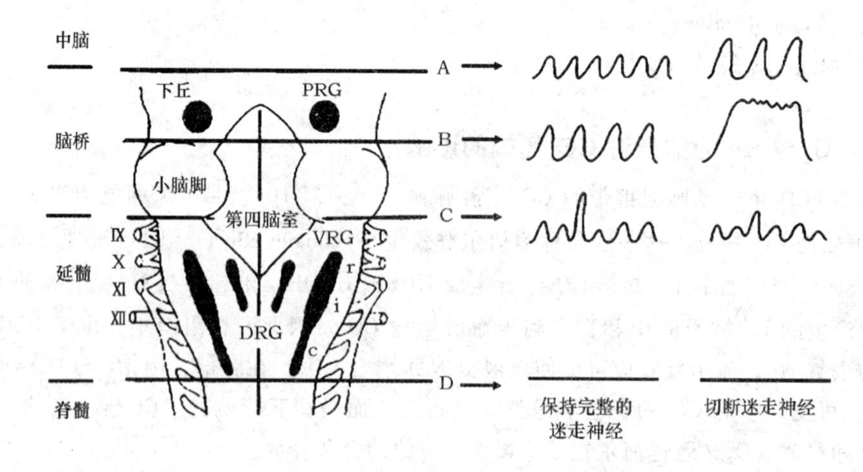

图12－14 在不同平面横切脑干后呼吸的变化

DRG：背侧呼吸组；VRG：腹侧呼吸组；PRG：脑桥呼吸组。

A、B、C、D为不同平面横切面

脑干中许多神经元有与呼吸周期相关的节律性放电，于吸气相或呼气相放电，分别称为吸气神经元（inspiratory neuron）和呼气神经元（expiratory neuron）。此外还有些神经元在吸气相开始放电，至呼气相早期结束，或于呼气相开始放电，至吸气相早期结束，称为跨时相神经元。在低位脑干，呼吸神经元主要集中分布于左右对称的三个区域。

（1）延髓背内侧部 延髓背侧呼吸组（dorsal respiratory group，DRG）位于延髓背内侧部，呈纵向排列，该区域相当于孤束腹外侧核，主要含吸气神经元，使吸气肌收缩，引起吸气。

（2）延髓腹外侧部 位于延髓的腹外侧部的延髓腹侧呼吸组（ventral respiratory group，VRG）呈纵向排列，分布的范围很大，该区域相当于疑核、后疑核及临近区域，含有多种类型的呼吸神经元，其主要作用是引起呼气肌收缩，产生主动呼气。疑核头端与中间部交接处是前包钦格复合体（pre－Bötzinger complex），可能是哺乳动物呼吸节律起源的关键部位。

（3）脑桥头端背侧部 集中在脑桥头端背侧部的呼吸神经元称为脑桥呼吸组（pontine

respiratoy group），相对集中于臂旁内侧核（NPBM）及其相邻的Köllike－Fuse（KF）核，合称为PBKF核群，为呼吸调整中枢所在部位，其作用为限制吸气，促使吸气向呼气转换。

3. 高位脑　呼吸运动除受延髓、脑桥的呼吸中枢控制外，还受脑桥以上中枢部位的影响，如大脑皮层、边缘系统、下丘脑等。大脑皮层可通过皮层脊髓束和皮层脑干束在一定程度上控制呼吸运动神经元的活动，以保证其他重要的与呼吸相关活动的完成，如说话、唱歌、哭笑、咳嗽、吞咽、排便等。大脑皮层可以随意控制呼吸，发动说、唱等动作，完成一定程度内的随意屏气或加快加强呼吸。大脑皮层对呼吸运动的调节系统是随意的呼吸调节系统，低位脑干的呼吸调节系统是不随意的自主呼吸节律调节系统。这两个系统的下行通路是分开的。临床上有时可以观察到自主呼吸和随意呼吸分离的现象。例如在脊髓前外侧索下行的自主呼吸通路受损后，自主节律性呼吸运动出现异常甚至停止，但病人仍可进行随意呼吸。患者靠随意呼吸或人工呼吸来维持肺通气，如未进行人工呼吸，一旦病人入睡，可能发生呼吸停止。"植物人"患者可进行自主呼吸运动，但对呼吸运动的随意调节能力丧失。

（二）呼吸节律的形成

关于呼吸节律的形成机制，目前主要有两类学说，即起步细胞学说和神经元网络学说。

起步细胞学说认为，节律性呼吸犹如窦房结起搏细胞的节律性，由延髓内具有起步样活动的神经元的节律兴奋引起。有关起步细胞学说的实验依据多来自新生或胚胎动物，在成年整体动物上是否存在，目前尚难证实。

神经元网络学说认为，呼吸节律的产生依赖于延髓内呼吸神经元之间的相互联系。20世纪70年代提出的中枢吸气活动发生器和吸气切断机制（inspiratory off－switch mechanism）模型，认为在延髓内存在一个中枢吸气活动发生器，引发吸气神经元呈渐增性放电，产生吸气；还存在一个吸气切断机制，使吸气切断转为呼气。在中枢吸气活动发生器的作用下，吸气神经元兴奋，其兴奋传至：①脊髓吸气肌运动神经元，引起吸气，肺扩张；②脑桥臂旁内侧核，加强其活动；③吸气切断机制，使之兴奋。吸气切断机制接受来自吸气神经元、PBKF核群和肺牵张感受器的冲动。随吸气相的进行，活动增强达到一定阈值时，吸气切断机制兴奋，抑制中枢吸气活动发生器神经元的活动，以负反馈形式使得吸气停止，转为呼气（图12－15）。

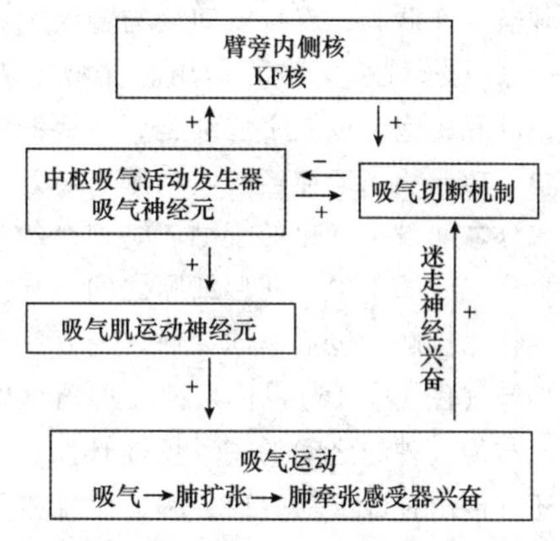

图12－15　呼吸节律形成机制简化模式图

+：表示兴奋　−：表示抑制

二、呼吸运动的反射性调节

呼吸节律虽然起源于脑，但其活动可受来自呼吸器官本身以及血液循环、骨骼肌、其他器官系统感觉器传入冲动的反射性调节。中枢神经系统接受各种感受器的传入冲动，实现对呼吸运动调节的过程称为呼吸的反射性调节。下面讨论几种重要的反射。

（一）化学感受性反射调节

呼吸的化学感受性反射调节是指化学因素刺激化学感受器所引起的反射性调节。呼吸调节的化学因素是指动脉血或脑脊液中的O_2、CO_2和H^+。机体通过呼吸调节血液中的O_2、CO_2

和 H^+ 的水平，血液中的 O_2、CO_2 和 H^+ 水平又通过化学感受器反射性地调节呼吸运动，维持着内环境的相对稳定。

1. 化学感受器 化学感受器（chemoreceptor）是指其适宜刺激 O_2、CO_2 和 H^+ 等化学物质的感受器。根据所在部位不同，化学感受器分为外周化学感受器（peripheral chemoreceptor）和中枢化学感受器（central chemoreceptor）。

（1）外周化学感受器 颈动脉体和主动脉体是调节呼吸运动和心血管活动的重要外周化学感受器（peripheral chemoreceptor）。动脉血中 PO_2 降低、PCO_2 升高或 H^+ 浓度升高时，颈动脉体和主动脉体产生兴奋，冲动经窦神经（舌咽神经分支，分布于颈动脉体）和主动脉神经（迷走神经分支，分布于主动脉体）传入延髓，反射性地引起呼吸加深加快和动脉血压的升高。虽然颈动脉体和主动脉体两者都参与呼吸和循环的调节，但是颈动脉体主要调节呼吸，而主动脉体主要参与循环调节。

由于颈动脉体体积较大，位于颈内外动脉分叉处，易于解剖，所以对外周化学感受器的研究主要集中在颈动脉体。颈动脉体含有Ⅰ型细胞（球细胞）和Ⅱ型细胞（鞘细胞），周围包绕以毛细血管窦，血液供应十分丰富。Ⅰ型细胞有大量囊泡，内含递质，如乙酰胆碱、儿茶酚胺、某些神经活性肽等，直接或间接与神经末梢形成突触联系，起到感受器的作用。Ⅱ型细胞数量较少，没有囊泡，包绕Ⅰ型细胞、神经纤维和神经末梢，功能相当于神经胶质细胞，与颈动脉体其他成分之间没有特化的接触。窦神经的传入纤维末梢分支穿插于Ⅰ、Ⅱ型细胞之间，与Ⅰ型细胞形成特化接触，包括单向突触、交互突触、缝隙连接等（图 12－16），传入神经末梢可以是突触前和（或）突触后成分。交互突触构成Ⅰ型细胞与传入神经之间的一种反馈环路，借释放递质调节化学感受器的敏感性。此外，颈动脉体还有传出神经支配，通过调节血流和化学感受器的敏感性来改变化学感受器的活动。PO_2 下降与 PCO_2 升高、H^+ 浓度升高可引起Ⅰ型细胞内 Ca^{2+} 浓度升高，触发递质释放，引起传入神经兴奋。

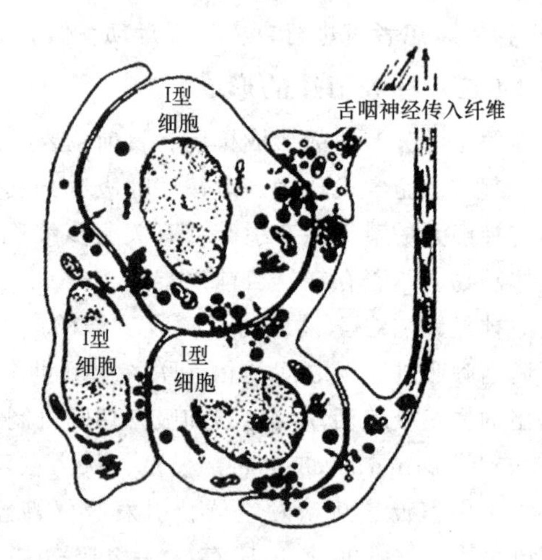

图 12－16 颈动脉体组织结构示意图

记录游离的颈动脉体的传入神经单纤维的动作电位，观察改变灌流液成分时动作电位频率的变化，可以了解颈动脉体所感受的刺激的性质以及刺激与反应之间的关系。结果显示当灌流液 PO_2 下降，PCO_2 或 H^+ 浓度升高时，传入冲动增加，呼吸加深加快，肺通气量增加。如果保持灌流血液的 PO_2 为 100mmHg，仅减少血流量，传入冲动也增加。困为血流量下降时，颈动脉体从单位血液中摄取的 O_2 量相对增加，细胞外液 PO_2 因供 O_2 少于耗 O_2 而下降。贫血或 CO 中毒时，血氧含量虽然下降，但只要血流量充分，PO_2 正常，化学感受传入冲动并不增加。可见颈动脉体所感受的刺激是 PO_2，而不是血氧含量。

从实验中还可看出上述三种刺激对化学感受器有相互增强的作用。两种刺激同时作用时比单一刺激效应强。这种协同作用有重要意义，当机体发生循环或呼吸衰竭时，PCO_2 升高和 PO_2 降低同时存在，协同作用加强了对化学感受器的刺激，促进了代偿性呼吸增强反应。

（2）中枢化学感受器 摘除动物外周化学感受器或切断其传入神经后，吸入 CO_2 肺通气量仍能增加。改变脑脊液 CO_2 和 H^+ 浓度也能刺激呼吸。通过大量动物实验研究表明在延髓存在一个不同于呼吸中枢，但可影响呼吸的化学感受区，称为中枢化学感受器（central chemoreceptor）。

中枢化学感受器位于延髓腹外侧浅表部位，左右两侧对称分布，分头、中、尾三个区，头端和尾端区具有化学感受性，中间区是头端区和尾端区传入冲动向脑干呼吸中枢投射的中继站（图 12－17A）。

中枢化学感器的生理刺激是脑脊液和局部细胞外液中的 H^+。由于外周血中的 H^+ 不易通过血脑屏障，故外周血 pH 值的变动对中枢化学感受器的作用较小，较缓慢。但血液中的 CO_2 能迅速通过血脑屏障，进入脑脊液和脑组织细胞外液的 CO_2 在碳酸酐酶的作用下，与 H_2O 形成 H_2CO_3 再解离出 H^+，使化学感受器周围液体中的 H^+ 浓度升高，从而刺激中枢化学感受器，再引起呼吸中枢兴奋（图 12－17B）。脑脊液中的碳酸酐酶含量很少，CO_2 与 H_2O 的水合反应较慢，所以对 CO_2 的反应有一定的时间延迟。中枢化学感受器不感受缺 O_2 的刺激，但对 CO_2 的敏感性比外周高。

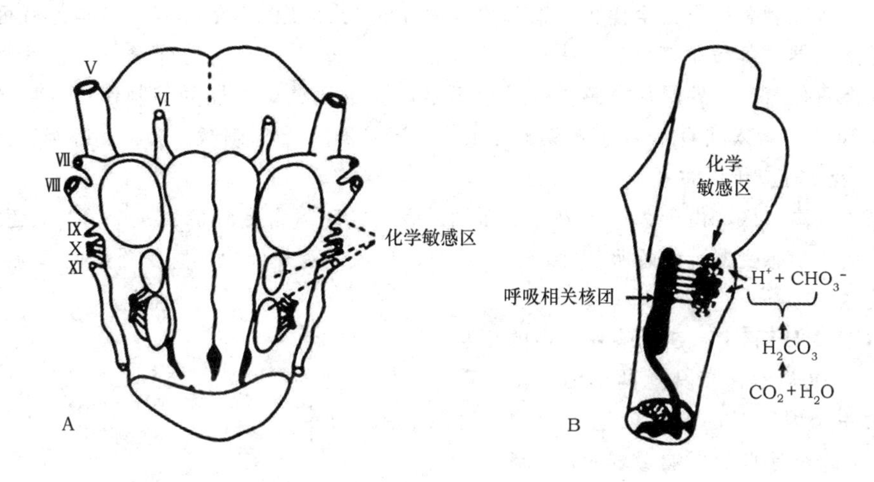

图 12－17 中枢化学感受器

A. 延髓腹外侧浅表部位的中枢化学感受区；B. 血液或脑脊液 PO_2 升高刺激呼吸运动的中枢机制

2. CO_2、H^+ 和低氧对呼吸的影响

（1）CO_2 的影响 CO_2 是调节呼吸最重要的生理性化学因素，血液中一定浓度的 CO_2 是维持呼吸中枢兴奋性的必要条件。在麻醉动物或人，动脉血液 PCO_2 降到很低水平时可出现呼吸暂停。当吸入气中 CO_2 含量适当增加时，呼吸将加深加快，肺通气量增加。但当吸入气中 CO_2 含量超过一定水平时，肺通气量增大不足，血液中 PCO_2 将明显升高，抑制中枢神经系统包括呼吸中枢的活动，引起呼吸困难、头痛、头昏，甚至昏迷，出现 CO_2 麻醉。总之，CO_2 在呼吸调节中经常起作用，一定范围内动脉血 PCO_2 升高，可以加强对呼吸的刺激作用，但超过一定限度则导致抑制和麻醉效应。

CO_2 刺激呼吸运动通过两条途径实现，一是刺激中枢化学感受器再兴奋呼吸中枢；二是刺激外周化学感受器，冲动经窦神经和迷走神经传入延髓，反射性引起呼吸加深加快。实验表明，动脉血 PCO_2 升高时，通过中枢化学感受器引起的通气增强约占总效应的 80%，因此，中枢化学感受器在CO_2通气反应中起主要作用。去除外周化学感受器的作用之后，CO_2的通气反应仅下降约20%。动脉血PCO_2只需升高2mmHg就可刺激中枢化学感受器，出现通气增强反应，动脉血PCO_2升高10mmHg才能刺激外周化学感受器。不过，因为中枢化学感受器的反应较慢，所以当动脉血PCO_2突然增高时，外周化学感受器在引起快速呼吸反应中可起重要作用；当中枢化学感受器受到抑制，对CO_2的反应降低时，外周化学感受器就起重要作用。

（2）H^+的影响　动脉血H^+浓度增高，呼吸加深加快，肺通气量增加；H^+浓度降低时，呼吸受到抑制，肺通气量减少。H^+对呼吸的调节通过外周化学感受器和中枢化学感受器实现。虽然中枢化学感受器对H^+的敏感性较高，约为外周化学感受器的25倍，但由于H^+不易通过血-脑屏障，因此血液中H^+对呼吸的影响主要通过刺激外周化学感受器而实现，脑脊液中的H^+才是中枢化学感受器最有效的刺激。

（3）低氧的影响　吸入气PO_2降低时，肺泡气、动脉血PO_2都随之降低，引起呼吸增强，肺通气增加。但只有动脉血中PO_2降低到80mmHg以下时，肺通气才出现可觉察到的增加，可见动脉血PO_2对正常呼吸的调节作用不大，仅在特殊情况下低氧刺激才具有重要意义。低氧对呼吸的刺激作用完全是通过外周化学感受器实现的。切断动物外周化学感受器的传入神经，急性低氧的呼吸刺激反应完全消失。低氧对呼吸中枢的直接作用是抑制，但是低氧可通过对外周化学感受器的刺激而兴奋呼吸中枢，所以在一定程度上可以对抗低氧对中枢的直接抑制作用。在严重低氧时，外周化学感受性反射不足以克服低氧对中枢的抑制作用，将导致呼吸障碍。在低O_2时吸入纯O_2，由于解除了外周化学感受器的低O_2刺激，会引起呼吸暂停，临床上进行O_2治疗时应予以注意。

在高山或高空区，由于大气压较海平面低，吸入气中氧含量降低，血中PO_2也随之降低，可刺激外周化学感受器，使呼吸加深加快，此时，低氧兴奋外周化学感受器是提高血PO_2的一个重要途径。

3. PCO_2、H^+和PO_2在影响呼吸中的相互作用　图12-18显示保持其他两个因素不变而只改变其中一个因素时的单因素通气效应。可以看出PO_2下降对呼吸的影响最弱，PCO_2和H^+只要略有升高，通气明显增大，其中PCO_2对呼吸刺激作用最强。

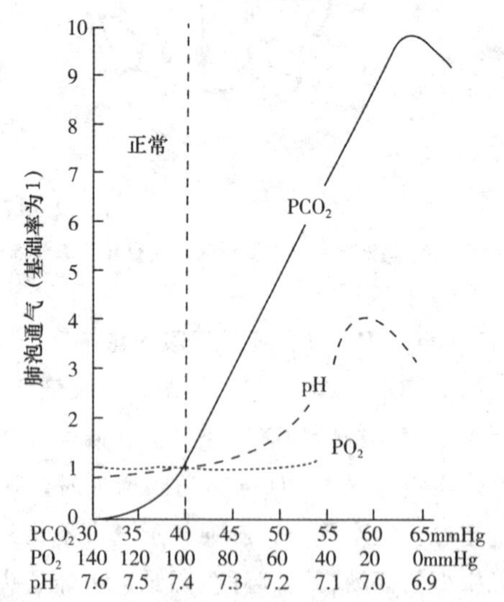

图12-18　改变动脉血液PCO_2、PO_2、pH对肺泡通气反应的影响

整体情况下，PCO_2、H^+和PO_2往往是一种因素的改变会引起其余因素相继改变或几种因素同时改变。三者相互作用，既可发生总和增强肺通气，也可相互抵消而减弱。如PCO_2升高时，H^+浓度也随之升高，两者的作用发生总和，使肺通气反应较单独PCO_2升高时为大。H^+浓度增加时，因肺通气量增大使CO_2排出增加，所以PCO_2下降，H^+浓度也有所降低，两者可部分抵消H^+兴奋呼吸的作用。PO_2下降时，也因肺通气量增加，呼出较多的CO_2，使PCO_2和H^+浓度下降，从而减弱低O_2的刺激作用。

（二）肺牵张反射

肺扩张或肺缩小所引起的吸气抑制或兴奋的反射性变化称为肺牵张反射（pulmonary stretch reflex），也称黑-伯反射（Hering-Breuer reflex）。肺牵张反射包括肺扩张引起的吸气抑制和肺缩小引起的吸气兴奋两种反射。

1. 肺扩张反射 肺扩张反射的感受器位于从气管到细支气管的气道平滑肌中，是牵张感受器，其阈值低，适应慢。吸气时，肺扩张牵拉支气管和细支气管，牵张感受器兴奋，冲动经迷走神经传入延髓，在延髓内通过一定的神经联系使吸气停止，转为呼气。肺扩张反射的生理意义在于加速了吸气和呼气的交替，使呼吸频率增加。动物实验中切断迷走神经后，吸气延长、加深，呼吸变得深而慢。

肺扩张反射有明显的种属差异，兔的敏感性最强，人的敏感性最低。切断家兔双侧迷走神经导致吸气幅度加深，吸气时程延长。新生儿存在着这一反射，大约在生后4~5天即迅速减弱，成年人潮气量增加至1500ml以上时，才能引起该反射。人在平静呼吸时，肺牵张反射一般不参与呼吸调节。但在病理情况下，例如肺炎、肺水肿、肺充血等，由于肺顺应性降低，肺扩张时对气道的牵张刺激较强，可以引起该反射，使呼吸变浅、变快。

2. 肺缩小反射 是指肺缩小时增强吸气活动或促进呼气转换为吸气的反射。感受器同样位于气道平滑肌内，但其性质尚不十分清楚。肺缩小反射在较强的缩肺时才出现，它在平静呼吸调节中意义不大，但对阻止呼气过深和肺不张等可能起一定作用。

（三）防御性呼吸反射

呼吸道黏膜内的激惹感受器受到机械或化学刺激时，引起防御性呼吸反射（defensive respiratory reflex），以清除激惹物，避免其进入肺泡。主要包括咳嗽反射和喷嚏反射。

1. 咳嗽反射 咳嗽反射（cough reflex）是常见的重要的防御反射，其中枢位于延髓，感受器位于喉、气管和支气管的黏膜。大支气管以上部位的感受器对机械刺激敏感，二级支气管以下部位对化学刺激敏感。传入冲动经迷走神经传入延髓，引起咳嗽反射。咳嗽时先短促或深吸气，接着声门紧闭，呼气肌强烈收缩，肺内压和胸膜腔内压急剧上升，然后声门突然打开，由于气压差极大，气体便以极高的速度从肺内冲出，将呼吸道内异物或分泌物排出。剧烈咳嗽时，因胸膜腔内压显著升高可阻碍静脉回流，使静脉压和脑脊液压升高。

2. 喷嚏反射 喷嚏反射（sneeze reflex）因鼻黏膜受刺激而引起，传入神经为三叉神经，其动作与咳嗽反射类似，不同的是腭垂下降，舌压向软腭，呼出气主要从鼻腔喷出，以清除鼻腔中的异物。

（四）呼吸肌的本体感受器反射

呼吸肌本体感受性反射的感受器是肌梭和腱器官，属骨骼肌本体感受器，所引起的反射为本体感受性反射。肌梭受牵张刺激而兴奋，反射性地引起受牵张的肌肉收缩。运动或呼吸阻力增大，肌梭受到较强的刺激，可反射性地引起呼吸肌收缩加强。可见，呼吸肌本体感受器反射的意义在于随着呼吸肌负荷的增加而相应地加强呼吸运动，这在克服气道阻力上有重要作用。

案例解析

案例：刘某，男，72岁，反复咳嗽、咳痰30余年，6年前开始出现咳嗽咳痰加重，伴有活动后胸闷、气促，休息后可缓解，偶伴心悸。平时经常服用“止咳化痰药”和“支气管扩张气雾喷剂”，症状时重时轻。1月前感冒后咳嗽咳痰加重，咳黄色脓痰，不易咳出，未予处理。胸部X线检查结果：两肺纹理增多、紊乱，两肺透亮度增加。诊断：慢性阻塞性肺疾病。处理：保持呼吸道通畅 。予持续、低流量、低浓度吸氧，氧流量1~2L/min，氧浓度25%~29%。监测氧疗效果。清淡饮食，少食多餐。

解析：一般在动脉血PO_2下降到10.64kPa（80mmHg）以下时，肺通气才出现可觉察到的增加，可见动脉血PO_2对正常呼吸的调节作用不大。但在慢性阻塞性肺疾病患者，由于长时间CO_2潴留使中枢化学感受器对CO_2的刺激作用发生适应，而外周化学感受器对低O_2的刺激适应很慢，这是低氧对外周化学感受器的刺激成为驱动呼吸的主要刺激。如果在低O_2时吸入纯氧，由于解除了外周化学感受器的低O_2刺激，反而会引起呼吸暂停。

本章小结

平静呼吸时，膈肌与肋间外肌收缩引起吸气，是主动过程；膈肌与肋间外肌舒张引起呼气，是被动过程。用力呼吸时，吸气和呼气都是主动过程。

肺与外界大气之间的压力差，为肺通气提供直接动力。呼吸肌的收缩和舒张所引起的胸廓的扩大和缩小为肺通气提供原动力。胸膜腔负压的存在保证肺处于扩张状态，并随胸廓的运动而张缩，是原动力转化为直接动力的关键。

肺泡表面活性物质降低液气界面表面张力具有重要的生理意义：减少吸气做功，维持大小肺泡的稳定性，防止肺水肿的发生。

动脉血中PO_2降低仅能够兴奋外周化学感受器，PCO_2升高能够兴奋外周和中枢化学感受器反射性地引起呼吸加深加快。血液中H^+浓度增加能够兴奋外周化学感受器，脑脊液中H^+浓度增加能够兴奋中枢化学感受器引起呼吸加深加快。

思考题

1. 胸膜腔负压有何重要生理意义？
2. 简述肺泡表面活性物质的生理意义。
3. 何谓肺泡通气量？
4. 试述影响肺换气的因素。
5. 试述动脉血中PO_2降低、PCO_2升高、血液中H^+浓度增加对呼吸的影响及其机制。

（马善峰）

第十三章　消化和吸收

学习导引

知识要求

1. **掌握**　食物在胃、小肠内的消化过程。

2. **熟悉**　自主神经系统和胃肠激素对消化腺分泌和消化管运动的调节作用；小肠是吸收的主要部位。

3. **了解**　消化道平滑肌的生理特性；食物在口腔和大肠的消化。

第一节　概　述

在人和高等动物，消化系统是由消化道和消化腺组成。消化系统的基本功能是对食物进行消化（digestion）和吸收（absorption），为机体提供所需的物质和能量。食物中的营养物质包括蛋白质、脂肪、糖类、维生素、无机盐和水等，其中蛋白质、脂肪和糖类三种物质结构复杂，分子量大，不能被机体直接吸收利用，需在消化道内分解为结构简单的小分子物质，才能被吸收。

食物在消化道内被分解为可吸收的小分子物质的过程称为消化，包括机械性消化（mechanical digestion）和化学性消化（chemical digestion）。机械性消化是指通过消化道的运动，将食物磨碎并与消化液混合、搅拌，同时将食物向消化道远端推送的过程。化学性消化是指通过消化液中消化酶的作用，将食物中的大分子物质分解为可吸收的小分子物质的过程。正常情况，这两种方式的消化作用是同时进行，互相配合的。经过消化分解后的小分子物质，以及维生素、无机盐和水通过消化道黏膜上皮细胞进入血液或淋巴循环的过程称为吸收。消化和吸收是紧密联系的两个过程，受机体神经和体液多种因素的调节。此外，多种内分泌细胞还存在于消化道，其通过分泌一些激素来调节消化道活动，因此消化道也是体内内分泌器官之一。

一、消化道平滑肌的生理特性

（一）消化道平滑肌的一般特性

除口腔、咽、食管上端和肛门外括约肌为骨骼肌外，消化道其余的肌肉都是平滑肌。消化道平滑肌是胃肠运动的结构基础，具有肌肉组织的共性，如兴奋性、传导性和收缩性，但又具有自己的特点，其特性与功能见表13－1。

表13－1　消化道平滑肌的一般特性与生理意义

特性	活动特点	生理意义
兴奋性和收缩性	兴奋性低，收缩缓慢，变异大	适应整体消化活动的需要，与消化过程协调
节律性	缓慢的节律性活动，但远不如心肌规则	反复进行充分的消化活动
紧张性	持续、微弱的收缩状态	保持消化道基本形态和位置
伸展性	可被动牵拉为自身原始长度的数倍	发挥容纳食物等内容物的作用
适宜刺激	对电刺激不敏感，但对温度、化学和牵拉刺激敏感	构成消化活动的局部自然刺激因素

（二）消化道平滑肌的电生理特性

1. 静息电位　消化道平滑肌静息电位的幅值较低，为－50～－60mV，电位不稳定，波动较大。静息电位产生机制主要是由于K^+外流和生电性钠泵的活动所形成，此外，少量的Na^+、Ca^{2+}内流和Cl^-外流也参与静息电位形成。

2. 慢波　消化道平滑肌在静息电位的基础上，可产生自发去极化和复极化的节律性电位波动，由于其频率较慢，故称为慢波（slow wave）。因慢波决定平滑肌的收缩节律，又称为基本电节律（basic electrical rhythm，BER）。慢波的波幅约为5～15mV，持续时间由数秒至十几秒不等；不同部位的消化道平滑肌慢波频率也不同：胃3次/分，十二指肠11～12次/分，回肠末端8～9次/分。目前认为，慢波起源于消化道的纵行肌和环形肌之间的Cajal间质细胞（Cajal interstitial cell）。慢波产生的离子机制尚未完全阐明，可能与细胞膜上生电性钠泵的活动具有波动性有关。

3. 动作电位　当慢波进一步去极化达到阈电位水平（约－40mV）时，消化道平滑肌便在慢波的基础上爆发动作电位。消化道平滑肌动作电位时程很短，约10～20ms，故又称快波（fast wave）。其产生机制是当平滑肌细胞膜去极化达阈电位后，膜上一种慢钙通道开放，Ca^{2+}（以及少量Na^+）内流而产生去极化；复极化主要是K^+通道开放，K^+外流所形成。慢波是AP产生的基础，动作电位数目越多，收缩的幅度越大。慢波是决定肌肉收缩频率、传播速度和方向的控制波。（图13－1）

二、消化腺的分泌功能

人体各种消化腺每天分泌的消化液总量达6～8L。消化液的主要成分是水、无机物和有机物，后者包括各种消化酶、黏液、抗体等（详见后述）。消化液的功能主要有：①分解食物中的各种营养物质；②为各种消化酶提供适宜pH环境；③稀释食物，使其渗透压与血浆的渗透压接近，以利于吸收；④通过分泌黏液、抗体和大量液体，保护消化道黏膜。

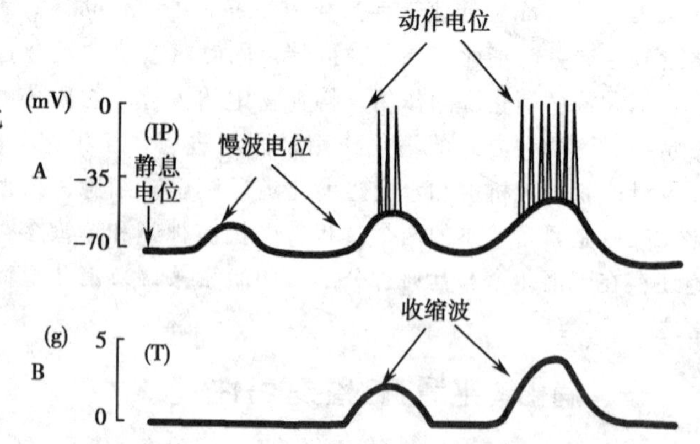

图13－1　消化道平滑肌的电活动与肌肉收缩的关系

A：为细胞内记录的细胞膜电位变化曲线；

B：为肌肉收缩曲线

三、消化系统的神经支配

在完整的机体内，胃肠活动受自主神经系统和胃肠道内在神经系统中枢性和局部性的双重调节。

（一）自主神经系统

1. 交感神经 支配消化系统的交感神经起自脊髓胸腰段侧角，经过椎前神经节交换神经元后发出节后纤维支配消化系统各部。交感神经兴奋时，节后纤维末梢释放去甲肾上腺素，对胃肠道运动、腺体分泌和血流量通常起抑制性作用，而对消化道括约肌却起兴奋作用。

2. 副交感神经 支配消化系统的副交感神经纤维，主要行走在迷走神经和盆神经中，其节前纤维到达胃肠道并终止于胃肠壁内的神经元，发出的节后纤维主要支配胃肠平滑肌、血管平滑肌及分泌细胞。副交感神经大部分节后纤维释放乙酰胆碱，引起胃肠道运动增强，腺体分泌增加，但消化道括约肌舒张。但也有少数副交感神经的节后纤维释放的递质是某些肽类物质，如血管活性肠肽（VIP）、P 物质和生长抑素等，在胃的容受性舒张、机械刺激引起的小肠充血等过程中起作用。

（二）内在神经系统

消化道内在神经系统（intrinsic nervous system）是指存在于消化道壁内大量神经元和神经纤维组成的复杂神经网络，又称肠神经系统（enteric nervous system），包括黏膜下神经丛（submucosal plexus）和肌间神经丛（myenteric plexus）（图 13－2）。

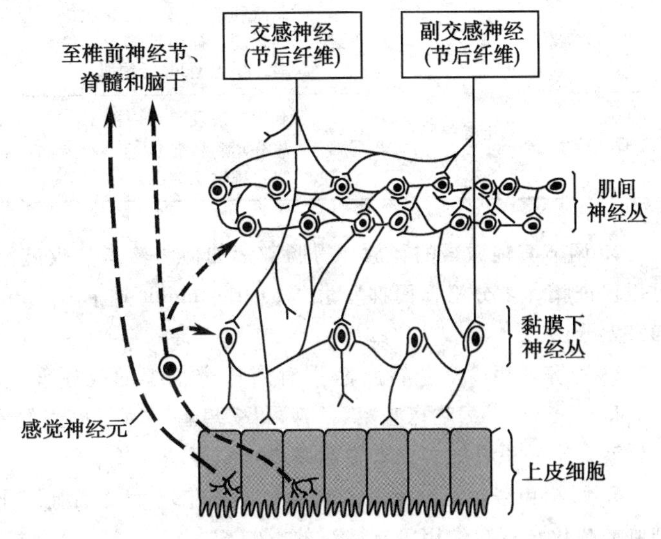

图 13－2 胃肠壁内的神经丛

黏膜下神经丛是指位于环形肌和黏膜层之间的神经丛。主要调节消化道腺体和内分泌细胞的分泌。肌间神经丛的神经元分布在纵行肌与环形肌之间，主要支配平滑肌的活动。每一神经丛内部以及两种神经丛之间有神经纤维互相联系。内在神经系统在肠道壁内构成完整的反射装置，包括感觉神经元、中间神经元以及支配胃肠效应的运动神经元。内在神经元通过它的反射通路与回路网络，构成一个相对独立的、完整的整合系统，可以不通过中枢系统而独立完成局部反射活动。但在完整的机体内，内在神经系统的活动仍受外来神经的支配。

四、消化道的内分泌功能

除消化吸收功能外，消化道也是机体内最大、最复杂的内分泌器官。在胃肠道黏膜中分布着 40 多种内分泌细胞，这些内分泌细胞能合成和释放具有生物活性的化学物质，统称为胃肠激素（gastrointestinal hormone）。由于这些激素几乎都是肽类物质，故又称为胃肠肽（gastrointestinal peptides）。

（一）胃肠激素的分泌方式

大多数胃肠激素经血液循环途径发挥作用，即远距分泌；有些则通过旁分泌、神经分泌和自分泌作用于靶细胞；也有一些胃肠激素（如促胃液素、胰多肽）可直接分泌入胃肠腔内而发挥作用，称为腔分泌（luminal secretion）。

（二）胃肠激素的作用

1. 调节消化腺的分泌和消化道的运动 不同胃肠激素对不同的消化腺、平滑肌和括约肌产生的调节作用不同。三种主要胃肠激素的作用、分布部位和引起释放的刺激因素见表13－2。

表13－2 三种胃肠激素的分布、作用及释放的刺激物

激素名称	在消化道的分布		主要生理作用	引起激素释放的刺激物
	部位	细胞		
促胃液素	胃窦 十二指肠	G细胞	促进胃酸和胃蛋白酶分泌，使胃窦和幽门括约肌收缩，延缓胃排空，促进胃肠运动	蛋白质消化产物、迷走神经递质、扩张胃
胆囊收缩素	十二指肠 空肠	I细胞	刺激胰液分泌和胆囊收缩，增强小肠和结肠运动，抑制胃排空，增强幽门括约肌收缩，松弛Oddi括约肌	蛋白质消化产物、脂肪酸
促胰液素	十二指肠 空肠	S细胞	刺激胰液及胆汁中的HCO_3^-分泌，抑制胃酸分泌和胃肠运动，收缩幽门括约肌，抑制胃排空	盐酸、脂肪酸

2. 调节其他激素的释放 胃肠激素如促胃液素、促胰液素、胆囊收缩素在药理剂量时都可以促进胰岛素分泌，而抑胃肽（gastric inhibitory polypeptide，GIP）在生理条件下即可刺激胰岛素分泌。

3. 营养作用 某些胃肠激素对消化道组织的代谢和生长具有促进作用，称为营养作用（trophic action）。据临床观察，切除胃窦患者，由于血清促胃液素减少，胃黏膜发生萎缩；而促胃液素瘤的患者则多伴有胃黏膜增生肥厚。

4. 影响免疫功能 胃肠激素对免疫细胞增生及细胞因子的释放、免疫球蛋白的生成、白细胞的趋化与吞噬作用等有广泛的影响。

（三）脑－肠肽

多数胃肠肽也存在于中枢神经系统，而原来认为只存在于中枢神经系统的神经肽也在消化道中发现。这些双重分布的肽被统称为脑－肠肽（brain－gut peptides）。已发现的脑－肠肽有促胃液素、胆囊收缩素、胃动素、生长抑素、血管活性肠肽、P物质等20多种。

第二节 口腔内消化

消化过程从口腔开始。在口腔内，食物经过咀嚼被磨碎、与唾液混合形成食团，然后吞咽入胃。食物在口腔停留约为15～20秒，唾液中的消化酶对食物有较弱的化学消化作用。

一、唾液

人的口腔有三对主要的大唾液腺，即腮腺、下颌下腺和舌下腺及众多散在于口腔黏膜内的小唾液腺，唾液就是由这些大小腺体所分泌的混合液。

（一）唾液的性质和成分

唾液（saliva）为无色无味近于中性的低渗液体，每天分泌量约为1～1.5L，其中水分约占99%，无机物有Na^+、K^+、Cl^-、HCO_3^-等；有机物主要为黏蛋白、黏多糖、唾液淀粉酶、溶菌酶、免疫球蛋白（IgA、IgG、IgM）、激肽释放酶及血型物质等。

（二）唾液的生理作用

唾液的生理作用：①湿润和溶解食物，引起味觉并使食物易于吞咽；②唾液中含有可将淀粉分解为麦芽糖的淀粉酶，唾液淀粉酶最适pH为7.0；③唾液中的溶菌酶和免疫球蛋白能杀灭细菌和病毒，唾液分泌还可以清除口腔残余食物、脱落的上皮细胞和进入口腔的异物，对口腔起清洁和保护作用；④进入体内的某些异物如铅及某些药物等可随唾液的分泌被排出。

（三）唾液分泌的调节

唾液分泌的调节完全是神经反射性的，包括条件反射和非条件反射。进食之前，食物外观、气味、进食环境以及有关的语言文字描述等引起的唾液分泌，称为条件反射性分泌。“望梅止渴”，即是一种条件反射性唾液分泌。进食过程中，食物对口腔的机械、化学和温度刺激所引起唾液的分泌称为非条件反射性分泌。唾液分泌的初级中枢在延髓，下丘脑和大脑皮层中还存在更高级的中枢。支配唾液分泌的传出神经主要是副交感神经，其末梢释放乙酰胆碱（ACh）和VIP，引起唾液分泌增加，其特点是量多而固体成分少，同时伴有唾液腺血管扩张。交感神经纤维也支配唾液腺，其节后纤维释放去甲肾上腺素，作用于腺细胞膜上的β受体，从而引起唾液腺分泌黏稠的唾液。

二、咀嚼与吞咽

咀嚼（mastication）的主要作用是：①对食物进行机械性加工，将食物磨碎、混合，便于吞咽；②使食物与唾液淀粉酶充分接触而产生化学性消化作用；③加强食物对口腔内各种感受器的刺激，反射性地引起胃、胰、肝、胆囊等活动加强，为下一步消化过程做好准备。

吞咽（swallowing）是指食团由舌背经咽和食管进入胃的过程，吞咽动作由一系列高度协调的反射活动组成。根据食团经过的部位，可将吞咽过程分为以下三期。

1. 口腔期（oral phase） 指食团从口腔到咽。

2. 咽期（pharyngeal phase） 指食团从咽到食管上端。

3. 食管期（esophageal phase） 指食团沿食管下行至胃。此期主要由食管蠕动实现，完全是反射性活动。蠕动（peristalsis）是空腔器官平滑肌的顺序收缩，形成一种向前推进的波动形式。在食管和胃之间存在一个高压区，宽约1～2cm，起到类似生理性括约肌的作用，可以阻止胃内容物逆流入食管，称为食管下括约肌。

第三节 胃内消化

胃具有储存和消化食物的功能。成年人胃容量为1～2L。食物在胃内经过机械性和化学性消化作用，形成食糜（chyme），再逐次少量通过幽门排入十二指肠。

一、胃液

胃液的分泌主要是由胃黏膜内三种管状外分泌腺和多种内分泌细胞完成的。胃液由这些细胞的分泌物构成。胃的外分泌腺包括：贲门腺、泌酸腺和幽门腺。胃黏膜内还含有多种内分泌细胞，如分泌促胃液素的 G 细胞、分泌生长抑素的 D 细胞等。

（一）胃液的成分及其作用

胃液是无色酸性液体，pH 为 0.9～1.5。正常成人 24h 分泌量为 1.5～2.5L，空腹时胃液分泌量（基础胃液分泌）很少。进食情况下其分泌量可大幅度增加，称消化期胃液分泌。一般进食约半小时后达高峰。胃液中除含大量水分外，主要包括：盐酸、胃蛋白酶原、黏液、碳酸氢盐和内因子。

1. 盐酸 主要是由泌酸腺的壁细胞分泌，也称胃酸。胃酸有两种存在形式，一种为游离酸；另一种为与蛋白质结合的结合酸。两种酸统称为总酸。在纯胃液中绝大部分是游离酸。正常人空腹状态下基础排酸量（basal output）为 0～5mmol/h。在食物或某些药物（如组胺）刺激下，盐酸排出量明显增加，最大排出量可达 20～25mmol/h。

胃酸主要作用：①激活胃蛋白酶原，使之转变为有活性的胃蛋白酶，并为其作用提供适宜的酸性环境，同时可使蛋白质变性易于水解；②杀灭随食物进入胃内的细菌；③胃酸进入十二指肠后可促进胰液、胆汁、小肠液的分泌；④盐酸所造成的酸性环境有助于小肠对铁和钙的吸收。

2. 胃蛋白酶原 胃蛋白酶原（pepsinogen）由泌酸腺的主细胞分泌，常以无活性的酶原形式储存在细胞内。胃蛋白酶原在胃酸或已激活的胃蛋白酶作用下，转变为具有活性的胃蛋白酶（pepsin）。胃蛋白酶最适 pH 为 2～3，能使蛋白质水解生成䏡和胨，并产生少量的多肽或氨基酸。随着 pH 升高，其活性降低，当 pH 达到 6 以上时，胃蛋白酶失去活性。胃蛋白酶缺乏者，由于体内还存在其他的蛋白质水解酶，因此蛋白质消化仍正常。

3. 黏液和碳酸氢盐 胃的黏液（mucus）是由胃黏膜表面的上皮细胞，泌酸腺的黏液颈细胞以及贲门腺和幽门腺共同分泌的，主要成分为糖蛋白。黏液有较高的黏滞性，在胃黏膜表面形成一个厚约 0.5～1mm 的凝胶层。由胃黏膜的非泌酸细胞分泌的 HCO_3^- 也渗入到此凝胶层，于是在胃黏膜表面形成一个屏障，称为“黏液－碳酸氢盐屏障（mucus－bicarbonate barrier）”（图 13－3）。黏液中 HCO_3^- 不断中和进入的 H^+，因此，黏液层近胃腔呈酸性，pH 2.0 左右，而靠近上皮细胞侧的黏液呈中性，pH 7.0 左右，可以有效防止胃酸对胃黏膜的侵蚀及胃蛋白酶对胃黏膜的消化作用。

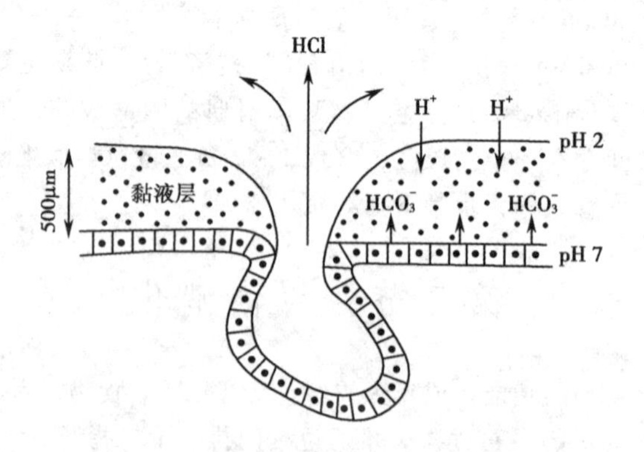

图 13－3 胃黏液－碳酸氢盐屏障模式图

4. 内因子 内因子（intrinsic factor）是由壁细胞分泌的一种糖蛋白，它能与进入胃内的

维生素 B_{12} 结合成复合物，保护维生素 B_{12} 在肠道内不被水解酶破坏，并且促进维生素 B_{12} 在远端回肠吸收。

（二）胃液分泌的调节

胃液的分泌受神经和体液因素的调节。神经调节主要通过迷走神经的活动实现。体液调节主要通过胃肠激素或生物活性物质（如促胃液素、组胺等）的作用实现。

1. 促进胃酸分泌的内源性物质

（1）乙酰胆碱（acetylcholine，ACh） 是由支配胃的大部分迷走神经节后纤维释放的递质。乙酰胆碱与壁细胞膜上的胆碱能（M_3 型）受体结合而刺激胃酸分泌，它可被胆碱受体拮抗剂阿托品阻断。

（2）促胃液素（gastrin） 是由胃窦部和上段小肠黏膜的 G 细胞分泌的一种多肽，释放后经血液循环到达壁细胞，促进胃酸分泌。

（3）组胺（histamine） 是由胃泌酸区黏膜的肠嗜铬样（entero－chromaffin－like，ECL）细胞分泌的一种旁分泌激素，其与壁细胞上的 H_2 型受体结合可引起胃酸分泌。甲氰咪呱及其类似物可阻断组胺与 H_2 受体结合而抑制胃酸分泌，有助于十二指肠溃疡的愈合。

2. 抑制胃液分泌的因素 抑制胃液分泌的因素除精神、情绪因素外，主要有以下三种。

（1）盐酸 当胃酸分泌过多，使胃窦内 $pH \leq 1.2 \sim 1.5$ 或十二指肠内 $pH \leq 2.5$ 时，抑制胃腺分泌，进行负反馈调节。因此，对防止胃酸过度分泌，保护胃肠黏膜具有重要的意义。其可能机制有：①直接抑制胃窦黏膜 G 细胞释放促胃液素；②刺激胃窦部 D 细胞分泌生长抑素；③刺激十二指肠黏膜释放抑制胃酸分泌的肽类激素：促胰液素和球抑胃素（bulbogastrone），但球抑胃素的化学结构尚未最后确定。

（2）脂肪 脂肪及其消化产物进入小肠后可刺激小肠黏膜分泌肠抑胃素（enterogastrone），包括促胰液素、胆囊收缩素、抑胃肽、血管活性肠肽等激素，这些激素可以抑制胃液分泌和胃运动。

（3）高张溶液 十二指肠内高张溶液可能通过肠－胃反射（enterogastric reflex）和一些体液因素抑制胃液分泌。

3. 消化期胃液分泌的调节 进食后引起的胃液分泌称为消化期胃液分泌。通常按接受食物刺激的部位把消化期胃液分泌分成三期，即头期、胃期和肠期。实际上，进食时这三个时期几乎是同时开始、互相重叠的，而且都受神经和体液因素的双重调节。

（1）头期 指在咀嚼、吞咽食物时，来自眼、耳、鼻、口、咽、食管等头部感受器的传入冲动引起的胃液分泌。头期胃液分泌的特点是持续时间较长，胃液分泌量多，占整个消化期胃液分泌量的30%，酸度及胃蛋白酶原的含量均很高。

头期胃液的分泌机制包括条件反射和非条件反射。条件反射是指食物的色、形、味、声音等刺激作用于头部感受器引起的胃液分泌；非条件反射则是指咀嚼和吞咽食物时，食物刺激口腔和咽喉等处的化学和机械感受器引起的胃液分泌。这些反射共同的传出神经是迷走神经。迷走神经可直接作用于壁细胞引起胃液分泌，也可刺激促胃液素释放，间接引起胃液分泌。

（2）胃期 食物入胃后，通过对胃的机械性和化学性刺激引起胃液分泌。胃期分泌的胃液量约占消化期总分泌量的60%，酸度及胃蛋白酶原的含量也很高，但消化力比头期弱。

胃期胃液分泌的主要途径有：①食物机械性扩张刺激胃底、胃体部，通过迷走－迷走神经长反射和壁内神经丛的短反射，直接或间接通过促胃液素引起胃液分泌；②食物机械性扩张刺激胃幽门部的感受器，通过壁内神经丛，作用于G细胞释放促胃液素，引起胃液分泌；③食物的化学成分，主要是蛋白质的消化产物直接作用于G细胞，引起促胃液素的分泌，促使胃液分泌。

（3）肠期　食物进入小肠上段所引起的胃液分泌，称肠期分泌。肠期胃液分泌的特点是分泌量少，约占进食后胃液分泌总量的10%，酸度和胃蛋白酶原的含量均较低。这可能和小肠内酸、脂肪、高张溶液对胃液分泌产生的抑制作用有关。

肠期胃液分泌主要接受体液调节，其机制是：食物的机械性和化学性刺激作用于小肠黏膜，促使其释放促胃液素和肠泌酸素，促进胃液分泌。

二、胃的运动

胃的消化期和非消化期具有不同的运动功能，消化期胃运动的主要功能是接纳和贮存食物，对食物进行机械性消化，使食物与胃液充分混合，然后以适当的速率向十二指肠排放。非消化期胃运动的作用是清除胃内的残留物。

（一）胃运动的主要形式

1. 容受性舒张　当咀嚼和吞咽时，食物刺激口咽、食管等处感受器反射性地引起胃体和胃底肌肉的舒张，称为容受性舒张（receptive relaxation）。它的主要作用是接纳和贮存食物，并且防止胃内容物增加导致的胃内压急剧升高。胃的容受性舒张是通过迷走－迷走反射实现的，迷走神经传出纤维末梢释放抑制性递质，可能是VIP或NO，从而使胃壁肌肉舒张。

2. 紧张性收缩　胃壁平滑肌经常保持着一定程度的紧张性收缩（tonic contraction）。其有助于胃液渗入食物内部，促进化学性消化，并协助推动食糜向十二指肠移动，同时还可使胃保持一定的形状、位置和胃内压。

3. 蠕动　食物入胃后5分钟左右即出现胃的蠕动。胃蠕动的生理意义在于能够研磨、搅拌胃内食物，并促使胃内容物与胃液充分混合，促进化学性消化。胃蠕动还可将食糜从胃体通过胃窦向幽门推进。胃的蠕动从胃中部开始，蠕动波起初较小，随着传播过程，波幅和传播速度逐渐增加。胃的蠕动波频率约3次/分，每个蠕动波到达幽门约需1分钟。因此，进食后胃蠕动常常是一波未平，一波又起。当蠕动波到达胃窦末端时，幽门开放，但内腔很窄，仅少量液状食糜克服幽门阻力进入十二指肠。

（二）胃排空及其控制

食物由胃排入十二指肠的过程称为胃排空（gastric emptying）。胃排空的直接动力来源于胃内压与十二指肠内压之差，原动力来源于胃运动。一般食物入胃后5分钟即有部分食糜排入到十二指肠。食糜的理化性状和化学组成不同，胃排空速度也不同。一般来说，稀的流体食物比固体食物排空快；小颗粒的食物比大块的排空快；等渗溶液比非等渗溶液排空快。三种主要食物中，排空最快为糖类，其次是蛋白质，排空最慢的是脂肪。混合食物由胃完全排空通常需要4～6小时。胃和十二指肠两方面因素控制胃排空的速率。

（三）非消化期的胃运动

胃在空腹时呈现以间歇性强力收缩伴有较长静息期为特征的周期性运动，并向肠道方向扩布。胃肠道在消化间期的这种运动称为移行性复合运动（migrating motor complex，MMC）。MMC的每一周期约为90～120分钟，每次持续3～5分钟。它可将胃肠内上次进食后遗留的残渣、脱落的细胞碎片、细菌等清除干净，为下次进食作准备，因而起着“清道夫”的作用。

（四）呕吐

呕吐（vomiting）是一种复杂的反射活动，将胃及肠内容物从口腔强力排出的过程。各种机械和化学的刺激作用于舌根、咽部、胃、大小肠、胆总管、泌尿生殖器官等处的感受器都可以引起呕吐，视觉和内耳前庭的位置感觉改变，也可以引起呕吐。呕吐中枢位于延髓外侧网状结构的背外侧缘。呕吐是一种具有保护意义的防御性反射，可排出胃内有害物质。但长期剧烈的呕吐会丢失大量的消化液，影响进食和正常消化活动，造成体内水、电解质和酸碱平衡的紊乱。

第四节　小肠内消化

食糜由胃进入十二指肠后，即开始小肠内消化。食物在小肠内停留的时间较长，一般为3~8小时。由于小肠内胰液、胆汁和小肠液的化学性消化以及小肠运动的机械性消化的作用，营养物质被分解为可吸收的小分子物质。食物通过小肠后，消化过程基本完成，未被消化的食物残渣则从小肠进入大肠。

一、胰液的分泌

胰腺具有内分泌和外分泌两种功能，胰液是由胰腺的腺泡细胞及小导管细胞分泌的。胰液中含有多种消化酶，是人体最重要的一种消化液。

（一）胰液的成分和作用

胰液是无色、无臭、等渗的碱性液体，pH为7.8~8.4。正常人胰液分泌量每日约1~2L。胰液中主要成分有水、电解质及各种消化酶。

1. 水和电解质　胰液中的水和电解质主要由胰腺的小导管上皮细胞分泌。其中阳离子主要是Na^+、K^+、Ca^{2+}、Mg^{2+}，阴离子主要是HCO_3^-和Cl^-。胰液中起主要作用的电解质是HCO_3^-，其作用是：①中和进入十二指肠的胃酸，使肠黏膜免受强酸的侵蚀；②为小肠内多种消化酶提供适宜的弱碱性pH环境。

2. 消化酶　胰腺腺泡细胞可分泌十多种消化酶，主要的消化酶有胰淀粉酶、胰脂肪酶、胰蛋白酶原和糜蛋白酶原三类，在食物的消化过程中起主要作用。

（1）胰淀粉酶（pancreatic amylase）　是一种α-淀粉酶，最适pH为6.0~7.0，可分解淀粉为二糖及少量三糖，如糊精、麦芽糖。

（2）胰脂肪酶（pancreatic lipase）　属于糖蛋白，最适pH为7.5~8.5，胆盐存在的情况下，使其活性大大增强。胰脂肪酶可将三酰甘油分解为脂肪酸、一酰甘油和甘油。胰脂肪酶的这一作用需要依靠辅脂酶（colipase）协助来完成。胰脂肪酶与辅脂酶在三酰甘油的表面形成一高亲和力的复合物，牢固地附着在脂肪颗粒表面，增加脂肪酶水解的效力。除胰脂肪酶外，胰液中还含有胆固醇酯酶和磷脂酶A_2，它们分别水解胆固醇酯和甘油卵磷脂。

（3）胰蛋白酶原（trypsinogen）和糜蛋白酶原（chymotrypsinogen）　以无活性的酶原形式存在于胰液中。小肠液中的肠激酶（enterokinase）可以激活胰蛋白酶原，使之转变为有活性的胰蛋白酶（trypsin）。此外，胃酸、胰蛋白酶本身，以及组织液也能使胰蛋白酶原激活。糜蛋白酶原是在胰蛋白酶作用下转为有活性的糜蛋白酶（chymotrypsin）。胰蛋白酶和糜蛋白酶作用极为相似，单独作用时，都能将蛋白质分解为际和胨，协同作用时，可分解蛋白质成为小分子的多肽和氨基酸，多肽则可进一步被羧基肽酶分解成氨基酸。此外，糜蛋白酶还有较强的凝乳作用。

胰液中除含有三种主要营养物质的水解酶，还含有RNA酶、DNA酶等核酸水解酶，它们能使相应的核酸水解为单核苷酸。胰液是消化液中消化食物最全面、消化能力最强的一种消化液。当胰腺分泌障碍时，会明显影响蛋白质和脂肪的消化和吸收，也可影响脂溶性维生素的吸收，但对糖的消化和吸收影响不大。

（二）胰液分泌的调节

胰液在消化间期分泌很少，进食可引起胰液大量分泌。胰液分泌接受神经、体液因素双重调节，主要是体液调节。

1. 神经调节 胰液分泌的神经调节包括条件反射和非条件反射。此反射的传出神经是迷走神经，递质为乙酰胆碱。乙酰胆碱主要作用于胰腺的腺泡细胞，对小导管上皮细胞的作用比较弱。因此，迷走神经兴奋引起的胰液分泌的特点是：水分和碳酸氢盐较少，而酶的含量很丰富。此外，迷走神经也可通过引起促胃液素的释放，间接地引起胰液分泌，但这一作用较小。

2. 体液调节 调节胰液分泌的体液因素主要有促胰液素和胆囊收缩素。

（1）促胰液素（secretin） 由小肠上段黏膜内的S细胞分泌。盐酸是引起促胰液素释放的最强的刺激因素。促胰液素主要作用于胰腺小导管上皮细胞，使其分泌富含水分和碳酸氢盐的胰液，而酶的含量不高。

（2）胆囊收缩素（cholecystokinin，CCK） 是由小肠黏膜I细胞释放的一种肽类激素。引起CCK释放的因素由强至弱的顺序为：蛋白质分解产物、脂肪酸、盐酸、脂肪，糖类没有作用。CCK的主要作用是促使胰腺分泌含酶多的胰液以及促进胆囊收缩，排出胆汁。

二、胆汁的分泌与排出

胆汁（bile）由肝细胞不断分泌，在消化间期生成的胆汁从肝管流出后并不直接进入十二指肠，而是首先贮存于胆囊内，在进食时再由胆囊排出，进入十二指肠。

（一）胆汁的性质和成分

正常成年人每日分泌的胆汁约800～1000ml。由肝细胞直接分泌的胆汁（肝胆汁）呈金黄色，pH约7.4；在胆囊中贮存过的胆汁（胆囊胆汁）因被浓缩而颜色变深，并因碳酸氢盐被胆囊吸收而呈弱酸性（pH约6.8）。

胆汁的成分很复杂，除水分和钠、钾、钙、碳酸氢盐等无机成分外，其有机成分有胆汁酸、胆色素、胆固醇、卵磷脂和黏蛋白等。胆汁中无消化酶。正常情况下胆汁中胆盐、胆固醇和卵磷脂的适当比例是维持胆固醇成溶解状态的必要条件。当胆固醇分泌过多，或胆盐、卵磷脂合成减少时，胆固醇可析出形成胆固醇结晶，这是形成胆石的原因之一。

胆汁酸与甘氨酸或牛磺酸结合形成的钠盐或钾盐称为胆盐（bile salt），它是胆汁参与消化和吸收的主要成分。胆盐进入小肠后，90%以上被末端回肠黏膜吸收，通过门静脉又回到肝脏，再组成胆汁分泌入肠，这一过程称为胆盐的肠肝循环（enterohepatic circulation of bile salt）。

（二）胆汁的作用

胆汁在消化中的作用主要由胆盐承担，对脂肪的消化和吸收具有重要意义。

1. 乳化脂肪，促进脂肪消化分解 胆汁中的胆盐、胆固醇和卵磷脂等都可作为乳化剂乳化脂肪为微滴，降低脂肪的表面张力，从而增加了与胰脂肪酶的接触面积，使其分解脂肪的作用加速。

2. 促进脂肪的吸收 胆盐是双嗜性分子，可以将脂肪酸及其分解产物包裹起来形成混合微胶粒（mixed micelles）。由于混合微胶粒的外面是亲水性的，因此它能将不溶于水的脂肪分解产物运送到小肠黏膜表面，从而促进脂肪的吸收。

3. 促进脂溶性维生素吸收 胆汁能够促进脂肪分解产物的吸收，因此对脂溶性维生素（维生素 A、D、E、K）的吸收也有促进作用。

（三）胆汁分泌和排出的调节

胆汁分泌和排出受神经和体液因素的双重调节，以体液调节为主。刺激迷走神经可使肝胆管分泌富含水和 HCO_3^- 的胆汁。促胃液素、促胰液素、胆囊收缩素均有一定的促进胆汁分泌与排出的作用。此外，经肠肝循环进入肝脏的胆盐能促进肝胆汁分泌，使肝胆汁的流出明显增加。

三、小肠液的分泌

（一）小肠液的成分和作用

小肠内有十二指肠腺和小肠腺两种腺体。小肠液主要由小肠腺分泌，呈弱碱性，pH 约 7.6，渗透压与血浆相等，成年人每日分泌量为 1 ~ 3L。小肠液的成分包括水、电解质、黏蛋白和肠激酶。肠激酶能够激活胰液中的胰蛋白酶原。在小肠液中还存在一些由脱落的肠黏膜上皮细胞释放的寡肽酶、二肽酶、双糖酶等，它们在小肠消化中不起作用，但是，这些酶可催化在绒毛外表面的食物分解，分解产物随后进入小肠上皮细胞内。小肠液中的黏蛋白具有润滑作用，HCO_3^- 可中和胃酸，因此对肠黏膜具有保护作用。大量消化液可降低肠腔内渗透压，有利于消化产物的吸收。

（二）小肠液分泌的调节

神经和体液因素都参与小肠液分泌的调节。食糜对肠黏膜的机械性和化学性刺激都可以通过肠壁内神经丛的局部反射引起小肠液的分泌，这是调节小肠液分泌的主要机制。小肠黏膜对扩张刺激非常敏感，小肠内食糜量越多，其分泌就越多。此外，促胃液素、促胰液素和血管活性肠肽等胃肠激素也具有刺激小肠液分泌的作用。

四、小肠的运动

（一）小肠运动的形式

1. 紧张性收缩 小肠平滑肌的紧张性收缩是其他运动形式进行的基础。紧张性收缩可保持肠道一定的形状和维持一定的腔内压，并且使食糜与肠黏膜紧密接触，有利于吸收。

2. 分节运动 分节运动（segmentation contraction）是一种以环行肌为主的节律性收缩和舒张运动。在食糜所在的一段肠管上，环行肌在许多点同时收缩，把食糜分割成许多小节段；随后，原来收缩处舒张，而原来舒张处收缩。如此反复进行，食糜不断被分开，又不断地混合（图 13 -4）。

分节运动的意义是：①使食糜与消化液充分混合，利于进行化学性消化；②使食糜与肠壁密切接触，为吸收创造良好的条件；③挤压肠壁，有助于血液和淋巴液回流。

3. 蠕动 小肠的蠕动波行进速度很慢，约0.5～2.0cm/s。蠕动的意义在于使经过分节运动的食糜向前推进，到达新的肠段后再开始分节运动。当肠黏膜受到强烈刺激时，可引起一种行进速度很快、传播距离较远的蠕动（约2～25cm/s），称为蠕动冲（peristaltic rush），它可在数分钟内将食糜从小肠的始端一直推送到结肠。蠕动冲可能是由于进食时吞咽动作或食糜刺激十二指肠引起的。

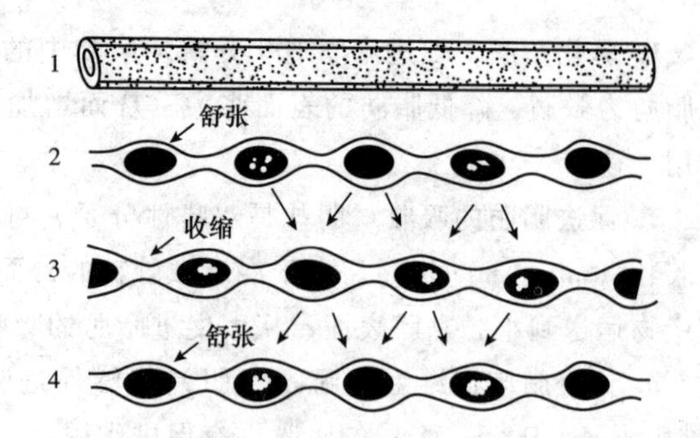

图13－4 小肠分节运动模式图

1：肠管表面观；2、3、4：肠管纵切面观，表示不同阶段的食糜节段分割和合拢组合的情况

（二）小肠运动的调节

小肠运动是由肠腔内食糜的机械扩张刺激引起的，是壁内神经系统局部反射的结果。肠道内在神经丛对小肠运动起主要的调节作用。在整体内，小肠蠕动还受外来神经及胃肠激素的影响。例如促胃液素、胆囊收缩素可促进小肠运动，而促胰液素、生长抑素等可抑制小肠运动。

（三）回盲括约肌的功能

回肠末端与盲肠交接处的环形肌明显增厚，类似食管下括约肌的高压带，称为回盲括约肌（ileocecal sphincter）。回盲括约肌一般处于关闭状态，其主要功能是防止小肠内容物过快进入大肠，延长食糜在小肠内停留的时间，有利于小肠内容物的完全消化和吸收。此外，回盲括约肌还具有活瓣样作用，可阻止大肠内容物返流入小肠。

第五节 大肠内消化

大肠的主要生理功能是：①吸收来自小肠食糜中的水和电解质；②吸收由大肠内细菌合成的维生素B和K；③完成对食物残渣的加工，形成、暂时贮存粪便。

一、大肠液的分泌

大肠内含有许多大肠腺，可分泌大量黏液。肠液中所含电解质成分主要是Na^+、K^+和碳酸氢盐，其pH为8.3～8.4，呈碱性。大肠黏液能润滑粪便，保护肠壁免受机械损伤和细菌侵蚀。大肠液中含有少量二肽酶和淀粉酶，但它们对物质的分解作用不大。

影响大肠液分泌的因素：食物残渣对肠壁的机械性刺激通过内在神经系统的局部反射引起大肠液分泌；副交感神经兴奋可使其分泌增加，而交感神经兴奋则使其分泌减少。

二、大肠的运动和排便

大肠的运动比较缓慢，与大肠吸收水和电解质，形成和贮存粪便的功能相适应。

（一）大肠运动的形式

1. 袋状往返运动（haustral shuttling） 一种非推进性结肠运动，在空腹时最多见。它使结肠袋中的内容物向两个方向作短距离往返运动，而不是单方向远距离推进。其主要作用是将大肠内容物不断混合，使肠黏膜和肠内容物充分接触，利于水和无机盐在大肠中的吸收。

2. 分节或多袋推进活动（segmental or multihaustral propulsion） 这是一个结肠袋或一段结肠收缩，其内容物被推移到下一段结肠的运动。进食后或副交感神经兴奋时，该运动增加。

3. 蠕动 大肠也有缓慢的短距离的蠕动。

4. 集团蠕动（mass peristalsis） 大肠有一种行进很快且前进距离很远的蠕动，称为集团蠕动。集团蠕动通常在进食后发生，可将部分大肠内容物从横结肠推送至结肠末端，甚至直肠，引起便意。

（二）排便反射

食物残渣在大肠内吸收部分水分，同时经过细菌的发酵和腐败作用形成粪便。正常人的直肠内通常是没有粪便的。当结肠发生集团蠕动时，粪便即被送入直肠，当直肠内容物总量达到 150～200ml，压力为 7.33kPa 时，可引起排便反射（defecation reflex）。粪便进入直肠刺激肠壁感受器，发出冲动传入脊髓腰骶段的初级排便中枢，并上传至大脑皮层而产生便意。如果情况允许，大脑皮层发出冲动兴奋排便中枢（反之则抑制），传出冲动经盆神经引起乙状结肠和直肠收缩，肛门内括约肌舒张；同时阴部神经抑制，肛门外括约肌舒张，粪便排出体外。高级中枢对脊髓的排便反射具有调节作用，可加强或抑制排便。如果经常有意识的抑制排便，会使直肠逐渐失去对粪便压力刺激的正常敏感性，而且粪便在大肠内停留过久，水分被吸收过多而变干硬，产生排便困难，这是引起便秘的原因之一，所以应当养成定时排便的习惯。

三、大肠内细菌的作用

大肠内的细菌来自空气和食物。细菌由口腔进入胃时，大部分被胃酸杀死。由于大肠腔内弱碱性环境，且运动微弱，有利于细菌的大量繁殖。

大肠内细菌的种类繁多，可达 400 多种，粪便中细菌约占其固体总量的 1/3，大肠内细菌主要是厌氧菌。肠道细菌的主要作用：①发酵作用，指对糖及脂肪的分解，能产生乳酸、醋酸、CO_2、沼气等；②腐败作用，指细菌对蛋白质的分解，产生氨、硫化氢、组胺、吲哚等，其中胺类物质对身体有毒性作用；③营养作用，大肠内细菌能利用肠内某些简单物质合成少量 B 族维生素和维生素 K 等，它们在肠内吸收，对人体有营养作用。若长期服用广谱抗生素，肠内细菌被抑制或杀灭，可引起 B 族维生素和维生素 K 缺乏。

第六节　吸　收

吸收是指食物消化后各种营养物质的分解产物、水、无机盐和维生素以及大部分消化液，通过消化道黏膜上皮细胞进入血液和淋巴液的过程。由于消化道不同部位的组织结构不同，食物在消化道各部位内被消化的程度以及停留的时间也不同，所以消化道不同部位的吸收能力相差很大。口腔和食管基本没有吸收功能。胃仅能吸收少量的水分、酒精等。大量消化后的营养物质、水和电解质都是在小肠吸收的，大肠主要吸收水分和无机盐。因此，小肠是营养物质吸收的主要部位（图 13－5）。

一、吸收的形态学基础

小肠具有强大的吸收能力是因为：①小肠具有很大的吸收面积。成人小肠长达4～5m，小肠黏膜有许多环行皱褶向肠腔突出，且在皱褶上还有由固有层和黏膜上皮伸向肠腔而形成的大量绒毛，绒毛上皮的细胞顶端又伸出许多突起，形成微绒毛，它们使小肠黏膜的表面积达 200m^2 左右（图 13－6）；②小肠绒毛内部有丰富的毛细血管和毛细淋巴管。小肠平滑肌纤维的收缩，可使绒毛产生伸缩运动和来回摆动，促进绒毛内血液和淋巴液的流动和物质的吸收；③在小肠内，各种营养物质已被消化成为可吸收的物质；④食物在小肠内停留时间较长，一般达 3～8 小时，能被充分吸收。

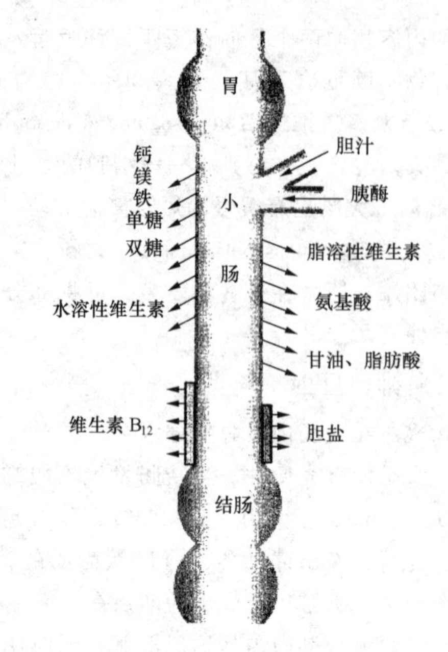

图 13－5　各种主要营养物质在小肠的吸收部位

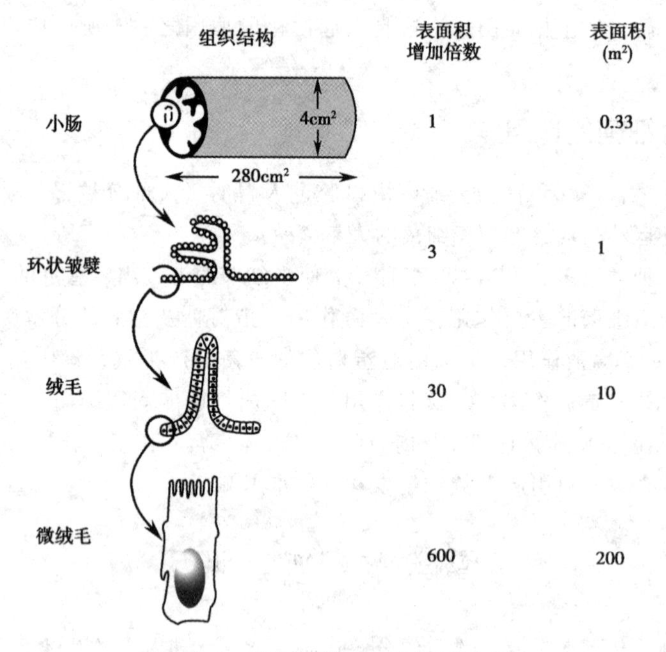

图 13－6　增加小肠面积的机制示意图

二、吸收的途径

在消化道，营养物质和水可通过跨细胞和细胞旁两条途径进行吸收。跨细胞途径是指肠腔内物质通过小肠绒毛上皮细胞腔面膜进入细胞内，再经细胞的底侧膜进入血液或淋巴。细胞旁途径是指肠腔内物质通过小肠上皮细胞间的紧密连接进入细胞间隙，再进入血液。营养物质通过细胞膜的方式有主动转运、被动转运和入胞、出胞三种形式。

三、主要营养物质的吸收

（一）糖的吸收

食物中的糖主要是低聚糖和多糖，必须在胃肠道中被分解为单糖才能被小肠上皮细胞吸收，只有少量二糖被吸收。在被吸收的单糖中主要是葡萄糖、半乳糖和果糖，其中葡萄糖约占总量的80%。

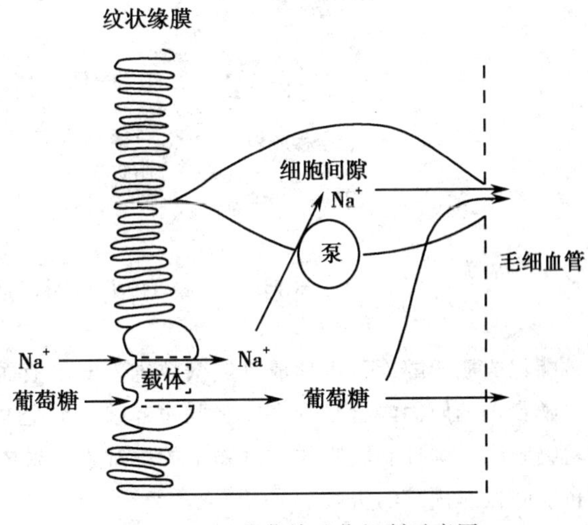

图 13－7　葡萄糖吸收机制示意图

葡萄糖是通过与钠同向的继发性主动转运机制而被吸收的。肠腔内的葡萄糖（或半乳糖）借助于小肠上皮细胞顶端膜上存在的 Na^+－葡萄糖（或 Na^+－半乳糖）同向转运体，将 Na^+和葡萄糖（或半乳糖）转运至细胞内。随后，葡萄糖或半乳糖与转运体脱离，在其他的转运蛋白和酶的帮助下以易化扩散的形式通过细胞的基底侧膜出胞，再进入血液（图 13－7）。果糖则不同，是通过易化扩散方式被吸收的。

（二）蛋白质的吸收

食物中的蛋白质经消化分解作用后，其产物包括二肽、三肽、氨基酸和寡肽。其吸收机制与葡萄糖相同，即通过 Na^+的继发性主动转运方式进入小肠上皮细胞内。小肠黏膜上皮细胞刷状缘的膜上存在着继续水解寡肽的酶，可将寡肽水解为自由氨基酸和一些二肽或三肽。小肠的刷状缘上还存在二肽和三肽等 Na^+－肽同向转运体，使得蛋白质的半消化产物肽类也能部分被吸收。此外，还有少量完整的蛋白质通过出胞和入胞方式被吸收，成为抗原而引起过敏反应。

（三）脂肪的吸收

食物中的脂肪主要是三酰甘油。在肠腔内，三酰甘油被水解为甘油、脂肪酸和一酰甘油等，胆盐可与其分解产物结合形成水溶性混合微胶粒，然后透过小肠绒毛膜面的非流动水层到达微绒毛。在此处，脂肪酸和一酰甘油经释出后，透过微绒毛的脂蛋白膜顺浓度梯度进入上皮细胞。而胆盐一部分留在肠腔内被再利用，另一部分经肠－肝循环由门静脉回到肝脏。

上皮细胞内的长链脂肪酸和一酰甘油重新合成三酰甘油，并与载脂蛋白和磷脂结合，形成乳糜微粒（chylomicron）。乳糜微粒出胞到组织间隙，再进入淋巴，这就是脂肪吸收的淋巴途径（图 13－8）。中、短链脂肪酸和一酰甘油是水溶性的，可在十二指肠和空肠通过扩散直接进入血液。

（四）胆固醇的吸收

小肠中的胆固醇主要有两类：来自胆汁的游离胆固醇和来自食物的酯化胆固醇。酯化胆固醇必须通过胆固醇酯酶水解成游离的胆固醇才能被小肠黏膜吸收。游离胆固醇与长链脂肪酸及其一酰甘油的吸收机制类似，也是以混合微胶粒的方式被运送至上皮细胞。在胞内胆固

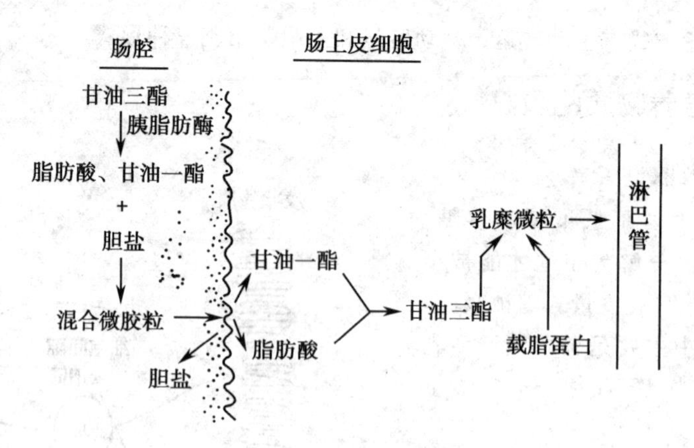

图 13－8 脂类在小肠内被消化和吸收的示意图

醇被酯化成胆固醇酯，再形成乳糜微粒进入淋巴液而被吸收。

膳食中的胆固醇含量越多，吸收也越多。食物内脂肪和脂肪酸可促进胆固醇吸收，而各种植物胆固醇则抑制其吸收。食物中的纤维素、果胶等易与胆盐结合而阻碍形成混合微胶粒，故也能降低胆固醇的吸收。

（五）水的吸收

成人每天经消化道吸收的水分约 8L，大部分水分在小肠被吸收。水的吸收是被动性的，主要动力是各种溶质（特别是 NaCl）的主动吸收造成的渗透压差。肠腔内水分的吸收主要与肠腔中内容物的渗透压有关。

（六）无机盐的吸收

1. 钠的吸收 正常成人每天小肠吸收约 25～35g 钠。小肠对钠的吸收是通过主动转运的方式，需消耗能量。钠泵存在于肠上皮细胞的基底侧膜，它的活动使胞内 Na^+ 浓度降低，促使肠腔内 Na^+ 顺浓度差进入细胞。

2. 铁的吸收 人每天吸收铁约 1mg，仅为每日膳食中铁的 5% 左右。食物中的铁大部分是三价铁（Fe^{3+}），不易被吸收，必须还原为亚铁（Fe^{2+}）后才能被吸收。铁主要在十二指肠和空肠被吸收。不溶性铁在酸性环境易于溶解，因此胃酸可促进铁的吸收。慢性萎缩性胃炎或胃大部切除患者，常因胃酸减少而并发缺铁性贫血。维生素 C 能使 Fe^{3+} 还原为 Fe^{2+}，并且可以与铁形成可溶性复合物。因此，富含维生素 C 的水果和蔬菜可促进铁的吸收，预防贫血。

3. 钙的吸收 食物中的钙必须转变为离子钙才能被吸收。维生素 D、胆汁酸和酸性环境能促进其吸收；而脂肪酸、磷酸盐可以与钙形成不溶性复合物而阻碍钙的吸收。钙的吸收是主动过程，十二指肠是钙吸收的主要部位。

4. Cl^- 和 HCO_3^- 的吸收 Cl^- 除一部分与 Na^+ 同向转运而吸收外，主要是顺电位差进入细胞。HCO_3^- 是以 CO_2 形式吸收的。

（七）维生素的吸收

大部分维生素在小肠上段吸收，但维生素 B_{12} 是在回肠被吸收的。大多数水溶性维生素（如维生素 B_1、B_2、B_6、叶酸）通过依赖于 Na^+ 的同向转运体被吸收。脂溶性维生素 A、D、E、K 吸收方式与脂类消化产物相同。

案例解析

案例：某患者长期有上腹疼痛史，在进食后疼痛缓解，且伴有反酸、嗳气、流涎、恶心、呕吐、腹泻和便秘等症状。诊断？

解析：胃溃疡。许多因素如酒精、阿司匹林类药物以及幽门螺旋杆菌感染等，均可破坏或削弱胃黏膜屏障，易造成胃黏膜损伤。

本章小结

食物的消化有机械性消化和化学性消化两种。

食物的机械性消化是通过口腔的咀嚼、胃的运动及小肠的运动实现的，食物的化学性消化主要通过胃液、胰液、胆汁和小肠液实现的。

小肠是食物消化吸收的主要场所。

消化器官的活动受自主神经系统和内在神经系统共同调节，除此之外，还接受胃肠激素调节。

思考题

1. 简述胃肠激素的作用方式和生理作用。
2. 胃液的主要成分有哪些？各有何生理作用？
3. 为什么说小肠是消化吸收的重要场所？

（史　君）

第十四章 能量代谢与体温调节

学习导引

知识要求

1. **掌握** 能量代谢定义及影响因素；基础代谢率概念；产热过程和散热过程；体温的调定点学说。

2. **熟悉** 能量的来源和去路；体温及其波动；体温调节中枢。

3. **了解** 能量代谢测定；温度感受器。

第一节 能量代谢

新陈代谢是机体最基本的生命特征，新陈代谢包括同化作用和异化作用。同化作用指机体摄取外界环境中物质来更新、构筑自身成分，并储存能量的过程。异化作用指机体分解自身物质或储存的能源物质，并释放能量的过程。生理学中将伴随物质代谢过程发生的能量的释放、转移、储存和利用，称为能量代谢。

一、能量的来源、转移和利用

（一）能量的来源

机体生命活动所需能量主要来源于食物中的糖、脂肪和蛋白质。

1. 糖 糖提供机体所需能量的50%～70%，食物中的单糖主要是葡萄糖，葡萄糖的供能随其分解方式而异，氧供应充足时，1mol 葡萄糖完全氧化可合成38mol 的 ATP，而 1mol 葡萄糖进行无氧酵解时仅可合成2mol 的 ATP。正常情况下，机体氧供应充足，葡萄糖以有氧氧化供应能量。正常人脑组织所需能量主要来源于糖的有氧氧化，由于脑组织代谢率高，耗氧量大、糖储备量较少，故对缺氧及血糖降低十分敏感。糖酵解是机体唯一不需氧的供能方式，如剧烈运动时，骨骼肌耗氧量大于供氧量，处于相对缺氧状态，机体可利用磷酸肌酸储存的能量及糖酵解供能。成熟红细胞缺乏有氧氧化酶，主要由糖酵解供能。如果机体糖摄取量大于消耗量时，多余的糖可合成肝糖原和肌糖原，储存于肝和肌肉中。机体肝糖原储备量仅有150g 左右，可提供饥饿时 24～48 小时内所需能量。

2. 脂肪 脂肪是机体重要的供能和储能物质，约有 30% 所需能量由脂肪提供。体内脂肪储备量约为体重的 20%，且每克脂肪氧化释放的能量约为糖的 2 倍。短期饥饿，肝糖原消耗殆尽，脂肪储备的能量释放，可供机体利用10多天至2月之久。

3. 蛋白质 在正常情况下，蛋白质主要用于组织的更新及合成酶、激素等生物活性物质，很少作为供能物质。仅在长期饥饿时，体内糖、脂肪耗竭，机体为维持基本生理功能，只能利用蛋白质分解供能。蛋白质在体内氧化时分解不完全，未完全氧化分解的产物尿素、肌酐、肌酸等经肾脏排出体外，故蛋白质在体内氧化时释放的能量少于在体外完全氧化时。

（二）能量的转移和利用

物质氧化分解释放的能量，约有50%以上转换为热能，用于维持体温，其余部分以化学能形式贮存于三磷酸腺苷（ATP）的高能磷酸键中，为机体各种生理功能的进行如肌肉收缩、神经传导、物质的跨膜主动转运、合成代谢等提供能量。除肌肉收缩能完成一定的机械外功外，其他功能活动所消耗的能量最终都转变为热能。所以ATP是体内重要的直接供能物质和贮能物质。如果氧化分解产生的能量过剩时，ATP可将能量转移给肌酸，形成能储备能量的磷酸肌酸，反之，当机体耗能增多时，磷酸肌酸释放的能量转移给ADP，使其生成ATP，以补充ATP的不足，故磷酸肌酸是ATP的储存库，其主要存在于肌肉和脑中。

二、能量代谢的测定

测定能量代谢在营养学、判断劳动强度及运动量、辅助诊断临床某些疾病等方面有较大意义。实际应用中常通过测定单位时间内的能量代谢即能量代谢率来衡量机体能量代谢的高低。机体的能量代谢遵循能量守恒定律，三大营养物质在体内转化供能后最终转变为热能和所做外功，因此可通过测定机体在一定时间内产生的热量和所做外功来推算能量代谢率。测定机体单位时间发散总热量的方法有两种，即直接测热法和间接测热法。直接测热法测定较复杂，实际工作中多应用间接测热法，以下仅介绍间接测热法。

（一）间接测热法的基本原理

间接测热法遵循的原理是化学反应的定比定律，即在一般化学反应中，反应物的量与产物的量之间呈一定的比例关系。例如1mmol葡萄糖氧化时，消耗6mmolO_2，产生6mmol CO_2、6mmol H_2O和一定的热量（ΔH）。

$$C_6H_{12}O_6 + 6O_2 = 6CO_2 + 6H_2O + \Delta H$$

因此，通过测定机体单位时间内的耗O_2量和CO_2产生量，即可推算其该段时间内产热量。故在测算过程中涉及以下几个基本概念。

1. 食物的热价 食物的热价（thermal equivalent of food）指1g某种营养物质氧化时释放出的热量。食物的热价分为物理热价和生物热价，分别表示食物在体外、体内氧化时释放的热量，三种营养物质的热价不同（表14-1）。由于蛋白质在体内不能完全氧化，一部分能量包含在尿素、肌酐、尿酸中排出体外，故蛋白质的生物热价低于物理热价。

表14-1 糖、脂肪、蛋白质氧化时的热价、氧热价、呼吸商

营养物质	热价（kJ/g）		耗氧量（L/g）	CO_2产生量（L/g）	呼吸商	氧热价（kJ/g）
	物理热价	生物热价				
糖	17.25	17.25	0.83	0.83	1.00	21.1
脂肪	39.75	39.75	2.03	1.43	0.71	19.6
蛋白质	23.43	17.99	0.95	0.76	0.80	18.9

2. 食物的氧热价 食物的氧热价（thermal equivalent of oxygen）指某种营养物质氧化时，消耗1L氧产生的热量。因各种食物所含碳、氢、氧比例不同，所以氧热价不同（表14-1）。

3. 呼吸商 呼吸商（respiratory quotient，RQ）指某种营养物质在体内氧化时，在同一时间内CO_2产生量与O_2耗量的比值。

$$RQ=\frac{CO_2\text{ 产生量（mol 数或 ml 数）}}{O_2\text{ 耗量（mol 数或 ml 数）}}$$

由于糖、脂肪、蛋白质所含碳、氢、氧比例不同，它们在体内氧化时CO_2产生量和耗O_2量各不相同，所以呼吸商各不相等（表14-1）。葡萄糖氧化时，CO_2产生量和耗O_2量相等，所以葡萄糖的呼吸商等于1，蛋白质和脂肪的呼吸商分别为0.80和0.71。测定呼吸商用于估计在某段时间内机体三种营养物质氧化分解的大致比例。若呼吸商接近1.00，反映体内主要以糖氧化供能，接近0.71，则表示体内主要以脂肪氧化供能。正常人混合膳食时，其呼吸商常在0.85左右。糖尿病患者，体内糖利用障碍，主要依靠脂肪分解供能，故呼吸商接近0.71；剧烈运动时，机体耗O_2量多于摄O_2量，缺氧导致糖酵解增强，产生大量乳酸，乳酸与缓冲系统作用，产生大量CO_2，后者刺激呼吸，使CO_2排出显著增加，呼吸商加大。酸中毒也会刺激呼吸，使呼吸商增大。长期饥饿时，能量主要来自蛋白质分解，故呼吸商接近0.80。

正常人所需能量主要来源于糖、脂肪，蛋白质作为结构物质，很少用于氧化供能，可忽略不计。所以机体氧化非蛋白质（糖和脂肪）时的CO_2产生量及耗O_2量的比值，称非蛋白呼吸商（non-protein respiratory quotient，NPRQ）（表14-2）。

表14-2 非蛋白呼吸商和氧热价

非蛋白呼吸商	氧化百分比		氧热价（kJ/L）	非蛋白呼吸商	氧化百分比		氧热价（kJ/L）
	糖（%）	脂肪（%）			糖（%）	脂肪（%）	
0.71	0.00	100.0	19.7	0.85	50.7	49.3	20.3
0.75	15.6	84.4	19.8	0.90	67.5	32.5	20.6
0.80	33.4	66.6	20.1	0.95	84.0	16.0	20.9
0.82	40.3	59.7	20.2	1.00	100.0	0.0	21.1

（二）能量代谢率的简化测算法

间接测热法的测算步骤繁琐，故实际工作中多采用两种简化测算法。第一种简化测算法：①忽略蛋白质氧化过程，测定单位时间内CO_2产生量及耗O_2量，据此求出呼吸商，即为非蛋白呼吸商。②利用非蛋白呼吸商查非蛋白质氧热价。③计算单位时间内产热量即能量代谢率：产热量=耗O_2量（L/h）×非蛋白氧热价（kJ/L）。第二种简化测算法：①国人混合膳食基础状态下的非蛋白呼吸商为0.82，从表14-2中查得非蛋白呼吸商为0.82时的氧热价为20.20kJ；②测出单位时间内的耗O_2量；③计算产热量：产热量=20.20kJ×耗氧量（L/h）。

三、影响能量代谢的因素

（一）骨骼肌活动

骨骼肌活动对人体能量代谢的影响最为显著。任何轻微的活动，都会使能量代谢率提高，剧烈运动或劳动时的耗氧量比安静时要高出10~20倍，产热量显著增加，故可将能量代谢率作为衡量肌肉活动强度即劳动强度的指标。

（二）环境温度

人体安静状态时，处于20℃～30℃的环境中，能量代谢率最稳定。若环境温度低于20℃时，可因温度低刺激肌肉紧张度增强甚至寒战而使能量代谢率提高；当环境温度高于30℃时，体内化学反应速度加快，同时还有呼吸、循环、汗腺分泌等功能增强，使能量代谢率增加。

（三）食物的特殊动力效应

人在进食后的一段时间内，即使处于安静状态，产热量也较进食前有所增加。这种进食刺激机体产生额外热量的现象称为食物的特殊动力效应（specific dynamic action of food）。三种营养物质中，蛋白质的特殊动力效应可达30%，糖或脂肪的特殊动力效应仅4%和6%，混合食物的特殊动力效应约为10%。目前认为食物的特殊动力效应可能主要与肝脏处理氨基酸和合成糖原有关。临床对于不能进食病人补充能量时应考虑食物特殊动力效应的影响。

（四）精神活动

精神紧张或情绪激动时，在神经系统的调节下，骨骼肌紧张度增强，以及促进物质代谢的激素如儿茶酚胺、甲状腺激素等分泌增多，使能量代谢提高。

四、基础代谢与基础代谢率

（一）基础代谢与基础代谢率的概念

基础代谢（basal metabolism）指基础状态下的能量代谢。单位时间内的基础代谢称为基础代谢率（basal metabolism rate，BMR）。基础状态是指清晨、清醒、静卧于18℃～25℃的室内；禁食12小时以上；精神安定，即去除了肌肉活动、环境温度、食物特殊动力效应及精神因素影响时的能量代谢。基础状态下能量代谢主要用于维持心跳、呼吸、清醒等基本生命活动，因而代谢率比较稳定且较低，但它不是机体最低水平的能量代谢率，熟睡时还要再降低8%～10%。

研究表明，能量代谢与体表面积呈正比，故常用单位时间内每平方米体表面积的产热量即 $kJ/(m^2 \cdot h)$ 作为衡量不同身材个体能量代谢率的标准。

体表面积可以根据身高、体重从体表面积测算图（图14－1）中直接量出，也可按下列Stevenson公式计算：

$$体表面积=(m^2)=0.0061\times 身高(cm)+0.0128\times 体重(kg)-0.1529$$

上式为1928年Stevenson所做，近年来对国人体表面积实际测算结果显示，Stevenson公式计算的体表面积值较小，据测算结果推出下列建议公式：

$$体表面积(m^2)=0.0061\times 身高(cm)+0.0124\times 体重(kg)-0.0099$$

（二）基础代谢率的测算和意义

$$基础代谢率\ [kJ/(m^2 \cdot h)]=\frac{产热量\ (kJ/h)}{体表面积\ (m^2)}$$

1. 基础代谢率的测算 基础代谢率可用第二种简化法测算，即计算出单位时间的产热量后，除以体表面积可得不同个体每平方米体表面积的产热量即基础代谢率：

基础代谢率因年龄、性别而有所差异，儿童高于成人，男性高于女性，无论男性或女性随年龄增长，基础代谢率都降低。临床上常用基础代谢率的相对值作为比较不同个体基础代谢率高低的指标，其计算公式如下：

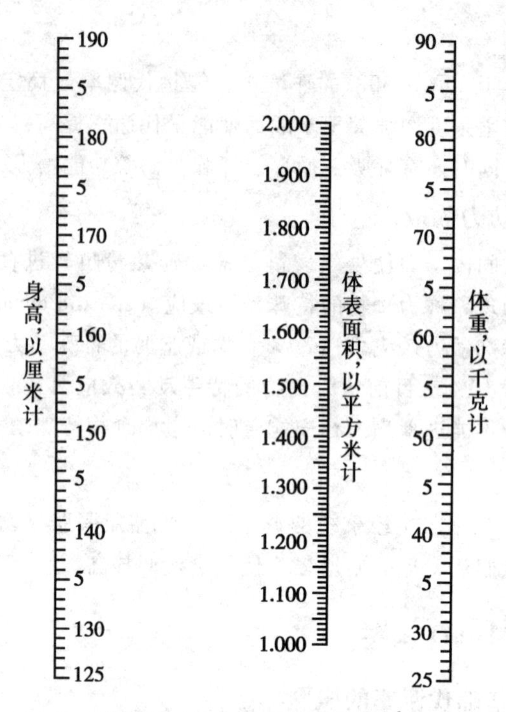

图 14－1　人体表面积测算图

$$基础代谢率 = \frac{(实测值 - 正常平均值)}{正常平均值} \times 100\%$$

基础代谢率的相对值变动在 ±15% 以内属正常，如果相对值变动在 ±20% 以上，可能有病理变化，尤其是甲状腺功能变化对基础代谢率的影响最为显著。甲状腺功能低下时，基础代谢率将比正常值低 20% ～40%；甲状腺功能亢进时，基础代谢率将比正常值高出 25% ～80%。因此，测定基础代谢率可作为临床诊断甲状腺疾病的辅助手段。患有其他疾病时，基础代谢率也可发生改变，如饥饿、脑垂体和肾上腺皮质功能低下时，基础代谢率降低。糖尿病、白血病、红细胞增多症、肾上腺皮质功能亢进、伴有呼吸困难的心脏病、发热等，基础代谢率升高。体温每升高 1℃，基础代谢率将提高 13% 左右。

第二节　体温及其调节

人体温度分为体表温度和深部温度，体表各部分温度差异很大，并且易受环境温度影响而发生大幅度波动。生理学中体温（body temperature）是指人体深部的平均温度。人和高等动物有完善的体温调节机制，所以体温能保持相对恒定，不会随环境温度而发生显著变动。体温相对恒定，是维持机体正常生命活动进行的必要条件。正常生命活动的本质是在酶催化下进行的各种生物化学反应的表现，体温过低，酶活性降低，细胞代谢反应抑制。体温低于 34℃时，机体意识丧失；体温低于 32℃时，神经反射消失，心脏兴奋传导障碍，甚至产生心室纤颤，体温低于 28℃时，心电活动停止，心跳停止。体温升高，酶活性增强，细胞代谢反应加速，但体温高于 41℃时，体温调节功能丧失；体温高于 42℃时，脑功能严重受损，脑电活动可以消失；体温高于 44℃时，蛋白质发生不可逆变性而至死亡。

一、体温

（一）正常体温

由于各器官代谢水平的差异，它们的温度有一定的差异。肝脏温度最高可达38℃，脑温度接近38℃，肾脏、胰腺及十二指肠等处的温度略低。直肠温度更低，约为37.5℃。由于血液不断循环流动于各组织器官间，使深部各器官的温度趋于一致，故而机体深部的血液温度可以反映体温。

（二）体温的测量及其正常值

机体深部血液温度不易测量，临床工作中通常测定腋窝、口腔或直肠温度来反映体温。一般而言，直肠温度最高，最接近机体深部温度，约为36.9℃～37.9℃。口腔温度比直肠温度低0.2℃～0.3℃左右，约为36.7℃～37.7℃。腋窝温度约比口腔温度低0.3℃～0.4℃，约为36℃～37.4℃。

知识链接

体温的测量方法

临床常用测量腋窝温度、口腔温度、直肠温度来反映机体深部温度。

腋窝温度的测定：测定前应将腋窝汗液擦干，腋窝处无保温或降温物品，测定时温度计头置于腋窝深处，并用上臂将温度计夹紧，10分钟后读数。其优点是测定简便、安全，不易发生交叉感染，故为最常用测定体温方法。

口腔温度的测定：将消毒后的体温计置于舌下，而后紧闭口唇，停止口腔呼吸，5分钟后读数。该测定法结果较为准确，但不能用于婴幼儿及神志不清者。

直肠温度的测定：被测者取侧卧位，将头端涂有润滑剂的肛门温度计缓慢插入肛门约6cm以上，5分钟后读数。该测定法结果稳定，最接近机体深部温度，多用于婴幼儿及神志不清者。

（三）体温的生理变异

1. 昼夜节律　一昼夜体温有周期性变化，清晨2～6时最低，下午1～6时最高，但一昼夜波动幅度一般不超过1℃。这种昼夜节律的产生可能与下丘脑的视交叉上核的活动有关，此处很可能是生物节律的控制中心。

2. 性别　一般情况下，成年女性体温平均高于男性约0.3℃，而且成年女子体温随着月经周期发生波动（图14－2）。月经期及排卵前期体温较低，排卵日体温最低，此后迅速升高约0.3℃～0.6℃。临床工作中通过测定基础体温可以检验受试者有无排卵及排卵日期。目前认为排卵后体温升高与黄体分泌孕激素增多有关。

3. 年龄　婴幼儿的体温调节中枢尚未发育成熟，体温调节功能较差，易受环境温度影响，应注意环境温度降低时的保温。儿童及青少年体温较高，以后随着年龄增长，体温逐渐降低。老年人代谢活动减弱，体温较低。

4. 肌肉活动与精神因素　肌肉活动可使产热量明显增加，导致体温上升。精神紧张和情绪激动也可使体温升高。而手术麻醉时，中枢体温调节功能减弱及外周血管舒张，散热加强，易导致体温下降，故要注意保温。

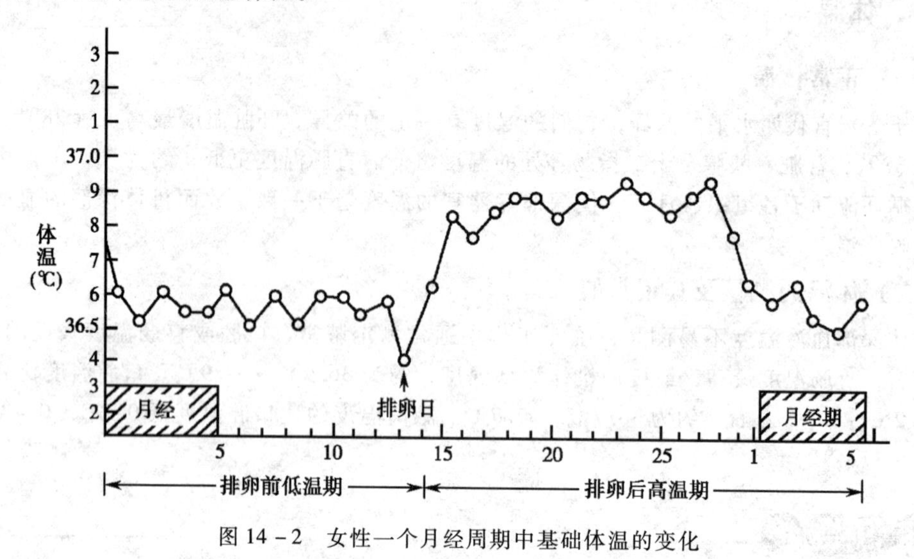

图 14－2　女性一个月经周期中基础体温的变化

二、机体的热平衡

机体在体温调节中枢的调控下，保持产热过程与散热过程的动态平衡，使正常体温维持于37℃左右（图 14－3）。若产热或散热的平衡失调，将导致体温升高或降低。

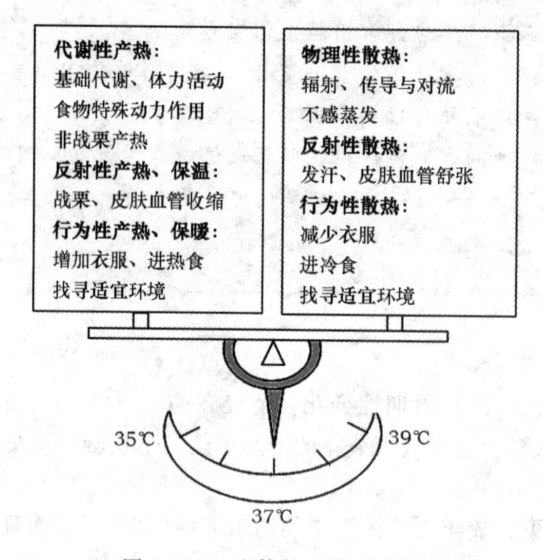

图 14－3　人体热平衡示意图

（一）产热过程

1. 产热器官　维持体温的热量来源于机体内三大物质氧化分解释放的能量。体内各器官代谢水平不同，其产热量有很大差异。安静时，机体主要的产热器官是内脏（尤其是肝脏），占总产热量的56%。劳动、运动时骨骼肌成为机体主要的产热器官，其产热量占总产热量的90%（表 14－3）。

表 14-3 几种组织器官在不同状态下的产热量

组织器官	重量（占体重的%）	产热量（占机体总产热量的%）	
		安静状态	劳动或运动
脑	2.5	16	1
内脏	34.0	56	8
骨骼肌	56.0	18	90
其他	7.5	10	1

2. 机体的产热形式及其调节 机体产热形式有基础代谢产热、食物特殊动力作用产热、肌肉运动产热、非战栗产热及战栗产热等。安静时，机体热量主要来源于全身各组织器官的基础代谢，而在寒冷环境中，机体热量主要来源于非战栗产热（non-shivering thermogenesis）及战栗产热（shivering thermogenesis）。

（1）战栗产热 战栗是指在寒冷环境中，骨骼肌发生的不随意的节律性收缩。寒冷刺激外周和中枢温度感受器，引起位于下丘脑后部的战栗中枢兴奋，经传出纤维兴奋脊髓前角运动神经元，通过躯体神经传出，导致战栗。战栗时屈肌和伸肌同时收缩，频率为9~11次/分，故骨骼肌不做功，收缩消耗的能量全部转变为热能，使机体代谢率增加4~5倍，有利于机体在寒冷环境中保持热平衡。

（2）非战栗产热 非战栗产热是通过提高组织代谢率来增加产热的方式，故又称为代谢产热。代谢产热量有70%来自棕色脂肪，棕色脂肪分布于颈部大血管周围、肩胛下区、腹股沟等处，寒冷刺激使交感神经兴奋、甲状腺激素释放增多时，棕色脂肪细胞线粒体内膜上解耦连蛋白（UCP）发挥解除氧化和磷酸化的耦联作用，使细胞分解代谢增强产生的能量不能被用于合成ATP，而全部转化为热能释放。新生儿体内褐色脂肪含量多，并且新生儿体温调节中枢尚未发育成熟，寒冷环境中不会产生战栗产热，所以非战栗产热对于新生儿适应外界环境温度的突然降低，维持体温的相对恒定有重要意义。此外交感神经兴奋、肾上腺素、去甲肾上腺素、甲状腺激素释放增多，可使代谢产热增强，防止体温降低。

（二）散热过程

1. 散热的部位 皮肤是人体散热的主要部位。当环境温度低于体表温度时，安静时大部分体热通过辐射、传导、对流等方式发散至体外，还有一小部分热量，通过呼吸、尿和粪便发散至体外。当环境温度高于体表温度时，通过蒸发完成散热过程。

2. 散热的方式

（1）辐射 辐射（thermal radiation）指体热以红外线方式发散至外界较冷物质的散热方式。当外界环境21℃，人体裸体时，60%的体热通过辐射方式散发。辐射散热量与皮肤和周围环境间的温度差、机体有效辐射面积等因素有关。但是如果环境温度高于皮肤温度，机体会通过辐射吸收周围环境中热量。

（2）传导与对流 传导（thermal conduction）指体热直接传给与其接触的较冷物体的散热方式。传导散热量与皮肤和接触物体的温度差、接触面积及接触物体的导热性等因素有关。例如临床上用冰帽、冰袋冷敷给高热病人降温，就是利用了传导散热的原理。对流（thermal convection）指通过空气流动而散发体热的方式。人体散发的热量首先加热与身体接触的空气，而后热空气上升，周围较冷空气随之流入，通过空气对流，体热不断散发。对流散热量的大小除取决于皮肤与环境温度差、有效散热面积外，和风速关系尤为密切，风速增大，对流散热加强。穿衣可减小空气对流，故起保暖作用。

（3）蒸发　蒸发（evaporation）指水分在体表汽化时吸收热量而散发体热的方式。体表每蒸发1g水可带走2.43kJ体热。当气温高于皮肤温度时，蒸发成为机体唯一的散热方式。蒸发分为不感蒸发和发汗两种形式。

1）不感蒸发：不感蒸发（insensible evaporation）指水分不断从皮肤和黏膜表面渗出，在未形成明显水滴前即已被汽化的散热方式。这种蒸发不受生理性体温调节机制控制，与汗腺活动无关，不形成汗液，不被人察觉，又称为不显汗（insensible perspiration）。当环境温度低于30℃时，不感蒸发量较稳定，约1000ml/d，其中经皮肤表面蒸发600～800ml/d，经呼吸道黏膜蒸发200～400ml/d。婴幼儿不感蒸发速度快，故缺水时易发生严重脱水。临床对不能进食病人补液的主要目的就是补充不感蒸发量。此外酒精擦浴也是利用蒸发散热达到降温的目的。

2）发汗：发汗（sweating）指汗腺主动分泌汗液的过程。汗液蒸发可带走大量体热。皮肤上分布有大汗腺和小汗腺，大汗腺分布于腋窝和阴部，开口于毛根附近，从青春期开始活动，可能和性功能有关。小汗腺分布于全身皮肤，手掌、足跖密度最高，额部、手背次之，四肢、躯干最少，但四肢、躯干汗腺的分泌能力最强，对调节散热起重要作用。汗液是汗腺主动分泌的，刚分泌出的汗液与血浆等渗，在流经汗腺管腔时，在醛固酮作用下，其中的NaCl被吸收，至皮肤表面的汗液成为低渗溶液，其中含有99%的水，还有少量的NaCl，尿素和乳酸等物质。大量发汗时，NaCl和水大量丢失，尤其是水大量丢失，可引起高渗性脱水。

3. 散热的调节

（1）皮肤血流量的调节　皮肤血流量决定皮肤温度，在环境温度低于皮肤温度时，辐射、传导、对流散热量取决于皮肤温度与环境温度之差。皮肤血管受交感缩血管神经单一支配，在寒冷环境中，交感神经紧张性增强，皮肤血管收缩，皮肤动静脉短路大量关闭，血流量减少，皮肤温度下降，散热量减少。在温热环境中，则出现相反变化，散热量增加。环境温度20℃～30℃时，安静状态下机体能量代谢比较稳定，既无寒颤，也无发汗，仅通过交感神经紧张性改变，调节皮肤血管口径，改变皮肤血流量，就能维持体热平衡，是最节能的体温调节方式。

（2）汗腺分泌　汗腺受热刺激时可分泌出大量汗液，一般气温超过30℃时出现发汗。空气湿度大且衣着较多时，气温在25℃时即可发汗。劳动、运动时，气温低于20℃也可发汗。蒸发散热受环境温度、空气湿度、风速的影响，环境温度高、空气湿度小、风速大时蒸发散热快，反之蒸发散热减少。空气湿度大时，发汗增多，但汗液不易汽化，引起体热积聚，反射性引起大量发汗。

发汗是反射性活动，其中温热性发汗中枢位于下丘脑。温热刺激信号兴奋外周和中枢温度感受器，引起下丘脑发汗中枢兴奋，经交感胆碱能神经纤维传出，产生温热性发汗。温热性发汗见于全身，与体温调节关系密切。精神因素如情绪紧张和恐惧等引起交感肾上腺素能纤维支配的汗腺分泌，称为精神性发汗，引起精神性发汗的汗腺主要见于前额、手掌和足底，与体温调节关系不大。先天性汗腺缺乏者，在高温环境中易出现中暑。高温环境中长时间停留或劳动、运动，可因汗腺功能衰竭或体温调节中枢功能障碍而发生中暑。

第三节　体温调节

体温调节是通过体温调节中枢调节产热和散热过程，保持体温相对恒定。

一、体温调节的方式

体温调节分为自主性体温调节和行为性体温调节两种方式。自主性体温调节（autonomic thermoregulation）指通过体温调节中枢调节战栗、细胞代谢水平、皮肤血流量和发汗等生理性调节反应，以维持产热和散热的动态平衡，使体温保持相对恒定的过程。行为性体温调节（behavioral thermoregulation））指通过机体有意识的活动来维持体热平衡的过程。如采取特殊姿势、增减衣服、寻找温度适宜场所等。

二、自主性体温调节

自主性体温调节属于负反馈控制系统，在维持体温相对稳定的过程中发挥主要作用。在此系统中控制部分位于下丘脑，当内外环境温度改变干扰体温时，通过温度检测装置即外周和中枢温度感受器将干扰信息传入体温调节中枢，下丘脑整合传入信息，经自主神经调节皮肤血流量和汗腺分泌；经躯体运动神经调节骨骼肌活动；通过内分泌系统调节细胞代谢活动，维持产热和散热的动态平衡。

（一）温度感受器

1. 外周温度感受器 存在于皮肤、黏膜、腹腔内脏上的温度感受器称为外周温度感受器（peripheral thermoreceptor），分为冷觉感受器和温觉感受器。它们将皮肤及外界环境的温度变化传给体温调节中枢。温度降低时冷觉感受器兴奋，产生冷觉，温度升高时温觉感受器兴奋，产生温觉。皮肤上的冷觉感受器是温觉感受器数量的5～11倍，故皮肤温度感受器主要感受温度降低的刺激。

2. 中枢温度感受器 中枢神经系统中对温度变化敏感的神经元称为中枢温度感受器（central thermoreceptor），广泛分布于脊髓、脑干网状结构、下丘脑，包括热敏神经元（温度升高时放电频率增加）和冷敏神经元（温度降低时放电频率增加）。在下丘脑前部和视前区（PO/AH）热敏神经元较多，脑干网状结构、下丘脑弓状核冷敏神经元较多。局部脑组织温度变化0.1℃即可兴奋温度敏感神经元，并且无适应现象出现。

（二）体温调节中枢

对恒温动物进行分段横切脑的实验证明，调节体温的基本中枢位于PO/AH。PO/AH可以接受下丘脑局部及其之外的温度变化传入信息，整合后发出传出信息，调节产热和散热的过程，保持体温相对稳定。除此之外，致热原、5-HT、NE、多种肽类物质等作用于PO/AH的温度敏感神经元，产生温度调节反应。

（三）体温调定点学说

体温调节机制一般用调定点学说来解释。调定点学说认为，体温的调节类似恒温器的调节，人体PO/AH内温度敏感神经元起调定点的作用，所谓调定点是指由温度调节系统设置的维持温度于恒定状态的参考值。对机体而言，PO/AH的温度敏感神经元将调定点设置在37℃，若体温与调定点一致，则保持产热和散热的动态平衡；若体温偏离调定点时，经PO/AH整合后，通过以下途径调节产热和散热过程，①调节产热：通过躯体运动神经调节骨骼肌活动（温度刺激性肌紧张、寒颤）；通过甲状腺、交感-肾上腺髓质系统调节细胞代谢活动。②调节散热：通过交感神经调节发汗及皮肤血管舒缩状态，改变皮肤血流量，从而改变皮肤温度，调节辐射、传导、对流、蒸发、发汗散热过程。如体温超过37℃时，热敏神经元放电频率增加，引起产热过程减弱（骨骼肌紧张度下降，甲状腺和肾上腺的分泌减少），散热增加（血管扩张，皮肤血流量增加，汗腺分泌），使体温降至正常调定点水平。如体温低于37℃时，则引起产热过程增强（骨骼肌紧张度增加以致出现寒战；甲状腺激素、肾上腺分泌也增加，代谢提高），散热减少（血管收缩，皮肤血流量减少，汗腺停止分泌），使体温回到正常调定点水平。

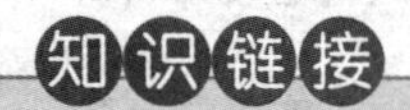

发热的生理机制

发热指在致热原的作用下，体温调定点上移而引起的体温升高。致热原主要来源于病原微生物、抗原抗体复合物、体内组织的大量破坏等，作用于内生致热原产生细胞（单核细胞、巨噬细胞、淋巴细胞、内皮细胞、星状细胞、肿瘤细胞等）产生和释放内生致热原（白介素-1、肿瘤坏死因子、干扰素等），内生致热原通过血脑屏障和血-脑脊液屏障后作用于体温调节中枢，使其释放发热中枢介质（包括正调节介质-如PGE、cAMP、CRH、Na^+/Ca^{2+}比值等和负调节介质如VP、α-MSH、白介素-10等），后者作用于体温调节中枢某些神经元，使调定点上移，激活PO/AH的冷敏神经元，使产热增强，散热抑制，体温逐渐升高至调定点水平。而后体温在调定点水平保持动态平衡。服用解热镇痛药可使调定点下降，体温恢复到正常水平。

三、行为性体温调节

恒温动物行为性体温调节是自主性体温调节的补充，但变温动物行为性体温调节是调节体温的重要手段。一般环境温度变化时，首先产生行为性体温调节，当行为性体温调节后体温仍不能维持正常时，则开始自主性体温调节。如寒冷环境中，首先增加衣服，寻找温度适宜环境，采取特殊姿势和运动等，上述措施不能奏效时，机体启动自主性体温调节，将出现寒颤、代谢增高等反应，以抵御严寒，维持体温稳定。行为性体温调节属于前馈控制系统，能及时感受外界环境温度改变，提前调整体温即将出现的变化，避免体温可能出现的大幅度波动。

四、温度习服

人体长期处于较热或较冷环境中，能够使机体最大调节体温能力增强，逐渐适应极端环境温度而维持正常体温的现象称为习服。热习服时，引起发汗的阈值降低，发汗潜伏期缩短，发汗量增加，汗液中盐含量降低；引起皮肤血管扩张的体温阈值降低，皮肤血流量增加，这些反应有利于散热，并减少电解质的丢失。冷习服时，基础代谢率增强，代谢产热加强，膜流动性改变，细胞骨架重建、Na^+，K^+-ATP酶活性增高，使机体产热增多，这些反应有利于增加产热，预防体温的可能降低。故习服提高了机体对极端温度变化的耐受力。但是，习服也有限度，与环境湿度有关，湿度越大，耐受范围越小。在干燥的环境中，健康人裸体长时间耐受的环境温度范围约在15.1℃~54.4℃之间，超出这个范围，体温将随环境温度的改变而改变。

本章小结

机体最基本的生命特征是新陈代谢，新陈代谢过程中伴随能量的释放、转移、储存和利用，机体利用能量可以进行各种生命活动，这些能量除肌肉收缩能完成一定外功，其余均转变为热能，故在临床工作中可通过测定单位时间内机体产热量即能量代谢率来衡量机体能量代谢高低及协助诊断甲状腺疾病。影响能量代谢的因素主要有肌肉活动、食物特殊动力作用、环境温度、精神因素。

体温相对稳定是机体维持正常新陈代谢和生命活动的必要条件，是机体产热和散热保持动态平衡的表现。机体调节性产热形式有战栗、细胞代谢产热，机体调节性散热形式有发汗、改变皮肤血流量，从而影响经皮肤进行的辐射、传导、对流、蒸发等散热过程。内外环境温度变化被外周及中枢温度感受器感受，并传入中枢，经中枢整合（尤其是下丘脑），与中枢设置的温度调定点对比后，调整机体的产热和散热过程，使体温在调定点水平维持动态平衡。

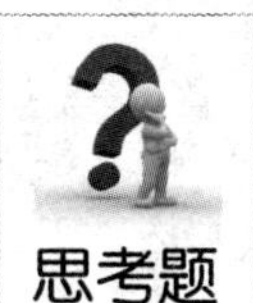

1. 简述机体能量的来源和去路。机体能量储存的方式有哪些？它们有何异同。
2. 简述间接测热法的测定原理及能量代谢率测定的简便计算方法。
3. 影响能量代谢率的因素有哪些？测定基础代谢率应注意什么？
4. 试述产热和散热的方式。临床应用的人工降温的机制是什么？
5. 举例说明机体如何维持体温相对恒定。

（胡咏梅）

第十五章 泌尿系统生理

学习导引

知识要求

1. **掌握** 肾小球的滤过功能；渗透性利尿；尿生成的体液调节。

2. **熟悉** 肾血液循环的特点及其调节；肾小管和集合管的重吸收与分泌功能；尿生成的神经与自身调节。

3. **了解** 尿液的浓缩和稀释；尿的排放。

肾脏是机体主要的排泄器官。肾脏通过尿的生成和排出，实现排出机体代谢终产物以及进入机体过剩的物质和异物，调节水、电解质平衡和酸碱平衡，从而参与维持机体内环境的相对稳定。此外，肾脏也是一个内分泌器官，它能生成和释放多种生物活性物质，如肾素、促红细胞生成素（EPO）、1，25-二羟胆骨化醇等。

第一节 肾脏的功能解剖和肾血流特点

一、肾脏的功能解剖

（一）肾单位的组成与类型

肾单位（nephron）是指肾脏完成泌尿功能的基本结构和功能单位。人体每侧肾脏约有100万个肾单位。

肾单位由肾小体及与之相连接的肾小管两部分构成。肾小体由肾小球和肾小囊组成。肾小管包括近端小管、髓袢细段和远端小管。

肾单位按其所在的部位可分为皮质肾单位（cortical nephron）和近髓肾单位（juxtamedullary nephron）两类。皮质肾单位主要分布于外皮质层和中皮质层，约占肾单位总数的85%～90%，近髓肾单位集中分布于靠近髓质的内皮质层，约占10%～15%。二者之间有以下区别：

1. 肾小球体积 皮质肾单位的肾小球体积较小，而近髓肾单位的较大。

2. 髓袢 皮质肾单位髓袢短，不发达，只到达外髓质层，有的只在肾皮质内；而近髓肾单位髓袢长而发达，深达内髓质层，有的可达乳头部。

3. 入/出球小动脉直径比 皮质肾单位入球小动脉直径比出球小动脉直径粗，二者的比例约为2∶1；而近髓肾单位入球小动脉直径与出球小动脉直径几乎相等。

4. 出球后血管的构造 皮质肾单位的出球小动脉短，出肾小球后，形成毛细血管网包绕于皮质内的肾小管周围；近髓肾单位的出球小动脉出肾小球以后分成两种小血管：一种也形成毛细血管网包绕于肾小管周围；另一种出球小动脉下行深入髓质，在髓质内形成“U”字形直小血管。

（二）球旁器

球旁器（juxtaglomerular apparatus）又称近球小体，它是由球旁细胞（juxtaglomerular cell）、致密斑（macula densa）和球外系膜细胞（extraglomerular mesangial cell）组成（图 15－1）。球旁细胞是入球小动脉中膜特殊分化的平滑肌细胞，内含分泌颗粒，能够合成、储存和释放肾素。致密斑是由远曲小管靠近入球小动脉时特殊分化的高柱状上皮细胞构成的，其可感受肾小管液中 NaCl 含量的变化，并将信息直接传递给球旁细胞，调节肾素的分泌。球外系膜细胞是位于入球小动脉与出球小动脉之间的一群细胞，具有吞噬和收缩等作用。

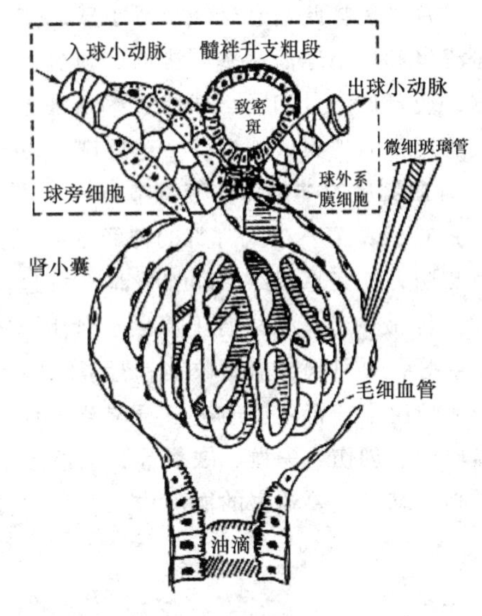

图 15－1 肾小球、肾小囊微穿刺和球旁器示意图

二、肾血流量及其调节

（一）肾脏的血液供应特点

1. 肾血流量大 肾脏血液供应丰富，血流量较大。正常成人安静时，肾血流量约为 1200ml/min，占心输出量的 1/5～1/4。

2. 血液分配不均 肾皮质血流量多，约占肾血流量的 94%；髓质血液量少，约占 5%～6%。肾血液分配不均的特点与肾泌尿功能相适应。肾皮质血流量大，确保肾小球的滤过；而肾髓质血流量少有利于尿的浓缩。

3. 两套毛细血管网 肾小球毛细血管网和肾小管周围毛细血管网。肾小球毛细血管网血压高，有利于肾小球滤过；肾小管周围毛细血管网血压低，有利于肾小管的重吸收。

（二）肾血流量的调节

肾血流量（renal blood flow，RBF）受两方面的调节，一方面是自身调节，另一方面是神经和体液调节。

1. 肾血流量的自身调节 用灌注的方法将肾动脉灌注压由 20mmHg 增加到 80mmHg 时，肾血流量随着肾动脉压的升高而成比例地增加；而当肾动脉灌注压在 80～180mmHg 范围变动时，肾血流量能保持相对稳定。随着灌注压继续上升，肾血流量又继续增加。此现象在去神经支配或离体肾中依然存在。这种肾血流量不依赖神经及体液因素影响，在一定血压范围内保持相对稳定的现象，称为肾血流量的自身调节（autoregulation of renal blood flow）。

有关肾血流量的自身调节机制，目前有两种学说，即肌源学说和管－球反馈。

（1）肌源学说 肌源学说认为当灌注压在一定范围升高时，入球小动脉管壁受到牵张刺激增强，血管平滑肌紧张性增高，入球小动脉口径缩小，血流阻力增加。因此，肾血流量不会因血压升高而增加；反之，当灌注压下降时，入球小动脉舒张，肾血流量亦不会减少。这样就保证了肾血流量的相对稳定。若血压高于180mmHg或低于80mmHg时，肾血管收缩或舒张已达极限，肾血流量将随血压变化而变化。

（2）管-球反馈　当肾血流量和肾小球滤过率增加时，到达远曲小管致密斑的小管液流量增加，致密斑将此信息反馈至肾小球，使肾血流量和肾小球滤过率下降至正常水平；反之，当肾血流量和肾小球滤过率减少时，流经致密斑的小管液流量下降，致密斑将此信息反馈至肾小球，使肾血流量和肾小球滤过率增加至正常水平。这种小管液流量变化影响肾血流量和肾小球滤过率的现象，称为管-球反馈（tubuloglomerular feedback，TGF）。

2. 肾血流量的神经和体液调节

（1）神经调节　支配肾脏的神经主要是交感神经。入球小动脉和出球小动脉平滑肌受交感神经支配，肾交感神经活动加强时，引起肾血管收缩、肾血流量减少。

（2）体液调节　去甲肾上腺素和肾上腺素，血管升压素和血管紧张素以及内皮细胞分泌的内皮素等，可引起肾血管收缩；肾组织中生成的前列腺素和NO可使肾血管舒张。

一般情况下，肾主要通过自身调节来保持肾血流量相对稳定。而当机体进行剧烈运动或者高温环境、创伤、失血、缺氧等紧急情况下时，通过上述神经和体液调节使肾血流量减少，以保证心、脑等重要器官的血液供应，使肾血流量与全身血液循环相配合，起到移缓济急的效应。

第二节　尿的生成过程

尿生成包括三个基本过程：①肾小球的滤过；②肾小管和集合管的选择性重吸收（selective reabsorption）；③肾小管和集合管的分泌。

一、肾小球的滤过功能

当血液流经肾小球毛细血管网时，除蛋白质外的血浆成分被滤过进入肾小囊腔形成原尿的过程称肾小球滤过。原尿就是血浆的超滤液。滤液中除蛋白质外，所含的各种成分及其浓度与血浆基本一致，而且渗透压和pH值也与血浆相似（表15-1）。

表15-1　血浆、原尿和终尿的主要成分比较

成分	血浆（g/L）	原尿（g/L）	终尿（g/L）
水	900	980	960
蛋白质	80	微量	0
葡萄糖	1	1	0
Na^+	3.3	3.3	3.5
K^+	0.2	0.2	1.5
Cl^-	3.7	3.7	6.0
碳酸根	0.7	1.5	1.5
磷酸根	0.03	0.03	1.2
尿素	0.3	0.3	20.0
尿酸	0.02	0.02	0.5

续表

成分	血浆（g/L）	原尿（g/L）	终尿（g/L）
肌酐	0.01	0.01	1.5
氨	0.001	0.001	0.4

单位时间内（每分钟）两侧肾脏生成的超滤液量称为肾小球滤过率（glomerular filtration rate，GFR）。菊粉的清除率可用来代表肾小球滤过率。正常成年人的肾小球滤过率约为125ml/min，按此计算，24小时两肾的肾小球滤过液总量高达180L。肾小球滤过率与肾血浆流量（renal plasma flow，RPF）的比值称为滤过分数（filtration fraction，FF）。若肾血浆流量为660ml/min，肾小球滤过率为125ml/min，滤过分数=125/660×100%≈19%。这表明流经肾脏的血浆中约有19%从肾小球滤出到肾小囊形成原尿。

（一）滤过膜及其通透性

滤过膜是肾小球滤过的结构基础，由三层结构组成：①内层是毛细血管内皮细胞，其膜上有许多直径为70～90nm的小孔，称为窗孔，可阻止血细胞通过，但不能阻止血浆蛋白通过。②中间层是基膜，膜上有直径2～8nm的多角形网孔，是阻碍血浆蛋白滤过的一个重要屏障。③外层是肾小囊脏层上皮细胞，上皮细胞伸出许多足突，足突相互交错形成裂隙，裂隙之间覆盖一层滤过裂隙膜，膜上有直径为4～11nm的小孔，称为裂孔，是滤过膜最后的一道屏障。以上三层共同构成滤过膜的机械屏障，而且滤过膜还存在电学屏障。在滤过膜各层均含有许多带负电荷的糖蛋白，可限制带负电荷物质的滤过，称电学屏障。但起主要作用的仍是机械屏障。血浆中的物质能否通过滤过膜，取决于该物质的有效半径及其所带电荷。一般以分子量70000作为肾小球能否滤过的界限。

（二）有效滤过压

肾小球滤过的动力是有效滤过压，其形成与组织液的生成原理相似。由于滤液中蛋白质含量极微，故其产生的胶体渗透压忽略不计。因此，肾小球有效滤过压=肾小球毛细血管血压－（血浆胶体渗透压+囊内压）。其中肾小球毛细血管血压是促使液体滤过的动力，而血浆胶体渗透压和囊内压是滤过的阻力（图15－2）。

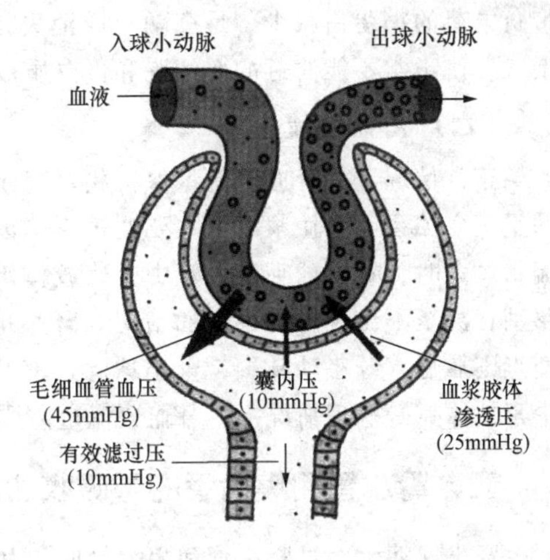

图15－2　有效滤过压示意图

肾小球毛细血管不同部位的有效滤过压是不相同的，越靠近入球小动脉端，有效滤过压越大。正常情况下，肾小球毛细血管血压平均约为45mmHg，血浆胶体渗透压在入球端为25mmHg，囊内压为10mmHg。在入球端，有效滤过压=45－(25+10)=10mmHg。由于血浆流经肾小球毛细血管时，其内的水分和小分子物质不断被滤出，而血浆蛋白质不能滤出，使血浆蛋白质浓度逐渐升高，血浆胶体渗透压也逐渐升高。故从毛细血管入球端到出球端，有效滤过压是逐渐下降的。当有效滤过压降低到零，即滤过阻力等于滤过动力时，称为滤过平衡（filtration equilibrium），此时滤过停止。滤过平衡点越靠近出球小动脉端，参与滤过的毛细血管长度越长，有效滤过面积就越大，肾小球滤过率就越大。

（三）影响肾小球滤过的因素

凡是能影响肾小球有效滤过压、滤过膜和肾血浆流量等因素的，都可以影响肾小球滤过功能。

（四）有效滤过压

有效滤过压是肾小球滤过的动力。有效滤过压升高，肾小球滤过率增大；反之则减小。有效滤过压又受肾小球毛细血管血压、血浆胶体渗透压和囊内压三个因素的影响。

1. 肾小球毛细血管血压 肾小球毛细血管血压在一定范围内不受全身动脉血压变化的影响。当动脉血压在80～180mmHg范围内变化时，通过自身调节作用，使肾小球毛细血管血压保持相对稳定，肾小球滤过率基本不变。若大失血、休克等使平均动脉血压低于80mmHg时，肾血流量减少，肾小球毛细血管血压降低，有效滤过压降低，肾小球滤过率减少。当动脉血压降至40mmHg以下时，肾小球滤过率可降至零，发生无尿。

2. 血浆胶体渗透压 正常情况下，血浆胶体渗透压比较稳定。但在静脉大量输入生理盐水或输液过快时，血液被稀释，导致血浆胶体渗透压降低，肾小球滤过率增加，尿量增多。

3. 囊内压 正常情况下囊内压一般比较稳定。当肾盂或输尿管结石、肿瘤时，结石阻塞或肿瘤压迫引起输尿管上端尿路梗阻，使囊内压升高，有效滤过压降低，肾小球滤过率下降，尿量减少。

（五）滤过膜的通透性和面积

滤过膜正常的通透性和足够的面积是保证肾小球正常滤过的结构基础。生理情况下，膜的通透性一般较为稳定，两肾总的滤过面积约为1.5m^2。当肾发生某些病理变化时，例如急性肾小球肾炎，有效滤过面积减少，肾小球滤过率降低，出现少尿甚至无尿。同时，滤过膜中带负电荷的糖蛋白减少、足突融合或消失，使机械屏障和电屏障作用减弱，滤过膜的通透性增大，使正常不能滤过的血细胞和蛋白质被滤出，因此出现血尿、蛋白尿。

（六）肾血浆流量

正常情况下，肾血浆流量保持相对稳定。当其他条件不变时，肾血浆流量与肾小球滤过率呈正变关系。肾血浆流量主要通过影响滤过平衡点的位置而影响肾小球滤过率。当肾血浆流量增大时，肾小球毛细血管中血浆胶体渗透压上升速度减缓，滤过平衡点向出球小动脉端移动，甚至不出现滤过平衡的情况，肾小球滤过率增加；反之，肾血浆流量减少时，滤过平衡点则靠近入球小动脉端，肾小球滤过率减少。当肾交感神经强烈兴奋时，如失血、缺氧和中毒性休克等病理情况下，肾血浆流量急剧减少，肾小球滤过率显著降低，尿量减少。

二、肾小管和集合管的重吸收功能

肾小球滤液经过肾小管和集合管时，其中大部分水和溶质被肾小管和集合管上皮细胞重吸收入血液，此过程称为肾小管和集合管的重吸收。每天经肾小球滤过形成的超滤液即原尿大约有180L，而排出体外的终尿只有1.5L左右。表明滤液中有99%以上的水分被肾小管和集合管重吸收，只有约1%被排出体外。肾小管和集合管对溶质的重吸收是有选择性的。例如葡萄糖、氨基酸等营养物质可全部重吸收，Na^+、Cl^-、水等重要物质大部分被重吸收，尿素小部分被重吸收，肌酐等废物则完全不吸收，而且还有分泌。肾小管和集合管通过对各种物质的选择性重吸收，既保留了对机体有用的物质，又清除了对机体有害和过剩的物质，对维持机体的内环境稳态具有重要意义。肾小管各段和集合管对物质的重吸收能力各不相同，其中近端小管重吸收的物质种类多、数量大，是重吸收的主要部位。

（一）重吸收的方式

重吸收方式有主动重吸收和被动重吸收两种。

1. 主动重吸收 主动重吸收是指溶质逆着电-化学梯度通过肾小管上皮细胞被重吸收的过程。主动转运需要消耗能量，根据主动转运过程中能量来源的不同，分为原发性主动转运和继发性主动转运。小管液中的葡萄糖、氨基酸、K^+、Na^+、Ca^{2+}等物质的重吸收主要是通过肾小管上皮细胞主动转运的。

2. 被动重吸收 被动重吸收是指溶质顺着电-化学梯度通过肾小管上皮细胞被重吸收的过程，此过程不需要消耗能量。如Cl^-、水和尿素的重吸收，主要是通过这种方式转运的。此外，当水分子通过渗透被重吸收时有些溶剂分子可随水分子一起被转运，称为溶剂拖曳（solvent drag）。被动转运的方式有扩散、渗透、易化扩散等。

（二）肾小管对几种重要物质的重吸收

1. Na^+和Cl^-的重吸收 每天从尿中排出的钠仅有3～5g，不足肾小球滤过量的1%。表明小管液中99%以上的Na^+被重吸收，这对维持细胞外液的总量和渗透压的相对稳定起着重要作用。肾小管各段对Na^+的重吸收能力也不相同，近端小管重吸收65%～70%，髓袢升支约吸收20%，其余约12%在远曲小管和集合管重吸收。

（1）近端小管对Na^+、Cl^-的重吸收

1）近端小管前半段：在近端小管的前半段，Na^+进入上皮细胞的过程与葡萄糖、氨基酸的重吸收以及H^+的分泌相关联，属于主动转运。由于近端小管前半段上皮细胞基底侧膜（管周膜）上Na^+泵的作用，上皮细胞内的Na^+被泵出到细胞间隙，使细胞内的Na^+浓度下降，小管液中的Na^+便通过管腔膜上的Na^+-葡萄糖、Na^+-氨基酸同向转运体或者Na^+-H^+交换体，顺着电-化学梯度经管腔膜进入细胞内，同时将葡萄糖和氨基酸转运到细胞内，而H^+则被分泌到小管液中（图15-3）。进入细胞内的Na^+被上皮细胞基底侧膜的Na^+泵泵出到细胞间隙，导致细胞间隙中渗透压升高，通过渗透作用，水随之进入细胞间隙。由于Na^+和水不断进入细胞间隙，使其中的静水压升高，促使Na^+和水通过基膜进入相邻毛细血管而被重吸收。但也有少量Na^+和水通过紧密连接回漏至小管管腔内。

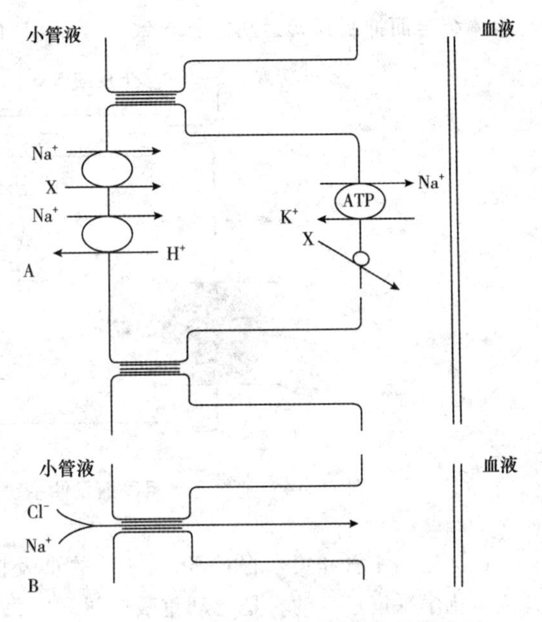

图15-3 近端小管重吸收NaCl的示意图

2）近端小管后半段：此段Na^+、Cl^-主要通过细胞旁路途径被重吸收，属于被动转运，不需要消耗能量。小管液进入近端小管后半段时，绝大多数的葡萄糖、氨基酸及水随Na^+被重吸收，由于近端小管前半段Cl^-不被重吸收，导致小管液中Cl^-的浓度比周围组织间隙浓度高20%～40%，Cl^-顺着浓度梯度通过紧密连接进入细胞间隙而被重吸收。由于Cl^-被动重吸

收是生电性的，使小管液中正离子相对较多，造成管腔内带正电，管腔外带负电，Na^+顺着电位梯度经细胞旁路被动重吸收（图15－3）。因此，该部位NaCl的重吸收是被动的。

（2）髓袢对Na^+、Cl^-的重吸收　小管液在流经髓袢的过程中，约20%的Na^+、Cl^-和K^+等物质被进一步重吸收。

1）髓袢降支细段：髓袢降支细段对Na^+、Cl^-不易通透，但对水通透性较高。在组织液高渗作用下水不断被重吸收，使小管内NaCl浓度升高。

2）髓袢升支细段：髓袢升支细段对NaCl的通透性较大，对水不通透，由于管腔内NaCl浓度升高，NaCl顺浓度梯度被动扩散进入管周组织间隙，被动重吸收，参与内髓部高渗透压梯度的形成（详见后述）。

3）髓袢升支粗段：髓袢升支粗段的NaCl重吸收在尿液浓缩和稀释机制中具有重要意义。髓袢升支粗段对水没有通透性，可以用$Na^+-K^+-2Cl^-$同向转运模式解释NaCl的继发主动重吸收。该模式认为：髓袢升支粗段管腔膜上有电中性$Na^+-K^+-2Cl^-$同向转运体，可将1个Na^+、1个K^+和2个Cl^-同向转运到上皮细胞内（图15－4）。Na^+进入细胞是顺电－化学梯度的，进入细胞内的Na^+通过细胞基底侧膜上的Na^+泵泵至细胞间隙；Cl^-则是顺浓度梯度通过基底侧膜上的Cl^-通道进入组织间液，而K^+顺浓度梯度经管腔膜上的K^+通道返回小管液中，并使小管液呈正电位。K^+返回小管液中形成的正电位，又可以促进小管液中的Na^+、K^+、Ca^{2+}等正离子经细胞旁途径而重吸收。速尿（呋塞米，furosemide）可与$Na^+-K^+-2Cl^-$同向转运体结合而抑制其转运功能，导致Na^+和Cl^-的重吸收受到抑制，产生利尿作用。

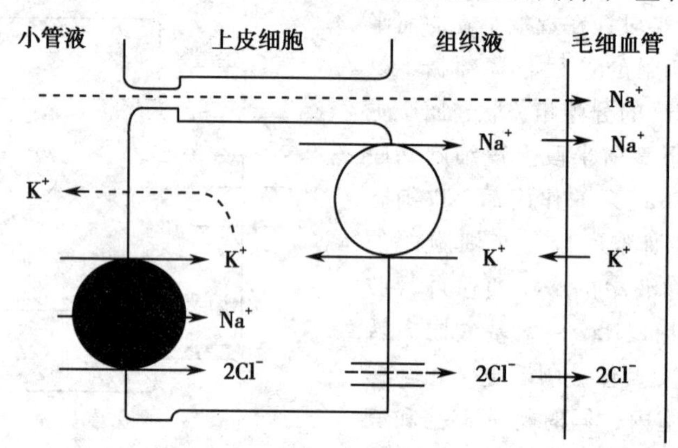

图15－4　髓袢升支粗段继发性主动重吸收Na^+、K^+和Cl^-的示意图

（3）远曲小管和集合管对Na^+、Cl^-的重吸收　远曲小管和集合管对Na^+、Cl^-的重吸收是逆电化学梯度进行的，是主动重吸收过程。大约12%滤过的Na^+、Cl^-在远曲小管和集合管被重吸收。远曲小管和集合管对Na^+重吸收主要受醛固酮调节（详见后述）。远曲小管始段对水通透性很低，但仍能主动重吸收NaCl，小管液中的Na^+和Cl^-经Na^+-Cl^-同向转运体进入细胞内，然后由Na^+泵将Na^+泵出细胞而被重吸收入血。Na^+-Cl^-同向转运体可被噻嗪类利尿剂所抑制。

远曲小管后段和集合管含有主细胞和闰细胞两类细胞（图15－5）。主细胞重吸收Na^+和水，分泌K^+；闰细胞则主要分泌H^+。主细胞重吸收Na^+主要通过管腔膜上的Na^+通道。管腔内Na^+顺电化学梯度通过管腔膜上的Na^+通道进入细胞，然后由Na^+泵泵出至细胞间液而被重吸收。

2. HCO_3^- 的重吸收 HCO_3^- 是一种重要的碱性物质，HCO_3^- 的重吸收对维持机体酸碱平衡具有重要意义。正常情况下，从肾小球滤过的 HCO_3^- 几乎全部被肾小管和集合管重吸收，其中 80% ~85% 是在近端小管重吸收。由于 HCO_3^- 不易透过管腔膜，故以 CO_2 的方式被重吸收。小管液的 H^+ 与 HCO_3^- 结合生成 H_2CO_3，H_2CO_3 进一步分解生成 CO_2 和水。CO_2 具有高度脂溶性，很快以单纯扩散方式进入上皮细胞内，在细胞内碳酸酐酶（CA）的作用下，CO_2 和水又生成 H_2CO_3，后者很快解离成 H^+ 与 HCO_3^-，H^+ 则通过管腔膜上的 Na^+-H^+ 逆向转运分泌至小管液，而细胞内 Na^+ 和 HCO_3^- 则一起转运回血液（图 15－6）。由于 CO_2 能迅速透过管腔膜，故 HCO_3^- 的重吸收优先于 Cl^- 的重吸收。

3. K^+ 的重吸收 每天从肾小球滤过的 K^+ 总量为 35g，而每天从尿中排出的 K^+ 是 2~4g。K^+ 绝大部分（65% ~70%）是在近端小管中重吸收，小部分（25% ~30%）是在髓袢升支粗段重吸收。尿中排出的 K^+ 主要是由远曲小管和集合管分泌的 K^+。近端小管对 K^+ 的重吸收是逆着电化学梯度的主动转运过程，髓袢升支粗段 K^+ 的重吸收是通过 $Na^+-K^+-2Cl^-$ 同向转运体的转运而实现的。

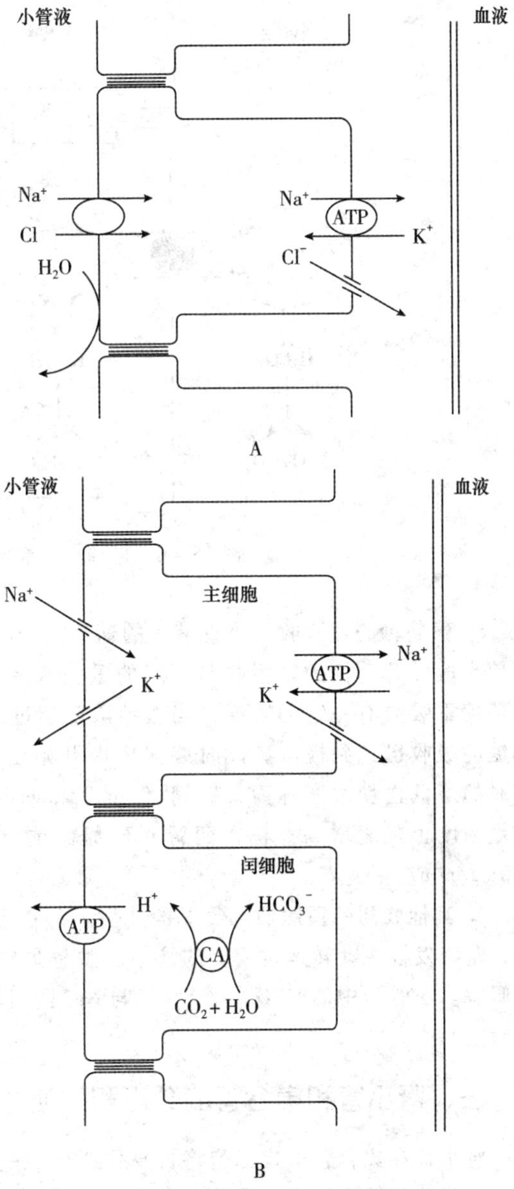

A

B

图 15－5 远端小管和集合管重吸收 Na^+、Cl^- 和分泌 K^+、H^+ 的示意图

注：A 远曲小管始段 B 远曲小管后段和集合管

4. 水的重吸收 每天从肾小球滤过的原尿达 180L，而终尿仅 1.5L，表明原尿中的水 99% 以上被重吸收。原尿中的水约有 65% ~70% 在近端小管被重吸收，是伴随溶质的重吸收而进行的，由于 Na^+、K^+、Cl^-、HCO_3^-、葡萄糖和氨基酸等物质重吸收的影响，小管液的渗透压降低，水在渗透作用下进入上皮细胞和周围组织间液而被吸收。因此，近端小管的重吸收是一种等渗重吸收，它与体内是否缺水无关，是水的必然性重吸收。

在远曲小管和集合管，上皮细胞对水不易通透，但在抗利尿激素（ADH）的作用下其通透性增加，可重吸收原尿中 20% ~30% 的水。此部位水的重吸收是根据机体水、盐平衡情况，通过 ADH 进行调节的，称为可调节性重吸收。机体缺水时，远曲小管和集合管重吸收水增多；反之则水重吸收减少，从而调节体内的水平衡。

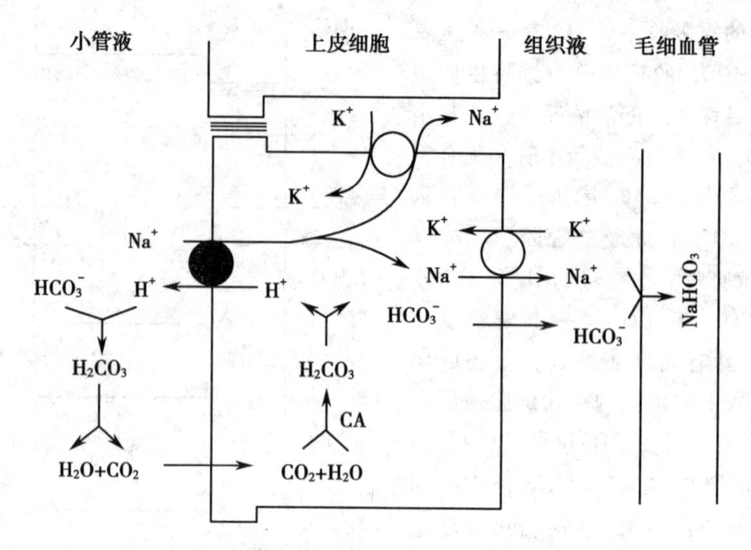

图 15－6　近端小管重吸收 HCO_3^- 的细胞机制

5. 葡萄糖的重吸收　小管液中的葡萄糖全部而且仅在近端小管重吸收，尤其是在近端小管前半段。葡萄糖的重吸收与 Na^+ 的重吸收密切相关，属于继发性主动转运。近端小管对葡萄糖重吸收有一定的限度，当血糖浓度超过 160～180mg/100ml 时，有一部分肾小管对葡萄糖的吸收已达到极限，此时终尿中即开始出现葡萄糖，形成糖尿。尿中刚开始出现葡萄糖时的最低血糖浓度称为肾糖阈（renal glucose threshold）。当血糖浓度继续升高时，尿中葡萄糖浓度也随之增高。正常两肾对葡萄糖重吸收极限量，成年男性为 375mg/min，女性为 300mg/min。

6. 其他物质的重吸收　氨基酸几乎全部在近端小管重吸收，与葡萄糖重吸收机制基本相似，是继发性主动转运过程。滤液中的微量蛋白质主要是在近端小管处通过入胞作用全部被重吸收。小管液中的 HPO_4^{2-}、SO_4^{2-} 与 Na^+ 同向转运而被重吸收。Ca^{2+} 约有 70% 在近端小管被重吸收。

三、肾小管和集合管的分泌和排泄

肾小管和集合管上皮细胞将自身代谢生成的物质排到小管液中的过程称为分泌作用，将血液中某些物质直接排入小管液中的过程称为排泄作用。但分泌和排泄都是将物质排入管腔，一般不作严格区分，统称为分泌。分泌的物质主要有 H^+，NH_3 和 K^+（图 15－7）。

（一）H^+ 的分泌

原尿的 pH 与血浆相同，为 7.35～7.45，而尿的 pH 一般为 5.0～7.0，最大变动范围为 4.5～8.2，这说明肾脏具有排酸保碱的功能。肾脏的排酸功能是通过分泌 H^+ 来完成的。

整个肾小管和集合管都有分泌 H^+ 的功能，但以近端小管分泌 H^+ 为主，约占总量的 84%，H^+ 的分泌是一种主动过程。在小管细胞内有碳酸酐酶，细胞内的 CO_2 和 H_2O 在碳酸酐酶的催化作用下，生成 H_2CO_3，后者解离为 H^+ 与 HCO_3^-，H^+ 通过顶端膜上的 $Na^+－H^+$ 交换体被近端小管上皮细胞继发主动转运到管腔内（少部分可由顶端膜上的 H^+－ATP 酶主动分泌入管腔），而 HCO_3^- 仍留在细胞内。与 H^+ 分泌的同时，小管液中 Na^+ 进入细胞内，这一过程称为 $Na^+－H^+$ 交换。进入细胞内的 Na^+ 则被小管上皮细胞基底侧膜上的 Na^+ 泵主动重吸收入细胞

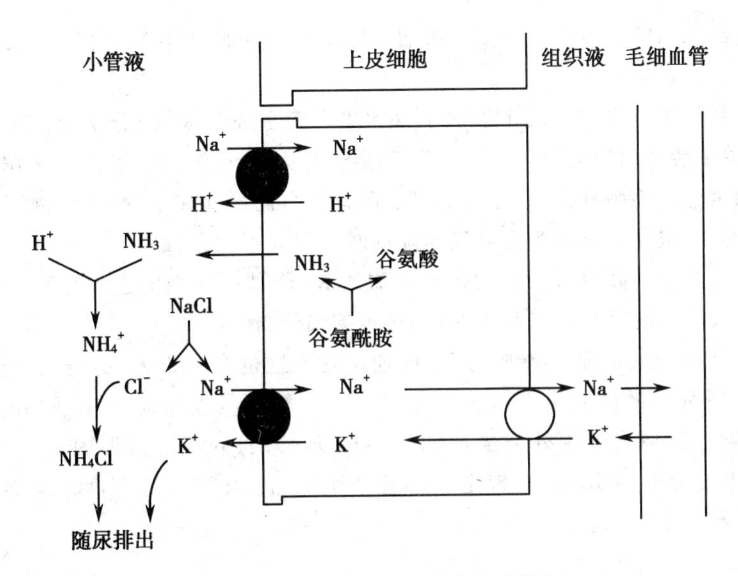

图 15－7 H^+，NH_3和 K^+分泌示意图

间液，最后入血，而大部分 HCO_3^- 与其他离子以联合转运方式进入细胞间隙，小部分 HCO_3^- 通过 Cl^-－HCO_3^- 逆向转运方式进入细胞间隙，再扩散入血。肾小管每分泌一个 H^+，就有一个 Na^+与 HCO_3^- 同时回吸收入血。小管细胞内的 CO_2除了细胞本身代谢产生的以外，还来源于细胞外液和小管液。

上述 H^+的分泌机制主要是在近端小管中进行的，但在远曲小管和集合管（闰细胞分泌 H^+），除了 Na^+－H^+交换，还有 Na^+－K^+交换，它与 Na^+－H^+交换相互竞争，即 Na^+－H^+交换增多时，则 Na^+－K^+交换减少；Na^+－K^+交换增加时，则 Na^+－H^+交换减少。

（二）NH_3的分泌

正常情况下，NH_3的分泌发生在远曲小管和集合管，但在酸中毒时，近端小管也可分泌 NH_3。肾小管上皮细胞内的 NH_3约有 60% 是由谷氨酰胺在谷氨酰胺酶的作用下脱氨而来，还有 40% 来自其他氨基酸。生成的 NH_3由于具有脂溶性，易通过细胞膜扩散到肾小管腔内，进入小管内的 NH_3与小管液中的 H^+结合生成 NH_4^+，NH_4^+能与强酸盐（如 NaCl）的负离子 Cl^-结合，生成酸性铵盐（NH_4Cl）随尿排出。由于小管液中 NH_3不断与 H^+结合，使小管液中 H^+浓度降低，H^+浓度降低又促进 H^+的分泌，使得 Na^+－H^+交换加强，Na^+、HCO_3^- 重吸收增加。所以肾小管分泌 NH_3，不仅促进 H^+分泌，而且也促进了 $NaHCO_3$的重吸收，对维持机体酸碱平衡具有一定作用。

（三）K^+的分泌

K^+的分泌主要是在远曲小管和集合管主细胞中进行的。关于 K^+分泌的机理，目前多数人认为是由于 Na^+的主动重吸收，即主细胞基底侧膜上的 Na^+泵转运，导致细胞内的 K^+浓度升高，Na^+浓度下降，小管液中 Na^+的通过顶端膜上的 Na^+通道进入细胞内，再被基底侧膜上的 Na^+泵泵到细胞间隙，使管腔内带负电，这一负电位和细胞内高浓度的 K^+就促使 K^+从细胞内向管腔内扩散。所以 K^+的分泌是以 Na^+－K^+交换的形式进行的。由于 Na^+－K^+交换与Na^+－H^+交换有竞争抑制作用，当高血钾时，肾小管细胞内的 K^+浓度升高，则 Na^+－K^+交换增加，

Na^+-H^+交换减弱，H^+在体内的浓度就增加，所以高血钾时可伴有酸中毒，反之低血钾时常伴有碱中毒。

肾脏对K^+的排出量主要取决于远端小管和集合管主细胞K^+的分泌量，故凡能影响主细胞基底侧膜上钠泵活性和顶端膜对Na^+、K^+通透性的因素，均可影响K^+的分泌量。刺激主细胞分泌K^+的因素包括细胞外液K^+浓度升高、醛固酮分泌增加和小管液流速增高；而H^+浓度升高、细胞外液K^+浓度降低和小管液流速降低时，则K^+的分泌减少。

细胞外液K^+浓度升高后可以刺激钠泵，加速K^+通过基底侧膜进入细胞内的过程，导致小管上皮细胞内K^+浓度升高，有利于K^+通过顶端膜分泌入小管液；另外，细胞外液K^+的浓度升高，可增加小管上皮细胞顶端膜对K^+的通透性，这也有利于K^+的分泌；同时，细胞外液K^+浓度升高还可刺激肾上腺皮质分泌醛固酮，而醛固酮也能促进K^+的分泌。小管液流速增加（给予利尿剂或当细胞外液量增加）可促进K^+的分泌。其原因是小管液流速增加时，可将小管上皮分泌的K^+加快带走，小管液中K^+的浓度不易升高，从而有利于K^+的分泌。

第三节　尿液的浓缩和稀释

尿的浓缩与稀释是将尿液的渗透压与血浆渗透压相比较而言的。尿液的渗透压可随体内水分多少而出现大幅度的变动。当机体缺水时，尿液渗透压明显升高，高于血浆渗透压，称为高渗尿，表示尿液被浓缩；当机体水过多时，尿液渗透压降低，低于血浆渗透压，称为低渗尿，即尿液被稀释。如果肾浓缩与稀释功能发生障碍时，不论机体水缺乏或是过剩，尿液渗透压均与血浆渗透压相等或相近，即等渗尿。正常人尿液的渗透压可在50～1200mOsm/L范围内波动，根据尿的渗透压可以了解肾脏浓缩或稀释尿液的功能。肾浓缩和稀释尿液的能力在维持体液正常渗透压和水平衡中起到重要作用。

一、肾髓质渗透梯度的形成和保持

（一）肾髓质内渗透梯度

有人用冰点降低法测定鼠肾分层切片的渗透压，其结果是肾皮质部的组织液（包括细胞内液和细胞外液）与血浆的渗透压之比为1.0，这表明皮质部组织液的渗透压与血浆相等；肾髓质部组织液与血浆的渗透压之比，随着髓质外层向乳头部深入而逐渐升高，分别为2.0、3.0、4.0（图15－8）。这表明髓质部组织液呈现明显的高渗梯度状态，并且越接近肾乳头其渗透压越高，这一现象被称为肾髓质渗透压梯度现象。

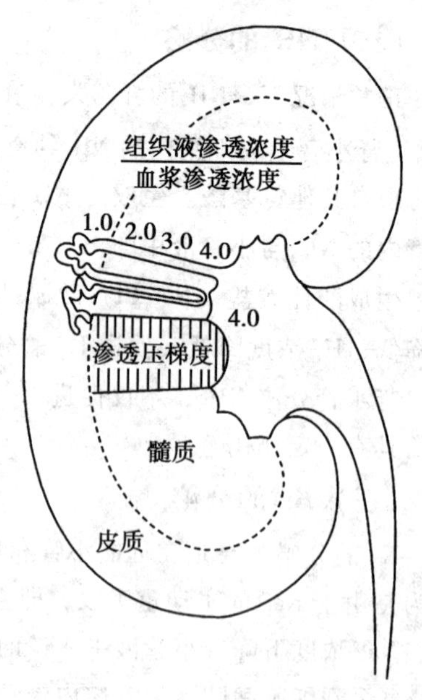

图15－8　肾髓质渗透梯度示意图

（二）肾髓质渗透压梯度的形成

髓质渗透压梯度的形成，与肾小管各段对水和溶质的不同通透性有着重要关系（表15－2）。

表 15－2　肾小管不同部分的通透性

肾小管部分	水	Na^+	尿素
髓袢升支粗段	不易通透	Na^+主动重吸收 Cl^-继发性主动重吸收	不易通透
髓袢升支细段	不易通透	易通透	中等通透
髓袢降支细段	易通透	不易通透	不易通透
远曲小管	有 ADH 时易通透	Na^+主动重吸收	不易通透
集合管	有 ADH 时易通透	Na^+主动重吸收	皮质和外髓部不易通透，内髓部易通透

ADH 为抗利尿激素

1. 外髓部渗透压梯度的形成　在外髓部，由于髓袢升支粗段对 NaCl 主动重吸收强，而对水又不易通透，结果是随着 NaCl 不断重吸收入周围组织液，升支粗段小管液内 NaCl 浓度逐渐降低，渗透压亦逐渐下降，而小管周围组织液则由于 NaCl 的堆积而变为高渗。故外髓部渗透梯度主要是升支粗段主动重吸收 NaCl 而形成的（图 15－9）。愈靠近皮质部，渗透压愈低，愈靠近内髓部，渗透压愈高。

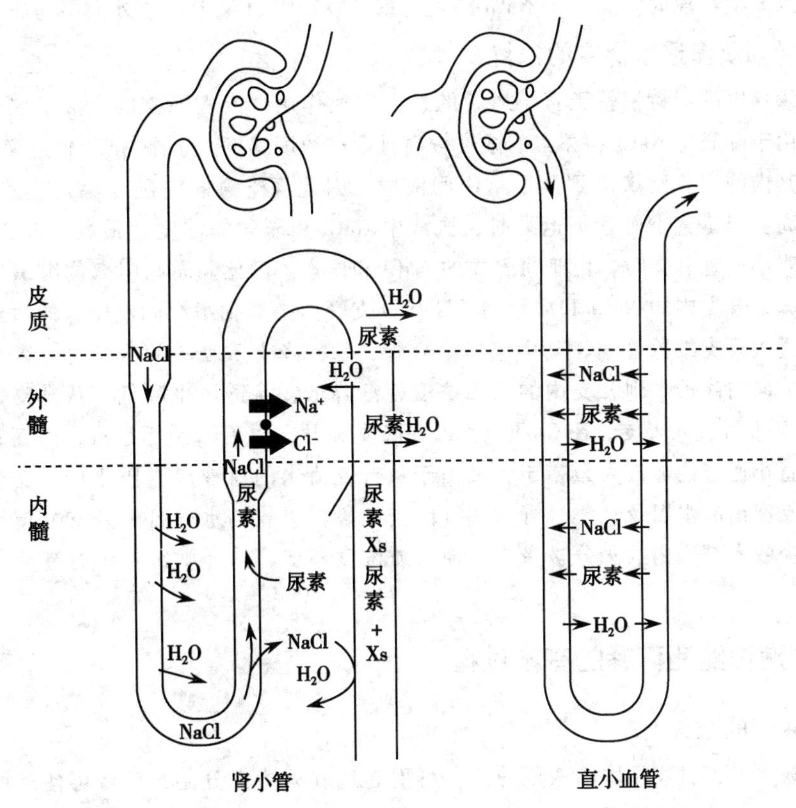

图 15－9　尿浓缩机制示意图

注：粗箭头表示升支粗段主动重吸收 Na^+ 和 Cl^-。髓袢升支粗段和远端小管前段对水不通透。X_s表示未被吸收的溶质

2. 内髓部渗透压梯度的形成　内髓部渗透梯度主要是由于尿素的再循环和髓袢升支细段

对 NaCl 的重吸收所形成（图 15－9）。

（1）髓质集合管　由于远曲小管、皮质和外髓部集合管对尿素不通透，在抗利尿激素的作用下，小管液中的水不断被重吸收，使得小管内尿素浓度逐渐增加，当小管液流入内髓段集合管时，由于内髓段集合管对尿素易通透，并且受抗利尿激素的促进，这时内髓段集合管中的高浓度尿素顺着浓度梯度进入组织间液，并在内髓部组织间液形成高渗状态。由于升支细段对尿素中等度通透，且小管液中尿素浓度比管外组织间液低，故髓质组织间液中的尿素扩散进入升支细段小管液，并随小管液重新进入内髓段集合管，再扩散进入内髓部组织间液。这一尿素循环过程称为尿素的再循环（urea recycling）。

（2）髓袢降支细段　髓袢降支细段对水通透，而对 NaCl 和尿素相对不通透。髓质组织间液中尿素形成的高渗状态可使降支细段管内的水被重吸收入髓质，从而使小管内 NaCl 浓度逐渐升高，当到达髓袢折返处达最高值。

（3）髓袢升支细段　髓袢升支细段对水不通透，而对 NaCl 的通透性大于对尿素的通透性，当小管液从内髓部向皮质方向流动时，该段小管液中高浓度 NaCl 顺浓度差被动地扩散进入髓质内带的组织间液中，并且 NaCl 向外扩散的量大于尿素向管内扩散的量，这样就以尿素和 NaCl 为主体形成了内髓层的高渗区。升支细段由于 NaCl 被重吸收，小管液中的渗透压就逐渐下降。流入升支粗段时，又发生 NaCl 的主动重吸收，NaCl 又形成了外髓层的高渗区。

（三）肾髓质渗透压梯度的保持

髓质高渗梯度的保持依赖于直小血管的逆流交换作用。流入降支的血液最初为等渗，深入髓质后，由于髓质中 NaCl 和尿素的浓度较高且存在浓度梯度，于是 NaCl 和尿素不断向降支内扩散，而其内的水分则渗出到髓质组织间液中，因此降支愈向内髓部深入，其内的 NaCl、尿素浓度愈高。当达直小血管折返处时，血液中 NaCl 和尿素的浓度达最高，渗透压也最大。当血液流向直小血管升支时，由于血管内的 NaCl 和尿素浓度比髓质相应部位组织液中的 NaCl 和尿素浓度高，升支内的 NaCl 和尿素则不断从升支管内扩散到组织间液中，同时组织间液中的水分不断进入升支细段管内，其中包括集合管、髓袢降支重吸收的水。由于 NaCl、尿素向外扩散，水分向内渗透，则升支内的物质浓度逐渐降低，渗透压也降低。从升支扩散出来的 NaCl 和尿素又可再进入降支，NaCl 和尿素即在降支和升支中不断循环运行，因而肾髓质内的溶质不致被直小血管内血液大量带走，又由于从升支流出的血液渗透压比从降支流入的血液稍高，从降支渗出的水以及从集合管与髓袢降支细段重吸收的水分可随升支血流返回血液循环。由于重吸收入髓质内的水分被带走，而溶质浓度不变，这样就维持了肾髓质内的渗透压梯度。

二、尿液浓缩和稀释的基本过程

（一）尿液的浓缩

在机体缺水时，血浆晶体渗透压升高，可引起抗利尿激素分泌，后者可使远曲小管和集合管上皮细胞对水的通透性增大。当低渗的小管液经远曲小管流入集合管时，由于髓质高渗梯度的存在，再加上抗利尿激素的作用，小管液内大量的水渗透进入组织间液被吸收，于是小管液被浓缩而形成高渗的尿液。高渗尿的渗透压最高可达 1200mOsm/L，是血浆渗透压的 4 倍。可见髓质高渗梯度的存在是尿浓缩的前提，而抗利尿激素的分泌是不可缺少的调节因素。尿液浓缩的部位在远曲小管和集合管，其中以集合管为主。

（二）尿液的稀释

机体饮水过多时，造成血浆渗透压下降，抗利尿激素分泌减少，此时远曲小管和集合管对水不易通透。当髓袢升支粗段内的低渗小管液进入远曲小管和集合管时，由于小管内的 Na^+ 在远曲小管和集合管被主动重吸收，而水分难以吸收，小管液渗透压则进一步下降，最后形成低渗尿排出。

第四节　尿生成的调节

尿的生成过程包括肾小球滤过、肾小管和集合管的重吸收与分泌。机体对尿生成的调节就是通过影响尿生成的三个基本过程实现的。有关肾小球滤过的调节已在前文叙述。本节主要讨论肾小管和集合管重吸收与分泌的调节，包括肾内自身调节和神经、体液调节。

一、肾内自身调节

（一）小管液中溶质浓度

小管液中溶质所形成的渗透压，是对抗肾小管重吸收水分的力量。如果小管液中溶质浓度增加，渗透压也随之升高，可以妨碍肾小管特别是近端小管对水的重吸收，有较多的水分随尿排出。这种由于小管液中溶质浓度增加，渗透压升高而引起尿量增多的现象称为渗透性利尿（osmotic diuresis）。糖尿病患者血糖浓度升高，超过肾糖阈，肾小管液不能将葡萄糖完全重吸收回血，使小管液溶质浓度增加，渗透压升高，妨碍水和 NaCl 的重吸收，产生渗透性利尿，出现多尿、糖尿等现象。

（二）球－管平衡

球－管平衡（glomerulotubular balance）是指肾小管可根据肾小球滤过量对溶质和水的重吸收进行自身调节。不论肾小球滤过率增大或减小，近端小管重吸收物质的量（Na^+ 和水）都是按照固定比例重吸收的，重吸收率总是占肾小球滤过率的 65%～70%。其生理意义在于使尿中排出的溶质和水不致因肾小球滤过率的增减而出现大幅度的变动。球－管平衡的机制与肾小管周围毛细血管压和血浆胶体渗透压改变有关。

二、神经调节

肾脏主要接受交感神经支配。肾交感神经分布于肾血管，主要是入球和出球小动脉，也支配肾小管和球旁器。肾交感神经兴奋时，其末梢释放去甲肾上腺素，通过以下方式影响尿生成：①去甲肾上腺素与血管平滑肌结合，使入球小动脉和出球小动脉收缩，而前者收缩比后者更明显，使肾血浆流量减少，肾小球毛细血管血压下降，肾小球的有效滤过压降低，肾小球滤过率下降；②激活球旁器近球细胞释放肾素，启动肾素－血管紧张素－醛固酮系统，增加肾小管对 NaCl 和水的重吸收；③增加近端小管和髓袢上皮细胞对 Na^+、Cl^- 和水的重吸收。

三、体液调节

（一）抗利尿激素

1. 抗利尿激素的分泌　抗利尿激素（antidiuretic hormone，ADH）又名血管升压素（vasopressin，VP），由下丘脑视上核和室旁核的神经元胞体合成，经下丘脑－垂体束运输到神经垂体储存，神经元兴奋时释放入血。

2. 抗利尿激素的生理作用 ADH可以提高远曲小管和集合管上皮细胞对水的通透性，使水重吸收增加，尿量减少。此外，抗利尿激素还能增加内髓部集合管对尿素的通透性，从而影响髓质高渗梯度。

3. 抗利尿激素分泌的调节

（1）血浆晶体渗透压的改变 血浆晶体渗透压是生理条件下调节ADH合成、释放的最重要刺激因素。在下丘脑存在着渗透压感受器，血浆晶体渗透压升高时（1%～2%），可刺激下丘脑渗透压感受器，引起ADH分泌增加。大量出汗、严重呕吐和腹泻引起机体失水时，血浆晶体渗透压升高，使抗利尿激素分泌增加，促进远曲小管和集合管对水的重吸收，尿量减少，从而保存体内水分，使血浆晶体渗透压趋向正常水平。相反，大量饮清水后血液被稀释，血浆晶体渗透压降低，引起抗利尿激素分泌减少，水的重吸收减少，尿量增加，促使机体排出多余水分。例如，一次饮用清水1000ml，约半小时后，尿量明显增加（图15－10）。在饮水后1小时，尿量达最高值，随后尿量减少，2～3小时后尿量恢复到原来水平。如果饮用的是等渗盐水，则排尿量不会出现饮清水后那样的变化。这种大量饮清水而引起尿量增多的现象称为水利尿（water diuresis）。

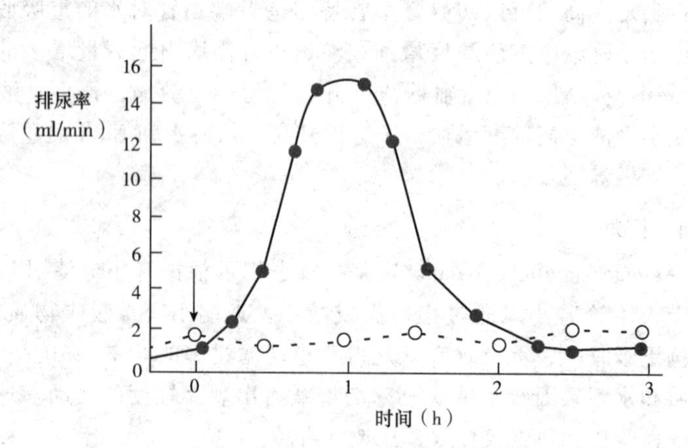

图15－10 一次饮一升清水（实线）和饮一升等渗盐水（0.9% NaCl溶液）（虚线）后的排尿率（箭头表示饮水时间）

（2）循环血量的改变 左心房和胸腔大静脉内存有容量感受器，当循环血量增加时，容量感受器受到刺激而发生兴奋，传入冲动经迷走神经传入中枢，抑制抗利尿激素释放，尿量增加，排出过多的水分，血量可得到恢复。血量减少时，发生相反的变化。

（二）醛固酮

醛固酮（aldosterone）是肾上腺皮质球状带分泌的一种类固醇激素，其主要生理作用是促进远曲小管和集合管对Na^+的主动重吸收，间接促进K^+的分泌，故具有“保钠排钾”的作用。醛固酮的分泌主要受肾素－血管紧张素－醛固酮系统和血K^+、血Na^+浓度的调节（图15－11）。

（1）肾素－血管紧张素－醛固酮系统（renin－angiotensin－aldosterone system，RAAS）肾素是由肾球旁细胞分泌的一种蛋白水解酶，能催化血浆中的血管紧张素原水解成血管紧张

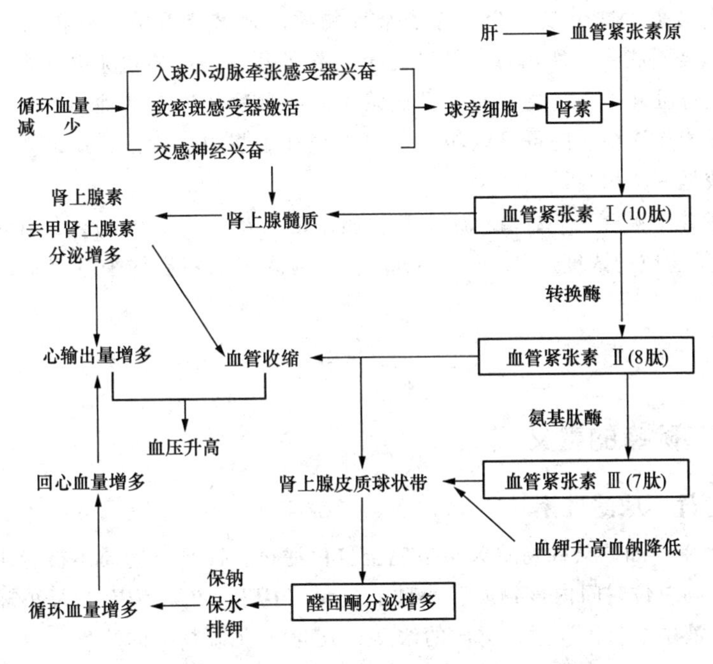

图 15－11 肾素－血管紧张素－醛固酮系统

素Ⅰ（十肽）。在血液或组织中（尤其肺组织）的血管紧张素转换酶作用下，血管紧张素Ⅰ水解为血管紧张素Ⅱ（八肽）。血管紧张素Ⅱ再经血管紧张素酶 A 的作用转变成血管紧张素Ⅲ（七肽），血管紧张素Ⅱ、Ⅲ可刺激肾上腺皮质球状带合成和分泌醛固酮。

肾素的分泌受多种因素的调节。当循环血量减少时，入球小动脉内压力下降，对入球小动脉的牵张刺激作用减弱，牵张感受器兴奋，肾素释放增加；同时循环血量减少时，肾小球滤过率降低，滤过的 Na^+ 量也减少，以致到达致密斑的 Na^+ 量也减少，于是激活致密斑感受器，使肾素释放；此外，肾交感神经兴奋可导致肾素释放增加。肾上腺素和去甲肾上腺素也可刺激肾素释放。

（2）血 K^+ 和血 Na^+ 浓度　血 K^+ 浓度升高或血 Na^+ 浓度降低时，可直接刺激肾上腺皮质球状带分泌醛固酮增加，促进保 Na^+ 排 K^+ 作用，维持血 K^+ 和血 Na^+ 浓度的平衡；反之，当血 K^+ 浓度降低或血 Na^+ 浓度升高时，醛固酮分泌则减少。醛固酮的分泌对血 K^+ 浓度变化更为敏感。

（三）心房钠尿肽

心房钠尿肽（atrial natriuretic peptide，ANP）是心房肌细胞合成和释放的肽类激素。其生理作用是促进 NaCl 和水排出，作用途径可能包括：①抑制集合管对 NaCl 的重吸收。②使入球小动脉和出球小动脉舒张（尤其前者），增加肾血浆流量和肾小球滤过率。③抑制肾素、抗利尿激素和醛固酮的分泌。

第五节　清除率

一、清除率的概念和计算方法

清除率（clearance，C）是指两肾在单位时间（每分钟）内能将多少毫升血浆中所含的某种物质完全清除出去，这个被完全清除了某种物质的血浆毫升数，就称为该物质的清除率（ml/min）。这里需要指出，所谓每分钟被完全清除了某种物质的血浆毫升数，只是一个推算的数值。实际上肾脏并不一定把某一毫升血浆中的某种物质完全清除掉，可能仅清除其中的一部分。但是肾清除该物质的量可以相当于多少毫升血浆中所含该物质的量。故清除率所表示的血浆毫升数是一个相当量。

计算清除率需要测量三个数值：尿中某物质浓度（U，mg/100ml），每分钟尿量（V，ml/min）和血浆中某物质的浓度（P，mg/100ml）。因为尿中该物质均来自血浆，则 $U \times V = P \times C$，亦即

$$C = \frac{U \times V}{P}$$

二、测定清除率的意义

（一）测定肾小球滤过率

1. 菊粉清除率 如果某种物质X可以完全自由滤过，而且该物质不被肾小管和集合管重吸收以及分泌，则单位时间内该物质肾小球滤过量（$GFR \times P_X$，GFR 为肾小球滤过率，P_X 为肾小囊囊腔超滤液中能自由滤过的物质的浓度，其与X在血浆中的浓度一致）应等于从尿中排出该物质的量（$U_X \times V_1$，U_X 为X在尿中的浓度，V_1 为每分钟尿量）。由于X从肾小球滤出后既不被重吸收，也不被分泌，X每分尿中排出量应该等于滤过量，即

$$GFR \times P_X = U_X \times V$$

$$C_X = GFR = \frac{U_X \times V}{P_X}$$

所以，$GFR = C_X$，即肾小球滤过率等于X的清除率。菊粉就是一种可以自由滤过，但并不被重吸收和分泌的物质，所以菊粉的清除率就可以代表肾小球滤过率。若给受试者静脉滴注一定量的菊粉溶液，使血浆中菊粉浓度（P_i）保持1mg/100ml，同时测定受试者尿量（V_i）为1ml/min，尿中菊粉浓度（U_i）为125mg/100ml，则菊粉的清除率为

$$C_i = \frac{125\text{mg}/100\text{ml} \times 1\text{ml}/\text{min}}{1\text{mg}/100\text{ml}} = 125\text{ml}/\text{min}$$

所以肾小球滤过率就是125ml/min。

2. 内生肌酐清除率 内生肌酐是指体内组织代谢所产生的肌酐。内生肌酐清除率的值很接近肾小球滤过率，故临床上常用它来推测肾小球滤过率。被试者测定前应禁食肉类食物，其他饮食照常，可从事一般工作，但避免剧烈运动。在这种情况下，受试者血浆肌酐浓度和尿中排泄的肌酐总量比较稳定。内生肌酐清除率可按下式计算：

内生肌酐清除率 = 尿肌酐浓度（mg/L）× 尿量（L/24h）/血浆肌酐浓度（mg/L）

肌酐可以自由滤过，很少被重吸收，但近曲小管能分泌少量肌酐。由于内生肌酐在血浆中浓度相当低，近曲小管分泌的肌酐量可忽略不计，因此内生肌酐清除率与菊粉清除率相近，可以代表肾小球滤过率。我国成人内生肌酐清除率平均为128L/24h。

（二）测定肾血流量

如果血浆中某一物质浓度为 P，在经过肾循环一周后，通过滤过和分泌可以被完全清除掉，亦即该物质在肾静脉血中的浓度接近于零，则该物质每分钟从尿排出的量（$U \times V$），应该等于该物质每分钟通过肾的血浆中所含的量。假设 X 代表每分钟肾血浆流量，即

$$X \times P = U \times V \quad 则 \quad C = X = \frac{U \times V}{P}$$

如碘锐特和对氨基马尿酸就是符合这个条件的物质，通过测定这两种物质的血浆清除率可以计算肾血浆流量。

据计算人体肾血浆流量约为660ml/min。滤过分数可以根据肾小球滤过率和肾血浆流量来计算，即滤过分数 = 19%。根据肾血浆流量和红细胞比容，还可计算出肾血流量，约为1200ml/min。

（三）推测肾小管的功能

通过肾小球滤过率和其他物质清除率的测定，可以推测哪些物质能被肾小管重吸收，哪些物质能被肾小管分泌。例如，可以可自由通过滤过膜的物质，如葡萄糖和尿素，其清除率均小于肾小球滤过率（125ml/min），表明这些物质被滤过之后，又被肾小管和集合管重吸收；但不能推断该物质不会被分泌，因为当重吸收量大于分泌量时，其清除率仍可小于125ml/min；如果某种物质的清除率大于125ml/min，则表明肾小管必定能分泌该物质，但不能推断该物质不会被重吸收，因为当其分泌量大于重吸收量时，清除率仍可大于125ml/min。

第六节　尿液及其排放

一、尿量及其理化性质

（一）尿量

正常成人24小时尿量为1～2L，平均1.5L。尿量的多少与水的摄入量和排出量有关。如果成人每昼夜尿量超过2.5L，称为多尿；每昼夜尿量在0.1～0.5L之间称为少尿；每昼夜尿量少于0.1L称为无尿，均属异常。正常成人每天约产生35g固体代谢产物，每100ml尿液能溶解7g代谢产物，故最少需500ml尿量才能将其溶解并排出。少尿或无尿可导致代谢产物在体内堆积，持续多尿则可致机体脱水。因此，无论多尿或少尿都会破坏机体内环境稳态，影响正常生命活动。

（二）尿的理化性质

新鲜尿液呈淡黄色、透明，其深浅程度与尿量呈反变关系，同时也受食物或色素、药物的影响。正常尿比重一般在1.015～1.025之间，呈弱酸性，pH在5.0～7.0之间，最大变动范围为4.5～8.0。尿液的酸碱度主要与食物性质有关。尿的主要成分是水，占95%～97%，其余是溶质，包括电解质和非蛋白含氮化合物。电解质以Na^+、K^+、Cl^-离子含量最多，非蛋白含氮化合物主要有尿素、肌酸、马尿酸、尿胆素等。

二、排尿

尿液的生成是个连续不断的过程。终尿由集合管进入肾盏、肾盂，再经输尿管进入膀胱。膀胱的排尿是间歇进行的。尿液在膀胱内储存并达到一定量时，才能引起反射性排尿动作。尿由膀胱排出体外的过程，称为排尿（micturition）。

（一）膀胱和尿道的神经支配

支配膀胱和尿道的神经有三对，即盆神经、腹下神经和阴部神经（图15－12）。

1. 盆神经 属副交感神经，由脊髓第2～4骶段发出，兴奋时可使膀胱逼尿肌收缩，尿道内括约肌舒张，促进排尿。膀胱充盈感觉主要经盆神经中的感觉纤维传入。

2. 腹下神经 属交感神经，由腰髓发出，兴奋时使膀胱逼尿肌舒张，尿道内括约肌收缩，抑制排尿。膀胱痛觉主要由腹下神经中的感觉纤维传入。

3. 阴部神经 属躯体运动神经，由骶髓发出，兴奋时可使尿道外括约肌收缩，阻止排尿，这一作用受大脑皮层意识控制。

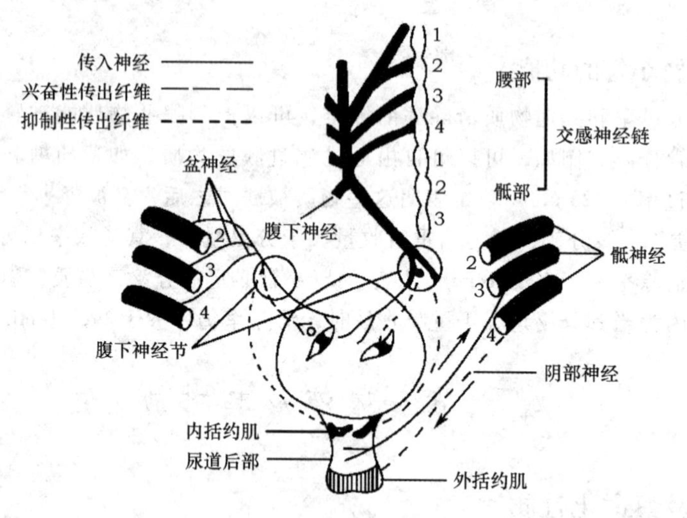

图15－12 膀胱和尿道的神经支配

（二）排尿反射

排尿是一种反射活动，称为排尿反射（micturition reflex）。当膀胱内尿量增加到400～500ml时，刺激膀胱壁牵张感受器兴奋，冲动经盆神经传入到达腰骶髓排尿初级中枢，同时，冲动也上传到大脑皮层的排尿高级中枢而产生尿意。正常时，骶髓排尿初级中枢受大脑皮层高级中枢的控制，若情况不允许，骶髓排尿低级中枢受大脑皮层高级中枢的抑制，而阻止排尿；若情况允许，大脑皮层向下发放冲动至骶髓，经盆神经传出，引起膀胱逼尿肌收缩，尿道内括约肌舒张，尿液进入后尿道，刺激后尿道感受器，冲动沿盆神经再次传到排尿中枢，加强排尿活动，并抑制阴部神经活动，使尿道外括约肌舒张，于是尿液排出。

小儿由于大脑皮层发育不完善，对排尿反射初级中枢的控制能力较差，因而排尿次数较多，易发生夜间遗尿现象。当脊髓受损使低级中枢与大脑皮层失去联系时，排尿失去了意识性控制，可出现尿失禁。如果支配膀胱的传出神经（盆神经）或腰骶部脊髓损伤时，可出现尿潴留（urine retention）。

案例解析

案例：朱女士，56岁，平时喜爱吃油炸食品，每天活动量少，不锻炼，主述口渴喜喝水、多食、多尿、但体重减少，而且伴有乏力、双膝发软。第二天化验空腹血糖为7.6mmol/L，1周后复查空腹血糖7.3mmol/L。糖化血红蛋白7.3%，尿微蛋白/肌酐：46。

解析：生化检查结合临床表现诊断为糖尿病。血糖浓度升高超过正常血糖水平，超过肾糖阈，葡萄糖不能全部被近端小管重吸收，肾小管内葡萄糖浓度增加导致渗透压升高，水重吸收减少，尿量增加，即渗透性利尿，产生多尿现象；肾重吸收功能下降，尿量增加，人体水分缺乏刺激大脑中枢发出口渴指令，想喝水，表现为多饮；糖尿病患者往往胰岛素减少或者敏感性降低，导致人体大部分糖原不能转化为能量，只能利用机体内脂肪和蛋白质，因此产生饥饿、多食、消瘦等现象；葡萄糖不能有效利用转化为能量，外界摄入能量不能及时补充机体，出现乏力、双膝发软症状。

本章小结

肾脏是维持机体水和电解质平衡的重要器官，同时也是排泄机体代谢产物的主要器官之一，它发挥作用的过程是先由肾小球滤过，再通过肾小管和集合管重吸收和分泌形成尿液。尿液的浓缩和稀释主要是通过肾髓质渗透压梯度实现的。

影响肾小球滤过的因素：①有效滤过压——肾小球滤过的动力；②肾小球滤过膜——滤过的结构基础；③肾血浆流量：影响肾小球毛细血管的血浆胶体渗透压。

尿生成调节：肾内自身调节、神经调节和体液调节。肾内自身调节主要通过小管液中溶质的浓度对肾小管的调节，以及球管平衡的调节；神经调节通过肾交感神经的作用使尿量减少；体液调节主要通过抗利尿激素、醛固酮和心房钠尿肽等体液因素进行。

思考题

1. 简述尿的生成过程。
2. 影响肾小球滤过功能的因素有哪些？
3. 抗利尿激素的释放受哪些因素的调节？

（史　君）

第十六章　特殊感觉器生理

学习导引

知识要求

1. **掌握**　感受器的一般生理特性；眼的调节；视网膜的两种感光换能系统；视敏度、视野、暗适应与明适应；声波传导途径；声音传入内耳的途径。

2. **熟悉**　感受器和感觉器官的概念；双眼视觉和立体视觉；外耳和中耳的功能；前庭器官的适宜刺激和平衡感觉功能，眼震颤。

3. **了解**　感受器和感觉器官的分类；眼的屈光异常及矫正。

机体的内、外环境经常处于变化之中，这些变化作用于机体的感受器或感觉器官，转变为神经冲动，沿着一定的神经传导通路到达大脑皮层的特定部位，产生相应的感觉。感觉是客观物质世界在人主观上的反映，是由感受器或感觉器官、神经传导通路和感觉中枢共同活动完成。

第一节　概　述

一、感受器、感觉器官的定义和分类

感受器（receptor）是指分布在体表或组织内部的一些专门感受机体内、外环境变化的结构或装置。感受器是机体认识和探索世界的最初步的器官，是反射弧中的首要结构。感受器的结构形式多种多样：最简单的感受器就是外周感觉神经末梢本身；有的感受器是裸露的神经末梢周围再包绕一些特殊的由结缔组织构成的被膜样结构。对于一些与机体生存密切相关的感觉来说，体内存在着一些高度分化的感受细胞，以类似突触的形式与感觉神经末梢相联系，例如，视网膜中的视杆和视锥细胞是光感受细胞，耳蜗中的毛细胞是声波感受细胞等。这些感受细胞连同非神经性附属结构，构成了各种复杂的感觉器官（sensory organ）。高等动物中最重要的感觉器官，如眼（视觉）、耳（听觉）、前庭（平衡觉）、嗅上皮（嗅觉）、味蕾（味觉）等器官，都分布在头部，称为特殊感觉器官（special sense organ）。

根据分布的位置、接受刺激的来源，感受器可分为内感受器、外感受器和本体感受器。外感受器分布在皮肤、黏膜、视器和听器等处，感受外界环境变化的刺激；内感受器分布于内脏器官和心血管等处，接受机体内环境变化的刺激；本体感受器分布在肌、腱、关节和内

耳的位觉器等处，接受机体运动和平衡变化时所产生的刺激。

二、感受器的一般生理特性

感受器的种类虽然很多，功能也各不相同，但都具有一些共同的生理特性。

（一）感受器的适宜刺激

感受器通常只对某种特定形式的能量变化最敏感，这种刺激被称为该感受器的适宜刺激（adequate stimulus）。例如，视网膜光感受细胞的适宜刺激是一定波长的电磁波，耳蜗毛细胞的适宜刺激是一定频率的声波。感受器对适宜刺激很敏感，只需用极小强度的刺激就能引起相应的感觉。非适宜刺激也可能使某些感受器产生反应，但其强度要大很多。因此，内外环境所发生的各种变化，总是首先引起与之相适宜的感受器发生反应。

（二）感受器的换能作用

各种感受器都相当于一种特殊的生物换能器，能将其感受到的适宜刺激的能量形式转换为相应的传入神经纤维上的动作电位，这一过程称为换能作用（transduction）。不论何种感受器，在它们把刺激形式转换为相应的动作电位之前，一般都要先在感受细胞上通过跨膜信号传递引起膜电位的变化，此种具有启动作用的过渡性的膜电位变化，称为感受器电位（receptor potential）。该电位在性质上属局部电位，其特点是不能作远距离传播、无潜伏期、有等级性，即不是“全或无”式的，有总和现象。当刺激强度增大时，感受器电位的振幅随之变大，当达到阈电位时，就能直接触发动作电位。

（三）感受器的编码作用

感受器在把刺激信号转换成相应传入纤维的动作电位的过程中，不但可以发生能量形式上的转换，同时还能把刺激信号中所包含的各种信息编排成神经冲动的不同序列，这称为感受器的编码作用（coding）。例如，耳蜗受到声波刺激时，不但能将声能转换成神经冲动，而且，还能将声音的音量、音调、音色等信息蕴含在神经冲动的序列之中。

（四）感受器的适应现象

当恒定强度的刺激持续作用于感受器时，感受器的传入冲动逐渐减少，甚至消失，这种现象叫感受器的适应（adaptation）。这是所有感受器的共同特点。但每种感受器适应过程的发展速度各不相同，有的发展较快，称为快适应感受器，如触觉感受器和嗅觉感受器，在接受刺激后很短时间内，传入神经上的冲动就会明显减少甚至消失；有的感受器的适应过程发展较慢，称为慢适应感受器，例如肌梭、颈动脉窦压力感受器、痛觉感受器等。感受器的快适应有利于机体再接受其他新的刺激；慢适应则使感受器能不断地向中枢传递信息，有利于机体对某些生理功能进行经常性的调节。

感受器发生适应现象的机制尚不清楚，不同种类的感受器产生适应过程的原因也可能不同。至于人体主观感觉方面出现的“入芝兰之室，久而不闻其香”的现象，其适应机制更为复杂，不仅与感受的适应现象有关，而且还与信息传递途径和感觉中枢的功能活动有密切关系。

第二节　视器和视觉功能

视器（visual organ），即眼，由眼球和眼副器两部分组成，大部分位于眶内，是感受可见光刺激的视觉器官。眼球的功能是将感受的光波刺激转变为神经冲动，经视觉传导通路至大脑皮质视觉中枢，产生视觉。眼副器位于眼球的周围或附近，对眼球起支持、保护和运动作用。

一、眼球

眼球是视器的主要部分，近似球形，居眶内，借筋膜与眶壁相连。眼球前面角膜的正中点称前极，后面巩膜的正中点称后极，连接前、后极的直线称眼轴。光线经瞳孔中央至视网膜黄斑中央凹的连线与视线方向一致，称为视轴。眼轴和视轴交叉成4°～7°角。眼球由眼球壁及其内容物组成（图16－1）。

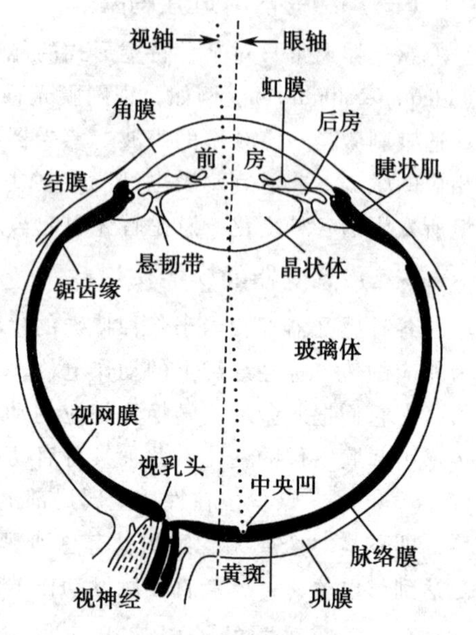

图16－1　眼球的结构

（一）眼球壁

眼球壁包括三层结构，由外向内依次为纤维膜、血管膜和视网膜（retina）。

1. 纤维膜（外膜）　包括角膜和巩膜两部分，坚韧而致密，由纤维结缔组织构成，对眼球有支持和保护作用。

角膜位于纤维膜的前1/6，致密透明，曲度较大，富有弹性，具有屈光作用。角膜无血管但富有感觉神经末梢，触觉和痛觉敏锐。正常角膜表面曲率各个方向是一致的，如果不同方向的曲率出现差异，可导致眼球不同经线方向的屈光度不等，临床上称散光。

巩膜位于纤维膜的后5/6，呈乳白色，不透明，质地厚而坚韧，有保护眼球内容物和维持眼球形态的作用。巩膜前缘接角膜缘，后方续视神经的硬膜鞘。巩膜前部露于睑裂的部分，正常呈乳白色，如呈黄色常是黄疸的重要体征。

2. 血管膜（中膜）　位于纤维膜的内面，富有血管、神经和色素细胞，呈棕黑色，又称色素膜。血管膜由前向后为虹膜、睫状体和脉络膜三部分。

虹膜位于血管膜的最前部，呈冠状位的圆盘形薄膜，虹膜中央有一圆孔，为光线进入眼球的通道，称为瞳孔（pupil）。虹膜基质内有两种不同方向排列的平滑肌纤维，环绕瞳孔缘的，称瞳孔括约肌，瞳孔周围呈放射状排列的，称瞳孔开大肌。瞳孔括约肌由副交感神经支配，可缩小瞳孔；瞳孔开大肌由交感神经支配，可开大瞳孔。在弱光下或视远物时，瞳孔开大；在强光下或视近物时，瞳孔缩小。虹膜的颜色具有种族差异，取决于色素的多少，黄种人多呈棕褐色，白种人因缺乏色素而呈蓝色或灰色。

睫状体是血管膜的肥厚部分，位于角膜与巩膜移行部的内面，其前方连接虹膜根，后方与脉络膜相连。在眼球水平切面上，睫状体呈三角形，其中后部较为平坦，称睫状环；前部较厚，并向内伸出放射状突起，称睫状突，由睫状突发出睫状小带与晶状体相连。睫状体内的平滑肌，称为睫状肌。在副交感神经支配下睫状肌的收缩和舒张可调节晶状体的曲度。

脉络膜占血管膜的后2/3，外邻巩膜，内贴视网膜色素上皮层，富有血管和色素，呈棕黑色，其后部有视神经穿过。脉络膜具有营养视网膜，吸收眼球内散射后的多余光线避免扰乱视觉的功能。

3. 视网膜（内膜） 为眼球壁的内层，贴附于血管膜内面，从前向后可分为三部分：虹膜部、睫状体部和视部。视网膜虹膜部和睫状体部分别贴附于虹膜和睫状体的内面，无感光作用，故称为盲部。视部最大、最厚，附于脉络膜的内面，以锯状缘与盲部为界，为视器接受光波刺激并将其转变为神经冲动的部分。

视网膜视部的后部最厚，愈向前愈薄，在视神经起始处有乳白色圆形隆起，称视神经盘（视神经乳头），其中央凹陷，有视网膜中央动、静脉穿过。视神经盘处无感光细胞，称生理性盲点。在视神经盘颞侧约3.5mm稍偏下方有一淡黄色区域，称黄斑。黄斑的中央凹陷，称中央凹，此区无血管，是感光最敏锐处，由密集的视锥细胞构成。

视网膜视部的组织结构分为内、外两层：外层为色素上皮层，由大量的单层色素上皮细胞构成；内层为神经层，是视网膜的固有结构。两层之间有一潜在的间隙，临床上的视网膜脱离多是在神经层与色素上皮层之间发生。

视网膜的神经层主要由三层神经细胞组成，由外向内依次为感光细胞（视锥细胞和视杆细胞）、双极细胞和神经节细胞。节细胞的轴突向视神经盘处汇集，穿过脉络膜和巩膜，构成视神经。视神经向后入颅腔连于脑。光线进入眼球投射到视网膜上，视锥和视杆细胞接受光的刺激，把刺激转变为神经冲动，经双极细胞传到节细胞，在经视神经传入脑，产生视觉。

（二）眼球的内容物

眼球的内容物包括房水、晶状体和玻璃体。这些结构无色透明且无血管，都具有屈光作用，与角膜共同组成眼的屈光系统。

1. 房水 眼房是位于角膜和晶状体之间的间隙，虹膜将其分为较大的前房和较小的后房，前、后眼房经瞳孔相互交通。房水为无色透明的液体，充满在眼房内，成分类似血浆，总量为0.15 ml～0.3ml。

2. 晶状体 晶状体内无血管和神经，无色透明而有弹性，位于虹膜与玻璃体之间，形如双凸透镜，后面曲度较前面曲度大。晶状体是眼屈光系统的主要装置，也是唯一可调节的屈光装置，其屈光度可随睫状肌的收缩和舒张而变化。

3. 玻璃体 是无色透明的胶状物质，填充于晶状体与视网膜之间，约占眼球内腔的4/5，对视网膜起支撑作用。当视网膜和血管膜病变时，可导致玻璃体营养障碍而混浊，进而影响视力。

二、眼副器

眼副器包括眼睑、结膜、泪器、眼球外肌以及眶内的筋膜和脂肪等，有保护、运动和支持眼球的作用。

1. 眼睑 即眼皮，分为上眼睑、下眼睑。眼睑的游离缘生有睫毛，上下眼睑在两侧端的交角，分别称为内眦和外眦。

2. 结膜 为透明的黏膜，被覆盖于眼睑内面称为睑结膜，衬在眼球表面的称为球结膜。球结膜在角膜缘移行为上皮。睑结膜为沙眼发病部位。

3. 泪器 由泪腺和泪道组成，泪道包括泪点、泪小管、泪囊和鼻泪管。泪腺位于眼眶上外侧，分泌泪液，有湿润和清洁角膜、杀菌作用。

4. 眼球外肌 属于横纹肌，包括上、下、内、外4条直肌和上、下2条斜肌及1条上睑提肌。眼球的正常转动由这六条肌肉相互协作而完成。

三、眼的视觉功能

眼是人的视觉器官。在人脑获得的全部信息中，大约有95%以上来自视觉系统，因而眼是人体最重要的感觉器官。人眼的适宜刺激是波长为370～740nm的电磁波。

（一）眼的屈光系统及其调节

1. 眼的屈光系统 光线通过眼内屈光系统（包括角膜、房水、晶状体、玻璃体）的成像原理基本上与照相机及凸透镜成像原理相似。根据光学原理，眼前6米至无限远的物体所发出的光线或反射的光线接近于平行光线，经过成人正常眼的屈光系统都可在视网膜上形成清晰的物像。但人眼并不能看清所有远处的物体，这是由于过远的物体光线过弱，或在视网膜上成像太小，因而不能被感觉。

2. 眼的调节 为了能看清楚所观察的物体，眼的屈光系统能随着所视物体的距离和明暗进行适当的调节，以使物像仍能落在视网膜上，这种适应性变化称为眼的调节（accommodation of the eye）。眼的调节包括晶状体的调节、瞳孔的调节和两眼会聚。

（1）晶状体的调节 晶状体是一种富有弹性的屈光体，呈双凸透镜形，通过睫状小带与睫状体相连。当眼看远物时，睫状肌松弛，睫状小带被拉紧，使晶状体受到牵拉而呈扁平。当眼看近物时，则进入调节状态，反射性地使睫状肌收缩，睫状体因而向前内移动，使睫状小带放松，晶状体受牵拉的力量减小，便借助其本身的弹性而回位，曲度增加。由于晶状体包囊前表面中央部分特别薄，所以在眼的调节中，晶状体前表面中央部向前凸出最为显著。晶状体变凸，使屈光能力增加，因而可使近物的辐散光线仍能聚焦于视网膜上，以形成清晰的物像。

人眼看清楚近物的能力是有一定限度的，眼的最大调节能力可用它所能看清物体的最近距离来表示，这个距离称为近点。这取决于晶状体变凸的最大程度。由于晶状体的弹性随年龄的增长而减弱，因此眼的调节能力也会随之逐渐下降。如8岁左右儿童近点为8.6cm，成年人为10～15cm，而60岁时则增至83.3cm。眼的调节能力也可用晶状体变凸所能增加的眼的屈光度（diopter，D）来表示。屈光度是焦距（m）的倒数，即D＝1/焦距（m）。例如，某一透镜的焦距为10cm，则该透镜的屈光度为10D。在眼镜行业中称1D为100度，凸透镜的D值为正值，凹透镜的D值为负值。

（2）瞳孔的调节 视近物时，在晶状体凸度增加的同时伴有相应的瞳孔缩小，通常把该反射称为瞳孔调节反射，也称瞳孔近反射。瞳孔的大小随视网膜受光照强度而变化的反射称为瞳孔对光反射。瞳孔在光亮处缩小，而在黑暗处扩大。在强光下，瞳孔缩小，能够减小球面像差和色像差，增加视觉的正确度和保护眼不受强光过度刺激。瞳孔的最适直径为2～3mm，此时看到的物像最清晰。

（3）眼球会聚 当双眼同时注视一个向眼前移近的物体时，则两眼同时向鼻侧聚合，这种现象称为会聚。其意义在于看近物时，使物像仍能落在两眼视网膜的相称位置上，在主观感觉上只形成一个物像，不会产生复视。它主要是由眼球的内直肌收缩来完成的，受动眼神经中的躯体运动纤维支配。

眼的调节是一种反射活动。视近物时，模糊的视觉形象到达视觉中枢，视觉中枢发出下行冲动经皮层中脑束到达中脑正中核、动眼神经缩瞳核，由此发出副交感神经节前纤维，到达睫状神经节，经睫状短神经到达睫状肌和瞳孔括约肌，使晶状体变凸、瞳孔缩小。眼球会聚的反射途径与瞳孔反射不同，可能由三叉神经的眼支传入至三叉神经中脑核，换元后传入

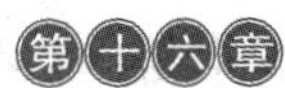

正中核，再传至内直肌核，由此发出纤维至双眼内直肌，引起眼球会聚。

若眼的屈光能力异常或眼球的形态异常，平行光线不能聚焦于视网膜上则称为非正视眼，如近视和远视等（图16－2）。近视多由于眼球的前后径过长（轴性近视）或屈光系统的屈光能力过强（屈光性近视），使来自远方物体的平行光线在视网膜前聚焦，以致视力模糊。纠正近视眼的方法是配戴一定焦度的凹透镜，使入眼的平行光线适当辐散而在视网膜上聚焦。远视则是由于眼球的前后径过短（轴性远视）或屈光系统的屈光能力过弱（屈光性远视），进入眼内的平行光线成像于视网膜之后，引起视觉模糊，纠正的方法是配戴适当焦度的凸透镜，使进入眼内的辐散光线成像于视网膜上。

（二）视网膜的感光换能系统

1. 视网膜的感光换能系统 在视网膜感光细胞层中有视杆细胞和视锥细胞两种感光细胞，在视网膜上形成了两种感光换能系统，即视杆系统和视锥系统（图16－3）。

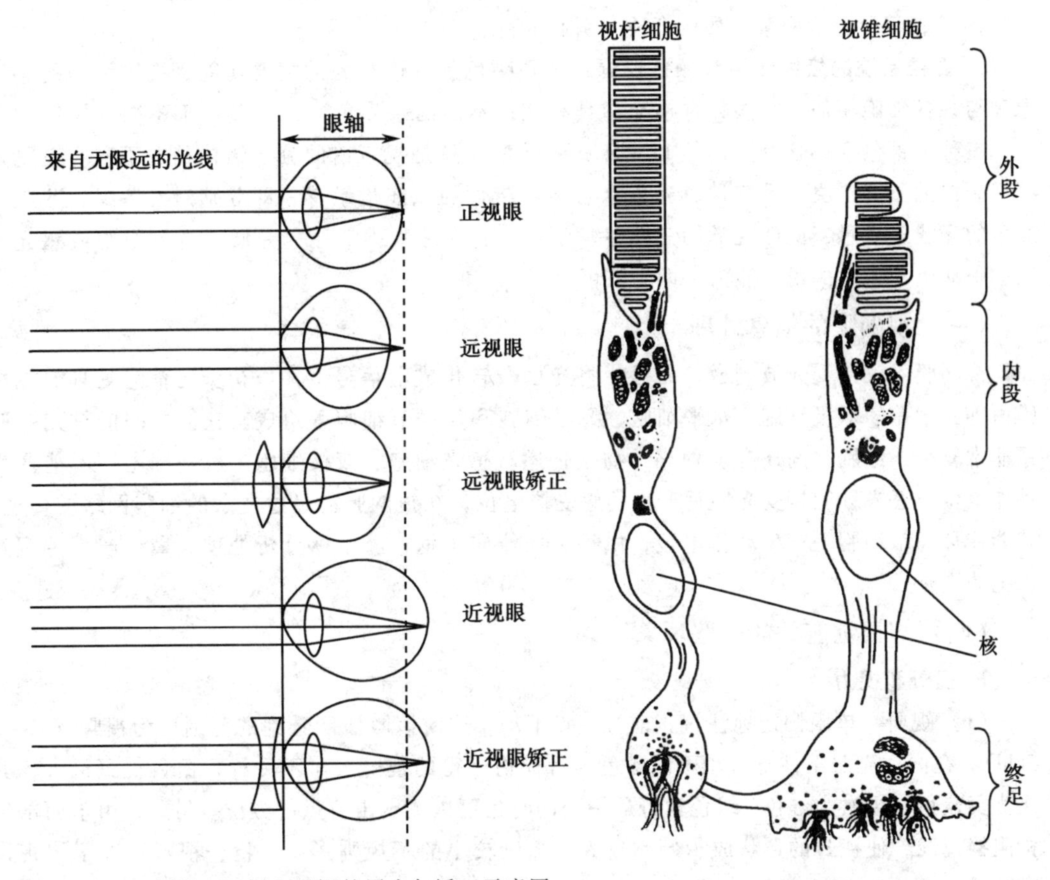

图16－2 正视眼、近视和远视的屈光与矫正示意图

图16－3 两种感光细胞

视杆系统由视杆细胞和与其相联系的双极细胞、神经节细胞所组成。视杆细胞对光的敏感度较高，在昏暗的环境也能感受到光刺激而引起视觉，但无色觉，只能区分明暗和感知物体较粗略的轮廓，精确性差。该系统又称为暗光觉系统（dark light vision system）。以夜间活动为主的动物，如鼠、猫头鹰等，它们的感光细胞以视杆细胞为主。

视锥系统由视锥细胞和与其有关的传递细胞组成。视锥细胞对光的敏感性差，只有在白昼或强光条件下才能引起兴奋，但可以辨别颜色，对物体表面的细节和轮廓都能看得清楚，有较高的分辨能力。该系统又称为昼光觉系统（day light vision system）。以白昼活动为主的动物，如鸡、鸽等，其视网膜上的感光细胞几乎全是视锥细胞。

2. 视杆系统的感光换能机制 感光细胞感光换能的物质基础是其所含的视色素。视杆细胞所含有的视色素称为视紫红质，在暗处呈紫红色，但在受到光照时迅速退色以至完全变白。视紫红质是一种结合蛋白质，由视蛋白和视黄醛的生色基团所组成。视紫红质在光照时迅速分解为视蛋白和视黄醛，并同时释放能量，经过较复杂的信息传递系统的活动诱发视杆细胞产生启动电位。在明处视紫红质被分解，在暗处又可重新合成。实际上人在暗处视物时，既有视紫红质的合成，又有它的分解，这是人在暗光处能不断视物的基础。光线越暗，合成过程超过分解过程，这使视网膜对弱光的敏感性就越高。在视紫红质分解和再合成的过程中，将有一部分视黄醛将被消耗，这就要靠从食物中进入血液的维生素A来补充。长期摄入维生素A不足，将会影响视紫红质的合成，引起夜盲。

3. 视锥系统的换能作用和颜色视觉 辨别颜色是视锥细胞的主要功能。视锥细胞的感光原理与视杆细胞相似。大多数脊椎动物具有三种不同的感光色素，各存在于不同的视锥细胞中，三种视锥色素都含有同样的11－顺式视黄醛，只是视蛋白的分子结构稍有不同。正是这些视蛋白的不同，决定了三种感光色素对不同波长的光线最敏感，即分别对红、绿、蓝三种颜色的光线最敏感，此即视觉的三原色觉学说。若缺乏某种三原色光敏感视锥细胞或感光色素，则缺乏对该色的辨别能力，即为该色色盲。

（三）视网膜的信息处理

视网膜不仅接受光波刺激，而且能将光信号转化成电信号，并作初步的信息处理。视网膜由感光细胞、双极细胞、水平细胞、无足细胞和神经节细胞等组成。它们之间的排列和联系非常复杂，细胞之间还有多种化学物质传递。感光细胞、双极细胞、水平细胞均不能产生动作电位。感光细胞接受光照后产生的感受器电位，在视网膜内经过复杂的细胞网络的传递，才能在神经节细胞上产生动作电位，由视神经传向中枢，经中枢分析处理，最终产生主观意识上的视觉。

（四）与视觉有关的一些现象

1. 视野和视力

（1）视野 单眼固定地注视正前方一点不动，这时该眼所能看到的范围称为视野（visual field）。在同一光照条件下，用不同颜色的目标物测得的视野大小不一样，白色视野最大，其次为黄蓝色，再次为红色，绿色视野最小；同时也可以测定出盲点的方位。另外，由于面部结构阻挡视线，使视野的形状成为颞侧较大、鼻侧较小的不规则形状。检查视野可以了解视网膜的感光功能，也可以通过视野的改变来了解视传导路径和视觉中枢的状况。

（2）视力 即视敏度（visual acuity），是指视觉对物体形态的精细分辨能力。以能识别两点间的最小距离为衡量标准。眼的屈光异常和光源强弱都会影响视力。视网膜各部位的视力也大不相同，中央凹处视敏度最高，越往周边移行，视敏度越低。因为中央凹处视锥细胞最为密集，分辨能力最高。测定视力，实际上测量的是昼光觉系统视锥细胞的视敏度。

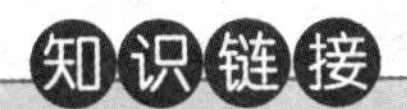

视力检查表

视角即物体上两点光线射入眼球在节点处交叉所成的夹角。同一距离，视角与物体大小成正比；同一物体，视角与物体远近成反比。正常人眼能分辨的最小视角为1分角(1/60度)。所以，视力与视角成反变关系。在视网膜上，只要物像两点间的距离正好中间隔一个视锥细胞（平均直径4～5μm），即可分辨出两点。国际标准视力表就是根据这个原理设计的。国际上通用的另一种图标是Snellen图，这是一组大小不一的字母E。检查视力时，应将视力表置于眼前5m处，而视力表上1.0行的E字符号，两个光点所发出的光线通过节点交叉所形成的夹角为1分度。利用简化眼可算出此时视网膜像的大小正好为4～5μm。因此把能够辨认1.0行E字作为眼的正常视力的判断标准。

2. 暗适应和明适应

（1）暗适应　当人从明亮的环境进入暗室时，最初任何东西都看不清楚，经过一定时间，视觉敏感度才逐渐增高，恢复了在暗处的视力，这称为暗适应（dark adaptation）。暗适应的产生机制与视网膜中感光色素在暗处再合成作用增加，从而增加了视网膜中处于未分解状态的感光色素的量有关。处于未分解状态的感光色素愈多，感光细胞对光刺激的敏感性愈高。

（2）明适应　从黑暗处初来到明亮处时，最初感到一片耀眼的光亮，不能看清物体，只有稍待片刻才能恢复视觉，这称为明适应（light adaptation）。明适应的过程较短，约1min即可完成。耀眼的光感主要是由于在暗处合成的大量感光色素视紫红质，在进入光亮处骤然迅速分解所致。只有当大量的视紫红质被分解之后，对光不敏感的视锥细胞才担负起在光亮处感光的功能。

3. 双眼视觉和立体视觉

（1）双眼视觉　两眼同时看一物体时产生的视觉，称为双眼视觉（binocular vision）。双眼视觉不但补偿了单眼视觉时存在盲点的缺陷，扩大了视野，增加了深度感，产生了立体视觉，还增加了对物体的大小和距离判断的准确性。

（2）立体视觉　虽然两眼同时注视同一物体，但在两眼视网膜上所成的像，并不完全相同。左眼看到物体的左侧面较多，右眼看到物体的右侧面较多，来自两眼的这些不同信息，经过视觉高级中枢综合处理后，得到一个完整的立体形象，称为立体视觉。此外，日常生活经验、物体表面的光线反射情况和阴影等，都是造成立体视觉的因素。然而单眼视物所产生的立体视觉远没有双眼视物来得确切。

第三节　前庭蜗器及其功能

前庭蜗器又称为耳或位听器，按部位可分为外耳、中耳和内耳三部分。外耳和中耳是前庭蜗器的附属器，具有收集和传导声波的作用；内耳是位觉和听觉感受器所在部位。位觉感受器是感受头部位置变动、重力变化和运动速度刺激的感受器，听觉感受器是感受声波刺激的感受器。

一、外耳

外耳（external ear）包括耳廓和外耳道。耳廓的形状有利于声波能量的聚集、收集声音，还可以判断声源的位置。外耳道是声波传导的通道，一端开口于耳廓中心，一端终止于鼓膜，长约25mm，同时它也是一个有效的共鸣腔，能使较弱的声波振动得到加强，并引起鼓膜振动。

二、中耳

中耳（middle ear）是声波空气传导的必经之路，外侧以鼓膜与外耳道交界，中耳腔称鼓室，鼓室内侧以前庭窗（又称卵圆窗）和蜗窗（又称圆窗）膜与内耳相隔，并以咽鼓管与咽相通。鼓室内有3块听小骨和2块中耳肌（图16-4）。

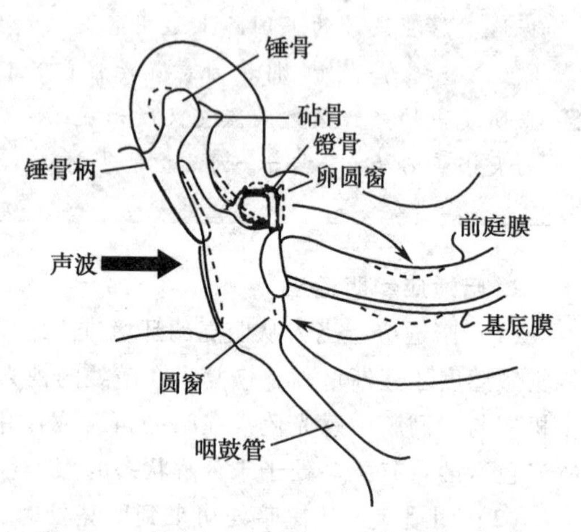

图16-4　鼓膜、听骨链和卵圆窗关系模式图

鼓膜形似椭圆，其顶点朝向鼓室，面积约50~90mm，内侧连锤骨柄。具有较好的频率响应和较小的失真度，能将外来的声音如实地传递至听小骨。

听骨链由锤骨、砧骨和镫骨依次连接而成。锤骨柄附着于鼓膜，镫骨底与前庭窗膜相接，砧骨居中，将锤骨和镫骨连接起来，使3块听小骨形成一个杠杆系统。锤骨柄为长臂，砧骨长突为短臂，支点刚好在整个听骨链的重心上，因而在能量传递过程中惰性最小，效率最高。鼓膜振动时，如锤骨柄内移，则砧骨长突和镫骨也沿锤骨柄作同方向内移。

声波通过鼓膜、听骨链到达前庭窗（卵圆窗）时，其压力明显增大。这是由于鼓膜的面积与镫骨脚板的面积之间的差别所致。鼓膜振动时，其振动面积约为55mm^2，而前庭窗的面积只有3.2mm^2，如果听骨链传递时总压力不变，则作用于前庭窗上的压强将增大55÷3.2=17倍。另外听骨链中杠杆长臂和短臂之比约1.3∶1，于是短臂一侧的压力将增大为原来的1.3倍。所以，鼓膜和听骨链传递声波过程中，作用于前庭窗上的增压效率应为17×1.3=22倍。

三、内耳

内耳（internal ear）位于颞骨岩部的骨质内，其形状不规则，由迂曲复杂的管道组成，故又称迷路。内耳包括骨迷路和膜迷路两部分。骨迷路是骨性隧道，膜迷路位于骨迷路内，两者形态基本一致。骨迷路与膜迷路之间充满外淋巴，膜迷路内充满内淋巴，内、外淋巴互不相通。

耳蜗形如蜗牛壳，为一条围绕骨质轴的螺旋形骨质管道，蜗轴向骨性蜗管中伸出一骨板，其外缘连接着基底膜，在基底上方有一斜行的前庭膜，因此，耳蜗被分成三个腔，上方为前庭阶，下方为鼓阶，其中充满外淋巴，中为蜗管，充满内淋巴。前庭阶与卵圆窗膜相连，鼓阶与蜗窗膜相连，前庭阶在耳蜗顶部与鼓阶相连通。蜗管是一个盲管。基底膜上有听觉感受器，称为柯蒂器官（organ of Corti），又称螺旋器。柯蒂器官主要由支持细胞与具有纤毛的听觉细胞（或称毛细胞）所组成，其上覆以盖膜。毛细胞对机械刺激敏感。听神经的末梢纤维以网状绕于毛细胞上（图16-5）。

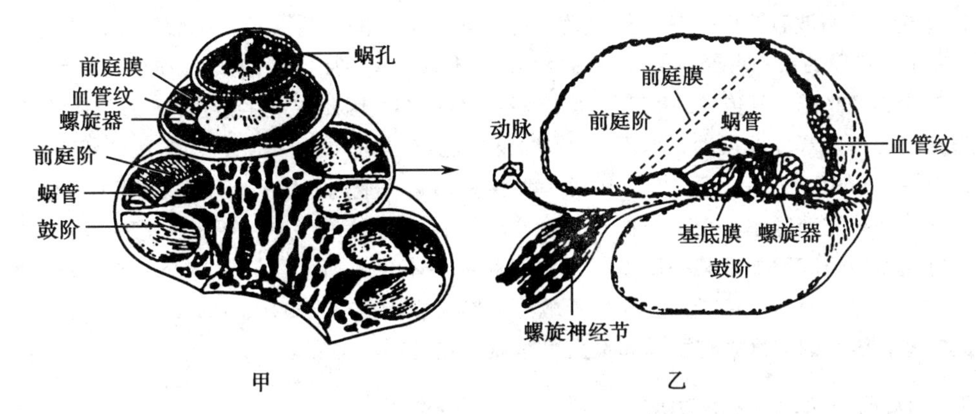

图 16－5　耳蜗及耳蜗管的横断面示意图

甲：耳蜗纵行剖面；乙：耳蜗管横断面

点线表示鼓膜向内侧移动时各有关结构的移动情况

耳蜗的主要功能是把内耳的机械振动转变为蜗神经上的神经冲动。在这一换能过程中，耳蜗基底膜的振动是一个关键因素。当声波经中耳听骨链传递使前庭窗膜内移时，通过外淋巴使前庭膜下移，通过内淋巴使基底膜向下移，最后通过鼓阶的外淋巴压向蜗窗，使蜗窗膜外移；相反，当前庭窗膜外移时，上述结构又作相反方向移动，于是形成振动。在这个振动过程中，蜗窗膜实际起着缓冲耳蜗内压力变化的作用。基底膜的振动又引起螺旋器的振动，从而使毛细胞顶端和盖膜之间相对位移，发生相切运动，引起毛细胞的听纤毛变化。听纤毛的弯曲再引起耳蜗的电位变化，最后引起与毛细胞相联系的耳蜗神经纤维产生神经冲动频率的改变，以不同形式的编码传入中枢。

关于对声音频率的分析，目前常用行波理论（theory of travelling wave）解释。基底膜的振动是从底部开始，随后波动以行波的形式沿基底膜向耳蜗的顶部方向传播，就像抖动一条绸带时，行波沿绸带向远端传播一样。不同频率的声波引起的行波都从基底膜底部开始，但声波频率不同，行波传播的远近和最大振幅出现的部位也不同。声波频率越高，行波传播越近，最大振幅出现的部位越靠近耳蜗底部；反之，声波频率越低，则行波传播越远，最大振幅出现的部位越靠近蜗顶部。

四、耳的听觉功能

听觉是由耳、听神经和听觉中枢的共同活动完成。耳是听觉的感觉器官。耳的适宜刺激是一定频率范围内的声波振动。外耳和中耳是声波到达耳蜗的传音装置，耳蜗内的毛细胞是真正感受声波刺激的感受器。听神经把神经冲动传递到大脑皮层听觉中枢，经分析处理后产生听觉。

声波传入内耳的感受器有两条途径，一是空气传导，二是骨传导。在正常情况下以空气传导为主。

1. 空气传导　声波经外耳道引起鼓膜振动，再经听小骨链和卵圆窗膜进入耳蜗，这一声音传导途径称为空气传导。其途径是：耳廓收集声波→外耳道→鼓膜→听小骨链→前庭窗→前庭阶外淋巴→前庭膜→蜗管内淋巴→基底膜 Corti 器→鼓阶外淋巴→蜗窗（第二鼓膜）。外淋巴的波动可通过前庭膜使内淋巴波动，也可以直接使基底膜振动，刺激 Corti 器并产生神经冲动，经蜗神经传入中枢，产生听觉。

2. 骨传导 声波直接引起颅骨的振动，再引起耳蜗内淋巴的振动，这种传导称为骨传导。声波的冲击和鼓膜的振动可经颅骨和骨迷路传入，使内耳内的内淋巴流动，亦可使基底膜上的Corti器产生神经兴奋。骨传导的敏感性比空气传导低的多，因此在正常听觉中所起作用甚微。

声音起源于发音体的振动，但不是所有的物体振动都能被人耳听到，人耳能感受的振动频率在16～20000Hz之间，而对于其中每一种频率都有一个刚好能引起听觉的最小振动强度，称为听阈。如果震动频率不变，当振动强度在听阈以上继续增大时，听觉的感受能力也相应增强，但当振动强度增加到某一限度时，它引起的将不仅是听觉，同时还会引起鼓膜的疼痛感觉，这个限度称为最大可听阈。人耳最敏感的频率在1000～3000Hz之间；而日常语言的频率较此略低，语音的强度则在听阈和最大可听阈之间的中等强度处。

五、内耳的平衡感觉功能

内耳中的前庭器官是人体自身运动状态和头部在空间的位置觉感受器，对调节姿势、维持平衡起着重要作用。前庭器官包括内耳中的椭圆囊、球囊（两者合称前庭）和三个半规管。它们和耳蜗同位于颞骨岩部的骨迷路之中，为膜性管道，管内充满内淋巴，管外与骨迷路的间隙则是外淋巴。

当头的位置改变或作直线变速运动时，会引起前庭器官中感受器的兴奋。椭圆囊和球囊中内淋巴的流动而使囊斑上毛细胞顶部的纤毛弯曲，引起与之相连的传入神经发放的神经冲动频率改变传至中枢，引起机体在空间位置及变速运动的感觉，并可反射性地引起姿势改变，以保持身体的平衡。另外，当人的头部作旋转变速运动时，半规管中的内淋巴流动而引起壶腹嵴上的毛细胞顶部的纤毛弯曲而引起与之相连的传入神经发放冲动增多，传至中枢引起旋转感觉，并能反射地引起眼球震颤及躯体骨骼肌的张力改变，以保持身体姿势的平衡。眼震颤是指由旋转引起的眼球不随意的规律性运动，如头向左方加速旋转时，两眼球先向右缓慢移转，这是眼震颤的慢动相；当眼球移动到眼裂右侧端时，又快速返回眼裂正中，这是眼震颤的快动相，如此反复。头部旋转突然停止时，眼球运动方向相反。眼震颤仅在旋转开始和停止阶段出现，临床上把快动相规定为眼震颤的方向，眼震颤试验可判断前庭器官功能是否正常。

当前庭器官受到过强过长时间的刺激时，常会引起恶心、呕吐、眩晕、皮肤苍白等症状，称为前庭自主神经性反应。有些人前庭功能非常敏感，前庭器官受到轻微刺激就可引起不适应反应，严重时称为晕动病，如晕车、晕船、航空病等，如进行适当锻炼，适应能力可以提高。

案例解析

案例： 23岁男性青年，大学毕业，听力损失，低频接近正常，高频在60～70dB左右，本人学习成绩优秀，口齿欠清晰，最近自觉听不清楚。经过医院测听，证实神经性听力障碍，医生建议唯一的办法是佩戴助听器。

解析： 神经性听力损失是内耳的神经细胞损伤引起的，目前没有药物治疗。助听器是一种微小型扩声设备，将外界的声音放大到听力损失患者需要的程度。利用患者的残余听力进行补偿听力不足，使听力损失患者能和正常听力一样能听到声音，是目前帮助耳聋患者改善听力的最有效工具。一旦发现听力有下降，就应及时就医。如果听力下降没有办法治疗需尽快配戴助听器，保护残余听力。

本章小结

感受器是专门感受机体内、外环境变化的特殊结构或装置，具有适宜刺激、换能作用、编码作用与适应现象等共同的生理特性。眼兼有屈光成像和感光换能作用，人眼视网膜中存在视杆和视锥两种感光换能系统，前者司暗视觉，后者司明视觉和色觉。声波传入内耳的最佳途径是鼓膜、听骨链、卵圆窗通路；内耳可将传入耳蜗的机械振动转变为听神经上的动作电位；音调感觉取决于基底膜产生振动的部位。前庭器官感受头部的空间位置和人体自身运动状态。

思考题

1. 试述正常人看近物时眼的调节过程及其生理意义。
2. 简述视网膜两种感光细胞的分布及其功能特征。
3. 试述眼的暗适应及其机制。
4. 内耳耳蜗是怎样感受声波刺激的?

（刘云霞　马善峰）

第十七章 神经生理

学习导引

知识要求

1. **掌握** 经典化学性突触传递的过程；中枢兴奋传布的特征；中枢抑制；丘脑感觉投射系统及其功能；内脏痛；中枢对躯体运动和内脏活动的调节功能。

2. **熟悉** 中枢神经元的联系方式；神经递质和受体；脑干网状结构易化区和抑制区；脊休克。

3. **了解** 神经纤维的分类；轴浆运输的作用；中枢神经系统的感觉功能和脑的高级功能。

神经系统在人体功能调节中起主导作用。在神经系统的调节下，体内各器官、组织和细胞的活动互相联系、互相影响、互相制约，成为完整的统一体；并能及时做出以适应环境变化的反应，维持机体正常生存。

第一节 神经元生理

神经系统主要由神经细胞和神经胶质细胞组成。神经细胞是神经系统最基本的结构和功能基本单位，又称为神经元（neuron）。神经胶质细胞主要起支持、营养、保护神经元作用。

一、神经元

1. 神经元的结构和功能 神经元由胞体和突起两部分构成，突起分为轴突和树突。胞体是神经元代谢和营养的中心，具有接受、整合传入信息并发出传出信息作用。突起由胞体发出，分为树突和轴突，树突可有多个，主要是接受传入信息。轴突一般只有一个，其主要作用是传出神经元调节信息，轴突起源于轴丘，其起始部分称为始段，是神经元动作电位的起始部位，轴突末梢有许多分支，每一分支末梢膨大称为突触小体，突触小体与另外一个神经元接触形成突触，通过释放其内储存的神经递质，调节与其形成突触联系的神经元的活动。轴突和感觉神经元的长树突统称为轴索，轴索外包有髓鞘或神经膜，称为神经纤维（nerve fiber）。外面包有髓鞘的轴索称为有髓神经纤维，没有髓鞘而仅有神经膜的神经纤维称为无髓神经纤维。

在神经系统中，神经元之间通过突触联系组成复杂的信息传输、整合网络，以实现对机体的功能调节。

2. 神经纤维传导兴奋的特征 神经纤维的基本功能是传导兴奋（神经冲动）。神经纤维直径、有无髓鞘和温度决定其兴奋传导速度。一定范围内温度升高、神经纤维直径粗、有髓鞘的兴奋传导速度快，反之传导较慢。温度降至0℃以下时发生兴奋传导阻滞，这就是低温麻醉的原理。在临床上测定神经纤维兴奋传导速度有助于诊断神经纤维病变和估计神经损伤预后。

神经纤维传导兴奋的特征有①生理完整性：神经纤维在结构和功能上保持完整，才能传导兴奋，无论结构损伤，还是功能障碍如应用局部麻醉药使钠通道失活而阻断神经冲动的发生和传导，都会使其丧失传导功能。②双向传导：在实验条件下，人为刺激神经纤维上任何一点，引起的兴奋可沿纤维向两端同时传导。但在体内，由于突触传递的单向性，传出神经纤维的冲动总是从胞体传向神经末梢；而感觉传入神经纤维的冲动则由外周端传向中枢端。③绝缘性：一条神经干内含有多条神经纤维，但神经纤维传导兴奋时基本上互不干扰，称为绝缘性，保证了神经调节的精确性和准确性。④相对不疲劳性：在实验条件下神经纤维可在9～12小时内，连续接受50～100Hz的电刺激而始终保持产生和传导兴奋的能力，不容易发生疲劳。

3. 神经纤维的分类

（1）根据神经纤维兴奋传导速度：分为A、B、C三类，其中A类纤维又分为α、β、γ、δ四种，这种方法常用于传出神经纤维的分类。

（2）根据神经纤维来源与直径：分为Ⅰ、Ⅱ、Ⅲ、Ⅳ四类，其中Ⅰ类纤维又分为I_a、I_b两种，这种方法常用于传入神经纤维的分类。两种分类方法见表17－1。

表17－1 神经纤维的分类

纤维类型	功能	纤维直径（μm）	传导速度（m/s）	相当于传入纤维的类型
A（有髓鞘）				
α	肌梭、腱器官传入纤维 支配梭外肌的传出纤维	13～22	70～120	I_a、I_b
β	皮肤触压觉传入纤维	8～13	30～70	Ⅱ
γ	支配梭内肌的传出纤维	4～8	15～30	
δ	皮肤痛温觉传入纤维	1～4	12～30	Ⅲ
B（有髓鞘）	自主神经节前纤维	1～3	3～15	
C（无髓鞘）				
sC	自主神经节后纤维	0.3～1.3	0.7～2.3	Ⅳ
drC	背根中痛觉传入纤维	0.4～1.2	0.6～2.0	

I_a类纤维直径为12～22μm；I_b类纤维直径约为12μm

4. 神经纤维的轴浆运输 神经元结构和功能的完整性有赖于胞体与轴突之间借助轴浆流动不断进行的物质交换。在轴突内借助轴浆流动运输物质的现象，称为轴浆运输（axoplasmic transport）。轴浆运输是双向性的，自胞体向轴突末梢的轴浆流动称为顺向轴浆运输，分为①快速轴浆运输：速度约为410mm/d，主要运输线粒体、递质囊泡等具有膜的细胞器；②慢速轴浆运输：速度约为1～12mm/d，主要运输微管、微丝及轴浆中的一些可溶性成分。自轴突末梢运输至胞体的轴浆流动称为逆向轴浆运输，其速度约为205mm/d，主要转运自末梢摄取的外源性物质，如神经营养因子、破伤风毒素、狂犬病病毒等，对神经元的活动和代谢产生影响。辣根过氧化物酶可被逆向轴浆运输，故在神经科学研究中常被用作示踪剂。

5. 神经的营养性作用以及神经营养因子 神经对所支配的组织除发挥调节作用（功能性作用）外，神经末梢还经常释放一些营养性因子，持续调节所支配组织的代谢活动，影响其结构、生化和生理功能，称为神经的营养性作用（trophic action）。神经的营养性作用在正常情况下不易被察觉，但在切断神经后，便能明显地表现出来。此外，组织细胞能产生神经营养因子，经逆向轴浆运输调节神经元生长、发育及功能。

二、神经元间的信息传递

神经元之间通过突触（synapse）形成功能性连接，借此完成信息传递作用，使神经系统调节作用得以完成。

（一）经典突触的传递

1. 突触的结构 经典突触为化学性突触，由突触前膜、突触间隙以及突触后膜三部分组成（图 17－1）。一个神经元的轴突末梢首先分成许多分支，每个分支的末梢部分膨大呈球状，称为突触小体，突触小体与突触后神经元对应的轴突末梢膜称为突触前膜，与突触前膜相对应的胞体膜或突起的膜称为突触后膜，两膜之间为宽 20～40nm 突触间隙，突触间隙内充斥着细胞外液。在突触小体的轴浆内，含有较多的线粒体和大量的突触囊泡，突触囊泡内含有高浓度的与神经元间信息传递有关的化学物质即神经递质，在特定条件下突触囊泡内递质可以从突触前膜释放。突触后膜上含有能与神经递质发生特异性结合的受体（也是化学门控通道）。

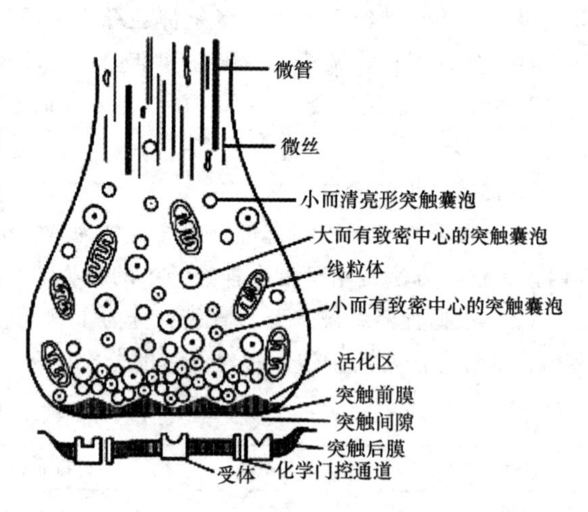

图 17－1 突触的微细结构示意图

2. 突触的类型

（1）按照神经元相互接触的部位，分为①轴突－轴突式突触；②轴突－树突式突触；③轴突－胞体式突触（图 17－2）。

（2）根据突触活动对突触后神经元的效应分为兴奋性突触和抑制性突触。

（3）根据突触处信息传递介质的不同分为化学性突触和电突触。

3. 突触传递 突触传递是指突触前神经元的信息传至突触后神经元，引起突触后神经元活动改变的过程。突触传递是一个电－化学－电传递的过程，当突触前神经元兴奋传至轴突末梢时，引起突触前膜去极化，当去极化达到一定水平时，突触前膜上的电压门控钙通道开放，细胞外液的 Ca^{2+} 进入突触小体，促使突触囊泡向突触前膜靠近，通过出泡作用，将囊泡内的神经递质释放到突触间隙，在突触间隙扩散，到达突触后膜，与其上的特异性受体结合，引起突触后膜上某些离子通道开放，使某些电解质离子跨突触后膜转移，导致突触后膜发生去极化或超极化，产生兴奋性或抑制性突触后电位，进而引起突触后神经元的兴奋或抑制。

（1）兴奋性突触后电位 突触后膜在突触前神经元轴突末梢释放的某种神经递质作用下发生的去极化电位变化称为兴奋性突触后电位（excitatory post－synaptic potential，EPSP）。

EPSP的形成主要是突触前神经元的兴奋传到轴突末梢后，释放兴奋性递质，递质与突触后膜特异受体结合，引起突触后膜上的化学门控通道开放，突触后膜对 Na^+、K^+ 尤其是 Na^+ 的通透性增大，产生净内向电流，导致突触后膜发生去极化的电位变化（图 17－3）。

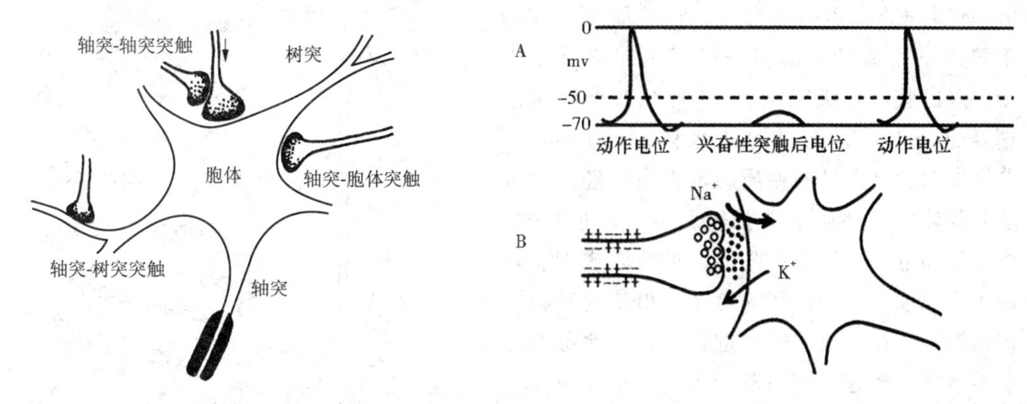

图 17－2　突触基本类型示意图

图 17－3　兴奋性突触后电位产生机制示意图

（2）抑制性突触后电位　突触后膜在突触前神经元末梢释放的某种神经递质作用下发生的超极化电位变化称为抑制性突触后电位（inhibitory postsynaptic potential，IPSP）。IPSP 的形成主要是突触前神经元的兴奋传到轴突末梢后释放抑制性递质，递质与突触后膜特异受体结合，引起突触后膜对 K^+、Cl^-，尤其是 Cl^- 的通透性增加，产生外向电流，使突触后膜产生超级化的电位变化（图 17－4）。

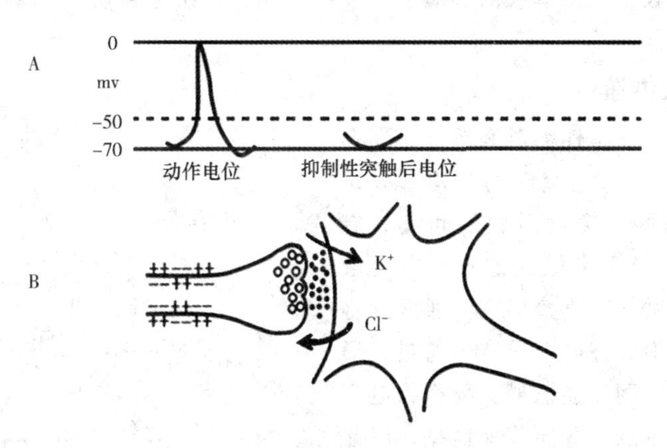

图 17－4　抑制性突触后电位产生机制示意图

（3）突触后神经元的兴奋与抑制　在中枢神经系统内，一个突触后神经元可以通过突触与多个突触前神经元形成功能联系，通过突触传递，即可产生 EPSP，也可产生 IPSP，EPSP 与 IPSP 在突触后神经元上发生整合，若经整合使突触后膜去极化达阈电位水平，将在突触后神经元的轴突始段产生动作电位，使突触后神经元兴奋。若突触后膜去极化达不到阈电位，可使突触后神经元兴奋性提高，称为易化。若整合的结果是使突触后膜超极化，则使突触后神经元的兴奋性下降，表现为抑制。例如一个脊髓前角运动神经元的胞体和树突上的突触数量可以达到 2000 个，而一个大脑皮层神经元上的突触数量可以达到 30000 个，因此突触传递产生的综合效应决定一个神经元兴奋还是抑制。

（二）非突触性化学传递

除了经典的突触能进行化学传递外，还存在非突触性化学传递（non - synaptic chemical transmission）。实验观察到，在外周及中枢的单胺类神经轴突末梢如去甲肾上腺素纤维末梢、多巴胺能纤维末梢、5 - 羟色胺能纤维末梢等的分支上有大量的曲张体（varicosity）。曲张体内含有大量的递质囊泡，当神经冲动抵达曲张体时，递质从曲张体释放，通过扩散，作用于邻近效应细胞的受体，调节效应细胞功能，实现信息在细胞间的传递。由于这种化学传递不是通过经典的突触进行的，因此称为非突触性化学传递（图 17 - 5）。此外这种传递还可出现在轴突末梢以外的部位，如某些轴突膜能释放 ACh，某些树突膜能释放多巴胺。

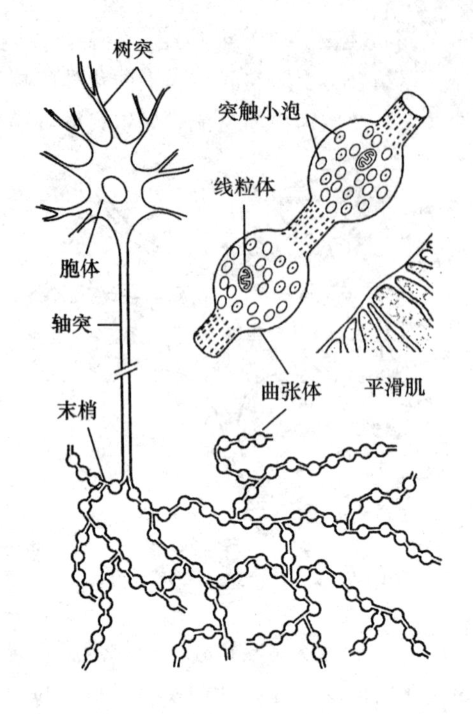

图 17 - 5　非突触性化学传递的结构示意图

非突触性化学传递具有以下特点①突触前后成分无特化的突触前膜和突触后膜结构。②曲张体与突触后成分无一对一的对应关系，一个曲张体释放的神经递质可作用于较多的突触后成分。③曲张体与突触后成分的间距较远，因而突触传递时间较长。④释放的递质能否发挥作用，取决于突触后结构上有无能与递质发生特异性结合的受体。

（三）电突触传递

神经元之间除了化学性突触联系外，还存在电突触（图 17 - 6）。电突触的结构基础是缝隙连接，突触前膜与突触后膜的间隔只有 2 ~ 3nm，膜内轴浆内无突触囊泡存在。突触前膜与突触后膜借助缝隙连接形成沟通两细胞胞浆的通道，此通道允许电解质离子通过，形成局部电流而在细胞间传递信号，故称为电突触。电突触传递的特点有双向传递信息；因此处电阻低，故信息传递速度快，几乎没有潜伏期。电突触传递广泛存在于中枢神经系统和视网膜中，主要发生在同类神经元之间，具有促进同类神经元活动同步化的功能。

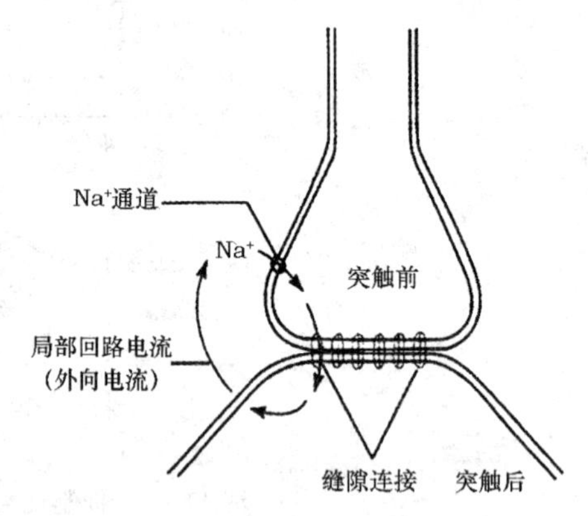

图 17 - 6　电突触的缝隙连接

三、神经递质和受体

（一）神经递质

1. 神经递质与神经调质　化学性突触包括经典突触和非突触性化学传递是通过突触前神经元释放化学物质即递质，作用于突触后神经元或效应细胞上特殊受体实现信息传递过程。神经递质（neurotransmitter）是指由突触前膜释放、在神经元间或神经元与效应器间传递信息的特殊化学物质。作为神经递质应基本符合以下条件：①突触前神经元含有合成某种递质的前体物质和酶系统，并能合成该递质。②合成的递质储存在神经末梢的囊泡内，当兴奋传至神经末梢时，囊泡内的递质能释放入突触间隙。③递质释出后，能经突触间隙扩散，并作用于突触后膜上的特异性受体，发挥调节突触后神经元作用。④有使递质失活的方法（被酶水解或被重摄取等）。⑤有特异性的受体激动剂和拮抗剂，能分别模拟或阻断对应递质的突触传递效应。

此外，神经元还能合成和释放一些化学物质，它们并不在神经元之间直接起信息传递作用，而是起增强或削弱递质信息传递的作用，这类对递质信息传递起调节作用的物质称为神经调质（neuromodulator），调质所发挥的作用称为调制作用（modulation）。但由于递质在有些情况下可起调质的作用，而在另一种情况下调质也可发挥递质的作用，因此两者之间并无明确界限。现在已经发现的神经递质和神经调质有100多种，根据其化学性质，大致分成若干个大类。(表17－2)。

表17－2 哺乳动物神经递质的分类

分类	主要成员
胆碱类	乙酰胆碱
胺类	多巴胺、去甲肾上腺素、肾上腺素、5－羟色胺、组胺
氨基酸类	谷氨酸、门冬氨酸、甘氨酸、γ－氨基丁酸
肽类	P物质和其他速激肽、阿片肽、下丘脑调节肽、血管升压素、催产素、脑肠肽、心房钠尿肽、降钙素基因相关肽、神经肽Y
嘌呤类	腺苷、ATP
气体类	一氧化氮、一氧化碳
脂类	花生四烯酸及其衍生物（前列腺素等）、神经活性类固醇

2. 递质共存现象 过去认为，一个神经元内只存在一种递质，其全部末梢只释放同一种递质，这一观点称为戴尔原则（Dale principle）。现在发现可有两种或两种以上的递质（包括调质）共存于同一神经元内，这种现象称为递质共存（neurotransmitter co－existence）。递质共存的意义在于协调某些生理过程。例如支配猫唾液腺的交感神经内有去甲肾上腺素和神经肽Y共存，去甲肾上腺素引起唾液腺分泌增加和血液供应减少，神经肽Y引起血管收缩，二者共同作用使唾液腺分泌少量、黏稠的唾液。支配猫唾液腺的副交感神经内有乙酰胆碱和血管活性肠肽共存，乙酰胆碱引起唾液腺分泌增加，血管活性肠肽引起血管舒张，使唾液腺血液供应增加，两者共同作用使唾液腺分泌大量而稀薄的唾液。

3. 递质的代谢 是指递质的合成、储存、释放、降解、再摄取和再合成等过程。如突触前神经元中胆碱和乙酰辅酶A在胆碱乙酰化酶催化下合成ACh，在特定条件下，突触前膜释放的ACh发挥作用后，依靠突触间隙中的胆碱酯酶分解为胆碱和乙酸，胆碱被神经末梢重新摄取，用于再合成递质。递质代谢障碍常引起神经功能紊乱，如有机磷农药抑制胆碱酯酶作用，引起突触间隙ACh大量积聚，导致许多临床症状的出现。而用药物来干预递质代谢过程可用于治疗某些临床疾病，如震颤麻痹病人症状的出现是中脑黑质多巴胺能神经元变性受损，脑内多巴胺含量减少引起，所以给病人服用多巴胺前体物质左旋多巴，补充脑内多巴胺的不足，能明显改善疾病症状。

（二）受体

1. 受体的概念 受体（receptor）是指细胞膜上或细胞内能与某些化学物质（递质、调质、激素等）特异性结合并诱发特定生物效应的特殊生物分子。神经递质必须通过与相应受体结合后才能发挥调节作用。能与受体特异性结合并产生生物效应的化学物质，称为受体的激动剂（agonist）；能与受体特异性结合，但不产生生物效应的化学物质称为受体的拮抗剂（antagonist），二者统称为配体（ligand）。受体与配体的结合具有结构特异性、饱和性、可逆性。

2. 受体的分类

（1）按受体所在位置分类与命名 细胞膜受体、细胞质受体和细胞核受体。

（2）按结合的配体分类与命名 如以乙酰胆碱为配体的受体称为胆碱能受体，以肾上腺素、去甲肾上腺素为配体的受体称为肾上腺素能受体。同一配体可能有两种或两种以上不同的受体，每种受体还有不同的受体亚型。同一配体与不同类型受体结合产生不同的生物效应。

（3）根据受体参与的信息传导机制分类 含离子通道的受体（如N-型乙酰胆碱受体含钠离子通道）、G蛋白耦联受体（如肾上腺素受体等）、酶联型受体（如胰岛素受体）、调节基因表达的受体（如甾体激素受体）等。

3. 突触前受体 存在于突触前膜的受体称为突触前受体，突触前受体的作用是反馈调节突触前神经元轴突末梢递质释放。如去甲肾上腺素与突触前膜的α_2受体结合，可以抑制突触前膜释放去甲肾上腺素（图17-7）。所以临床上应用α_2受体激动剂可乐定（clonidine）治疗高血压就是根据这种原理。血管紧张素与去甲肾上腺素能纤维末梢的突触前受体（异源性受体）结合，可以易化突触前膜释放去甲肾上腺素。

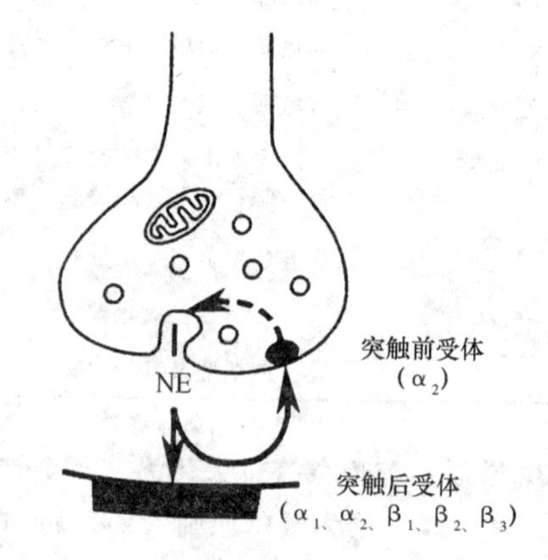

图17-7 突触前受体调节递质释放示意图

图中示去甲肾上腺素能神经元末梢释放递质去甲肾上腺素（NE），NE一方面作用于突触后受体（α_1、α_2、β_1、β_2、β_3）引起生理效应，另一方面反过来作用于突触前受体（α_2），抑制突触前膜释放递质（图中以虚线表示），从而调制突触传递的效率。

4. 受体的调节 受体的数目，以及与配体结合的亲和力可随递质释放量发生变化。若递质释放不足，受体的数量逐渐增加，与配体的亲和力升高，称为受体的上调（up regulation），这是致敏现象产生的原因；反之，若递质释放增加，受体的数量逐渐减少，与配体的亲和力降低，称为受体的下调（down-regulation），这是脱敏现象产生的原因。

（三）人体内主要的神经递质和受体

按神经递质产生的部位不同，可分为外周神经递质和中枢神经递质。

1. 外周神经递质 外周神经递质是指由传出神经末梢释放的神经递质，包括乙酰胆碱、去甲肾上腺素和肽类。

（1）乙酰胆碱及其受体 以释放ACh为递质的神经元称为胆碱能神经元，以释放ACh为递质的神经纤维称为胆碱能神经纤维。包括交感神经和副交感神经的节前纤维、副交感神经节后纤维、部分交感神经节后纤维（支配汗腺和骨骼肌血管的交感舒血管神经纤维）和躯体运动神经纤维。

胆碱能受体（cholinergic receptor）是指能与乙酰胆碱发生特异性结合而产生特定效应的受体。胆碱能受体分为M受体和N受体两种类型（表17-3）。

1）M受体：M型受体有$M_1 \sim M_5$五个亚型，均属于G蛋白耦联受体。因能与毒蕈碱相结合，产生相似的效应，又称为毒蕈碱受体（muscarinic receptor），简称M受体。存在于副交感神经节后纤维支配的效应细胞上，及部分交感胆碱能纤维支配的汗腺和骨骼肌血管平滑肌细胞膜上。当乙酰胆碱与M受体结合后，能产生一系列胆碱能节后神经纤维兴奋效应。例如，心脏活动抑制，支气管平滑肌收缩、胃肠道平滑肌收缩、膀胱逼尿肌收缩、瞳孔括约肌收缩以及消化腺分泌增加、汗腺分泌增加、骨骼肌血管舒张等。M受体阻断剂是阿托品。

2）N受体：N型受体分为N_1和N_2两个亚型。两种受体都是离子通道，因能与烟碱结合，产生相似效应，也称为烟碱型受体（nicotinic receptor），简称N受体。N_1受体分布于中枢神经系统和自主神经神经节细胞的突触后膜上，又称为神经元型烟碱受体。N_2受体分布于神经-肌肉接头的终板膜上，又称为肌肉型烟碱受体。小剂量ACh能兴奋N型受体，使节后神经元兴奋、骨骼肌收缩。N受体阻断剂为筒箭毒碱，六烃季铵、美加明主要阻断N_1受体，十烃季铵主要阻断N_2受体，从而拮抗ACh的N样功能。

（2）去甲肾上腺素及其受体　以释放NE为递质的神经元称为去甲肾上腺素能神经元，以释放NE为递质的神经纤维称为肾上腺素能神经纤维。包括大部分交感神经节后纤维的末梢。

肾上腺素能受体（adrenergic receptor）是指能与肾上腺素、NE发生特异性结合，并产生特定生理效应的受体。肾上腺素能受体存在于大多数交感神经节后纤维支配的效应器细胞上，分为α受体和β受体两种类型（表17-3）。

1）α受体：又分为α_1、α_2两种亚型，α_1受体主要分布在血管和内脏的平滑肌上。NA与α受体结合，主要是产生兴奋效应，如血管收缩、子宫收缩和瞳孔括约肌收缩、唾液腺分泌，也有少数是起抑制性效应，如小肠平滑肌舒张。α_2受体主要分布在突触前膜上，起调节肾上腺素能神经末梢释放递质的作用。α受体的阻断剂是酚妥拉明。α_1受体的阻断剂是哌唑嗪，α_2受体的阻断剂是育亨宾。

2）β受体：又分为β_1、β_2、β_3三种亚型。β_1受体主要分布于心脏组织中，β_1受体与NE结合后，产生兴奋性作用，表现为心率加快、心肌收缩力增强、房室传导速度加快。β_1受体的特异阻断剂是阿替洛尔（atenolol）、美托洛尔（metoprolol）。β_2受体主要分布于许多血管、支气管、胃、肠、膀胱、子宫平滑肌细胞上，β_2受体与儿茶酚胺结合后，产生抑制性效应，促使平滑肌舒张。β_2受体的特异阻断剂是丁氧胺（butoxamine），普萘洛尔（propranolol）可以阻断β_1受体及β_2受体。β_3受体主要分布于脂肪组织，β_3受体与NE结合，有促进脂肪分解的作用。

血液中儿茶酚胺（包括NE、肾上腺素、异丙肾上腺素等）与不同种类的肾上腺素能受体的结合能力不同，造成它们效应的差别，如NA与α受体的结合力较强，显示较强的缩血管作用，临床上作为升压剂用于早期神经源性休克、药物中毒等的低血压治疗。肾上腺素与α受体及β受体的结合力均较强，可用于治疗心脏骤停、过敏性疾病。而异丙肾上腺素与β受体的结合力较强，可用于治疗心脏骤停、房室传导阻滞、支气管哮喘等疾病。

表17-3 胆碱能受体、肾上腺素能受体的分布及作用

受体		部位及主要作用	阻断剂
胆碱能受体			
M受体		大多数副交感神经节后纤维支配的效应器，产生副交感神经兴奋的效应，少数交感神经节后纤维支配的效应器，引起汗腺分泌，骨骼肌血管舒张	阿托品
N受体	N_1受体	自主神经节后神经元上，引起自主神经节后神经元兴奋	六烃季胺 美加明
	N_2受体	骨骼肌终板膜上，引起终板膜去极化	十烃季胺
肾上腺素能受体			
α受体	α_1受体	血管、内脏平滑肌收缩，唾液腺分泌增加，胃腺分泌抑制	哌唑嗪
	α_2受体	突触前膜，调节肾上腺素能纤维末梢释放去甲肾上腺素	育亨宾
β受体	β_1受体	心脏组织，引起心率加快，心肌收缩增强，房室传导加快	阿替洛尔 美托洛尔
	β_2受体	血管平滑肌及内脏平滑肌舒张	丁氧胺
	β_3受体	脂肪组织分解	

（3）肽类递质　位于消化管壁内神经丛中的自主神经纤维末梢能释放肽类递质（血管活性肠肽、降钙素基因相关肽等）或嘌呤类物质（ATP），这种神经纤维称为肽能纤维或嘌呤能纤维，其作用主要是抑制胃肠运动。

2. 中枢神经递质　是指在中枢神经内参与信息传递的神经递质，主要有乙酰胆碱、单胺类、氨基酸类及肽类等。

（1）乙酰胆碱　在中枢神经系统内，胆碱能神经元主要分布在脊髓前角运动神经元、脑干网状结构上行激动系统和丘脑、纹状体等脑区。边缘系统的梨状区、杏仁核、海马等部位也存在ACh递质系统。在中枢，ACh是兴奋性递质，参与调节感觉、运动、内脏活动、学习和记忆、情绪等活动。

（2）单胺类　包括多巴胺、NA和5-羟色胺，它们具有兴奋或抑制作用，以抑制作用为主。多巴胺主要分布在与运动调节有关的黑质-纹状体系统、与奖赏和成瘾有关的中脑-边缘系统、与调节垂体分泌有关的结节-漏斗通路等区域。NE主要分布在延髓、中脑和脑桥内，其上行纤维投射到大脑皮质起兴奋作用，投射到下丘脑、边缘叶对情绪活动有激发作用，下行纤维到脊髓，对运动神经元有抑制作用。5-羟色胺主要分布于低位脑干中央的中缝核群，其向上投射纤维有抑制网状结构上行激活的效应，起到稳定精神活动的作用。

（3）氨基酸类　谷氨酸在大脑和脊髓侧部含量较高，可能是一种兴奋性递质。甘氨酸可能是脊髓抑制性中间神经元轴突末梢释放的一种递质，γ-氨基丁酸在脑内有广泛分布，已被公认是一种抑制性递质。

（4）肽类　中枢神经系统内已肯定的肽类递质有P物质和脑啡肽等，P物质可能是传导痛觉的初级传入纤维末梢的递质。脑啡肽以纹状体、下丘脑、中脑中央灰质等部位含量较高，具有吗啡样活性，与镇痛作用有关。还有一种8肽缩胆囊素在脑内含量极高，可能起对抗脑啡肽作用。

五、神经系统的基本活动——反射

(一) 反射的概念及分类

反射是指在中枢神经系统参与下，机体对内外环境刺激的规律性应答。反射是神经调节的反应形式，分为非条件反射和条件反射两类。

非条件反射是由遗传获得的、在出生后无需训练就具有的反射。可分为防御反射、食物反射、性反射等。这类反射形式固定、数量有限，能使机体初步适应环境，对个体生存与种系生存有重要的生理意义。条件反射是建立在非条件反射的基础上、在出生后通过训练而形成的反射。条件反射即可建立，也能消退，数量无限。

1. 条件反射的建立和消退 条件反射是个体在其生活过程中，在一定的条件下通过学习建立的反射。条件反射的形成是无关刺激与非条件刺激在时间上的多次结合，使无关刺激转化为条件刺激的过程，这个过程称为强化（reinforcement）。进食引起唾液分泌增多是一种非条件反射，食物是非条件刺激。若仅用铃声刺激狗，不会引起狗分泌唾液，铃声对于唾液分泌而言是无关刺激。但如果每次给动物喂食前，先用铃声刺激动物再喂食，多次反复后，只要该铃声响起，动物的唾液分泌就会增多，此时铃声已转化成为条件刺激，该动物通过学习训练，已建立起铃声引起唾液分泌的条件反射。在条件反射建立之后，如果仅反复应用条件刺激而不给予非条件刺激强化，条件反射就会逐渐减弱，甚至完全消失，称为条件反射的消退（extinction）。

2. 条件反射的生理意义 条件反射的建立使环境中大量的无关刺激转变为有意义的信号，提高了机体对环境变化的预见性、灵活性和适应性。

(二) 人类条件反射的特点

人类大脑皮层除可以对现实具体的刺激（声、光、电、嗅、味、触等）形成条件反射外，还可以对抽象的信号（语音、文字）建立条件反射。现实具体的刺激称为第一信号，现实抽象的刺激称为第二信号，第二信号是以抽象的语词来概括表达第一信号，是第一信号的信号。对第一信号发生反应的大脑皮层功能系统为第一信号系统（first signal system）；第一信号系统是动物和人类共有的。对第二信号发生反应的大脑皮质功能系统为第二信号系统（second signal system）。第二信号系统是人类特有的，是人类区别于动物的主要特征之一。

(三) 中枢神经元的联系方式

1. 单线联系 指一个突触前神经元只与一个突触后神经元形成突触联系。如视网膜中央凹处的一个视锥细胞与一个双极细胞、一个双极细胞与一个神经节细胞形成一对一的单线式突触联系，从而使视锥系统具有较高的分辨能力。此种联系方式在体内较为少见。

2. 辐散式联系 一个神经元的轴突可以通过分支与许多神经元建立突触联系，称为辐散式联系。这种联系可使一个神经元的兴奋引起多个神经元的同时兴奋或抑制。辐散式联系常见于传入通路。

3. 聚合式联系 同一神经元可接受许多不同轴突来源的突触联系，此称为聚合式联系。这种联系有可能使来源于不同神经元的兴奋和抑制在同一神经元上发生整合。聚合式联系常见于传出通路。

4. 链锁式与环式联系 在中间神经元的连接下，使辐散式和聚合式联系同时存在于某一通路中形成连锁式联系和环式联系。兴奋通过链锁式联系，可以在空间上扩大其作用范围。

兴奋通过环式联系时，若环路内各神经元均为兴奋性神经元，则兴奋通过环路的传递将得到加强和延续，产生正反馈作用。若环路内存在抑制性中间神经元，则兴奋通过环状联系，使原来神经元的活动减弱或及时终止，产生负反馈作用（图 17－8）。

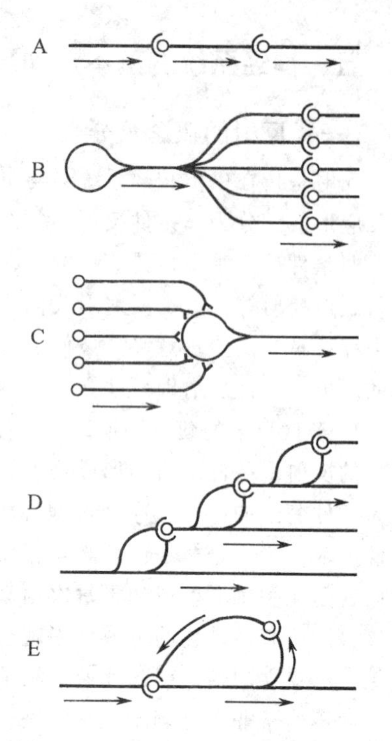

图 17－8　中枢神经元的联系方式

A. 辐散　B. 聚合　C. 连锁式　D. 环式

（四）中枢兴奋传布的特征

1. 单向传布　在中枢内兴奋由突触前膜向突触后膜传递的现象称为单向传布。因为通常只有突触前膜能释放神经递质，作用于突触后膜受体所致。其意义在于使中枢信息只能沿特定线路传递。

2. 中枢延搁　兴奋通过中枢部分比较缓慢，称为中枢延搁。这主要是因为兴奋在突触传递要耗费比较长的时间，这里包括突触前膜释放递质和递质扩散发挥作用等各个环节所需的时间。根据测定，兴奋通过一个突触所需时间约为 0.3～0.5ms。因此，反射进行过程中通过的突触数愈多，中枢延搁所耗时间就愈长。

3. 总和　在反射活动中，单根神经纤维的传入冲动引起的 EPSP 是局部电位，一般不能使中枢产生传出效应，而若干神经纤维引起的多个 EPSP 可发生总和，如果总和达到阈电位，即可爆发动作电位。如果总和达不到阈电位，可使突触后神经元兴奋性提高，称为易化。

4. 兴奋节律的改变　在反射活动中，如果同时分别记录传入神经与传出神经冲动频率，则可测得两者的频率往往不同。因为传出神经的兴奋节律来自传出神经元，而传出神经元的兴奋节律除取决于传入冲动的节律外，还取决于中间神经元和传出神经元的功能状态。

5. 后放　在反射活动中，刺激停止后，传出神经仍可在一定时间内继续发放冲动，这种现象称为后放（after discharge）。后放的原因是多方面的，中间神经元的环状联系是产生后放的原因之一。此外，神经反射发生时，其本身的感受装置（如肌梭）受到刺激，兴奋由传入神经传到中枢，这些继发性传入冲动的反馈作用能纠正和维持原先的反射活动，这也是产生后放的原因之一。

6. 对内环境变化敏感和易疲劳性　在反射活动中，突触部位是反射弧中最易疲劳的部位。同时，突触传递也最易受内环境变化的影响，缺氧、二氧化碳、麻醉剂等因素均可作用于中枢而改变突触部位的信息传递。

（五）中枢抑制

兴奋是中枢神经系统活动的基本方式，但兴奋经突触传递也可以使突触后神经元活动抑制，这种现象称为中枢抑制（central inhibition）。抑制的产生将使兴奋得到适度控制和发挥，使中枢神经系统的调控作用协调、稳定、准确的发挥。中枢抑制和中枢兴奋一样，都是神经元主动活动的结果，而且中枢抑制的产生机制更复杂，分为以下两类。

1. 突触后抑制　在反射活动中，抑制性中间神经元兴奋，释放抑制性递质，使突触后神经元产生抑制性突触后电位 IPSP 称为突触后抑制（postsynaptic inhibition）。突触后抑制可分为传入侧支性抑制（afferent collateral inhibition）和回返性抑制（recurrent inhibition）。

（1）传入侧支性抑制　感觉传入纤维进入中枢后，一方面直接兴奋某一中枢的神经元，同时发出侧支兴奋某一抑制性中间神经元，通过抑制性神经元的活动转而抑制另一中枢的神经元。例如，伸肌肌梭传入纤维进入中枢后，直接兴奋伸肌的α运动神经元，同时发出侧支兴奋一个抑制性中间神经元，转而抑制支配屈肌的α运动神经元，导致伸肌收缩而屈肌舒张，这种抑制也称为交互抑制。其作用是使不同中枢之间的活动协调进行（图17－9）。

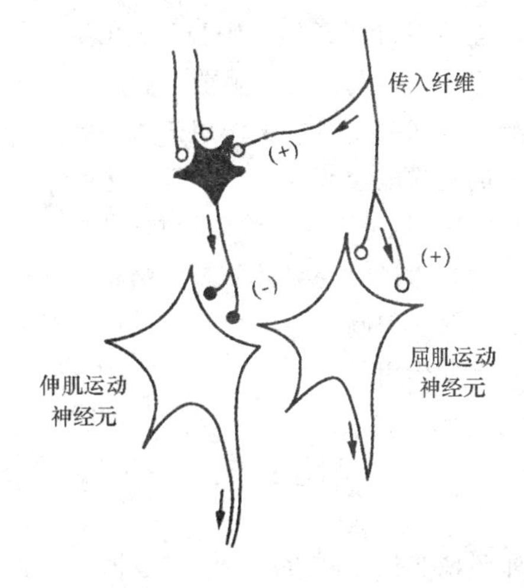

图17－9　传入侧支性抑制（＋）兴奋（－）抑制

（2）回返性抑制　是指某一中枢的神经元兴奋时，其传出冲动沿轴突外传，同时又经轴突侧支去兴奋另一抑制性中间神经元，该抑制性中间神经元兴奋后，其活动经轴突反过来作用于同一中枢的神经元，抑制原先发动兴奋的神经元及同一中枢的其他神经元。如脊髓前角运动神经元发出轴突支配外周的骨骼肌，同时经其侧支兴奋抑制性中间神经元即闰绍细胞，闰绍细胞轴突返回作用于脊髓前角运动神经元，抑制原先发动兴奋的神经元和其他同类神经元。回返性抑制是一种负反馈控制，它能使神经元的活动及时终止，也促使同一中枢内许多神经元之间的活动能步调一致。例如，丘脑与海马内许多神经元的活动能够同步化，就是由于存在回返性抑制的缘故（图17－10）。

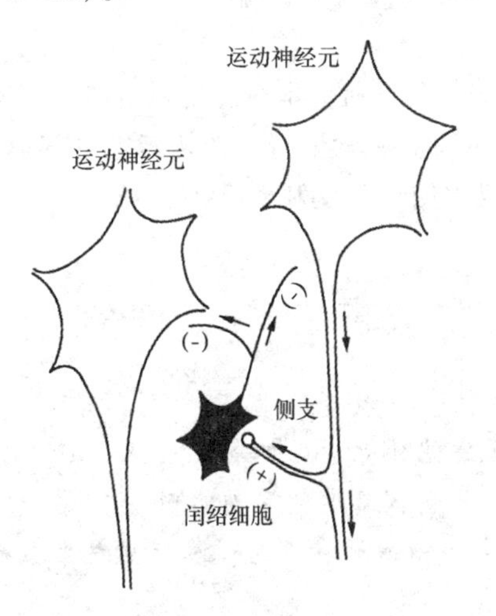

图17－10　回返性抑制（＋）兴奋（－）抑制

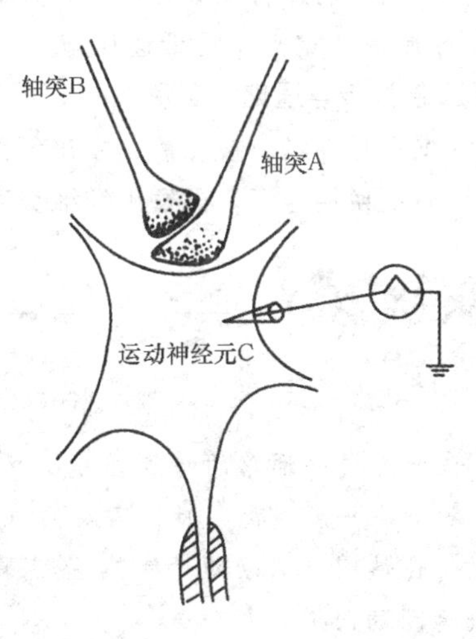

图17－11　突触前抑制

2. 突触前抑制　突触前抑制（presynaptic inhibition）是通过中间神经元活动，减少突触前神经元轴突末梢兴奋性递质的释放，从而使突触后神经元兴奋活动减弱的过程。图17－11显示这种突触关系，A纤维末梢与神经元C构成轴突－胞体型突触，B纤维末梢与A纤维末梢构成轴突－轴突型突触，但与神经元C无直接联系。当A纤维末梢兴奋时，可引起神经元C产生一定大小的EPSP；若仅有B纤维兴奋，神经元C无反应。如果先使B纤维兴奋，经过一定时间间隔后兴奋A纤维，则神经元C出现的EPSP明显减小，说明B纤维活动能抑制A纤维的兴奋作用。目前认为突触前抑制的产生机制是：B纤维兴奋抵达神经末梢，释放递质γ-氨基丁酸（GABA），GABA作用于A纤维末梢，使其去极化，A纤维末梢的去极化使其接受刺激产生的动作电位幅度变小，轴突末梢Ca^{2+}内流减少，导致释放的递质减少，使神经元C的EPSP减小。因此，B纤维的抑制作用是通过使A纤维释放的兴奋性递质减少而实现的。由于这种抑制是通过改变突触前膜的活动产生，而突出后膜的兴奋性没有变化，因此称为突触前抑制。突触前抑制在中枢神经系统内广泛存在，尤其多见于感觉传入途径，对调节感觉传入活动有重要作用。

第二节　神经系统的感觉分析功能

内外环境变化即刺激作用于感受器产生换能作用，将刺激能量转换为传入神经的动作电位，经传入神经，将环境变化信息传入中枢，中枢进行分析整合，一方面使机体产生感觉，另一方面使机体产生对环境变化的适应性反应过程。所以感觉的产生是感受器、传入神经、中枢协调活动产生。

一、感觉传入通路

躯体感觉传入通路分为浅感觉传导通路和深感觉传导通路。

1. 浅感觉传导通路　又称为前外侧索传入系统，传导躯体痛觉、温度觉和粗略触-压觉，其传入纤维在脊神经节换元后，发出纤维进入脊髓后角，再次更换神经元，第二级神经元发出纤维，经白质前连合交叉到对侧，分别经脊髓丘脑侧束（传导痛、温觉）和脊髓丘脑前束（传导粗略触-压觉）上行抵达丘脑。

2. 深感觉传导通路　又称为后索内侧丘系传入系统，传导肌肉本体感觉和精细触-压觉，其传入纤维在脊神经节换元后，发出纤维进入脊髓，在同侧后索上行，抵达延髓下部薄束核和楔束核后更换神经元，再发出纤维交叉到对侧，组成内侧丘系投射至丘脑。

知识链接

脊髓空洞症

浅感觉传导通路的特点是先交叉再上行，而深感觉传导通路的特点是先上行再交叉。因此在脊髓半离断时，离断面以下的浅感觉（痛觉、温度觉和粗略触-压觉）障碍发生在健侧（离断的对侧），而深感觉（本体感觉和精细触-压觉）障碍则发生在病侧（离断的同侧）。

在脊髓空洞症时，较局限地破坏了中央管前交叉的浅感觉传导通路，由于痛、温觉传入纤维进入脊髓后，仅在进入水平的1~2个节段内更换神经元交叉到对侧，而粗略触-压觉传入纤维进入脊髓后分成上行与下行纤维，分别在多个节段内更换神经元交叉至对侧，因此患者出现痛、温觉和粗略触-压觉障碍的分离现象，即相应节段双侧皮节痛、温觉发生障碍，而粗略触-压觉基本不受影响（图17-12）。

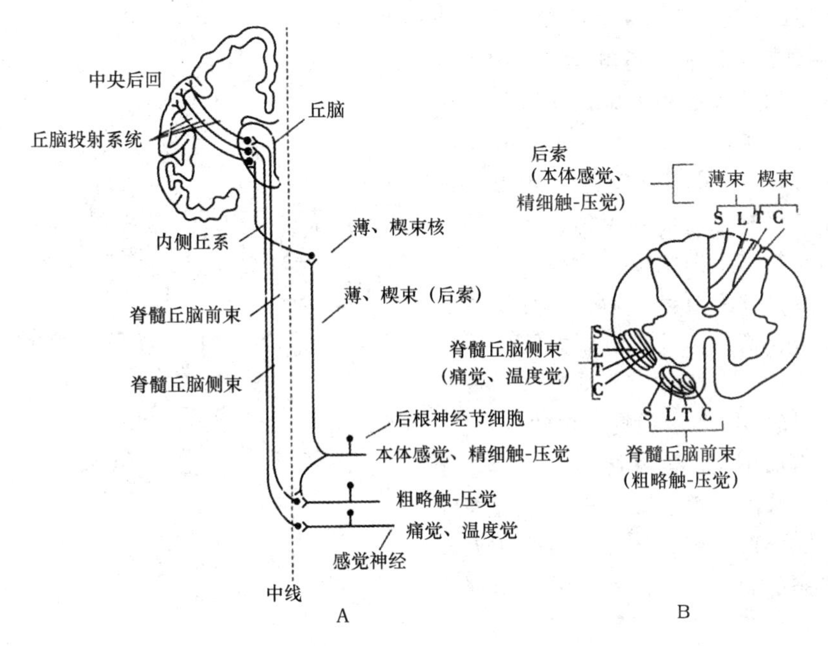

图 17－12 躯体感觉传导通路（A），脊髓横断面示意图（B）

S：骶；L：腰；T：胸；C：颈

二、丘脑及感觉投射系统

各种躯体感觉（除嗅觉外）上传至丘脑并在此换元，而后投射至大脑皮质，因此丘脑是感觉传入的换元接替站。除此之外，丘脑还能对感觉进行粗略的分析与综合。

（一）丘脑的核团

丘脑内的核团根据其功能特点分为以下三类（图 8－13）。

1. 特异感觉接替核 主要包括腹后核、内侧膝状体、外侧膝状体等。躯体感觉二级传入纤维投射至特异感觉接替核，后者并发出纤维投射至大脑皮层特定部位。其中来自脊髓的躯体感觉投射至腹后外侧核；来自三叉丘系的头面部感觉投射至腹后内侧核；来自听觉传入纤维投射至内侧膝状体；来自视觉传入纤维投射至外侧膝状体。

2. 联络核 接受丘脑感觉接替核和其他皮层下中枢发出的纤维，换元后投射到大脑皮层特定部位，其作用是与各种感觉在丘脑和大脑皮层水平的联系协调有关。

3. 非特异投射核 非特异投射核主要指靠近中线的内髓板内的髓板内核群，包括中央中核、束旁核、中央外侧核。它们通过多突触联系，弥散投射到大脑皮层，起着维持和改变大脑皮层兴奋状态的作用。束旁核可能与痛觉产生有关。

（二）感觉投射系统

指由丘脑发出至大脑皮层的投射纤维。根据投射特点和功能分为两个系统。

1. 特异投射系统 指由丘脑感觉接替核发出至大脑皮层特定部位的投射纤维称为特异投射系统（specific projection system）（图 17－13）。此投射系统具有感觉性质投射的专一性及投射部位的专一性（点对点地投射到大脑皮层的特定区域），主要与大脑皮层第四层神经元形成丝球样突触联系，还可以通过多个神经元接替，与大脑皮层大锥体细胞形成突触联系。其作用是引起特定的感觉，并能激发大脑皮层发出传出冲动。

2. 非特异投射系统 指由丘脑的髓板内核群发出并弥散地投射到大脑皮质广泛区域的投射纤维称为非特异投射系统（nonspecific projection system）（图 17－13）。经典感觉传导通路的第二级神经元的轴突上行通过脑干时，发出侧支与脑干网状结构的神经元形成突触联系，并在此反复换元后，上行抵达丘脑髓板内核群，而后弥散投射到大脑皮质广泛区域。这一投射系统与大脑皮质之间没有感觉性质投射的专一性及投射部位的专一性，不能引起特定的感觉。该系统的上行纤维进入皮质后，以游离末梢形式与皮质各层神经元的树突构成突触联系，起维持和改变大脑皮质兴奋状态的作用，因而称之为脑干网状结构上行激动系统。

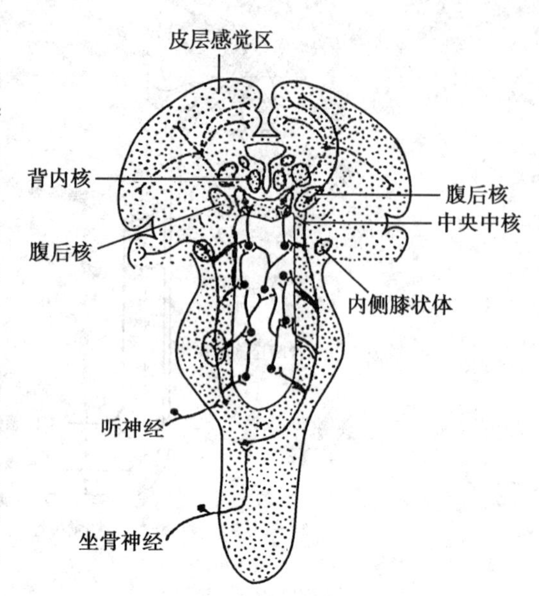

图 17－13 感觉投射系统示意图
实线代表特异性投射系统
虚线代表非特异性投射系统

脑干网状结构上行激动系统是多突触接替的上行传导系统，因此易受药物影响而发生传导阻滞。例如，巴比妥类药物及一些全身麻醉药（如乙醚）可能就是通过阻断上行激动系统的传导而分别起催眠、麻醉作用。

三、大脑皮质的感觉代表区

大脑皮层是感觉的最高级中枢。各种感觉传入冲动最终到达大脑皮层，经大脑皮层的分析、整合，产生各种感觉。

（一）体表感觉区

1. 第一感觉区（somatic sensory area Ⅰ）（见第八章神经系统）。

2. 第二感觉区（somatic sensory area Ⅱ）位于中央前回和岛叶之间，面积远比第一感觉区小，体表感觉在此投射呈双侧性，空间安排为正立。在人体切除第二感觉区不会产生明显的感觉障碍，但第二感觉区接受痛觉传入投射，认为与痛觉产生有关。

（二）本体感觉区

本体感觉中枢在中央前回，接受来自肌肉、肌腱、关节等组织的传入冲动，感受躯体的空间位置、姿势、运动状态、运动方向。中央前回是感觉区与运动区重叠的部位，称为感觉运动区（sensorimotor area）。

（三）内脏感觉区

内脏感觉投射比较弥散。位于第一感觉区、第二感觉区、运动辅助区和边缘系统的皮层部位。

（四）视觉

视觉（vision）代表区在枕叶皮层的距状裂上、下缘。来自两眼颞侧视网膜传入纤维投射至同侧视皮层，来自鼻侧视网膜传入纤维投射至对侧视皮层，所以一侧枕叶皮层受损可造成两眼对侧同向偏盲，双侧枕叶损伤可导致全盲。视网膜上半部投射到距状裂的上缘，下半部投射到下缘；视网膜中央的黄斑区投射到距状裂的后部，周边区投射到距状裂的前部。

（五）听觉

听觉皮层投射区位于颞横回和颞上回。听觉的投射是双侧的，即一侧的听觉皮层代表区接受来自双侧耳蜗传入纤维的投射。

（六）嗅觉和味觉

嗅觉和味觉投射区位于边缘叶的前底部区域，包括梨状区皮层的前部、杏仁核的一部分等。味觉投射区在中央后回头面部感觉投射区之下侧。

四、痛觉

痛觉是机体受到伤害性刺激时，产生的不愉快的感觉。常伴有情绪活动和防卫反应，具有保护机体作用。同时疼痛也是临床上最常见的一种症状，对于辅助疾病诊断有积极意义。

（一）痛觉感受器

痛觉感受器是游离的神经末梢，其本质是化学感受器。伤害性刺激作用于机体时，引起组织损伤，释放某些化学物质（如 K^+、H^+、组胺、5－羟色胺、缓激肽、前列腺素等），兴奋痛觉感受器，使之产生换能作用，随后产生传入冲动，沿传入通路抵达皮层第一感觉区、第二感觉区等部位，产生痛觉。

（二）皮肤痛觉

伤害性刺激作用于皮肤时，可出现两种性质不同的痛觉，即快痛和慢痛。快痛由有髓鞘的 A_δ 类纤维传导，是一种发生快、尖锐而定位清楚的“刺痛”。慢痛由无髓鞘的 C 类纤维传导，是一种发生缓慢、定位不明确的“烧灼痛”，常伴有情绪反应及心血管和呼吸等方面的变化。

临床上，用普鲁卡因等局部麻醉药封闭神经就是通过阻断痛觉冲动的传导，达到镇痛的目的。

（三）内脏痛觉

内脏有痛觉、温度觉、触压觉，没有本体感觉，但是温度觉、触压觉感受器很少，所以内脏感觉主要是痛觉。内脏痛有下列特征：①发生缓慢、持续时间长、定位不清楚、对刺激的分辨能力差。例如，腹痛时常不易明确分清疼痛发生的部位。②对机械性牵拉、缺血、痉挛和炎症等刺激敏感，但能使皮肤致痛的刺激（切割、烧灼等），作用于内脏一般不产生疼痛。③常伴有情绪反应及恶心、呕吐、心血管和呼吸的改变。④可伴有牵涉痛。

还有一种内脏痛是由于内脏病变刺激体腔壁浆膜时产生的疼痛，称为体腔壁痛（parietal pain）。例如，胸膜或腹膜受到炎症、压力、磨擦或牵拉等刺激时可以产生体腔壁痛。

内脏痛的传入神经为自主神经，主要是交感神经干内的传入纤维；但食管、气管的痛觉是通过迷走神经干内的传入纤维进入中枢而上传的；部分盆腔器官（如直肠、膀胱三角区、前列腺、子宫颈等）的痛觉传入神经纤维是沿盆神经进入骶髓的。内脏痛传入神经通过后根进入脊髓，经脊髓丘脑束、感觉投射系统投射至大脑皮层。

体腔壁痛由躯体神经如膈神经、肋间神经、腰上部脊神经传入中枢。

牵涉痛是内脏疾病往往引起身体远处的体表部位发生疼痛或痛觉过敏的现象。例如，心肌缺血时，可在心前区、左肩和左上臂发生疼痛；胆囊病变时，可在右肩胛区出现疼痛；阑尾炎时，常感上腹部或脐区疼痛。牵涉痛发生的机制有两个，一是易化学说，即产生牵涉痛的皮肤部位与患病内脏部位的传入神经纤维由同一后根进入脊髓，在脊髓灰质内同一区域替换神经元，亦即它们的脊髓中枢甚为接近，由患病内脏传来的冲动提高了邻近体表感觉中枢神经元的兴奋性，以致由皮肤传入的冲动能使相应脊髓中枢发生更强的兴奋，这可能是痛觉过敏的原因。二是汇聚学说，即由患病内脏和皮肤区域进入脊髓的神经末梢投射到同一脊髓神经元，由同一上行纤维传入中枢，由于中枢在一般状态下接受的来自皮肤的刺激较多，因此患病内脏传入冲动到达中枢，被误认为来自皮肤。这可能是牵涉痛的原因。

第四节　神经系统的躯体运动功能

中枢神经系统通过调控骨骼肌紧张性、协调肌群活动，保持身体平衡、维持一定姿势，从而进行各种运动反射，以适应环境变化，维持个体生存。

一、脊髓的躯体运动调节功能

（一）脊髓运动神经元及运动单位

1. α运动神经元　在脊髓前角中，α运动神经元数量最多，其胞体大、轴突粗，α运动神经元的轴突经脊髓前根穿出，通过末梢释放ACh，引起所支配的肌肉（梭外肌）收缩。α运动神经元的轴突末梢有许多小分支，每一小分支支配一根骨骼肌纤维。因此，一个α运动神经元发生兴奋时，可引起其支配的所有肌纤维收缩。由一个α运动神经元及其支配的全部肌纤维所组成的功能单位，称为运动单位。运动单位的大小，取决于神经元轴突分支数目的多少，轴突分支数目越多，运动单位越大。例如，一个支配眼外肌的α运动神经元只支配6~12根肌纤维，而一个支配四肢肌（如三角肌）的α运动神经元所支配的肌纤维数目可达2000根。前者有利于肌肉进行精细的运动，后者有利于产生巨大的肌张力。α运动神经元是躯体骨骼肌运动反射的最后公路。

2. γ运动神经元　在脊髓前角中，γ运动神经元数量少，其胞体小、轴突细，γ运动神经元的轴突经脊髓前根穿出，通过末梢释放ACh，引起肌梭的梭内肌纤维收缩。其主要功能是调节肌梭对牵张刺激的敏感性。

（二）脊休克

将脊髓与高位中枢离断后，离断面以下的脊髓暂时丧失反射活动能力，进入无反应状态，这种现象称为脊休克（spinal shock）。其主要表现有：在横断面以下的脊髓所支配的骨骼肌紧张性降低甚至消失，血压下降，外周血管扩张，发汗反射不出现，大、小便潴留。脊休克是暂时现象，一段时间后一些以脊髓为中枢的反射活动可以逐渐恢复，恢复的速度与动物种属有密切关系；低等动物如蛙在脊髓离断后数分钟内反射即恢复，在犬则需几天，而在人类则需数周以至数月。显然，反射恢复的速度与不同动物脊髓反射对高位中枢的依赖程度有关。反射恢复过程中，首先是比较简单、比较原始的反射先恢复，如屈肌反射、腱反射等；然后才是比较复杂的反射恢复，如对侧伸肌反射、搔爬反射等。反射恢复后的动物，血压也逐渐上升到一定水平，动物可具有一定的排便与排尿反射，说明内脏反射活动也能部分地恢复，但恢复的反射往往不能很好适应机体生理功能的需要。例如屈肌反射、发汗反射等加强并广泛扩散，病人容易出现体位性低血压，且断面以下的感觉和随意运动功能永久丧失。

脊休克的产生并不是切断损伤的刺激引起的，因为反射恢复后进行第二次脊髓切断，并不能使脊休克重现。所以，脊休克的产生原因是由于离断的脊髓突然失去了高位中枢的调节引起，这里主要指大脑皮层、前庭核和脑干网状结构的下行纤维对脊髓的易化作用。

（三）屈肌反射与对侧伸肌反射

屈肌反射（flexor reflex）是肢体皮肤受到伤害性刺激时，受刺激一侧肢体反射性地出现屈肌收缩、伸肌舒张，肢体屈曲的现象。屈肌反射的意义是使肢体避开伤害性刺激，具有保护性作用。

对侧伸肌反射（crossed extensor reflex）是机体受到较强的伤害性刺激作用时，在受刺激侧肢体屈曲，对侧肢体出现伸直的反射活动现象。对侧伸肌反射的意义是保持身体平衡。

（四）牵张反射

有完整神经支配的骨骼肌受到外力牵拉而伸长时，受牵拉的同一肌肉会产生反射性收缩，此种反射称为牵张反射（stretch reflex）。

1. 牵张反射的分类

（1）肌紧张　缓慢而持续牵拉肌腱所引起的牵张反射称为肌紧张（muscle tonus）。表现为骨骼肌轻度而持续地收缩。肌紧张是多突触反射，是同一块肌肉内不同运动单位交替收缩引起，故肌紧张不易发生疲劳。人体的肌紧张主要表现在伸肌，其生理意义在于维持一定的躯体姿势，尤其是维持站立姿势，是姿势反射的基础。

（2）腱反射　快速牵拉肌腱时引起的牵张反射称为腱反射（tendon reflex），它表现为被牵拉肌肉迅速而明显地缩短。临床上通过检查腱反射来了解神经系统的功能状况。如果腱反射减弱或消失，常提示反射弧受损；而腱反射亢进，则说明控制脊髓的高级中枢作用减弱，提示高位中枢的病变。

2. 牵张反射的反射弧　牵张反射的感受器是肌肉中的肌梭，肌梭可以感受肌肉长度变化，属于本体感受器，肌梭与梭外肌呈并联排列，肌梭内有 6～12 根特化的肌纤维，称为梭内肌，梭内肌两端部分具有收缩功能，中间部分是感受区，二者呈串联排列。肌梭的传入纤维是有髓鞘的 $Ⅰ_a$ 类、Ⅱ类纤维，它们与脊髓前角 α 运动神经元形成突触，起兴奋 α 运动神经元作用。α 运动神经元发出 α 传出纤维支配梭外肌纤维（图 17－14）。

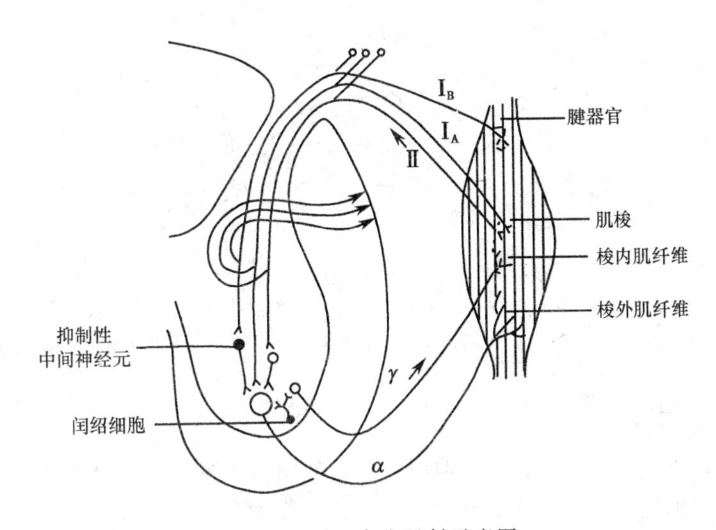

图 17－14　肌牵张反射示意图

当外力牵拉使肌肉变长时，肌梭随之拉长而兴奋，传入冲动经Ⅰ$_a$类、Ⅱ类传入纤维传入脊髓，兴奋脊髓前角α运动神经元，经α传出纤维引起骨骼肌收缩，以对抗牵拉。

γ运动神经元兴奋时，引起其支配的梭内肌收缩，牵拉中间感受区，导致Ⅰ$_a$类传入纤维冲动发放频率增加，使肌梭对牵拉刺激的敏感性提高。

腱器官（tendon organ）是肌肉内存在的张力感受器，也属于本体感受器，它分布于肌腱胶原纤维之间，与梭外肌呈串联排列，其传入神经是Ⅰ$_b$类纤维，其传入冲动进入脊髓后首先兴奋一个抑制性中间神经元，转而抑制脊髓前角α运动神经元，引起牵张反射抑制（图17－14）。一般认为肌肉受到牵拉时，首先兴奋肌梭产生牵张反射；当牵拉力量加大时，可以兴奋腱器官，抑制牵张反射，防止肌肉由于过度拉长而损伤。

二、脑干对肌紧张的调节

脑干网状结构内加强肌紧张及肌运动的部位称为易化区；抑制肌紧张作用及肌运动的部位称为抑制区。

（一）脑干网状结构易化区

易化区分布较广，包括延髓网状结构的背外侧部分、脑桥的被盖、中脑的中央灰质及被盖等处。易化区通过网状脊髓束加强脊髓前角γ运动神经元的活动，使梭内肌收缩，肌梭敏感性增强，肌紧张增强。

延髓前庭核和小脑前叶两侧部具有加强易化区活动的作用，使肌紧张增强。此外前庭核通过前庭脊髓束对α运动神经元有易化作用。

（二）脑干网状结构抑制区

脑干网状结构抑制区较小，位于延髓网状结构腹内侧部分。抑制区通过网状脊髓束抑制脊髓前角γ运动神经元，降低肌梭对牵张刺激敏感性，从而抑制肌紧张。大脑皮质运动区、纹状体、小脑前叶蚓部等部位通过兴奋抑制区来实现抑制肌紧张作用（图17－15）。

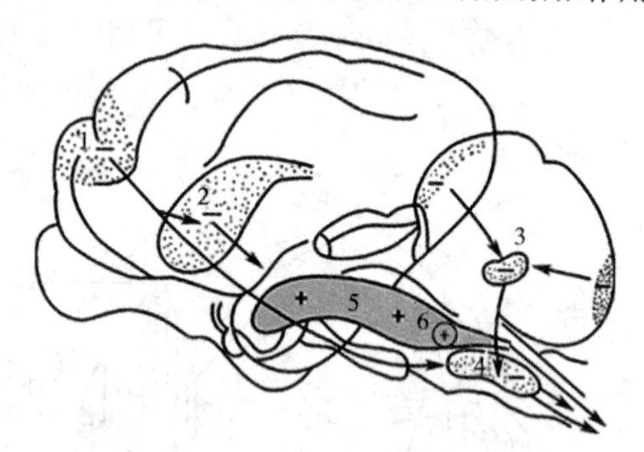

图17－15　猫脑内肌紧张抑制区和易化区及其路径示意图

+表示易化区；－表示抑制区

1. 大脑皮层；2. 尾状核；3. 小脑；4. 网状结构抑制区；5. 网状结构易化区；6. 前庭核

（三）去大脑僵直

正常情况下，易化区的活动较强，抑制区的活动较弱，两者在一定水平上保持相对平衡，以维持正常的肌紧张。动物实验中，在动物中脑上、下叠体（上、下丘）之间切断脑干，动物出现四肢伸直，头尾昂起，脊柱挺硬等表现，称为去大脑僵直（decerebrate rigidity）

（图 17－16）。

去大脑僵直是由于大脑皮质、纹状体与脑干网状结构的联系中断，使抑制区活动减弱，易化区活动相对加强，而表现出全身抗重力肌的肌紧张亢进的现象。人类的去大脑僵直，有时可在中脑疾患时出现，表现头后仰，上下肢僵硬伸直，上臂内旋，手指屈曲（图 17－16），临床上如见到患者出现去大脑僵直现象，往往表明病变已严重地侵犯了脑干，是预后不良的信号。

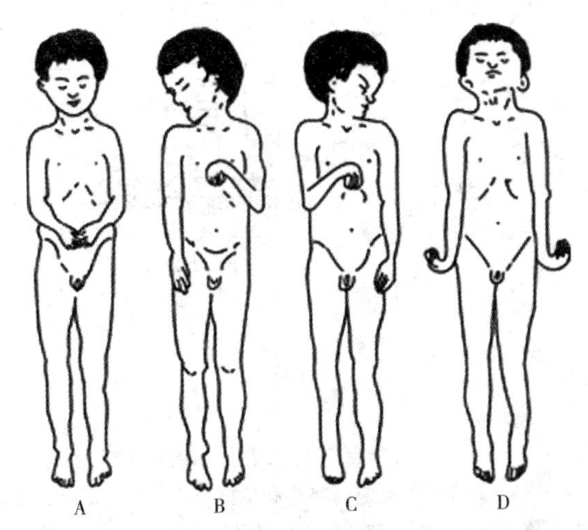

图 17－16　人类去皮层僵直和去大脑僵直

A.、B.、C. 去皮层僵直，A. 仰卧，头部姿势正常时，上肢半曲；B. 和 C. 转动头部时的上肢姿势；D. 去大脑僵直，上下肢均僵直

三、小脑的躯体运动调节功能

小脑对于维持身体平衡、调节肌紧张、协调随意运动均有重要的调节作用。根据小脑的传入纤维及传出纤维的联系，可以将小脑划分为三个主要的功能部分，即前庭小脑、脊髓小脑和皮层小脑（图 17－17）。

（一）前庭小脑

维持身体平衡是前庭小脑的功能，前庭小脑主要由绒球小结叶构成，与前庭器官和前庭核有密切联系，其调节通路是：前庭器官→前庭核→前庭小脑→前庭核→脊髓前角运动神经元→骨骼肌。切除绒球小结叶的猴，或第四脑室附近患肿瘤而压迫绒球小结叶的病人，都有步基宽、站立不稳、步态蹒跚和容易跌倒等症状，但在躯体得到支持物支撑时，其随意运动仍然能协调进行。

（二）脊髓小脑

调节肌紧张主要是脊髓小脑的功能。脊髓小脑包括小脑前叶和后叶的中间区带。小脑前叶和后叶的中间区对肌紧张起易化作用，小脑前叶蚓部对肌紧张起抑制作用，这些作用都是通过脑干网状结构易化区和抑制区实现的。人类小脑损伤后主要表现出肌紧张降低、肌无力等症状。

脊髓小脑还有协调随意运动的功能。后叶中间带接受脑桥纤维的投射，同时还接受来自肌肉与关节等处本体感受器的传入投射，两方面信息在脊髓小脑分析整合后，向大脑皮质发

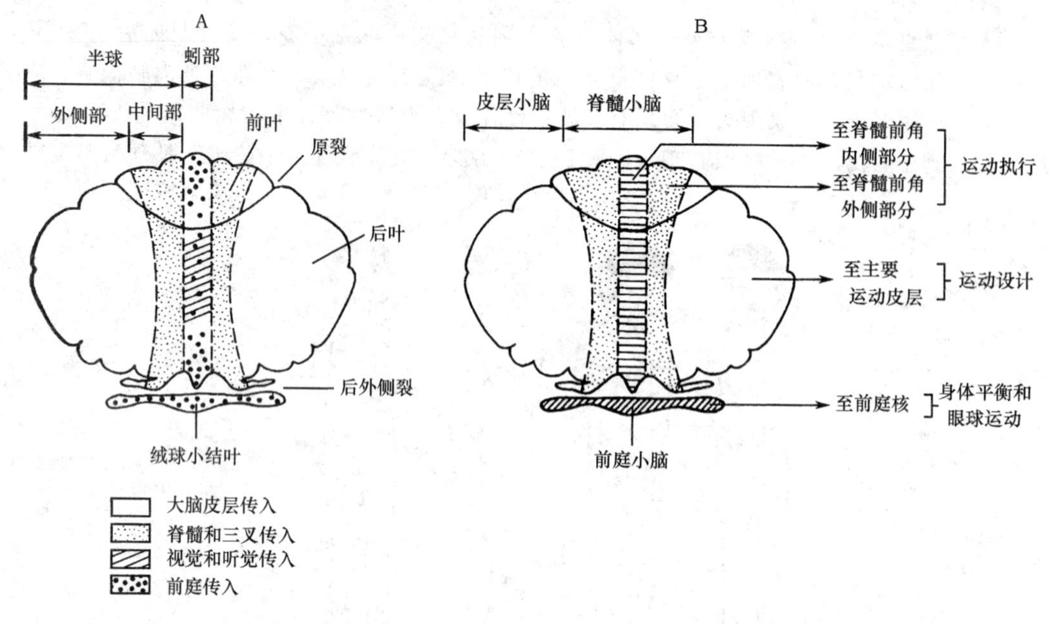

图 17－17　小脑的分区与传入、传出纤维联系示意图

A. 小脑的分区和传入纤维联系：以原裂和后外侧裂可将小脑横向分为前叶、后叶、绒球小结叶三部分，也可纵向分为蚓部、半球的中间部和外侧部三部分，小脑各种不同的传入纤维联系用不同的图例（图下）表示；B. 小脑的功能分区（前庭小脑、脊髓小脑、皮层小脑）及其不同的传出投射，脊髓前角内侧部的运动神经元控制躯干和四肢近端的肌肉运动，与姿势的维持和粗大的运动有关，而脊髓前角外侧部的运动神经元控制四肢远端的肌肉运动，与精细的、技巧性的运动有关

出矫正信号，及时纠正大脑皮层发动随意运动出现的误差，故对大脑皮质发动的随意运动具有重要的调节作用。当小脑后叶中间带受损伤时，患者在随意运动的力量、速度、方向以及稳定性等方面产生缺陷，出现指物不准、动作摇摆不定、动作不是过度就是不及、不能做迅速的交替运动等，这种随意运动的失调称为小脑性共济失调。还可出现做动作时抖动，静止时抖动消失，此称为意向性震颤。

（三）皮层小脑

皮层小脑与大脑皮层运动区、感觉区、联络区有回路联系，其作用主要是形成运动计划，编制运动程序。在精细运动形成初期，大脑皮层发出的随意运动信息与运动的实际效果之间存在一定误差，通过小脑与大脑皮层的联络协调，及时反馈并纠正大脑皮层发动运动的误差，使运动逐步协调。在此过程中，小脑逐渐储存了一整套运动程序。待精细运动形成后，大脑皮层再发动随意运动前，首先从小脑提取运动程序，再通过皮层脊髓束发动随意运动，此时随意运动将会变得精确、快速。

四、基底神经节的躯体运动调节功能

基底神经节是皮层下一些神经核团的总称，与大脑皮层构成回路，主要包括尾核、壳核（新纹状体）、苍白球（旧纹状体）、丘脑底核、黑质。基底神经节各个核团之间以及与大脑皮层、皮层下结构存在着广泛而复杂的联系。

（一）基底神经节的纤维联系通路

1. 基底神经节与大脑皮层之间的纤维联系，分为以下两条回路：

（1）直接通路　大脑皮层下行纤维→新纹状体→苍白球内侧部→丘脑外侧腹核和前腹核→大脑皮层运动前区（图17－18）。在直接通路中大脑皮层和丘脑外侧腹核、前腹核发出的纤维释放谷氨酸（GLU），分别兴奋新纹状体和皮层运动前区，而新纹状体和苍白球内侧部发出的纤维释放γ－氨基丁酸（GABA），分别抑制苍白球内侧部和丘脑，故大脑皮层兴奋新纹状体时，抑制苍白球内侧部活动，使苍白球内侧部对丘脑的抑制解除，而出现丘脑、大脑皮层活动增加的现象称为去抑制（disinhibition）。所以直接通路的作用是易化大脑皮层发动随意运动。

（2）间接通路　大脑皮层下行纤维→新纹状体→苍白球外侧部→丘脑底核→苍白球内侧部→丘脑外侧腹核和前腹核→大脑皮层运动前区（图17－18）。在间接通路中新纹状体至苍白球外侧部及苍白球外侧部至丘脑底核同样存在去抑制，所以间接通路的作用是抑制大脑皮层发动随意运动。

2. 黑质－纹状体投射通路　中脑黑质内多巴胺能神经元轴突末梢释放多巴胺（DA），激活新纹状体内中型多棘神经元上 D_1 受体，可以加强直接通路作用；激活新纹状体内中型多棘神经元上 D_2 受体，可以抑制间接通路作用（图17－18），此通路作用是增强丘脑－大脑皮层投射系统活动，对大脑皮层的易化作用增强。

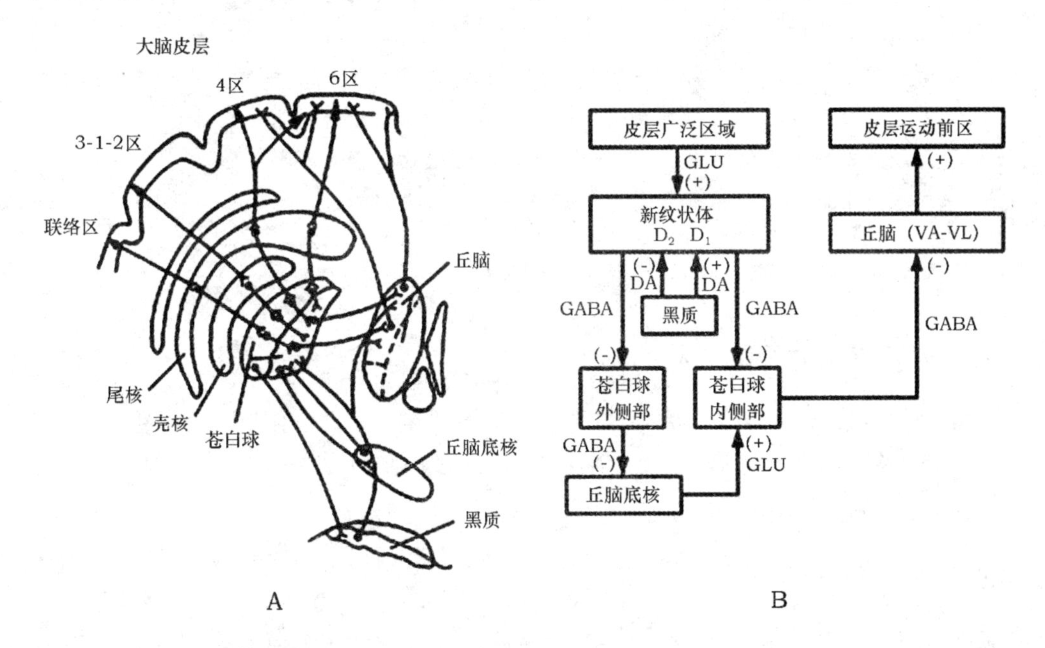

图17－18　基底神经节与大脑皮层之间神经回路模式图

A. 连接基底神经节与大脑皮层的神经回路；B. 直接通路和间接通路：见正文。黑质多巴胺投射系统可作用于新纹状体的 D_1 受体而增强直接通路的活动，也可作用于 D_2 受体而抑制间接通路的活动，DA：多巴胺，GABA：γ－氨基丁酸，GLU：谷氨酸，（＋）：兴奋性作用，（－）：抑制性作用

（二）基底神经节的功能

基底神经节与随意运动的稳定、肌紧张的控制和本体感觉传入信息的处理有关。人体基

底神经节损害后的症状主要分为以下两类。

1. 帕金森病（Parkinson's disease） 又称为震颤麻痹，患者主要表现是运动过少而肌紧张过强。病人全身肌紧张增强，肌肉强直，随意运动减少，动作缓慢，面部表情呆板，常有静止性震颤，多出现于上肢。帕金森病的发生是由于中脑黑质内多巴胺能神经元病变，引起直接通路活动减少，间接通路活动增强，导致大脑皮层活动抑制产生。临床上使用左旋多巴治疗（是多巴胺前体，能透过血-脑屏障），能增加脑内多巴胺含量，缓解运动障碍症状。采用M型胆碱受体阻断剂，如阿托品、东莨菪碱等治疗震颤麻痹也有一定效果。

2. 亨廷顿病（Huntington disease） 又称为舞蹈病，患者主要表现是运动过多而肌紧张不全，患者主要表现是上肢和头部不自主的舞蹈样动作，并伴有肌紧张减弱。病因主要是双侧新纹状体中GABA能神经元变性、死亡，对苍白球外侧部抑制作用减弱，引起间接通路活动减少，直接通路活动相对增强，使大脑皮层产生易化作用。临床上使用多巴胺耗竭剂如利血平、丁苯那嗪可缓解该病症状。

案例解析

案例： 吴先生，65岁。面无表情，安静时，手和手指不停的颤抖。站起来非常困难，行走很慢，手不再颤抖，手臂无明显摆动。和医生说话时，语言单调，但没有智力缺陷。医生诊断为帕金森病。

解析： 帕金森病多发人群为中老年人，是一种常见的疾病。主要表现是随意运动减少，全身肌紧张增强，肌肉强直，动作缓慢，面部表情呆板，患者常有静止性震颤，多出现于上肢。以急性慢性来分类，一般为急性较易治疗，慢性不易被诊断出，因此一旦帕金森病演变至慢性疾病治疗起来是非常棘手。

五、大脑皮质对躯体运动的调节

大脑皮质是调节躯体运动的最高级中枢。其对躯体运动的调节作用，是通过皮层脊髓束和皮层脑干束调节脊髓前角和脑干的运动神经元活动完成的。

（一）大脑皮质的主要运动区

人类大脑皮质运动区主要位于中央前回。此外，还有辅助运动区和第二运动区，前者位于大脑皮质内侧面，后者与第二体表感觉区重叠。

大脑皮质运动区调节躯体运动具有下列功能特征：（见第八章神经系统）。

（二）运动传导通路

运动传导通路是从大脑皮质发出神经冲动到达骨骼肌的通路，主要是皮层脊髓束和皮层核（脑干）束。

1. 皮质核束 （见第八章神经系统）。

2. 皮层脊髓束 （见第八章神经系统）。

3. 其他运动传出通路 皮层脊髓束和皮层核束发出的侧支及一些由运动皮层发出的纤维，

在脑干内某些核团换元后，组成顶盖脊髓束、网状脊髓束、前庭脊髓束、红核脊髓束，前三个传导束与皮层脊髓前束功能相似，调控躯干、四肢近端肌肉运动。红核脊髓束与皮层脊髓侧束功能相似，调控四肢远端肌肉运动。

临床上判断皮层脊髓侧束功能，可以检测巴宾斯基征（Babinski sign）。测试时用钝物划足趾外缘，若出现拇指背曲，其余四指外展呈扇形散开，称为巴宾斯基征阳性，提示有皮层脊髓侧束损伤。成人在深睡、麻醉时及婴儿（皮层脊髓侧束未发育成熟）可出现巴宾斯基征阳性。

知识拓展

药物依赖又称为药物成瘾或毒品成瘾，俗称“吸毒”，表现为强迫使用某些化学物质，最终导致慢性、复发性的脑部损伤。导致成瘾的化学物质主要有麻醉药品和精神药品（如吗啡、可待因、大麻、氯胺酮、冰毒、咖啡因等）、酒精、尼古丁等。药物成瘾的产生是成瘾药物激活中脑被盖区-伏核的多巴胺能奖赏通路导致。若神经元产生适应性变化，则出现耐受。若使突触的可塑性改变，则产生成瘾或复吸。目前的治疗方法有：应用美沙酮、丁丙诺非进行替代治疗；应用阿片受体拮抗剂如纳洛酮、纳曲酮进行戒毒治疗。目前已有通过手术刺激抑制药物依赖有关脑区治疗成瘾的报道，但长期疗效还有待观察。

第五节　神经系统对内脏活动的调节

一、交感和副交感神经系统的功能及其特征

自主神经系统是调节内脏活动的神经系统，也称内脏神经系统。该系统包括传入神经和传出神经，但习惯上仅指支配内脏器官的传出神经，即交感神经和副交感神经两部分。

（一）自主神经系统的功能特征

1. 双重支配　人体多数器官都接受交感和副交感神经的双重支配。但交感神经几乎支配全身所有内脏器官，而副交感神经则分布较局限。一般认为大部分血管、汗腺和竖毛肌、肾上腺髓质等无副交感神经分布，其余器官都接受双重神经（即交感神经和副交感神经）的支配。

2. 拮抗作用　交感和副交感神经对同一器官的作用往往相反。例如，交感神经兴奋可引起心跳加强加快，而副交感神经兴奋可引起心跳变慢减弱。但某些器官例外，如唾液腺，这两类神经在促进其分泌中具有协同作用。

3. 紧张性作用　交感和副交感神经持续地发放低频神经冲动，使其支配的效应器官经常维持一定程度的活动状态，这种作用即称为紧张性作用。在动物实验中，切断心迷走神经，心率即明显加快；切断心交感神经，心率则减慢。

4. 与器官功能状态有关　自主神经对器官功能的调节作用与器官功能状态有关。如刺激副交感神经可使处于收缩状态的幽门舒张，处于舒张状态的幽门收缩。刺激交感神经可使有

孕子宫平滑肌收缩加强，而未孕子宫平滑肌舒张。

（二）自主神经系统的功能

1. 交感神经系统 当机体遇到环境急骤改变时，如剧烈运动、窒息、冷冻、失血、紧张、恐惧和寒冷等时，交感神经系统的活动明显增加，肾上腺髓质激素分泌量剧增，这一反应系统称为交感－肾上腺髓质系统，常表现为心输出量增加；皮肤与腹腔内脏血管收缩、骨骼肌血管舒张使全身血液重新分布；贮备血量动用、红细胞计数增加；支气管扩张、呼吸加快使肺通气量增加；肝糖原分解加速，使血糖升高；中枢警觉性增强、瞳孔扩大等。交感神经系统的这种动员机体许多器官的潜在力量，促使机体迅速适应内外环境剧烈变化的反应称为应急反应。

2. 副交感神经系统 副交感神经的活动相对比较局限。整个副交感神经系统活动的生理意义在于保护机体，促进调整恢复，促进消化，积蓄能量以及加强排泄和生殖功能等。例如，机体在安静时副交感神经活动往往加强，此时心脏活动减弱，瞳孔缩小，消化管的运动加强与消化液分泌增加以促进营养物质的吸收和能量补给，促进糖原、蛋白质和脂肪的合成以及血糖的利用等。迷走神经活动增强时，常伴有胰岛素分泌的增多，这一反应系统常称为迷走－胰岛素系统。

自主神经系统对内脏器官的作用是通过神经末梢释放神经递质（主要是 ACh 和 NE）与相应的受体结合而实现的。自主神经系统胆碱能和肾上限腺素能受体的分布及生理功能见表 17－4。

表 17－4 肾上腺素能系统和胆碱能系统受体的分布及生理作用

效应器		肾上腺素能系统		胆碱能系统	
		受体	作用	受体	作用
自主神经节				N_1	节前－节后兴奋传递
眼	虹膜环形肌			M	收缩（瞳孔缩小）
	虹膜辐射肌	α_1	收缩（瞳孔扩大）		
	睫状肌	β_2	舒张	M	收缩
心	窦房结	β_1	心率加快	M	心率减慢
	房室传导系统	β_1	传导加快	M	传导减慢
	心肌	β_1	收缩力增强	M	收缩力减弱
血管	冠状血管	α_1	收缩	M	舒张
		β_2	舒张（为主）		
	皮肤黏膜血管	α_1	收缩	M	舒张
	骨骼肌血管	α_1	收缩	M	舒张(1)
		β_2	舒张（为主）		
	脑血管	α_1	收缩	M	舒张
	腹腔内脏血管	α_1	收缩（为主）		
		β_2	舒张		
	唾液腺血管	α_1	收缩	M	舒张

续表

效应器		肾上腺素能系统		胆碱能系统	
		受体	作用	受体	作用
支气管	平滑肌	β_2	舒张	M	收缩
	腺体	α_1	抑制分泌	M	促进分泌
		β_2	促进分泌		
胃肠	胃平滑肌	β_2	舒张	M	收缩
	小肠平滑肌	α_2	舒张(2)	M	收缩
		β_2	舒张		
	括约肌	α_1	收缩	M	舒张
	腺体	α_2	抑制分泌	M	促进分泌
	胆囊和胆道	β_2	舒张	M	收缩
膀胱	逼尿肌	β_2	舒张	M	收缩
	三角区和括约肌	α_1	收缩	M	舒张
	输尿管平滑肌	α_1	收缩	M	收缩?
	子宫平滑肌	α_1	收缩（有孕）	M	可变(3)
		β_2	舒张（无孕）		
皮肤	汗腺	α_1	促进精神性发汗	M	促进温热性发汗
	竖毛肌	α_1	收缩		
唾液腺		α_1	分泌少量、黏稠唾液	M	分泌大量、稀薄唾液
代谢	糖酵解	β_2	加强		
	脂肪分解	β_3	加强		

注：(1) 为交感胆碱能节后纤维
(2) 可能是胆碱能纤维的突触前受体调制 ACh 释放所致
(3) 因月经周期中循环血中雌激素、孕激素水平；妊娠及其他因素而发生变化

二、中枢对内脏活动的调节

（一）脊髓的内脏调节功能

脊髓是调节内脏活动的初级中枢，如血管张力反射、排便反射、排尿反射、发汗反射和阴茎勃起反射等仅有脊髓即可完成。平时这些反射活动受高位中枢的控制，若仅依靠脊髓，不足以很好适应正常的生理需要。如脊髓离断的病人，脊休克过后，病人易出现尿失禁、体位性低血压等。

（二）低位脑干的内脏调节功能

脑干中存在着许多调节内脏活动的重要中枢，如心血管运动、呼吸运动、胃肠运动、消化腺分泌等的基本反射中枢都位于延髓。所以延髓被认为是“生命中枢”。此外，中脑是瞳孔对光反射的中枢。

（三）下丘脑的内脏调节功能

下丘脑被认为是调节内脏活动的较高级中枢，它整合内脏活动与其他生理过程，使机体

作为一完整统一体，适应环境变化，维持生存过程。下丘脑的主要功能有以下几个方面。

1. 体温调节 调节体温的基本中枢在视前区－下丘脑前部，能对中枢及外周温度变化传入信息进行分析整合，调节机体的产热与散热过程，使体温维持相对稳定（详见第十四章）。

2. 摄食行为调节 下丘脑外侧区存在摄食中枢，而腹内侧核存在饱中枢。摄食中枢与饱中枢可以互相制约，动物饥饿时前者的放电频率较高而后者的放电频率较低，静脉注入葡萄糖后，前者放电频率减少而后者放电频率增多。

3. 水平衡调节 下丘脑内控制水摄入的区域与摄食中枢靠近，破坏摄食中枢，动物除拒食外，饮水也明显减少；刺激下丘脑外侧区某些部位，可引起饮水增多。下丘脑的视上核和室旁核通过合成、分泌抗利尿激素，调节肾脏的排水功能。因此下丘脑通过对水的摄入和排出的调节，维持机体水平衡。

4. 情绪变化和行为调节 下丘脑与情绪反应密切相关，其活动在正常情况下受大脑皮质的抑制而不易表现。切除间脑以上的大脑皮质的猫，给予轻微刺激即表现为甩尾、竖毛、吼叫、扩瞳、张牙舞爪、呼吸加快和血压升高等"假怒"现象，实验证明下丘脑近中线两旁的腹内侧区存在所谓防御反应区，电刺激清醒动物的该区可引起防御性反应，有人认为该区的持续兴奋与原发性高血压的发生有关。电刺激下丘脑外侧区也可引致动物出现攻击行为，电刺激下丘脑背侧区则出现逃避行为。人类下丘脑病变，也常出现情绪变化。

5. 控制生物节律 人体内许多生命活动常按一定的时间顺序发生周期性变化，这种现象称为生物节律。生物节律有日周期、月周期、年周期节律等，其中日周期是最重要的生物节律，如血细胞数、体温、促肾上腺皮质激素分泌等的日周期变动。实验表明下丘脑视交叉上核与生物节律的控制有关，它能通过视网膜－视交叉上核束接受来自视网膜感受的外界环境光暗变化的信号，使机体的昼夜节律与外界环境同步。人为改变每日明暗交替的时间，可使一些机体功能的日周期位相发生改变。

6. 对腺垂体和神经垂体激素分泌的调节 下丘脑内的神经分泌细胞，能合成多种肽类物质（下丘脑调节肽），经垂体门脉系统至腺垂体，调节其激素分泌功能。下丘脑视上核和室旁核的神经内分泌细胞合成血管升压素和催产素，经下丘脑－垂体束运抵神经垂体储存，由下丘脑控制其分泌。

（四）大脑皮质对内脏活动的调节

大脑皮质与调节内脏活动关系密切的结构是新皮质和边缘系统。

新皮质位于大脑半球外侧面，具有调节内脏功能的作用，如果切除动物新皮质，除感觉运动丧失外，很多内脏功能如血压、排尿、体温等调节均发生异常。

大脑皮质的边缘系统包括边缘叶及与其密切相关的皮质（岛叶、颞极、眶回）和皮质下结构（杏仁核、隔核、下丘脑、丘脑前核群）。除嗅觉功能外，边缘系统主要与摄食行为、性行为、情绪活动、学习记忆及内脏活动等调节有关，以维持个体生存及种系生存，是调节内脏活动的高级中枢。

第六节　脑的高级功能和脑电图

一、学习和记忆

学习是指人和动物依赖于经验来改变自身行为以适应环境的神经活动过程。记忆则是将学习到的信息进行储存和“读出”的神经活动过程。

（一）学习形式

1. 非联合型学习 在刺激与反应之间不需要建立某种明确的关系，不同形式的刺激使突触活动发生习惯化、敏感化等可塑性改变。如人们对有规律出现的强噪音会逐渐减弱反应，即出现习惯化；在强伤害性刺激之后，对弱刺激的反应会加强，即表现为敏感化，如一日遭蛇咬，十年怕井绳就是敏感化的典型例子。

2. 联合型学习 在时间上很接近的两个事件重复地发生，最后在脑内逐渐形成联系，如条件反射的建立和消退。实际上学习就是建立条件反射的过程。

（二）记忆的分类

进入大脑的信息大约只有1%左右能保留较长时间。根据记忆保留时间的长短，可将记忆分为三类。

1. 短时程记忆 保留的时间为几秒到几分钟，仅满足于完成某项极为简单的工作，如打电话时的拨号，拨完后记忆即消失。

2. 中时程记忆 保留时间为几分钟到几天，记忆在海马和其他脑区内进行处理，并能转变为长时程记忆。

3. 长时程记忆 保留时间为几天到数年，有些内容可终身保持记忆。

（三）遗忘

遗忘是一种正常的生理现象，是指部分或完全失去回忆和再认识的能力，遗忘在学习后就开始，最初遗忘的速度很快，以后逐渐减慢。遗忘并不是意味着记忆痕迹的消失，遗忘的材料经过复习总是比学习新的材料容易。生理性遗忘有利于中枢保存新的信息。产生遗忘的原因一是条件刺激长久不予强化所引起的消退，二是后来信息的干扰。

二、大脑皮质的语言活动

（一）大脑皮质语言功能的一侧优势

研究及实践提示人类两侧大脑半球各有分工，如右利手的人，其语言中枢常常在左半球，因此左半球被称为优势半球（dominant hemisphere）。所以人脑的高级功能向一侧半球集中的现象称为一侧优势（laterality cerebral dominance）。一侧优势现象在10~12岁起逐步建立，其形成与遗传有一定关系，但主要与后天的生活实践有关。而右半球与空间分析、复杂形状的识别、形状记忆、图像信息处理、音乐欣赏等非词语性认知功能有关。

（二）大脑皮质的语言中枢损伤导致的语言功能障碍

人类大脑皮质的语言功能有一定的分区，若某一特定区域损伤，可引起特殊的语言功能障碍（见第八章神经系统）。

三、大脑皮质的电活动

大脑皮质的电活动有两种形式，一种是在无明显刺激情况下，大脑皮质能经常自发地产生节律性的电位变化，称为自发脑电活动。另一种是感觉传入系统或脑的某一部位受刺激时，在皮质某一局限区域引起的电位变化，称为皮质诱发电位。在头皮表面记录到自发脑电活动称为脑电图（electroencephalogram，EEG）（图17-19）。打开颅骨后直接从皮质表面记录到的电位变化，称为皮质电图。临床检查脑电图常用于诊断癫痫或探知肿瘤部位。

根据自发脑电活动的频率，可将脑电波分为α、β、θ和δ四种波形（表17-5）。当许多皮质神经元的电活动趋于一致时，出现低频率高振幅的波形，称为同步化；当皮质神经元的电活动不一致时，出现高频率低振幅的波形，称为去同步化；一般认为出现高幅、低频波时，提示皮层处于抑制状态；出现低幅、高频波时，提示皮层处于兴奋状态。

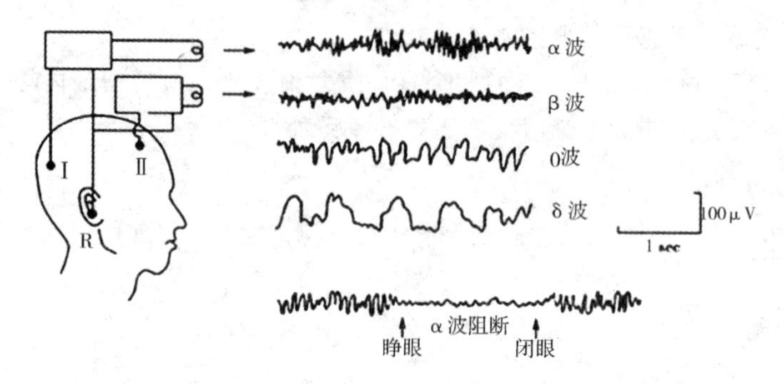

图17-19 脑电图纪录方法与正常脑电图波形

表17-5 正常脑电图各种波形的特征、常见部位和出现条件

脑电波	频率（Hz）	幅度（μV）	常见部位	出现条件
α	8~13	20~100	枕叶	成人清醒、安静、闭目时
β	14~30	5~20	额叶、顶叶	皮质紧张活动时（睁眼、兴奋、集中思考）
θ	4~7	100~150	颞叶、顶叶	少儿正常脑电或成人困倦时
δ	0.5~3	20~200	颞叶、枕叶	婴幼儿正常脑电或成人熟睡时

三、觉醒与睡眠

觉醒和睡眠都是重要的生理过程，在觉醒状态下，人体能够进行各种活动；通过睡眠，人体能够恢复精力和体力。正常人因年龄、个体情况不同，需要的睡眠时间不同，成年人需要睡眠的时间约为7~9小时/天，儿童12~14小时/天，而老年人5~7小时/天，新生儿18~20小时/天。

（一）睡眠的时相及其特征

睡眠分为慢波睡眠（slow wave sleep，SWS）和异相睡眠（paradoxical sleep，PS）或快波睡眠、快速眼球运动睡眠。慢波睡眠时脑电波呈同步化慢波，此时感觉功能暂时减退；骨骼肌反射运动和肌紧张减弱；伴有一系列自主神经功能的改变。例如，血压下降、心率减慢、瞳孔缩小、尿量减少、体温下降、代谢率减低、呼吸变慢、胃液分泌可增多而唾液分泌减少、发汗功能增强等，还出现生长素分泌增多，这有利于生长和体力恢复。快波睡眠脑电波呈现去同步化快波，各种感觉功能进一步减退，致唤醒阈提高；骨骼肌反射运动和肌紧张进一步减弱，肌肉几乎完全松驰；脑电波呈现去同步β波。此期脑蛋白合成增加，促进婴幼儿神经系统的发育及新突触的形成，有利于精力的恢复。但异相睡眠时有间断性的阵发性表现，例如眼球出现快速运动、部分躯体抽动，在人类还观察到血压升高和心率加快，呼吸加快而不规则，常做梦，故容易诱发心力衰竭、哮喘、阻塞性肺气肿及缺氧的发作。

慢波睡眠与异相睡眠相互转化。成年人睡眠开始时，首先进入慢波睡眠，持续约 80 ~ 120 分钟后，转入异相睡眠；异相睡眠持续约 20 ~ 30 分钟后，又转入慢波睡眠。整个睡眠期间，反复转化约 4 ~ 5 次，越接近睡眠后期，异相睡眠持续时间逐步延长。在成年人，慢波睡眠和异相睡眠均可直接转为觉醒状态；但觉醒状态一般只能进入慢波睡眠，而不能直接进入异相睡眠。异相睡眠是必需的生理活动过程，若异相睡眠剥夺，受试者将变的容易激动，此后，让受试者自然睡眠，可代偿性出现异相睡眠增加，此时异相睡眠可直接出现在觉醒之后，而不需经过慢波睡眠阶段。

（二）睡眠发生的机制

目前认为睡眠是中枢的主动过程。在脑干尾端网状结构内存在的上行抑制系统，作用于大脑皮层，并对抗上行激动系统的作用，从而调节睡眠与觉醒的相互转化。此外中缝核头端的 5 - 羟色胺递质系统、蓝斑核尾端的去甲肾上腺素递质系统、低位脑干被盖部的乙酰胆碱递质系统也与睡眠有关。

（三）觉醒状态的维持

觉醒状态的维持是脑干网状结构上行激动系统的作用，觉醒状态分为脑电觉醒和行为觉醒两种。脑电觉醒是指脑电波呈现去同步化快波，而行为上不一定处于觉醒状态，它的维持与脑干网状结构上行激动系统和蓝斑上部去甲肾上腺素递质系统的活动有关。行为觉醒是指机体出现觉醒时的各种表现，它的维持可能是黑质多巴胺递质系统的功能。

本章小结

神经系统的调节功能依靠神经元实现，中枢神经系统内众多神经元间通过突触形成功能上的沟通，在体内神经元活动的基本方式是兴奋，若突触前神经元兴奋时，其轴突末梢释放递质，可使突触后膜产生兴奋性突触后电位（EPSP）或抑制性突触后电位（IPSP），从而调节突触后神经元功能活动。并且通过神经元之间的突触连接，实现中枢抑制功能，使神经元的兴奋活动能适度产生。

内外环境变化的信息被特定感受器感受，经特定通路传入神经中枢，起维持和改变大脑皮层的兴奋性，维持觉醒状态、形成特定感觉作用。

在感觉形成的基础上，脊髓、脑干、小脑、基底神经节、大脑皮层调控骨骼肌的收缩，使机体能维持姿势、产生躯体运动；调控内脏器官活动，使内脏器官活动配合躯体运动需要，产生适应环境变化的反应过程。

通过大脑皮层，人体产生学习记忆活动，以加深对周围事物的认识，提高人体对环境改变的预见能力和适应能力。

思考题

1. 何谓脊休克？试述其发生机制。
2. 试比较 EPSP 和 IPSP 的异同点。
3. 经典的突触由几部分组成？突触传递是怎样进行的？
4. 有机磷农药中毒的病人，给予 M 受体阻断剂阿托品后，将主要改善哪些方面的症状与体征？

5. 试述去大脑僵直症状及其产生机制。

6. 试述特异性投射系统和非特异性投射系统的定义、特点、作用。

7. 试述骨骼肌牵张反射的定义、类型、特点、作用。

8. 试述胆碱能纤维和肾上腺素能纤维种类、作用的受体、产生的作用及受体的阻断剂。

9. 试述中枢抑制的分类、抑制产生机制、作用的生理意义。

10. 试述小脑在躯体功能调节中的作用。

（胡咏梅　刘云霞）

第十八章　内 分 泌

学习导引

知识要求

1. **掌握**　激素的作用特征；下丘脑调节肽的概念及其与垂体的功能联系与调节关系。甲状腺激素的生理作用；肾上腺糖皮质激素与肾上腺髓质激素的生理作用；胰岛激素的生理作用。

2. **熟悉**　内分泌与激素的概念；激素的分类与作用机制。腺垂体分泌的主要激素；生长激素的生理作用与分泌的调节；神经垂体激素的作用。

3. **了解**　肾上腺激素在应激与应急反应中的意义，甲状旁腺激素、降钙素的生理作用。

第一节　内分泌器官的解剖

机体依赖神经系统、内分泌系统和免疫系统的共同控制与协调，以适应不断变化的外界环境、保持机体内环境的相对稳定，使机体满足各器官、系统活动的需要，完成生长、发育、生殖、代谢、思维、运动等功能，抵御内、外的不良因素与病理变化的侵袭，维持机体的健康。

内分泌系统是体内内分泌腺和散在内分泌细胞的总称。内分泌系统与外分泌腺不同之处在于该系统没有导管，分泌物直接进入组织液或血液。人体主要的内分泌腺有下丘脑、松果体、垂体、甲状腺、甲状旁腺、肾上腺、胰岛和性腺等（图 18－1）。散在内分泌细胞主要存在于胃肠道、下丘脑、肾脏和心房肌等。

第二节　激　素

由内分泌腺或内分泌细胞分泌的高效能的生物活性物质，经血液循环或组织液运送，对靶组织或靶细胞发挥调节作用，此种化学物质称为激素。激素经血液循环转运方式称为远距分泌；经组织间液直接扩散而作用于邻近细胞的方式称为旁分泌；而经神经纤维轴浆运输方式至其连接组织称神经分泌。由神经元分泌的物质（神经激素）进入血液循环并影响机体其他部位细胞的功能状态称为神经内分泌。如果内分泌细胞所分泌的激素在局部扩散又返回作用于该细胞的方式称为自分泌。

一、激素的分类

（一）含氮类激素

1. 肽类和蛋白质类激素 包括下丘脑分泌的激素、腺垂体和神经激素、甲状旁腺素、胰岛素、降钙素、胃肠激素等。

2. 胺类激素 包括甲状腺激素、肾上腺素和去甲肾上腺素。含氮类激素大部分易被消化酶水解，所以若作为药物使用时，一般不宜口服。

（二）类固醇类激素（甾体类激素）

此类激素包括肾上腺皮质激素和性激素，它们的分子中都有环戊烷多氢菲结构。甾体激素都由胆固醇合成，可以口服。1，25－二羟维生素 D_3由胆固醇衍生，作用机制也类似，故也被归入此类。

（三）脂质衍生物类激素

近年来，有人将脂质衍生物——十二烷类列为第三类激素，包括白三烯、前列腺素、血栓素等。

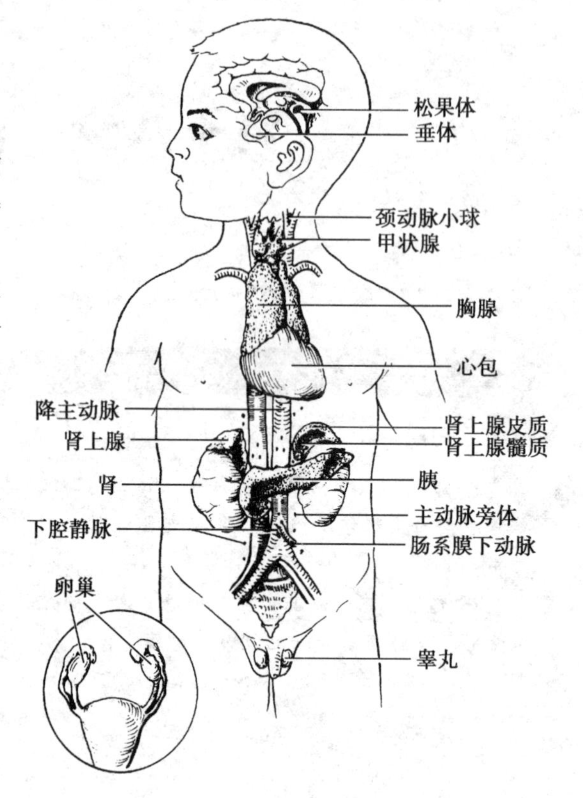

图 18－1 人体主要的内分泌腺

二、激素作用的特征

（一）特异性

某种激素释放入血液后，能选择地作用于某些器官（包括内分泌腺）、组织和细胞，称为激素的特异性。激素能选择性地作用于靶细胞是因为靶细胞膜上或胞浆内存在有能与激素发生特异性结合的受体。

（二）放大作用

激素在血液中的生理浓度很低（一般在 pmol/L ~ nmol/L 数量级），但其效应显著。例如，0.1μg 的促肾上腺皮质激素释放激素，可引起肾上腺皮质分泌 40μg 糖皮质激素，放大了 400 倍。这是因为激素作用于受体后，通过一系列酶促反应将激素信息逐级放大所致。

（三）激素间的相互作用

各种激素的作用可以相互影响，主要有：①协同作用。不同激素对同一生理活动都有增强效应，如生长素和肾上腺素都使血糖升高。②拮抗作用。不同激素对某一生理活动作用相反，如胰高血糖素使血糖升高而胰岛素使血糖降低。③允许作用。某种激素本身对某器官或细胞不发生直接作用，但它的存在却是另一种激素产生生物效应或作用加强的必要条件，称为激素的允许作用（permissive action）。例如，糖皮质激素本身不引起血管平滑肌收缩，但它的存在是去甲肾上腺素发挥缩血管作用的前提。

（四）信息传递作用

激素可将某种信息以化学传递方式传至靶细胞，调节靶细胞的功能，使之增强或减弱。激素能影响靶细胞原有功能活动或代谢反应的强度与速度，但不产生新的功能，也不能给机体提供能量，仅仅起着信使的作用。在信息传递后，即被分解而失活。

三、激素的作用机制

（一）含氮类激素的作用机制——第二信使学说

Sutherland 学派于 60 年代提出第二信使学说，认为①含氮类激素是第一信使，与靶细胞膜上特异受体结合；②激素受体复合物通过 G 蛋白激活膜内侧腺苷酸环化酶（AC），在 Mg^{2+} 存在时，AC 使 ATP 变成 cAMP；③cAMP 作为胞内第二信使激活某种 cAMP 依赖的蛋白激酶，同时 cAMP 被磷酸二酯酶（PDE）水解；④活化的蛋白激酶（PK）促进胞内许多特异蛋白的磷酸化，导致靶细胞产生生理效应（图 18－2）。

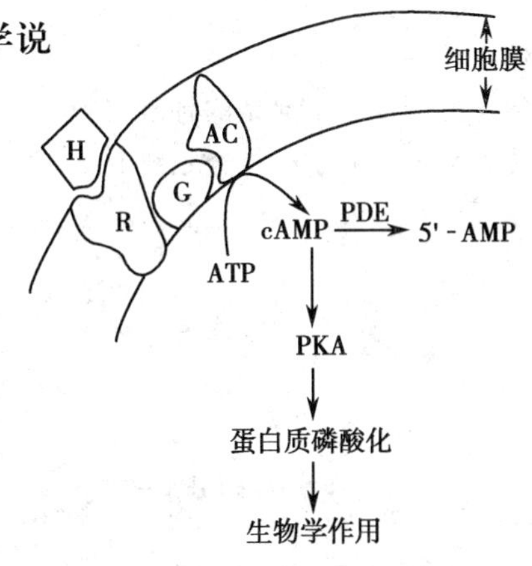

图 18－2　含氮类激素的作用机制

（二）类固醇类激素的作用机制——基因表达学说

类固醇激素作用的基因调节机制　类固醇激素分子小，为脂溶性，可通过细胞膜进入细胞内，与胞质受体结合，形成激素－胞质受体复合物。受体蛋白发生变构，使激素－胞质受体复合物获得通过核膜的能力，从而进入核内与核受体结合，激发 DNA 转录过程，生成新的 mRNA，诱导相应蛋白质的合成而产生生物效应。也有的类固醇激素在进入细胞后，直接经胞质进入核内与核受体结合，调节基因表达。这一过程称为类固醇激素作用的基因机制，也称为基因表达学说（图 18－3）。

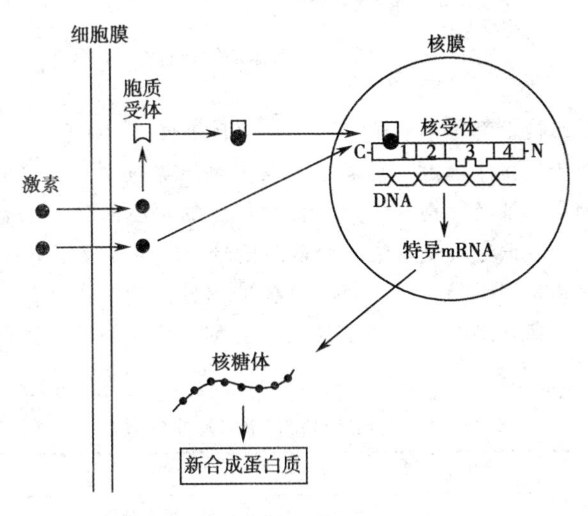

图 18－3　类固醇类激素的作用机制

第三节　下丘脑的内分泌

下丘脑-垂体功能单位包括下丘脑-腺垂体系统和下丘脑-神经垂体系统两部分（图18-4）。位于下丘脑内侧基底部促垂体区的小细胞肽能神经元分泌下丘脑调节肽，由垂体门脉系统运送到腺垂体，调节腺垂体激素的合成与释放，构成下丘脑-腺垂体系统；而位于下丘脑视上核和室旁核的大细胞肽能神经元合成血管升压素（VP）和催产素（OXT），经下丘脑垂体束的轴浆运输到达并贮存于神经垂体，构成下丘脑-神经垂体系统。这样，下丘脑的这些神经元既保留了典型的神经细胞的功能，又能分泌激素，具有内分泌细胞的功能。它们可将从大脑皮层或中枢神经系统其他部位传来的神经信息转变为激素信息，以下丘脑为枢纽，把神经调节与体液调节联系起来。

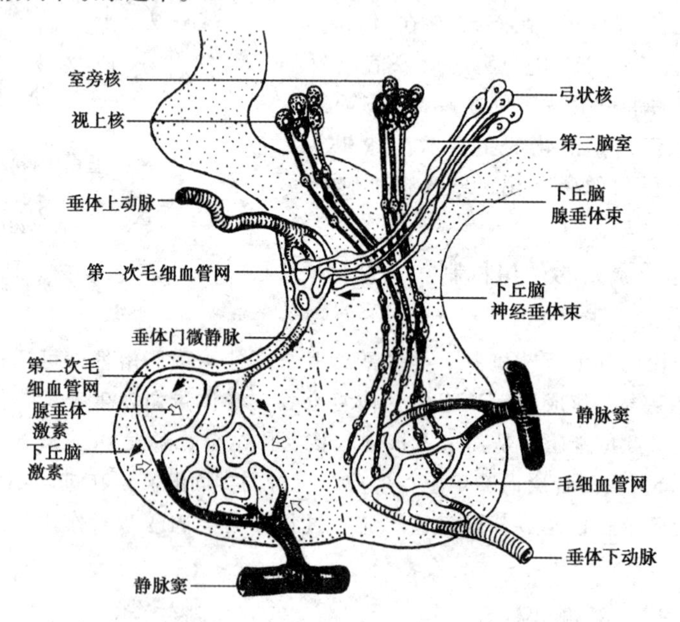

图18-4　下丘脑-垂体功能单位模式

下丘脑激素在化学结构上都是小分子多肽，其含量极微（<1.0μg~10μg）。下丘脑基底部存在的促垂体区主要包括正中隆起、弓状核、腹内侧核等核团。这里的神经内分泌细胞与中脑，边缘系统及大脑皮层神经元构成突触。促垂体区的神经内分泌细胞接受高位大脑皮层传来的信息，并将这些神经信号转变为生成激素的信号，产生和分泌下丘脑调节性多肽（hypothalamic regulatory peptide，HRP），以调节腺垂体的内分泌功能。迄今为止，已发现下丘脑调节性多肽有9种。下丘脑分泌的调节腺垂体激素名称、英文缩写、生理作用和激素结构见表18-1。

表18-1　下丘脑分泌的调节腺垂体激素

激素名称	英文缩写	生理作用	激素结构
促甲状腺激素释放激素	TRH	促进甲状腺激素和催乳素分泌	3肽
促性腺激素释放激素	GnRH	促进黄体生成素和卵泡刺激素分泌	10肽

续表

激素名称	英文缩写	生理作用	激素结构
生长抑素	GHRIH	抑制生长激素和促甲状腺激素分泌	14 肽或 28 肽
生长素释放激素	GHRH	促进生长激素分泌	44 肽
促肾上腺皮质激素释放激素	CRH	促进肾上腺皮质激素分泌	41 肽
催乳素释放因子	PRF	促进催乳素分泌	多巴胺或/和 GABA
催乳素释放抑制因子	PIF	抑制催乳素分泌	结构未定
促黑素细胞激素释放因子	MRF	促进黑素细胞激素分泌	5 肽
促黑素细胞激素抑制因子	MIF	抑制促黑色细胞激素分泌	3 肽

从表 18－1 的生理作用可见，下丘脑激素有二大类型：（1）兴奋性激素，如 TRH、GnRH、GHRH、CRH、PRF、MRF。当下丘脑被毁或垂体与下丘脑的血管联系中断后，垂体靶细胞的激素分泌减少。（2）抑制性激素，如 GHRIH、PIF、MIF。当下丘脑被毁或垂体与下丘脑的血管联系中断后，垂体靶细胞的激素分泌增加。

第四节 垂体的内分泌

一、腺垂体激素

腺垂体主要由腺细胞构成，是体内最重要的内分泌腺，它是中枢神经系统与靶腺之间的重要桥梁。腺垂体的内分泌功能不仅涉及到机体的生长、发育、行为、生殖、泌乳和蛋白质、碳水化合物、脂肪以及水盐代谢等方面，而且与协调机体其他内分泌腺的活动有关。腺垂体合成分泌 7 种含氮类激素，其中促甲状腺激素（thyroid stimulating hormone，TSH），促肾上腺皮质激素（adrenocorticotropic hormone，ACTH）、黄体生成素（luteinizing hormone，LH）和促卵泡激素（follicle stimulating hormone，FSH）均有各自靶腺，分别形成三个轴：即下丘脑－腺垂体－甲状腺轴、下丘脑－腺垂体－肾上腺皮质轴和下丘脑－腺垂体－性腺轴，从而通过各自靶腺发挥作用。而生长素（growth hormone，GH）、催乳素（prolactin，PRL）和促黑素细胞激素（melanophore stimulating hormone，MSH）则无靶腺，直接作用于靶组织或靶细胞，分别调节物质代谢、个体生长、乳腺发育和泌乳以及黑色素细胞代谢和活动等。

（一）生长激素（growth hormone，GH）

GH 是腺垂体合成量最大的蛋白质激素。

1. GH 的生物学作用

（1）促进生长、发育 GH 是调节机体生长、发育的关键性激素之一。人幼年时期如果缺乏 GH，则生长、发育停滞，尤其长骨发育迟缓，身材矮小，称为侏儒症，但对脑发育影响不大，幼儿智力正常；当 GH 过多，使生长发育过度，则患巨人症。成年后骨骺发育成熟，长骨不再增长，此时如 GH 过多，因骨骺已闭合，长骨已不能继续生长，GH 刺激肢端短骨、颌面部骨及其软骨组织增生，同时结缔组织中透明质酸和硫酸软骨素聚集，患者出现手足粗大和下颌突出，内脏器官如肝、肾等也增大，称为肢端肥大症。

（2）促进代谢

1）蛋白质代谢：GH 促进氨基酸进入细胞速度增加，加强 DNA 合成，刺激 RNA 形成，加速蛋白质合成，因而尿氮减少，机体呈正氮平衡。

2）脂肪代谢：GH 增加脂肪的转移，促进脂肪氧化分解，组织脂肪含量减少。特别是肢体中脂肪减少，血中游离脂肪酸增加。游离脂肪酸进入肝脏后，在肝内氧化以提供能量。

3）糖代谢：GH 对糖代谢的影响主要表现为生糖和糖原稳定作用两个方面，即抗胰岛素和胰岛素样作用。一方面，GH 可降低肌肉与脂肪组织对葡萄糖的摄取与利用，促进肝脏产生葡萄糖，结果导致血糖升高（抗胰岛素作用）。GH 分泌过多的患者可出现血糖过高，甚至出现糖尿。另一方面，生理剂量 GH 可促进葡萄糖的利用，但骨骼肌糖原保持稳定，心肌糖原还略有增加（胰岛素样作用）。在去垂体动物处于饥饿状态时，动物骨骼肌和心肌的糖原迅速消失。可见，GH 能减少葡萄糖的消耗，增加糖原的储备。

2. GH 分泌调节

（1）下丘脑-腺垂体分泌 GH 的调节　一般认为，下丘脑分泌 GHRH 是 GH 分泌的经常性调节因素，而 GHRIH 则是在应激刺激 GH 分泌过多时才发挥对 GH 分泌的抑制作用。

（2）反馈性调节　胰岛素样生长因子（IGF-1）是垂体 GH 分泌的主要负反馈抑制因子，对下丘脑的 GHRH 也有作用。GH 对下丘脑 GHRH 的释放有反馈抑制作用，而 GHRH 对其本身的释放也起反馈调节作用。

（二）催乳素（prolactin，PRL）

PRL 是腺垂体 PRL 细胞合成和分泌的含 199 个氨基酸的多肽激素，分子量为 22kD。

1. 催乳素生理作用

（1）对乳腺和泌乳的作用　PRL 主要是促进乳腺导管和分泌组织的生长与发育，启动和维持泌乳，使乳腺细胞合成乳蛋白增加而调节乳汁成分。刺激卵泡 LH 受体生成，对卵巢合成的孕激素起允许作用。青春期乳腺的发育主要是间质和脂肪细胞的发育，并由 GH 和 PRL 刺激。真正的分泌成分——腺泡只有在妊娠期才发育，这是在卵巢激素、肾上腺皮质激素和垂体激素的共同作用下发生，而 PRL 对乳腺的调节是关键的。妊娠末期血清中的 PRL 水平很高但不泌乳，这是由于受高水平的孕激素和雌激素抑制所致。当胎盘娩出后，孕激素和雌激素的抑制作用去除，PRL 启动、维持乳汁分泌。婴儿吸吮乳头，可使 PRL 分泌增加。

（2）对卵巢的作用　小量的 PRL 对卵巢雌激素与孕激素的合成起允许作用，而大量的 PRL 则有抑制作用。

（3）在应激反应中的作用　催乳素、ACTH、生长素是应激反应中三大腺垂体激素。

（三）促黑素细胞激素（MSH）

人类 MSH 主要由垂体促肾上腺细胞分泌，属多肽类激素。MSH 主要作用于黑素细胞，生成黑色素。黑素细胞主要分布于机体的皮肤、毛发、虹膜、视网膜色素层和软脑膜。MSH 的主要生理作用是促使黑色素细胞中酪氨酸转变为黑色素，使皮肤和毛发的颜色加深。在病理情况下，如肾上腺皮质功能低下（阿狄森病）时，血中 ACTH 和 MSH 都增加，患者出现皮肤色素沉着。

二、神经垂体激素

神经垂体本身不能合成激素，它只是下丘脑神经元所合成的血管加压素（VP）和催产素（OXT）贮存和释放的部位。VP 和 OXT 分别由下丘脑视上核和室旁核合成。但 VP 主要由视上核产生，而 OXT 主要由室旁核合成。

（一）血管加压素（vasopressin，VP）

VP 又称为抗利尿激素（ADH），是调节机体水平衡的重要激素。其主要作用是：①抗利尿作用。增加远曲小管和集合管对水的重吸收，使尿量减少。②在大失血时，血容量下降可引起 VP 大量释放，从而使血管收缩，血压升高。

（二）催产素（oxytocin，OXT）

OXT 主要生理作用表现为：①刺激哺乳期乳腺不断分泌乳汁和射乳。哺乳时，吸吮动作所造成的负压，可克服乳头括约肌的阻力，使乳汁被吸出。同时，通过神经反射性的引起 OXT 分泌增加，促进乳汁排出，称为射乳（milk ejection）。②促使妊娠子宫收缩，有利于分娩。OXT 能促进子宫平滑肌收缩。但与子宫的功能状态有关，OTX 对妊娠子宫作用较强，而对非孕子宫的作用较弱。参与 OTX 分泌调节主要因素有：吸吮乳头，分娩时女性生殖道扩张及情绪刺激均可引起 OXT 的分泌。

第五节　甲状腺的内分泌

一、甲状腺激素的合成和代谢

甲状腺是人体内最表浅、最大的内分泌腺体。甲状腺内含有许多大小不一的甲状腺滤泡，滤泡由单层上皮细胞构成，是甲状腺激素合成和释放的部位。甲状腺的主要功能是分泌甲状腺激素（TH）和降钙素（CT），前者主要调节体内的各种代谢并影响机体的生长发育，后者是由散在的滤泡旁细胞分泌，主要参与调节机体的钙、磷代谢。甲状腺激素的合成过程包括聚碘、活化、碘化和耦联；合成的主要原料是碘、甲状腺球蛋白。

二、甲状腺激素的生物学作用

（一）TH 对代谢的作用

1. 产热效应　TH 提高大多数组织的耗氧量，使产热量增加。这种作用在骨骼肌、心肌、肝和肾等组织的效果十分显著，而其他一些组织，如脑、肺、性腺和皮肤等的耗氧量和产热量无明显影响。据报道，1mg T_4可增加机体产热量约 4200kJ，基础代谢率提高 20%，甲状腺功能亢进（hyperthyroidism）时基础代谢率升高 60%～70%。

2. 对物质代谢的影响　TH 可作用于物质代谢的多个环节（表 18－2），对蛋白质、糖、脂肪代谢以及矿物质、维生素、水与电解质代谢均有不同程度的影响。例如，在心肌细胞，T_3可促进 Na^+内流；在红细胞中，T_3可增加 Ca^{2+}浓度。TH 对蛋白质、糖、脂肪代谢的影响见表。

表 18－2　TH（T_4、T_3）对物质代谢的影响

物质代谢	作用
蛋白质代谢	生理剂量：刺激 DNA 转录过程，促进 mRNA 形成，加速蛋白质与各种酶的生成，使细胞增生，体积增大，尿氮减少，表现为正氮平衡 大剂量：促进蛋白质（包括骨的蛋白质）分解，肌肉收缩无力，并可导致血 Ca^{2+}升高和骨质疏松 分泌不足：蛋白质合成减少，可患“黏液性水肿”

续表

物质代谢	作用
糖代谢	既有促进消化道对糖的吸收、肝糖原分解和抑制糖原合成的升糖作用，又有促进外周组织对糖利用的降血糖作用，但总的作用使血糖升高
脂肪代谢	既可促肝组织摄取乙酸合成胆固醇，但更能增强胆固醇分解（即分解超过合成），并可促进脂肪酸氧化，增强儿茶酚胺与胰高血糖素对脂肪的分解，使血脂降低

（二）TH 对生长发育的作用

在人类和哺乳动物，甲状腺激素是维持正常生长与发育不可缺少的激素，特别是对骨和脑的发育尤为重要。甲状腺功能低下的儿童，表现为以智力迟钝和身材矮小为特征的呆小症（cretinism）。值得提出的是，在胚胎期胎儿骨的生长并不必需甲状腺激素，所以患先天性甲状腺发育不全的胎儿，出生时身高可以基本正常，但脑的发育已经受到不同程度的影响，在出生后数周至 3 ~4 个月后就会表现出明显的智力迟钝和长骨生长停滞。所以，在缺碘地区，预防呆小症的发生，应在妊娠期注意补充碘，治疗呆小症必须抓紧时机，应在生后三个月以前补给甲状腺激素，过迟难以奏效。

（三）TH 对神经系统的影响

TH 不仅影响中枢神经系统的发育，而且对成熟神经系统的影响主要表现为中枢神经系统的兴奋作用。如甲亢或应用过量的 TH 时，可表现为注意力分散、敏感疑虑、多愁善感、喜怒失常、烦躁不安、情绪激动、失眠多梦，甚至出现幻觉、狂躁或惊厥。

（四）TH 的其他作用

心脏是 TH 作用的最重要靶器官。T_3、T_4 可增加心肌收缩能力、心率加快、心输出量与心脏做功增加。甲亢患者常表现为心悸、心动过速、第一心音亢进，心肌可因过度耗竭而导致心力衰竭。TH 使血管平滑肌舒张，外周阻力降低，引起舒张压降低，脉压加大。

三、甲状腺激素分泌的调节

1. 下丘脑－腺垂体－甲状腺轴

（1）下丘脑对腺垂体的调节　下丘脑分泌的 TRH 对腺垂体起经常的调节作用，可促进腺垂体合成和释放促甲状腺激素（TSH）；而下丘脑分泌的生长抑素则抑制 TSH 的合成和释放。

（2）腺垂体对甲状腺的调节　TSH 是促进 T_3、T_4 合成、分泌最主要的激素，作用于下列环节影响甲状腺激素的合成：促进碘泵活动，增加碘的摄取；促进碘的活化；促进酪氨酸碘化；促进甲状腺球蛋白水解和 T_4 释放；促进甲状腺增殖。

（3）甲状腺激素的负反馈调节腺垂体对血中

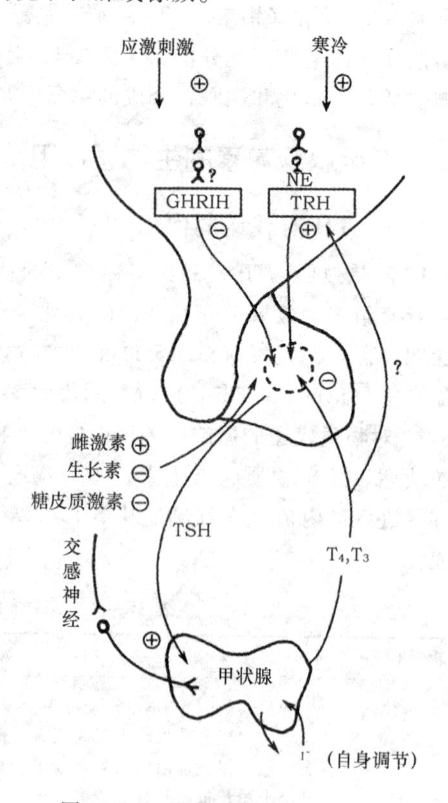

图 18－5　甲状腺激素调节示意图

T_3、T_4变化十分敏感，血中T_3、T_4浓度升高，可引起TSH合成、分泌减少。

寒冷刺激，增强下丘脑TRH神经元的活动，引起TRH释放增加，从而导致TSH增加，最终使甲状腺激素增加，从而增强产热反应。

应激刺激，促使下丘脑释放较多的生长抑素，抑制TRH的合成和释放，从而使TSH释放减少。

2. 甲状腺激素对腺垂体和下丘脑的反馈调节 循环血中游离的T_4、T_3浓度的升降对腺垂体合成与分泌TSH起经常性的负反馈调节作用，并使腺垂体对TRH的反应性降低（图18－5）。

3. 甲状腺的自身调节 是指甲状腺在TSH浓度不变或完全缺乏的情况下对碘供应变化的一种调节。当食物中碘的供应过多时，碘的转运机制发生抑制，同时还能抑制T_3、T_4的释放。当碘量不足时，将出现碘转运机制加强，T_3、T_4合成与释放增加。

第六节 胰岛的内分泌

胰腺的内分泌腺是由散在于胰腺外分泌腺之间的内分泌小岛（腺细胞团）组成，称为胰岛。人类胰岛内分泌细胞至少有四种，即A细胞、B细胞、D细胞和F细胞（PP细胞）。A细胞约占20%，分泌胰高血糖素；B细胞数量最多，约占60%～70%，分泌胰岛素；D细胞约占10%，分泌生长抑素；F细胞数量很少，分泌胰多肽。

一、胰岛素

胰岛素是由86肽胰岛素原水解掉连接肽（C肽）后的A、B两条链组成的小分子蛋白质，为51肽。C肽与胰岛素一同释放到血液中，也有少量胰岛素原进入血液，但仅为胰岛素生物活性的3%～5%。

血液中的胰岛素也以与血浆蛋白结合及游离的两种形式存在，二者间保持动态平衡。只有游离形式的胰岛素才具有生物活性。胰岛素血中半衰期仅5～6min，主要在肝脏内灭活。

（一）胰岛素的生理作用

1. 对糖代谢作用 胰岛素促进组织细胞对葡萄糖的摄取和利用，加速糖元合成，抑制糖异生，促进糖转化为脂肪并贮存于脂肪细胞，因而血糖降低。其降血糖作用是对糖代谢多方面影响的结果：①胰岛素使葡萄糖自由通过肝细胞膜而使肝糖原合成并贮存于肝脏，但是在心肌、骨骼肌和脂肪细胞，葡萄糖要通过细胞膜上的载体转运才能进入细胞；②影响葡萄糖磷酸化过程，使血糖分解氧化或合成糖原，如饥饿或胰岛素缺乏时，葡萄糖磷酸化作用减弱；③直接促进葡萄糖的氧化。因此，胰岛素缺乏时，血糖浓度升高，甚至出现尿糖。

2. 对脂肪代谢的作用 促进脂肪合成、转运，促进甘油三酯贮存。胰岛素促进脂肪的合成是由于它诱导酶蛋白的合成，增加脂肪合成酶系的活力，致使脂肪合成增加。因为细胞内脂肪酶系的活力与cAMP活化有关，而胰岛素可降低细胞内cAMP的水平。当胰岛素缺乏时，出现脂代谢紊乱，脂肪分解加强，血脂升高，血酮体升高，甚至出现酮血症与酮症酸中毒。

3. 对蛋白质代谢作用 胰岛素促进蛋白质合成，抑制蛋白质分解和减少肝糖原的异生。它通过多种方式促进蛋白质合成：①促进氨基酸透过细胞膜转运入细胞从而促进蛋白质和核酸的合成；②加快细胞核的复制和转录过程，增加DNA和RNA的合成；③加速翻译过程，产生特定的蛋白质分子。由于胰岛素促进蛋白质的合成过程，因此它与腺垂体分泌的生长素一样对机体生长也起促进作用。有趣的是，胰岛素和生长素单独存在时，对机体的生长无明显作用，只有两种激素同时存在和共同作用时才表现出很强的促进生长作用。

综上所述，胰岛素对营养物质的总效应是影响糖、脂肪和蛋白质中间代谢途径来增加血糖去路、减少血糖来源，从而降低血糖。

（二）胰岛素分泌调节

1. 血糖水平调节 血浆中葡萄糖水平是影响胰岛素合成与分泌的最重要因素。血糖浓度升高，促进胰岛素分泌呈双相作用，先是快速分泌增加（贮存胰岛素的释放），继而是新合成胰岛素的缓慢持久分泌。

2. 血氨基酸及脂肪酸水平 血氨基酸水平升高可刺激胰岛素分泌，以血糖与氨基酸水平均升高时最明显；在多种氨基酸中以精氨酸和赖氨酸的促分泌作用最强。血中脂肪和酮体大量增加，也促进胰岛素的分泌。

3. 激素的调节 胃泌素、促胰液素、CCK及抑胃肽（又称为依赖葡萄糖的促胰岛素多肽，glucose - dependent insulin - stimulating polypeptide）等均有刺激胰岛素分泌作用。生长素、甲状腺激素和糖皮质激素、皮质醇等可通过增加血糖浓度而间接刺激胰岛素的分泌，而肾上腺素和去甲肾上腺素等儿茶酚胺物质则抑制胰岛B细胞分泌胰岛素。异丙肾上腺素促进胰岛素的分泌是由于兴奋了B细胞膜的β - 肾上腺素能受体，从而增加细胞内cAMP浓度所致，此效应可被β - 肾上腺素能受体拮抗剂普萘洛尔（心得安）所阻断。

4. 自主神经的作用 迷走神经通过释放ACh与M受体结合，从而促进胰岛素的分泌。迷走神经也可刺激胃肠激素释放，间接引起胰岛素的分泌。交感神经通过释放去甲肾上腺素作用于α - 受体而抑制其胰岛素的分泌。

5. 胰岛内调节 胰高血糖素可通过旁分泌作用刺激胰岛素分泌，而生长抑素则通过旁分泌作用抑制B细胞分泌胰岛素。胰岛素对B细胞也通过自分泌抑制其胰岛素的分泌。

二、胰高血糖素

胰高血糖素（glucagon）是胰岛A细胞分泌的29肽。主要在肝脏内降解失活，部分在肾脏中降解。

1. 胰高血糖素的生物作用 胰高血糖素是促分解代谢激素。胰高血糖素与肝细胞膜相应受体结合后，通过AC - cAMP - PKA或PLC - IP_3/DG - PKC途径，激活肝细胞内的磷酸化酶、脂肪酶及与糖异生有关的酶系，加速肝糖原分解和糖异生，升高血糖；促进脂肪分解并抑制蛋白质的合成。因此，胰岛素和胰高血糖素是一对相拮抗的、调节血糖水平的激素。

胰岛内各种细胞之间可通过旁分泌方式相互影响。胰高血糖素可促进胰岛素和生长抑素的分泌，而胰岛素和生长抑素的分泌又可抑制胰高血糖素的释放。

2. 胰高血糖素分泌的调节

（1）血糖与氨基酸水平的调节　血糖浓度是调节胰高血糖素分泌的重要因素。当血糖水平降低时，可促进胰高血糖素的分泌；反之则分泌减少。饥饿可促进胰高血糖素的分泌，这对维持血糖水平，保证脑的代谢和能量供应具有重要的意义。高蛋白餐或血中氨基酸增加可刺激胰高血糖素分泌。

（2）激素调节　胰岛素和生长抑素可以旁分泌的方式直接作用于相邻的A细胞，抑制胰高血糖素的分泌；胰岛素又可通过降低血糖间接地刺激胰高血糖素分泌。胃肠激素中缩胆囊素和促胃液素可促进胰高血糖素的分泌，而促胰液素则有相反作用。

(3) 神经调节　交感神经兴奋可通过β受体促进胰高血糖素的分泌；而迷走神经则通过M受体抑制胰高血糖素的分泌。

第七节　肾上腺的内分泌

肾上腺位于两侧肾内上方，由中央部髓质和外层皮质所组成。肾上腺髓质受交感神经支配，其合成和释放的儿茶酚胺（包括肾上腺素、去甲肾上腺素和多巴胺），主要参与心血管活动的调节。肾上腺皮质为生命所必需，它合成分泌三类激素，即盐皮质激素、糖皮质激素和性激素。机体内存在下丘脑－腺垂体－肾上腺（HPA）轴是维持机体基本生命活动的重要的内分泌功能轴之一，肾上腺皮质激素是维持生命的基本激素。

一、肾上腺皮质

肾上腺皮质由外向内分为球状带、束状带和网状带三层。球状带主要分泌盐皮质激素－醛固酮；束状带主要分泌糖皮质激素－皮质醇和皮质醇酮；网状带主要分泌性激素－雄激素和少量雌激素。

(一) 糖皮质激素

1. 糖皮质激素生理作用

(1) 对物质代谢的作用

1) 糖代谢：糖皮质激素是调节机体糖代谢的重要激素之一，它促进糖异生，升高血糖，这是由于它促进蛋白质分解，有较多的氨基酸进入肝，同时增强肝脏内与糖异生有关酶的活性，致使糖异生过程大大加强。此外，糖皮质激素又有抗胰岛素作用，降低肌肉与脂肪等组织细胞对胰岛素的反应性，以致外周组织对葡萄糖的利用减少，促使血糖升高。

2) 蛋白质代谢：促进肝外组织的蛋白质分解，减少合成，长期糖皮质激素分泌过多可导致组织蛋白质广泛分解，发生负氮平衡、肌肉消瘦、骨质疏松、皮肤变薄和伤口愈合迟缓等。

3) 脂肪代谢：促进脂肪分解和脂肪酸释放入血，使血中游离脂肪酸增高。由于组织对葡萄糖的利用受抑制，所以又能间接地促进脂肪分解氧化，提供能量。肾上腺功能亢进或长期应用糖皮质激素后出现机体脂肪重新分布，四肢脂肪相对缺乏，而颈项部、锁骨上区、躯干、前纵隔和肠系膜脂肪沉积，以致出现面圆（满月脸）、背厚（水牛背）、躯干部发胖而四肢消瘦的特殊体形，即所谓的“向中性肥胖”。

4) 对水盐代谢作用：糖皮质激素的保Na^+排K^+作用较弱，但肾上腺皮质功能不足的患者，排水功能明显减弱，严重时甚至会出现水的潴留超过Na^+潴留的“水中毒”现象。

(2) 对神经系统的作用　糖皮质激素易透过血脑屏障而影响中枢神经系统功能，包括睡眠形式、情绪、认知和感觉等。

(3) 对循环系统作用　糖皮质激素对维持机体正常血压是必需的，这是因为：①它增强血管平滑肌对儿茶酚胺的敏感性（允许作用）；②它可抑制具有舒张血管作用的前列腺素的合成。糖皮质激素还能降低毛细血管内皮细胞的通透性，有利于维持血容量以及增强离体心肌的收缩能力。

(4) 对血细胞的作用　糖皮质激素可使血液中红细胞、血小板和嗜中性粒细胞数量增加；而使淋巴细胞、嗜酸性粒细胞数减少。糖皮质激素可通过增强骨髓造血功能而使红细胞，血小板等增加，还通过抑制淋巴细胞DNA合成，有效抑制淋巴细胞增殖。因此，糖皮质激素是种免疫抑制剂。临床上常用糖皮质激素来治疗急性淋巴细胞性白血病。

（5）参与应激反应　机体受到各种伤害性刺激（如缺氧、创伤、手术、饥饿、疼痛，寒冷、愤怒、恐惧、焦虑、高温、感染、中毒等），使血液中 ACTH 及糖皮质激素浓度升高的反应，称为应激反应。如把与应激反应所分泌剂量相等的糖皮质激素用于安静状态的机体时，可引起肾上腺皮质功能亢进的症状，但是应激状态下这种亢进症状并不出现，提示应激状态机体对糖皮质激素的需要量大大增加。切除肾上腺皮质而保留肾上腺髓质的动物，极易因伤害性刺激而死亡，但切除肾上腺髓质而保留肾上腺皮质则不威胁动物的生命。因此，肾上腺皮质激素又称为“保命激素”。

应激刺激主要激活了下丘脑－腺垂体－肾上腺轴，引起肾上腺皮质激素分泌增加，同时也激活交感－肾上腺髓质系统，血中儿茶酚胺含量明显增高，Cannon 称为应急反应（emergency reaction）。此时神经系统的兴奋性、心脏活动、血流速度、糖原分解等均明显增加，有利于动员机体潜在的力量，以应付环境的急剧变化，故肾上腺激素又称为警觉激素（alert hormone）。

综上所述，糖皮质激素对机体的作用是多方面的，且广泛而复杂。此外，糖皮质激素还有促进胎儿肺泡表面活性物质生成；增加肾小球血浆流量和肾小球滤过率，促进水的排出；抑制促性腺激素分泌，促进性腺对 GnRH 的反应性降低，影响甲状腺等内分泌腺体的活动等。临床上，药理剂量的糖皮质激素或类似物常用于抗炎、抗中毒、抗过敏和抗休克等的治疗。

2. 分泌调节　糖皮质激素表现基础分泌和应激分泌两种形式，均由下丘脑－垂体－肾上腺皮质轴调控（图 18－6）。

（1）下丘脑－腺垂体对肾上腺皮质功能的调节　下丘脑室旁核及促垂体区的 CRH 神经元可合成和释放 CRH。CRH 通过垂体门脉系统作用于腺垂体促肾上腺皮质激素细胞，促肾上腺皮质激素分泌增多，刺激肾上腺皮质糖皮质激素的合成与释放。下丘脑 CRH 的释放呈日周期节律和脉冲式释放，一般在清晨 6～8 时分泌达高峰，午夜分泌最少。

肾上腺皮质束状带和网状带细胞膜上存在促肾上腺皮质激素受体，促肾上腺皮质激素与其受体结合后，通过 cAMP－PKA 或 IP_3/DG－PKC 信号转导途径，加速胆固醇进入线粒体，激活合成糖皮质激素的各种酶系统，使糖皮质激素的合成与分泌过程加强。

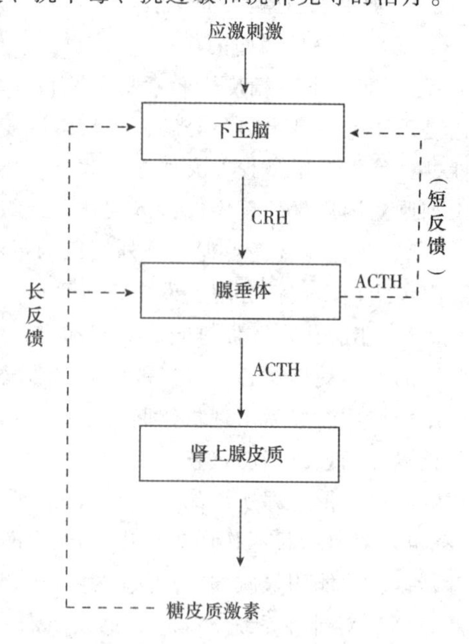

图 18－6　糖皮质激素分泌的调节示意图

（2）糖皮质激素对下丘脑和腺垂体的反馈调节　当血中糖皮质激素浓度升高时，可经长反馈抑制下丘脑 CRH 神经元和腺垂体促肾上腺皮质激素细胞的活动，使 CRH 和促肾上腺皮质激素释放都减少。腺垂体分泌的促肾上腺皮质激素经短反馈抑制 CRH 神经元的活动。糖皮质激素对 CRH 和 ACTH 分泌的负反馈调节作用，是通过抑制下丘脑 CRH 及腺垂体 ACTH 的合成和降低腺垂体促肾上腺皮质激素细胞对 CRH 的反应性等方式实现的。在应激时这种负反馈调节被抑制或消失，血中促 ACTH 和糖皮质激素的浓度才得以显著地升高。

（二）盐皮质激素

肾上腺皮质分泌的盐皮质激素有多种，其中醛固酮对水、盐代谢的调节作用最强。

1. 盐皮质激素的生物作用 醛固酮可促进肾远端小管和集合管对 Na^+ 和水的重吸收和抑制对 K^+ 的重吸收，在维持细胞外液及循环血量的稳态中起重要的作用。醛固酮还可促进汗腺和唾液腺导管中 NaCl 重吸收，K^+ 和 HCO_3^- 的排出，促进大肠对 Na^+ 的吸收，减少粪便中 Na^+ 的排出。醛固酮也可增强血管平滑肌对儿茶酚胺的敏感性，作用强于糖皮质激素。

2. 盐皮质激素分泌的调节 醛固酮的分泌主要受肾素－血管紧张素系统的调节。血 K^+ 浓度升高、血 Na^+ 浓度降低可直接作用于球状带细胞，促进醛固酮分泌。当机体受到应激刺激时，促 ACTH 释放增加，对醛固酮的分泌起一定支持作用。

二、肾上腺髓质激素

肾上腺髓质嗜铬细胞分泌肾上腺素（epinepherine，E 或 adrenaline，Ad）和去甲肾上腺素（norepinephrine，NE 或 noradrenaline，NA），均属于儿茶酚胺（catecholamine）类化合物。

1. 合成与代谢 肾上腺髓质嗜铬细胞以酪氨酸为原料，在一系列酶作用下，主要经过酪氨酸、多巴、多巴胺、去甲肾上腺素几个环节，最终生成肾上腺素。与交感神经节后纤维合成去甲肾上腺素不同的是嗜铬细胞的胞浆中存在大量苯乙醇胺氮位甲基移位酶（phenylethanolamine N－methyltransferase，PNMT），可使去甲肾上腺素甲基化而生成肾上腺素。肾上腺素与去甲肾上腺素一起贮存在髓质嗜铬细胞的嗜铬颗粒中，以肾上腺素为主。体内的肾上腺素和去甲肾上腺素通过单胺氧化酶及儿茶酚－O－位甲基转换酶的作用降解，可从尿中排出。

2. 肾上腺髓质激素的作用 支配肾上腺髓质的神经与其他内脏器官不同，只接受交感神经节前纤维支配，而且它属于胆碱能纤维。当它兴奋时，释放乙酰胆碱，后者促进肾上腺髓质激素的合成与释放。肾上腺髓质激素的生理作用与交感神经节后纤维的作用基本上是一致。因此可以把肾上腺髓质看成是交感神经的神经节或它的延伸部分。在复杂的调节过程中，根据机体的需要，交感－肾上腺髓质作为一个系统而发挥调节作用。E 与 NE 的主要作用比较见表 18－3。

表 18－3 肾上腺素与去甲肾腺素作用比较表

作用类别	肾上腺素（E）	去甲肾上腺素（NE）
心率	加快	减慢（在体）
心输出量	增加	不定
冠脉血流量	增加	增加
总外周阻力	降低	增加
血压	升高，尤其是收缩压	明显升高，尤其是舒张压
支气管平滑肌	舒张	稍舒张
脂肪代谢	分解	分解
糖代谢	血糖明显升高	血糖升高

交感神经与肾上腺髓质组成的交感－肾上腺髓质系统在应急反应中起着重要作用。当机体遭遇紧急情况时，如剧痛、缺氧、脱水、大出血、畏惧及剧烈运动时，交感－肾上腺

髓质系统发生的适应性反应称应急反应。应急反应包括中枢神经系统的兴奋性提高；心率加强，心收缩力增强、心输出量增加，血压升高；呼吸加深加快；皮肤内脏血管收缩，血液重新分配，使重要脏器得到更多血液供应；血糖升高，葡萄糖，脂肪酸氧化代谢加强。实际上应急反应和应激反应两者相辅相成，共同维持机体的应变力和耐受力，以适应环境的急剧变化。

3. 肾上腺髓质激素分泌的调节

（1）交感神经的作用　肾上腺髓质受交感神经胆碱能节前纤维支配，末梢释放的 ACh，作用于嗜铬细胞上 N 型受体，引起肾上腺素和去甲肾上腺素释放。长时间交感神经兴奋，可使儿茶酚胺合成所需酶的活性增强。

（2）ACTH 与糖皮质激素的作用　ACTH 和糖皮质激素都能促进儿茶酚胺合成。糖皮质激素可直接影响多巴胺 β - 羟化酶和苯乙醇胺氮位甲基移位酶（PNMT）的含量；ACTH 可间接通过糖皮质激素影响酪氨酸羟化酶的活性发挥作用。

（3）儿茶酚胺的反馈调节　细胞内儿茶酚胺浓度增加到一定程度，可抑制某些合成酶活性，限制儿茶酚胺合成。反之，胞浆中儿茶酚胺减少时，可解除负反馈作用，儿茶酚胺合成增多，同属于自身调节。

第八节　调节钙、磷代谢的主要激素

血浆中钙离子水平与可兴奋组织的兴奋性、腺体分泌及骨代谢等重要生理功能密切相关。参与钙、磷代谢调节的激素主要有甲状旁腺激素、降钙素及 1，25 - 二羟维生素 D_3。此外，糖皮质激素、生长激素、雌激素及胰岛素等均在不同程度上参与钙、磷代谢活动的调节，使骨代谢维持动态平衡。

一、甲状旁腺激素

甲状旁腺激素（parathyroid hormone，PTH）由甲状旁腺主细胞合成和分泌，主要在肝内水解灭活，经肾脏排除。

甲状旁腺激素的生物作用：甲状旁腺激素是调节血钙和血磷水平的最重要激素之一，主要作用是升高血钙和降低血磷。

（1）对肾脏的作用　甲状旁腺激素促进肾远端小管对钙的重吸收，使尿钙减少，血钙升高。甲状旁腺激素同时抑制近端小管对磷的重吸收，尿磷增加，血磷降低。

（2）对骨的作用　甲状旁腺激素刺激破骨细胞活动，加速骨组织溶解，使钙、磷进入血液，维持血钙水平的长期稳定。

（3）对小肠吸收钙的作用　甲状旁腺激素通过激活肾内 1α - 羟化酶，催化 25（OH）D_3 转化成高活性的 1，25 - $(OH)_2$ - D_3，后者促进小肠黏膜对钙、磷的吸收。

二、降钙素

降钙素（calcitonin，CT）是由甲状腺 C 细胞分泌的 32 肽激素。具有降低血钙和血磷的作用。

降钙素的生物作用　降钙素的基本作用是降低血钙和血磷。降钙素受体主要分布在骨和肾。降钙素受体经 cAMP - PKA 途径及 IP_3/DG - PKC 途径抑制破骨细胞活动，前一途径反应出现快，而后一途径反应出现较迟。

(1) 对骨的作用　降钙素抑制破骨细胞活动，使溶骨过程减弱，成骨过程增强，骨组织中钙、磷沉积增加，而使血中钙、磷水平降低。

(2) 对肾的作用　降钙素能减少肾小管对钙、磷、钠及氯等离子的重吸收，因此可增加这些离子在尿中的排出量。

三、1，25－二羟维生素 D_3

1，25－二羟维生素 D_3 具有升高血钙和升高血磷的作用，与甲状旁腺激素和降钙素共同调节钙、磷代谢。

1，25－二羟维生素 D_3 的生物学作用

(1) 对小肠的作用　1，25－二羟维生素 D_3 促进小肠黏膜上皮细胞对钙和磷的吸收，升高血钙和升高血磷。

(2) 对骨的作用　1，25－二羟维生素 D_3 对动员骨钙入血和钙在骨中沉积都有作用。1，25－二羟维生素 D_3 可通过增加破骨细胞的数量，增强骨溶解，使骨钙、骨磷释放入血，升高血钙和血磷；也能刺激成骨细胞活动，促进骨钙沉积和骨形成。总效应使血钙浓度升高。

(3) 对肾脏的作用　1，25－二羟维生素 D_3 可促进肾小管对钙和磷的重吸收，使尿中钙、磷排出量减少。

案例解析

案例： 患者，女性，56岁，因胸闷、心慌、怕冷、乏力入院，查看其反应迟钝、表情淡漠、面色苍白、眼睑浮肿、唇厚舌大、皮肤粗糙、毛发及眉毛稀少。实验室检查示：血 TSH 升高，T_3、T_4 降低。询问其于6年前行甲状腺瘤切除术后，一直未复查甲状腺功能检查，未服用药物治疗。诊断为甲状腺功能减退症。医嘱及时准确使用甲状腺激素、糖皮质激素等药物，配合对症、支持治疗。

解析： 无论何种甲减，均需 TH 替代，永久性者需终身服用。TH 替代宜从小量开始，每2~3个月增加剂量一次，直至达到最好效果，用药期间宜检测甲状腺功能，以血 TSH 稳定在正常范围为佳。检测生命体征及病情变化，注意有无甲减危象的诱发因素，能识别甲减危象的常见表现，如体温降低、呼吸减慢、心动过缓、嗜睡等。指导病人避免受寒等诱发因素，保持环境温暖、舒适，指导病人适时增加衣服、被褥等，必要时使用空调，使室温在22℃~23℃范围，但一般不主张加温处理。保持呼吸道通畅，吸氧等。

本章小结

生长素是调节机体生长的关键激素，幼年分泌不足将产生侏儒症，幼年分泌过多将产生巨人症。甲状腺激素的主要作用是促进新陈代谢和生长发育。先天性甲状腺发育不全的患儿将产生呆小症。糖皮质激素对物质代谢、应激反应和免疫反应等都具有非常重要的作用。

1. 何谓激素？简述激素作用的一般特性。
2. 简述胰岛素对三大营养成分代谢的主要影响。
3. 用已知知识解释甲状腺功能亢进患者怕热多汗、消瘦无力、烦躁易激动、心悸等症状发生的原因。
4. 肾上腺素与去甲肾上腺素的作用有哪些区别？为什么？

（马善峰）

第十九章　生殖生理

学习导引

知识要求

1. **掌握**　雄激素（睾酮）、雌激素和孕激素的生理作用；月经周期的概念。
2. **熟悉**　月经周期中子宫内膜的周期性变化；受精、着床及胎盘的分泌功能。
3. **了解**　卵巢的生卵和睾丸的生精作用，妊娠的基本过程。

生殖是生命活动的基本特征之一，保证了物种生命的延续性。生物体经过生长发育成熟后，产生与自身相似子代个体的生理过程，称为生殖（reproduction）。高等动物和人的生殖活动过程是通过两性生殖器官共同活动完成的，包括配子（精子和卵子）的形成、受精、着床、胚胎发育和分娩等环节。人类生殖既是生物学问题，也是社会问题，涉及到政治、经济和伦理道德等。这里我们主要学习基本生殖生理功能。

男女生殖器官都可以分为两类：一类是性腺，一类是附性器官。男女生殖器官中的性腺都有双重使命，一是产生精子或卵子；二是分泌性激素。性激素有助于附性器官的发育与生长。附性器官的功能是参与完成性行为和完成新生命的形成与孕育。

第一节　男性生殖生理

一、睾丸的功能

男性的主性器官是睾丸。睾丸由曲细精管和间质细胞组成，主要功能是生精作用和内分泌功能。

（一）睾丸的生精作用

曲细精管是精子发生和发育成熟的场所。整个生精过程大约历时两个半月，经历三个阶段：

1. 精原细胞发育分化为初级精母细胞。
2. 初级精母细胞发育分化为次级精母细胞和精子细胞。
3. 精子细胞发育分化为精子。

在精子生成的过程中，支持细胞为生精细胞的正常发育与分化成熟，提供多种必要的物质，起到了重要的支持和营养作用。精子的生成还需要有适宜的温度，阴囊内温度比腹腔内温度低1℃～8℃，适合于精子的生成。

精子在曲细精管生成后，贮存于附睾、输精管等处，并获得运动的能力。在男性性活动的过程中，精子与附睾、输精管、精囊腺、前列腺和尿道球腺所分泌的液体混合在一起，形成精液，每毫升精液中含有精子2千万至4亿个，少于2千万个则不易使卵子受精。精子生成后，在数月内都有使卵子受精的能力。

（二）睾丸的内分泌作用

1. 雄激素 睾丸间质细胞分泌雄激素，主要为睾酮（testosterone，T）。

（1）睾酮的合成与代谢 正常成年男性，睾丸每日约分泌4～9mg睾酮，血浆睾酮浓度为22.7±4.3nmol/L，有昼夜周期性波动。50岁以后随年龄增长，睾酮的分泌量逐渐减少。睾酮属于类固醇激素。在间质细胞内，胆固醇经一系列反应形成睾酮。睾酮与其靶器官（如附睾和前列腺）细胞内的受体结合而发挥作用。睾酮也可以在芳香化酶作用下转变为雌二醇。

血液中97%～99%的睾酮与血浆蛋白结合，只有1%～3%的睾酮是游离的，游离的睾酮具有生物活性。睾酮主要在肝被灭活，由尿排出，少量经粪便排出。甲基睾丸酮不被肝脏破坏，口服有效。

（2）睾酮的主要生理作用 男性在青春期，由于睾酮与腺垂体分泌的生长素协同作用，会使身体出现一次显著的生长过程。

睾酮的生理作用主要表现在以下几方面：①促使睾丸本身曲细精管发育和精子发生，保证性欲和性功能的完成；②对男性生殖器官的影响：阴茎、附睾、精囊、前列腺等的生长和功能活动有赖于睾酮，并能促使阴囊生长和阴囊皮肤色素沉着，增加精液内的果糖、枸橼酸和酸性磷酸酶；③对第二性征的影响：睾酮可增厚皮肤、增加皮肤循环和色素沉着，促使阴毛生长，促进男子第二性征发育，包括胡须、喉结发育、皮脂腺分泌旺盛、声调低沉、骨骼肌肉发达、骨盆狭小等特征；④对机体代谢的影响：增加蛋白质合成，特别是肌肉和生殖器官的蛋白质的合成；促进水与钠适度潴留；提高血浆内低密度脂蛋白浓度；促进钙磷沉积和骨骼生长；促进骨髓造血功能，增加红细胞和血红蛋白的数量。

2. 抑制素（inhibin） 是睾丸支持细胞分泌的糖蛋白激素，由α和β两个亚单位组成，分子量为31000～32000。抑制素对腺垂体的FSH分泌有很强的抑制作用，而同样生理剂量的抑制素对LH分泌却无明显影响。

二、睾丸功能的调节

睾丸曲细精管的生精过程和间质细胞的睾酮分泌均受下丘脑－腺垂体的调节（图19－1）。下丘脑分泌的促性腺激素释放激素（gonadotropin－releasing hormone，GnRH）经垂体门脉到达腺垂体，促进腺垂体促性腺激素细胞合成和分泌促卵泡激素（follicle－stimulating hormone，FSH）和黄体生成素（luteinizing hormone，LH）。LH主要作用于间质细胞，而FSH主要作用于生精细胞与支持细胞。动物实验证明，幼年动物摘除垂体后，导致睾丸及附性器官不能发育成熟，呈幼稚状态。如果把成年雄性动物垂体摘除后，睾丸发生萎缩，生精细胞和间质细胞发生退变，数量减少，生精过程停止，睾酮分泌减少，附性器官也发生萎缩。如果给摘除垂体的动物及早补充垂体促性腺激素，则上述现象可以避免或逆转。毁损下丘脑GnRH神经元所在部位，或下丘脑病变涉及这些区域，将使睾丸萎缩，功能丧失。

（一）LH对睾丸内分泌的调节

睾丸间质细胞膜上存在LH受体，睾丸的内分泌功能直接受LH水平的调节。腺垂体分泌的 LH 经血液被运输到睾丸，与睾丸间质细胞膜上的受体结合，促进睾酮的分泌。当血液中睾酮达到一定浓度后，便可作用于下丘脑和垂体，抑制 GnRH 分泌，进而抑制 LH 的分泌，产生负反馈调节作用，可使血中睾酮浓度稳定在一定水平（图 19－1）。

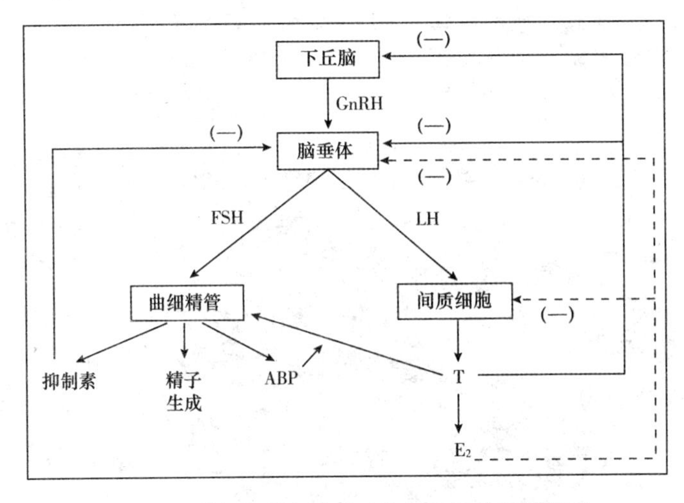

图 19－1　睾丸激素对下丘脑－垂体的反馈调节

（二）LH 与 FSH 对睾丸生精过程的调节

睾丸生精过程受 FSH 与 LH 的双重控制。LH 的作用是通过睾酮间接实现的，FSH 起着始动生精的作用，而睾酮则有维持生精的效应。实验证明，FSH 能刺激支持细胞分泌抑制素，而抑制素对腺垂体的 FSH 分泌有负反馈调节作用。此外，FSH 还可激活支持细胞内的芳香化酶，促进睾酮转变为雌二醇，雌二醇对睾丸的活动也有调节作用，它可降低腺垂体对 GnRH 的反应性，并可能作用于间质细胞在局部调节睾酮的分泌。

综上所述，一方面下丘脑－垂体调节睾丸的功能；另一方面睾丸分泌的激素又能反馈调节下丘脑和垂体的分泌活动。下丘脑、垂体、睾丸在功能上密切联系，互相影响，上下统一，称为下丘脑－垂体－睾丸轴。此外，睾丸支持细胞与间质细胞之间，还能以旁分泌的方式进行局部调节。

第二节　女性生殖生理

女性生殖器包括内生殖器和外生殖器。外生殖器即女阴，内生殖器由生殖腺（卵巢）和输送管道（输卵管、子宫和阴道）组成。卵巢（ovary）是女性的性腺器官，是产生卵子和分泌女性激素的器官。卵巢内有许多卵泡，能产生并排出卵子，分泌性激素，维持女性特有的生理功能及第二性征。至绝经后，卵巢逐渐萎缩。女性从青春期到更年期期间，如果没有受孕，子宫内膜会在卵巢激素的作用下发生周期性变化及剥脱，产生月经。

一、卵巢的功能

（一）卵巢的生卵功能和卵巢周期

卵巢是在下丘脑、腺垂体以及卵巢自身分泌的激素作用下实现生卵功能的。卵子由卵巢内的原始卵泡逐渐发育而成。卵泡在青春期以前处于静止状态，从青春期开始，在腺垂体促性腺激素的直接调控下，一些原始卵泡开始发育。新生儿两侧卵巢中约有60万个原始卵泡，到了青春期降到30万~40万个，一般女性在生育期只有300~400个卵泡可发育成熟进行排卵，其余的卵泡在不同阶段自行退化萎缩，形成闭锁卵泡。在每个月经周期中，起初有15~20个原始卵泡同时开始发育，通常只有1个卵泡发育成熟。

卵巢在腺垂体促性腺激素的作用下，其生卵功能呈周期性的变化，一般分为三个阶段，即卵泡期、排卵期和黄体期（图19-2）。

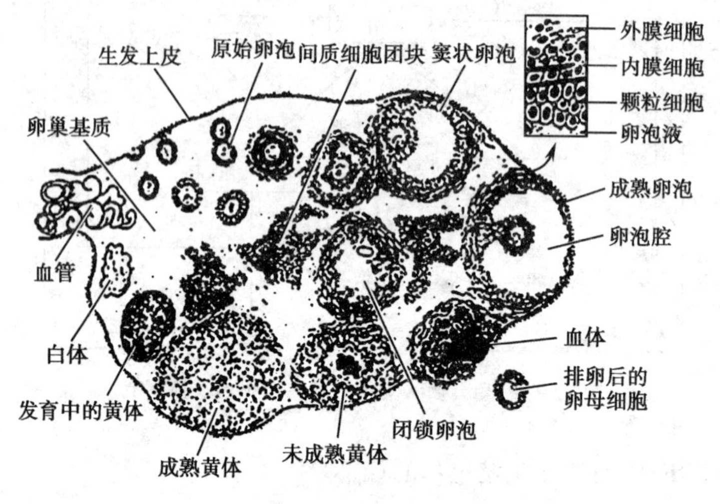

图19-2　卵巢生卵、排卵过程示意图

1. 卵泡期　卵泡发育并成熟的阶段。卵泡的发育过程：原始卵泡→初级卵泡→次级卵泡→成熟卵泡。

2. 排卵期　卵泡成熟后破裂，卵细胞与周围的透明带、放射冠等一起排入腹腔的过程称为排卵。

3. 黄体期　排卵后，卵泡壁内陷，残存的颗粒细胞与内膜细胞继续演化发育成为黄体细胞。若卵子受精成功，胚胎可分泌人绒毛膜促性腺激素，使黄体继续发育为妊娠黄体，否则排卵后9~10天黄体开始变性，并逐渐被结缔组织所取代，成为白体而萎缩、溶解。

（二）卵巢的内分泌功能

卵巢分泌雌激素（estrogen，E）和孕激素（progestogen，P）、少量雄激素，也分泌抑制素及多种肽类激素。卵泡期主要由颗粒细胞和内膜细胞分泌雌激素，而黄体期由黄体细胞分泌孕激素和雌激素。

1. 雌激素　包括雌二醇（estradiol，E_2；ED，活性最强）、雌酮（estrone，活性为雌二醇的10%）和雌三醇（E_3；ES；estriol，活性最低）。雌激素是以睾酮为前体合成的，由内膜细胞生成雄激素，再由颗粒细胞生成雌激素，称为雌激素合成的双重细胞学说。雌激素在肝内降解，肝功能障碍时将导致体内的雌激素过多。

雌激素的主要生理作用：刺激女性性器官的发育并维持其成熟状态，刺激女性副性征的出现，并可影响生理代谢。

（1）对生殖器官的影响　①对卵巢的作用：雌激素与FSH协同作用促进卵泡发育，诱导LH高峰的出现，诱发排卵。雌激素通过反馈影响LH、FSH的分泌，从而影响卵巢功能；②对输卵管作用：促进输卵管上皮细胞增生，促进分泌细胞、纤毛细胞与平滑肌细胞活动，促进输卵管运动，利于精子运行；③对子宫的作用：促进子宫发育，内膜出现增生期的变化，促进子宫肌的增生，提高子宫肌对催产素的敏感性。子宫颈分泌清亮、稀薄的黏液，利于精子穿行；④对阴道的作用：使阴道上皮细胞增生、角化，利于乳酸杆菌生长，使阴道呈酸性（pH 为 4～5），增强阴道抗菌能力。

（2）对副性征的影响　①促进乳腺发育；②刺激和维持第二性征的出现。

（3）对代谢的作用　①促进骨的生长及骨骺愈合：增加钙、磷沉积。雌激素可加强成骨细胞活动，抑制破骨细胞活动。因此，在青春期女性身高的增长一般较男性快；②促进蛋白质合成，产生正氮平衡；③促进体液向组织间隙转移，水钠潴留；④降低胆固醇和 β－脂蛋白，降低低密度脂蛋白含量，增加高密度脂蛋白含量；⑤促进皮脂腺分泌较多的液体，抑制粉刺和痤疮的形成。

2. 孕激素　卵巢黄体细胞分泌的孕激素以孕酮的作用最强。孕激素通常在雌激素作用的基础上使子宫适应受精卵着床和妊娠。

（1）孕激素对子宫影响　①使子宫内膜发生分泌期变化，利于孕卵着床；②着床后促进子宫基质细胞转化为蜕膜细胞，利于胚泡生长；③降低子宫肌对催产素的敏感性，抑制子宫收缩，抑制母体排斥胎儿，起安胎作用；④宫颈黏液少而稠，精子难通过；⑤妊娠黄体和胎盘分泌大量孕激素能抑制 FSH 和 LH 的分泌，从而停经，不排卵。

（2）孕激素对乳腺的影响　促进乳腺小叶和腺泡发育、增生，并为妊娠后泌乳作准备。

（3）产热作用　孕激素能促进机体产热，使基础体温升高。月经周期中，排卵后体温升高 0.5℃左右，与孕激素水平有关。临床上常利用这一现象，监测排卵和指导避孕。

（4）对平滑肌的作用　孕激素能使消化管和血管平滑肌紧张性降低。

3. 抑制素　由颗粒细胞分泌的糖蛋白，妊娠期由胎盘分泌。抑制素可抑制 FSH 的合成与释放。它可通过诱导 FSH 的受体表达，促进卵泡内膜细胞分泌雄激素，抑制颗粒细胞分泌孕激素等多种方式，调控卵泡的生长发育。

4. 雄激素　由内膜细胞和肾上腺皮质网状带细胞产生。维持女性体毛分布和性欲。

二、月经周期

（一）月经周期的概念

女性从青春期开始，在下丘脑－腺垂体－卵巢轴系统影响下，整个生育期内（除妊娠和哺乳期外），生殖系统的活动均呈规律性的月周期变化，称为生殖周期（或性周期）。正常女性子宫内膜发生周期性剥落，产生阴道流血现象，称为月经（menstruation）。女性生殖周期称月经周期（menstrual cycle）。

通常女性在 11～14 岁出现第一次月经，称初潮。在初潮后的一年里，月经周期可能不太规律，大约一年后逐渐规律起来。月经周期一般平均为 28 天，在 20～40 天范围内均属正常。月经周期在更年期开始紊乱，并逐渐停止，称为绝经。

（二）月经周期中的主要生理变化

月经是由于卵巢激素周期性变化引起子宫内膜周期性的脱落而导致的阴道出血。青春期后卵巢在下丘脑－垂体所分泌的促性腺激素的刺激下逐渐发育。在垂体促卵泡激素的作用下卵泡逐渐生长，发育成熟，并分泌大量的雌激素，在雌激素的作用下子宫内膜增生变厚，呈增殖期变化。在黄体生成激素的作用下，成熟的卵泡破裂排出卵子，排卵后卵泡形成黄体，黄体细胞分泌雌激素及孕激素，在雌、孕激素的共同作用下，子宫内膜进一步增殖，并由于其腺体上皮细胞分泌而呈现分泌期变化。若卵子未受精，黄体即开始萎缩，一般黄体的寿命平均为14天。黄体萎缩后，卵巢雌、孕激素水平迅速下降，使子宫内膜失去支持而萎缩，且由于缺血坏死而脱落，于是出现阴道出血，即月经。

月经周期根据子宫内膜的变化分为月经期、增殖期和分泌期（图19－3）。

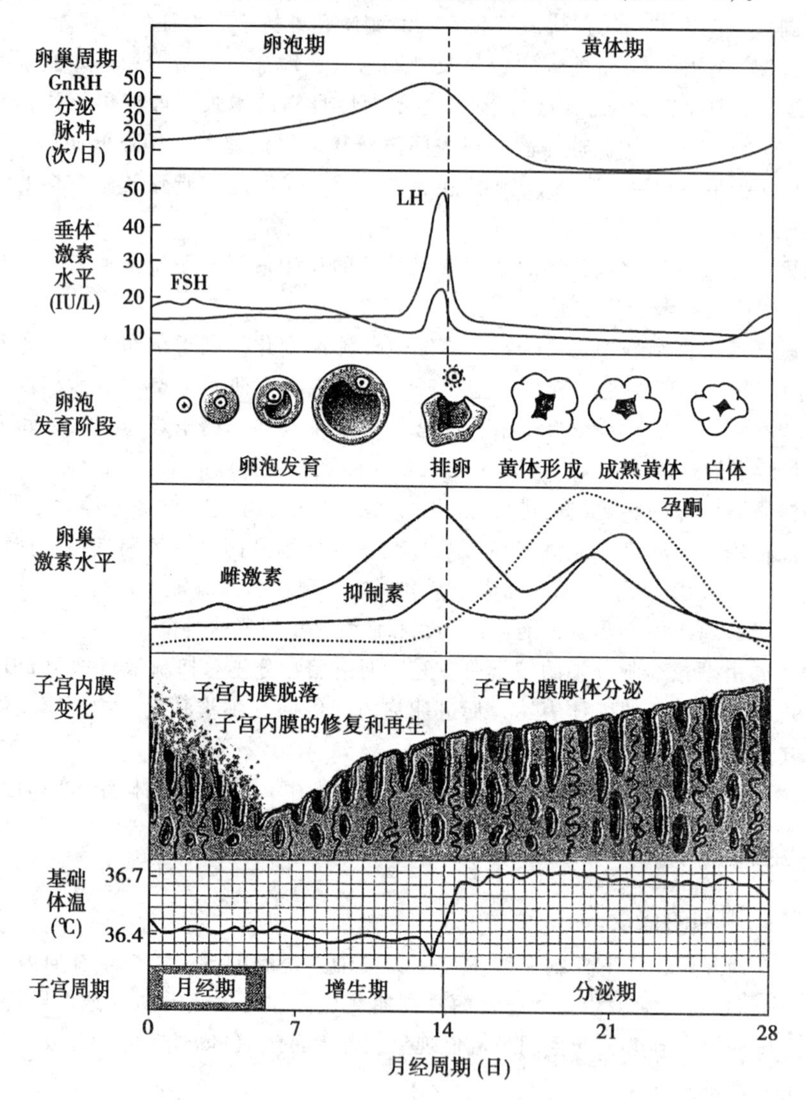

图19－3　月经周期形成示意图

1. 月经期　即月经周期的第1～5天，从子宫内膜脱落阴道开始流血起到出血停止，一般历时3～5天。将子宫内膜开始脱落流血作为月经周期的第一天。此期主要特点是黄体退化萎缩，子宫内膜突然失去雌激素、孕激素的支持，其血管发生痉挛，内膜缺血、坏死、脱落产生流血。经血除血液成分外，还有子宫内膜的碎片、宫颈黏液等。一般呈暗红色，不凝固，出血量约50～100ml，如果经血量过多会导致缺铁性贫血。

2. 增殖期　即月经周期的第6～14天，从月经期结束之日开始到卵巢排卵之日止，历时约10天，又称卵泡期或排卵前期。此期卵泡处于发育和成熟阶段，且卵巢不断分泌雌激素。

雌激素促使子宫内膜显著性修复增殖，血管腺体增生，腺体尚不分泌。卵泡在此期发育成熟并在月经周期的第 14 天排卵。

3. 分泌期 即月经周期的第 15～28 天，从排卵日起到月经来潮前，一般历时 13～14 天，又称黄体期或排卵后期。此期排卵后的残留卵泡细胞增殖形成黄体，分泌雌激素和孕激素。子宫内膜在雌激素和孕激素的作用下，进一步增生变厚，腺体增大并分泌黏液。此时子宫内膜变得松软、血供充足，为受精卵着床和发育做好了准备。

如果排出的卵子与精子结合形成受精卵，就可以在适宜的子宫内膜上着床并发育。月经黄体则不退化而形成妊娠黄体，继续分泌孕激素和雌激素，子宫内膜继续增厚形成蜕膜，月经不再来潮，进入妊娠周期，直到分娩以后，月经周期逐渐恢复。

（三）卵巢周期与月经周期的调节

月经周期的形成主要是下丘脑－腺垂体－卵巢轴活动的结果，子宫内膜的周期变化是卵巢分泌的激素引起的。卵巢的周期性变化，则是大脑皮层控制下由下丘脑、腺垂体调节的结果。因此，月经周期是较容易受社会和心理因素影响并对身体健康状况较敏感的一种生理过程。强烈的精神刺激，急剧的环境变化以及体内其他系统的严重疾病，往往能引起月经失调。

月经周期的不同时期受不同激素的调控，增殖期的变化是雌激素作用所致，分泌期的变化是雌激素和孕激素共同作用的结果，月经期的出现是由于子宫内膜失去雌激素和孕激素支持所致。不同时期激素的主要调控（表 19－1）作用机制如下：

1. 增殖期的激素调节 在青春期之前，下丘脑、腺垂体发育尚未成熟，GnRH 分泌很少，腺垂体 FSH、LH 分泌极少，不足以引起卵巢和子宫内膜的周期性变化。女性青春期时，下丘脑发育成熟，分泌的 GnRH 增多，使腺垂体分泌 FSH 和 LH 也增多，FSH 促使卵泡生长发育成熟，并与 LH 配合，使卵泡分泌雌激素。在雌激素作用下子宫内膜发生增殖期的变化。在增殖期末，约相当于排卵前一天左右，雌激素在血中的浓度达到高峰，通过正反馈作用使 GnRH 分泌进一步增加，进而使 FSH 和 LH 分泌增加，尤其以 LH 分泌增加更为明显，形成 LH 高峰。在高浓度 LH 的作用下，引起已发育成熟的卵泡破裂排卵。

2. 分泌期和月经期的激素调节 排卵后的卵泡残余部分，在 LH 作用下，形成月经黄体，继续分泌雌激素和大量孕激素。这两种激素，特别是孕激素，使子宫内膜发生分泌期变化。随着黄体的不断增长，雌激素和孕激素的分泌也不断增加。到排卵后的第 8～10 天，它们在血中的浓度达到高水平，通过负反馈作用抑制下丘脑和腺垂体的功能，导致 GnRH、FSH、和 LH 分泌减少。由于 LH 的减少，月经黄体开始退化、萎缩，导致雌激素和孕激素的分泌减少，血中两种激素浓度迅速下降到最低水平。子宫内膜由于突然失去了雌、孕激素的支持，而发生脱落流血，形成月经。随着血中雌激素、孕激素浓度的降低，对下丘脑、腺垂体的抑制作用解除，卵泡又在 FSH 和 LH 的共同作用下生长发育，新的月经周期便又开始。到 50 岁左右，卵巢功能退化，卵泡停止发育，雌激素、孕激素分泌减少，子宫内膜不再呈现周期性变化，月经停止，进入绝经期。

表 19－1 月经周期及其与内分泌的关系

	月经周期			
	月经期	卵泡期	排卵期	黄体期
日期	第 1～5 天	第 5～13 天	第 14 天	第 15～28 天
基础体温	正常	略低	最低	略增高

续表

			月经周期			
			月经期	卵泡期	排卵期	黄体期
血中激素水平	腺垂体	FSH	低	明显增高	达高峰	逐渐降低
		LH	低	略增高	达高峰促使排卵	逐渐降低
	卵巢	雌激素	低	逐渐增高达第一次高峰	仍很高	达第二次高峰后又降低
		孕激素	低	略增高	较高	增高达高峰后又降低
卵泡发育			未成熟卵泡	逐渐发育为成熟卵泡	排卵	黄体生成，但后期退化
子宫内膜			出血	增生	增生	增生、分泌（后期缺血）

三、妊娠与分娩

（一）妊娠

妊娠（pregnancy）是指受精卵在母体内形成胚胎及发育成胎儿直至娩出的全过程，包括受精、着床、妊娠的维持、胎儿的生长发育及分娩。卵子受精是妊娠的开始，胎儿及其附属物从母体排出是妊娠的终止。妊娠是一个非常复杂的生理过程，全程从末次月经第一天算起，平均约 280 天，40 周左右。妊娠主要过程如下：

1. 受精 精子射出后是通过阴道、宫颈、宫腔到达输卵管，最终与卵子在输卵管壶腹部相遇。精子穿人卵细胞中形成受精卵的过程，称为受精（fertilization）。

人类和多数哺乳动物的精子必须在雌性生殖道内停留一段时间，才能获得使卵子受精的能力，称为精子获能（capacitation of spermatozoa）。受精卵在输卵管的蠕动与纤毛运动的作用下，逐渐向子宫腔移动并进行细胞分裂，经胚球发育为桑椹胚。在受精后第 4～5 天，桑椹胚进入子宫腔并在子宫腔内继续分裂，变成胚泡。胚泡在子宫腔内停留 2～3 天，胚泡外面的透明带变薄，继而消失，使胚泡可以直接从子宫内膜分泌的液体中吸取营养。

2. 着床 受精卵在移向子宫腔的途中，进行细胞分裂，大约在排卵后第 4 天受精卵已经形成胚泡，抵达子宫腔。进入宫腔后的胚泡，开始时处于游离状态，大约在排卵后第 8 天，胚泡吸附在子宫内膜上，通过与子宫内膜的相互作用而逐渐进入子宫内膜，于排卵后 10～13 天，胚泡被完全植入子宫内膜中。胚泡通过与子宫内膜相互作用而种植于子宫内膜的过程称为着床（implantation），也称为植入。成功着床的关键在于胚泡与子宫内膜的同步发育。

（二）妊娠的维持及激素调节

妊娠的维持有赖于垂体、卵巢和胎盘分泌的各种激素的相互配合。胎盘可分泌多种激素，对妊娠的维持起着关键性作用。

1. 人绒毛膜促性腺激素（human chorionic gonadotropin，hCG）是由胎盘分泌的一种糖蛋白激素。妊娠早期形成绒毛组织后，即可分泌大量的 hCG，至妊娠 8～10 周，hCG 的分泌达高峰，随后逐渐减低，在妊娠 20 周左右降至较低水平，并一直维持至妊娠末期。在妊娠过程中，尿中 hCG 含量的动态变化与血液相似，所以检测母体血中或尿中的 hCG，可作为诊断早孕的准确指标。

hCG 的主要生理作用是：在妊娠早期刺激卵巢的月经黄体变成妊娠黄体，并分泌大量的孕激素和雌激素。hCG 还有抑制淋巴细胞活动，防止母体产生对胎儿的排斥反应的作用。

2. 人绒毛膜生长素（human chorionic somatomammotropin，hCS）、绒毛膜促甲状腺激素等。人绒毛膜生长素具有促生长作用，可调节母体与胎儿的糖、脂肪与蛋白质代谢，促进胎儿生长发育。

3. 胎盘可分泌大量的孕激素与雌激素。妊娠黄体的寿命只有10周左右，以后便发生萎缩，此时胎盘分泌孕激素和雌激素，接替了妊娠黄体的作用。

（三）分娩与授乳

人类的孕期约为265天（由末次月经第一天算起为280天）。妊娠末期，子宫平滑肌的兴奋性逐渐提高，最后引起强烈而有节律的收缩，宫颈变软，子宫口开放，驱使胎儿离开母体。分娩（parturition）是指成熟的胎儿及其附属物从子宫娩出体外的过程，该过程主要由催产素、雌激素及前列腺素等激素调节子宫平滑肌的收缩而共同完成。

分娩是一个正反馈过程，分娩时，子宫颈受刺激后可反射性地引起催产素释放，催产素可加强子宫肌的收缩，使宫颈受到更强的刺激，直至分娩过程完成。至于为什么胎儿发育成熟后就会自然发生分娩，其机制至今尚未完全弄清。

四、社会心理因素对生殖的影响

社会心理因素与生殖过程有着密切的关系，对生殖的影响也是多方面的，包括对男性精子生成的质量，女性妊娠的发生、发展、母体的健康和胎儿的发育等。

1. 对男性生殖功能的影响 精神过度紧张或强烈精神刺激以及环境污染等因素对男性生殖细胞的数量和质量都可产生影响。

2. 对妊娠发生的影响 长期忧虑、抑郁或恐惧，能够造成不孕，这种情况的不孕一般是可逆的，当不利的精神因素解除后，可恢复受孕能力。

3. 对妊娠过程的影响 良好的心态，融洽的生活和工作环境，可使妊娠过程顺利进行；动荡的社会环境和自然灾害以及环境污染、紧张、恐惧的心理状态等，可影响胚胎的发育，甚至导致流产。

4. 对胎儿发育的影响 社会和心理因素不但影响孕妇本人，而且还影响胎儿的生长发育。调查发现，在妊娠期间，情绪良好的妇女所生的子女，无论在精神上还是在躯体上都优于情绪不佳的妇女所生的子女。

良好的社会及家庭环境，健康的心理状态，有利于妊娠过程的顺利发展，也有利于胎儿的发育；不良的社会和心理因素则会引起相反的结果。因此，女性在妊娠期间保持良好的情绪，处以平和的心境，积极地适应社会，乐观地调适自我，认真听取医生指导，适时进行产前检查，从而达到优生优育、提高我国人口素质的目标。

案例解析

案例： 王某，女，因已产二胎，计划生育部门要求其做绝育手术，王某担心手术后会影响月经，且会产生第二性征变化。你如何让她消除疑虑？

解析： 女性体内的下丘脑－腺垂体－卵巢内分泌功能轴的活动，导致激素水平的变化，会形成月经周期，且会产生第二性征变化。而绝育手术只是输卵管结扎，不会显著影响体内激素的水平，因而对月经和第二性征均无明显影响。

本章小结

睾丸的功能包括生精和分泌雄激素等。卵巢的功能包括生卵和分泌雌、孕激素等。按子宫内膜的变化，月经周期分为月经期、增殖期和分泌期。

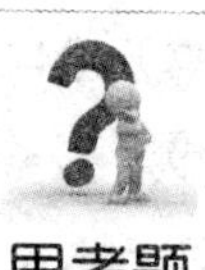

1. 简述下丘脑和腺垂体对睾丸生精和内分泌功能的调节。
2. 简述雌激素的生理作用。
3. 月经周期的形成原理，在月经过程中，子宫内膜、卵巢功能、FSH、LH和雌、孕激素发生了哪些变化？
4. 简述妊娠的维持及激素调节。

（马善峰）

主要参考文献

[1] 唐晓伟，唐省三．人体解剖与生理学．第2版．北京：中国医药科技出版社，2014.
[2] 柏树令．系统解剖学．第8版．北京：人民卫生出版社，2013.
[3] 李富德．人体解剖生理学．第2版．北京：人民卫生出版社，2013.
[4] 迟焕芳．人体解剖学．第2版．北京：高等教育出版社，2010.
[5] 崔慧先．系统解剖学．第7版．北京：人民卫生出版社，2014.
[6] 张朝佑．系统解剖学．北京：人民卫生出版社，1992.
[7] 姚泰．生理学．第2版．北京：人民卫生出版社，2010.
[8] 朱大年．生理学．第7版．北京：人民卫生出版社，2008.
[9] 王庭槐．生理学．第2版．北京：高等教育出版社，2008.
[10] Guyton AC，Hall JE. Text book of Medical Physiology. 11th edition. Philadelphia：Saunders，2006.
[11] Ganong WF. Review of Medical Physiology. 22th edition. Stamford . Connecticut：McGraw - Hill，2005.
[12] 王烈成，梅仁彪，王玉良．生理学．北京：中国协和医科大学出版社，2013.
[13] 岳利民．人体解剖生理学．第6版．北京：人民卫生出版社，2011.
[14] 刘春波．解剖生理学．北京：人民卫生出版社，2001.
[15] 朱文玉，李琳，王黎明．人体生理学．第4版．北京：北京大学医学出版社，2014.